国家卫生健康委员会"十四五"规划教材

全国高等学校教材
供卫生管理及相关专业用

药品管理学

Pharmaceutical Policy and Management

第2版

主　编　张新平　刘兰茹
副主编　毛宗福　李　歆

编　者　（以姓氏笔画为序）

毛宗福	武汉大学	张新平	华中科技大学
冯雪松	中国医科大学	陈　敬	北京大学
朱　虹	哈尔滨医科大学	柳鹏程	中国药科大学
刘　芳	长治医学院	侯　洁	大连医科大学
刘文彬	福建医科大学	俞双燕	江西中医药大学
刘兰茹	哈尔滨医科大学	栾智鹏	海军军医大学
安祥林	牡丹江医学院	郭冬梅	北京中医药大学
李　歆	南京医科大学	崔　丹	武汉大学
杨廉平	中山大学	颜久兴	天津医科大学

编写秘书　（以姓氏笔画为序）

王　丹	湖北中医药大学
刘晨曦	华中科技大学
唐玉清	华中科技大学

人民卫生出版社
·北京·

图书在版编目（CIP）数据

药品管理学 / 张新平，刘兰茹主编 . —2 版 . —北京：人民卫生出版社，2023.11
全国高等学校卫生管理专业第三轮规划教材
ISBN 978-7-117-35588-9

Ⅰ . ①药… Ⅱ . ①张…②刘… Ⅲ . ①药品管理－高等学校－教材 Ⅳ . ①R954

中国国家版本馆 CIP 数据核字（2023）第 216091 号

| 人卫智网 | www.ipmph.com | 医学教育、学术、考试、健康，购书智慧智能综合服务平台 |
| 人卫官网 | www.pmph.com | 人卫官方资讯发布平台 |

药品管理学
Yaopin Guanlixue
第 2 版

主　　编：张新平　刘兰茹
出版发行：人民卫生出版社（中继线 010-59780011）
地　　址：北京市朝阳区潘家园南里 19 号
邮　　编：100021
E - mail：pmph @ pmph.com
购书热线：010-59787592　010-59787584　010-65264830
印　　刷：北京盛通印刷股份有限公司
经　　销：新华书店
开　　本：850×1168　1/16　　印张：20
字　　数：564 千字
版　　次：2013 年 9 月第 1 版　　2023 年 11 月第 2 版
印　　次：2023 年 12 月第 1 次印刷
标准书号：ISBN 978-7-117-35588-9
定　　价：78.00 元

打击盗版举报电话：010-59787491　E-mail：WQ @ pmph.com
质量问题联系电话：010-59787234　E-mail：zhiliang @ pmph.com
数字融合服务电话：4001118166　E-mail：zengzhi @ pmph.com

全国高等学校卫生管理专业第三轮规划教材修订说明

我国卫生管理专业创办于 1985 年，第一本卫生管理专业教材出版于 1987 年，时至今日已有 36 年的时间。随着卫生管理事业的快速发展，卫生管理专业人才队伍逐步壮大，在教育部、国家卫生健康委员会的领导和支持下，教材从无到有、从少到多、从有到精。2002 年，人民卫生出版社成立了第一届卫生管理专业教材专家委员会。2005 年出版了第一轮卫生管理专业规划教材，其中单独编写教材 10 种，与其他专业共用教材 5 种。2011 年，人民卫生出版社成立了第二届卫生管理专业教材评审委员会。2015 年出版了第二轮卫生管理专业规划教材，共 30 种，其中管理基础课程教材 7 种，专业课程教材 17 种，选择性课程教材 6 种。这套教材出版以来，为我国卫生管理人才的培养，以及医疗卫生管理事业教育教学的科学化、规范化管理作出了重要贡献，受到广大师生和卫生专业人员的广泛认可。

为了推动我国卫生管理专业的发展和学科建设，更好地适应和满足我国卫生管理高素质复合型人才培养，以及贯彻 2020 年国务院办公厅发布《关于加快医学教育创新发展的指导意见》对加快高水平公共卫生人才培养体系建设，提高公共卫生教育在高等教育体系中的定位要求，认真贯彻执行《高等学校教材管理办法》，从 2016 年 7 月开始，人民卫生出版社决定组织全国高等学校卫生管理专业规划教材第三轮修订编写工作，成立了第三届卫生管理专业教材评审委员会，并进行了修订调研。2021 年 7 月，第三轮教材评审委员会和人民卫生出版社共同组织召开了全国高等学校卫生管理专业第三轮规划教材修订论证会和评审委员会，拟定了本轮规划教材品种 23 本的名称。2021 年 10 月，在武汉市召开了第三轮规划教材主编人会议，正式开启了整套教材的编写工作。

本套教材的编写，遵循"科学规范、继承发展、突出专业、培育精品"的基本要求，在修订编写过程中主要体现以下原则和特点。

1. 贯彻落实党的二十大精神，加强教材建设和管理 二十大报告明确指出，人才是第一资源，教育是国之大计、党之大计，要全面贯彻党的教育方针、建设高质量教育体系、办好人民满意的教育，落脚点就是教材建设。在健康中国战略背景下，卫生管理专业有了新要求、新使命，加强教材建设和管理，突出中国卫生事业改革的成就与特色，总结中国卫生改革的理念和实践经验，正当其时。

2. 凸显专业特色,体现创新性和实用性　本套教材紧扣本科卫生管理教育培养目标和专业认证标准;立足于为我国卫生管理实践服务,紧密结合工作实际;坚持辩证唯物主义,用评判性思维,构建凸显卫生管理专业特色的专业知识体系,渗透卫生管理专业精神。第三轮教材在对经典理论和内容进行传承的基础上进行创新,提炼中国卫生改革与实践中普遍性规律。同时,总结经典案例,通过案例进行教学,强调综合实践,通过卫生管理实验或卫生管理实训等,将卫生管理抽象的知识,通过卫生管理综合实训或实验模拟课程进行串联,提高卫生管理专业课程的实用性。以岗位胜任力为目标,培养卫生领域一线人才。

3. 课程思政融入教材思政　育人的根本在于立德,立德树人是教育的根本任务。专业课程和专业教材与思想政治理论教育相融合,践行教育为党育人、为国育才的责任担当。通过对我国卫生管理专业发展的介绍,总结展示我国近年来的卫生管理工作成功经验,引导学生坚定文化自信,激发学习动力,促进学生以德为先、知行合一、敢于实践、全面发展,培养担当民族复兴大任的时代新人。

4. 坚持教材编写原则　坚持贯彻落实人民卫生出版社在规划教材编写中通过实践传承的"三基、五性、三特定"的编写原则:"三基"即基础理论、基本知识、基本技能;"五性"即思想性、科学性、先进性、启发性、适用性;"三特定"即特定的对象、特定的要求、特定的限制。在前两轮教材的基础上,为满足新形势发展和学科建设的需要,与实践紧密结合,本轮教材对教材品种、教材数量进行了整合优化,增加了《中国卫生发展史》《卫生管理实训教程》。

5. 打造立体化新形态的数字多媒体教材　为进一步推进教育数字化、适应新媒体教学改革与教材建设的新要求,本轮教材采用纸质教材与数字资源一体化设计的"融合教材"编写出版模式,增加了多元化数字资源,着力提升教材纸数内容深度结合、丰富教学互动资源,充分发挥融合教材的特色与优势,整体适于移动阅读与学习。

第三轮卫生管理专业规划教材系列将于2023年秋季陆续出版发行,配套数字内容也将同步上线,供全国院校教学选用。

希望广大院校师生在使用过程中多提宝贵意见,为不断提高教材质量,促进教材建设发展,为我国卫生管理及相关专业人才培养作出新贡献。

全国高等学校卫生管理专业
第三届教材评审委员会名单

顾　　问　李　斌

主任委员　梁万年　张　亮

副主任委员　孟庆跃　胡　志　王雪凝　陈　文

委　　员　（按姓氏笔画排序）

马安宁　王小合　王长青　王耀刚　毛　瑛
毛宗福　申俊龙　代　涛　冯占春　朱双龙
邬　洁　李士雪　李国红　吴群红　张瑞华
张毓辉　张鹭鹭　陈秋霖　周尚成　黄奕祥
程　峰　程　薇　傅　卫　潘　杰

秘　　书　姚　强　张　燕

主编简介

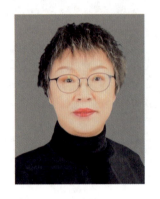

张新平

三级教授,博士研究生导师。任华中科技大学同济医学院药品政策与管理中心副主任、国际药物经济学与结果研究协会(ISPOR)华西分会药物经济学组委员,曾任中国医药创新促进会医药政策专业委员会委员。

长期致力于药物政策管理的教学与研究。近10年来,负责20余项国家及省部级课题,侧重基本药物制度设计与实施、促进合理用药领域。代表性的国家自然科学基金面上项目包括实验室选择性报告对医生抗生素处方行为的影响模型及整群随机对照干预研究、基于King's的达标理论的药师患者沟通的理论模型与机制研究、基于透明行动循环模型的药品使用监管透明机制研究、基于高透明度导向的基层医疗卫生机构基本药物使用监管回归模型研究。曾获湖北省科技进步奖三等奖,武汉市科技进步奖三等奖,主编教材及专著8部,发表论文100余篇。

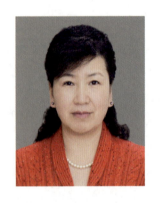

刘兰茹

教授,硕士研究生导师,执业药师,国家二级心理咨询师。任中国药学会药事管理专业委员会委员、医药知识产权研究专业委员会委员,中国药品监督管理研究会药品监管史研究专业委员会委员,中华医学会健康管理学分会委员会教育与培训学组委员,黑龙江省药学会医药知识产权专业委员会主任委员,黑龙江省医疗保险研究会特约研究员等职。

主讲药事管理学、药事法学、药事管理与法规等本科及研究生课程。主编多部国家规划教材、专著。主持黑龙江省智库项目、黑龙江省社科基金项目、黑龙江省自然科学基金项目、黑龙江省医疗保险研究会专项项目等课题20余项。曾参与国家生态环境部与中国食品药品国际交流中心委托项目并任专家顾问。撰写中英文学术论文50余篇。曾获得黑龙江省自然科学技术学术成果奖、黑龙江省高校人文社会科学研究优秀成果奖、黑龙江省社会科学编译著奖等奖励20项;主持取得知识产权2项。

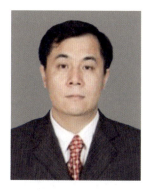

毛宗福

教授，博士研究生导师。现任武汉大学全球健康研究中心主任；兼任中国药学会药物流行病学专业委员会副主任委员，中国卫生信息学会医疗健康大数据药品器械专业委员会副主任委员，*Global Health Research And Policy* 主编，《药物流行病学杂志》副主编等。发表学术论文 100 余篇，SCI/SSCI 50 余篇；出版专著或国家规划教材 12 部；获省部级各类成果奖励 9 项，多项成果转化为国家或地方政策，被评为"2018 年度全国十大最受关注医改专家"。

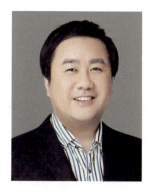

李　歆

教授，博士研究生导师。现任南京医科大学药学院副院长；兼任中国研究型医院学会药物经济学专业委员会常务委员，中国药品监督管理研究会药品监管史研究专业委员会委员，江苏省药学会药学服务专业委员会副主任委员等职。

从教 20 年，主讲药事管理与法规、药品管理学、药物经济学、医药营销、新药研发与职业技能、临床药学导论等本科生和研究生课程。科研方向为药事管理、药物政策、药物经济学、公共政策等。作为课题负责人承担国家自然科学基金项目、江苏省政策引导类软科学项目、江苏省卫生健康委员会委托项目等科研课题 20 余项。作为主编、副主编或编者参与编写国家和省部级规划教材、专著 20 余部，发表中英文学术论文 60 余篇。

前　言

　　保障药品的可及、安全、高质量及合理使用是药品管理的目标，也是实现人的健康权的前提条件；世界范围内日益增加的药品费用、药品可及、药品质量等问题迫切需要加强药品管理学的建设与发展。药品管理学应是社会医学与卫生事业管理学科、药学类、医疗保险、健康管理等专业的主干课程之一。药品管理学是以医药专业知识与技能为基础，运用管理学、公共政策学、组织行为学、法学、经济学等社会科学的原理和方法，研究药学领域中与药品安全、有效、经济及合理性等问题有关的管理事务或活动及其规律的一门学科。其中药品监督管理法律、法规、政策、制度在贯彻实施过程中，受到社会、经济、公共政策、组织、信息及人文等因素的影响，其作用规律为药品管理的重点，并以实现对药学实践各领域的科学管理以及与卫生管理的有机融合，最终促进药学事业及卫生事业的发展为目标。

　　通过本课程的学习，希望学生掌握药品管理活动的基本内容、方法和原理；熟悉国内外药品管理法律、法规及管理规范、政策与主要制度，尤其是中国基本药物制度与药品集中招采的创新实践及青蒿素的组织创新模式；了解国内外药事管理组织体系及其管理机制；培养学生运用药品管理学的基本理论、方法分析问题和解决问题的能力，增强民族自信。

　　为适应"健康中国"与"将健康融入所有政策"等政策要求和教育部深化本科教育教学的要求，更为了适应近几年药品管理的飞速发展及药品管理服务于更多的学科与行业的现实要求，特对《药品管理学》进行修订。本次修订突出的创新在于：①凸显本科教育重视"三基"的原则，突出管理学、信息学、组织行为学、公共政策学、经济学、法学的基础包括理论与方法；②弥补不足、体现创新，尤其是针对具有新的理论基础或技术基础的新药品管理领域，增加了适合本学科发展及本科教育水平的"药品管理政策工具与运用""药品利用研究与管理"等章节；③总结我国药品研发、生产、采购、使用等方面的创新管理模式，尤其是优秀的实施模式，讲述中国故事。

　　药品管理学的理论和实践正处于不断发展和变革的阶段，本书也只是此类教材的引玉之砖，不妥之处，望广大读者不吝指正。

编者

2023 年 1 月

目　录

第一章　药品管理学概论

药品在人民群众防病治病、康复保健、救灾防疫等方面发挥着不可替代的作用，在经济发展、国家安全中的重要作用也日益凸显。但作为一种特殊商品，其开发创新难、生产与使用中的专业技术性强、正常使用中存在药物不良反应的风险、质量低下和滥用误用对患者健康和社会稳定危害大，故药品管理十分重要。

管理是在特定环境下，对各类资源进行有效的计划、组织、领导和控制，以实现既定目标的活动过程，其重要作用及科学化程度等正逐步提升。药品管理的规范化、科学化、法治化和国际化的卓越程度，对实现国家健康战略、创新中国战略等意义非凡。

第一节　药品与药品管理学概述

本节在概述药品定义、质量特性与标准体系等基础上，重点介绍药品管理学相关概念、学科性质与内容。

一、药品概述

（一）药品的定义

药品（medicine）与人们的健康、生存和繁衍息息相关。《中华人民共和国药品管理法》（简称《药品管理法》）定义药品为：是指用于预防、治疗、诊断人的疾病，有目的地调节人的生理机能并规定有适应症或者功能主治、用法和用量的物质，包括中药、化学药和生物制品等。其含义有三：第一，药品有明确的医疗使用目的和规定的使用方法，是与毒品、食品、保健食品等物质区别的要点。第二，我国药品的适用对象是人，不包括兽用药，不同于日本、美国等国家。第三，涵盖传统药（中药材、中药饮片、中成药）和现代药，前者是具有中国特色和优势的药品类别，其继承和创新及中西药并重是我国药品管理的发展方向。

（二）药品的分类

主要依据药品管理法律法规进行划分。

1. 药学史角度的分类——现代药和传统药

（1）现代药（modern medicine）：一般指19世纪以来发展起来的化学药品（合成药品、抗生素、生化药品、放射性药品等）和生物制品（血清、疫苗、血液制品等）。特点是用现代医学的理论和方法筛选并确定其药效，一般是用合成、分离提取、化学修饰、生物技术等方法制取的物质，结构基本清楚，有控制质量的标准和方法。因最初在西方国家发展起来，我国称之为西药。

（2）传统药（traditional medicine）：是各国家、地区、民族传承的民族文化固有的药物，包括植物药、矿物药、动物药，其发现、生产、应用均基于传统医学的经验和理论。我国的传统药有中药、民族药（藏药、蒙药、维药、傣药、壮药等），是各民族医药经典著作收载的防治疾病的天然药材及其制成品。

2. 药品使用途径和安全管理角度的分类——处方药与非处方药

（1）处方药（prescription medicine）：是凭执业医师或执业助理医师处方方可购买、调配和使用的药品。通常用 prescription-only Medicine 表示，简称 POM；或用 prescription medicine 表示，简称 Rx。

（2）非处方药（over-the-counter medicine，OTC medicine）：是由国家相关行政部门公布的，不需要凭执业医师或执业助理医师处方，消费者可以自行判断、购买和使用的药品。通常用 Non-prescription Medicine 或者 OTC Medicine 表示。根据药品安全性，我国的非处方药分为甲、乙两类。

3. 药品注册管理的角度分类——新药、仿制药和医疗机构制剂

（1）新药（new medicine）：指在境内外均未上市的药品，分为创新药和改良型新药两类。创新药是含有新的结构明确的、具有药理作用的化合物，且具有临床价值的药品。改良型新药是在已知活性成分的基础上，对其结构、剂型、处方工艺、给药途径、适应证等进行优化，且具有明显临床优势的药品。

（2）仿制药（generic medicine）：指境内申请人仿制境内外已上市的药品。该类药品应与国家药品监管部门评估确认的参比制剂的质量和疗效一致。

（3）医疗机构制剂（pharmaceutical preparation dispensed by medical institutions）：指医疗机构根据本单位临床需要经批准而配制、自用的固定处方制剂。

4. 药品社会价值和社会功能的角度分类——基本药物、国家储备药品、孤儿药和国家基本医疗保险用药

（1）基本药物（essential medicine，EM）：世界卫生组织（World Health Organization，WHO）定义 EM 是能够满足大多数人口卫生保健需求的药物，且在任何时候都能够以充足的数量和适当的剂型保证供应，其价格是个人和社会可以承受的。我国在《关于印发国家基本药物目录管理办法的通知》（国卫药政发〔2015〕52 号）中明确指出，EM 是适应基本医疗卫生需求、剂型适宜、价格合理、能够保障供应、公众可公平获得的药品。

（2）国家储备药品（national reserved medicine）：指国家为了维护社会公众的身体健康，保证紧急需要而平时储备管理的，在国内发生重大灾情、疫情及其他突发事件时，国务院规定的部门可以紧急调用的药品。国家储备包括政府储备和企业储备，前者由中央与地方（省、自治区、直辖市）两级储备组成，后者是企业依据法律法规明确的社会责任，结合药品生产经营状况建立的企业库存。

（3）罕用药（orphan medicine）：指用于预防、治疗、诊断罕见病的专用药品。由于罕见病患病人群少、市场需求小、研发成本高，很少有企业关注其治疗药物的研发，因此这类药被形象地称为"孤儿药"。

（4）国家基本医疗保险用药（national basic medical insurance medicine）：是指为了保障公众的基本医疗用药需求，合理控制药品费用，由国家有关部门本着临床必需、安全有效、价格合理、使用方便的收载原则，调整和制定可供基本医疗保险需要、市场能够保证供应的药品目录。

5. 药品安全性及其易引起滥用而造成危害的角度分类——特殊管理的药品

（1）麻醉药品（narcotic medicine）：指对中枢神经有麻醉作用，连续使用、滥用或者不合理使用，易产生身体依赖性和精神依赖性，能成瘾癖的药品。

（2）精神药品（psychotropic medicine）：指直接作用于中枢神经系统，使之兴奋或抑制，连续使用能产生依赖性的药品。

（3）医疗用毒性药品（poisonous medicine）：指毒性剧烈，治疗剂量与中毒剂量相近，使用不当会致人中毒或死亡的药品。

（4）放射性药品（radioactive medicine）：指用于临床诊断或者治疗的放射性核素制剂或者其标记化合物。

（三）药品的质量特性与药品标准体系

1. 药品质量特性

（1）质量（quality）：ISO 9000 系列标准定义"质量"是指"一组固有特性满足要求的程度"。"特性"是指可区分的特征。"要求"是指明示的、通常隐含的或必须履行的需求或期望，其中"明示的要求"一般就是指在合同、标准、规范、图样和技术文件等文件中已经明确规定的需要；"通常隐含"是指组织、顾客和其他相关方面的惯例和一般做法，所考虑的需求或期望是不言而喻的。"固有特性"是事物本来就有的，是产品、过程、体系的一部分。比较固有特性与要求，可获得顾客要求的满足程度，以衡量对质量的满意程度。

（2）药品质量（medicine quality）：指药品能满足预防、治疗、诊断人的疾病，有目的地调节人的生理功能的使用要求的特征总和，即药品的物理、化学、生物学指标符合规定标准的程度。药品质量是动态的概念，强调质量不是固定不变的。不同的药品或者同一药品用途不同，对其质量要求就不同。

药品质量分为药品的产品质量和药品在研制、生产、流通、使用等过程的工作质量与服务质量。前者质量的优劣体现了后者质量的综合水平，而后者质量是前者质量的保证与基础。所以药品质量产生于研究、生产、经营、使用的过程，是全过程管理的结果。

（3）药品的质量特性：指药品与满足预防、治疗、诊断人的疾病以及有目的地调节人的生理功能的要求有关的固有特征。主要包括四个方面。

1）有效性（effectiveness）：指在规定的适应证、用法和用量的条件下，能满足预防、治疗、诊断人的疾病以及有目的地调节人的生理功能的要求有关的固有特性。

2）安全性（safety）：指按规定的适应证和用法、用量使用药品后，人体产生毒副反应的程度。安全性考察的指标包括毒性、不良反应、副作用、三致作用（致畸、致癌、致突变）以及依赖性等。

3）稳定性（stability）：指药品在规定的条件下保持其有效性和安全性的能力，是药品的重要特征。规定条件一般指在有效期内，符合生产、运输、存储和使用要求。

4）均一性（uniformity）：指药物制剂的每一单位产品（如一片药、一支注射剂，或一桶原料药等）都符合有效性、安全性的规定要求。均一性是在制药过程中形成的固有特性，是药品的重要特征。

2. 药品的标准体系

（1）药品标准（medicine standard）的概念：药品标准即药品质量标准，是关于药品、药用辅料等的质量规格、指标要求及检验、验证方法等的技术规定。凡经正式批准生产销售的药品（包括药品原料及其制剂、药材和饮片、成方制剂和单方制剂、植物油脂和提取物）、药用辅料、直接接触药品的包装材料和容器都要制定质量标准。药品标准是控制药品质量的法定依据。

药品标准包括法定标准与非法定标准两种。法定标准是指国家发布的药品标准，即国家药品标准，为强制性标准；非法定标准是指企业、行业药品标准，为内部控制标准。

我国《药品管理法》规定，国家药品监督管理局颁布的《中华人民共和国药典》和药品标准为国家药品标准（national medicine standard）。药品应当符合国家药品标准。经国家药品监督管理局核准的药品质量标准高于国家药品标准的，按照经核准的药品质量标准执行；没有国家药品标准的，应当符合经核准的药品质量标准。

我国《药品注册管理办法》规定，药品应当符合国家药品标准和经国家药品监督管理局核准的药品质量标准。经国家药品监督管理局核准的药品质量标准，为药品注册标准。

（2）我国国家药品标准体系的构成

1）药典标准：《中华人民共和国药典》（以下简称药典），是我国国家药品标准的重要组成部分，依据《药品管理法》组织制定和颁布实施。1953 年我国颁布实施第一版药典，1985 年后每 5 年进行一次修订，最新版为 2020 年颁布的第十一版。

药典内容主要由凡例、通用技术要求和品种正文构成,收载的凡例、通用技术要求对未载入药典的其他药品标准具有同等效力。

凡例:为正确使用药典,对品种正文、通用技术要求以及药品质量检验和检定中有关共性问题的统一规定和基本要求。

通用技术要求:包括药典收载的通则、指导原则以及生物制品通则和相关总论等。通则主要包括制剂通则、其他通则、通用检测方法。制剂通则系为按照药物剂型分类,针对剂型特点所规定的基本技术要求;通用检测方法系为各品种进行相同项目检验时所应采用的统一规定的设备、程序、方法及限度等。指导原则系为规范药典执行,指导药品标准制定和修订,提高药品质量控制水平所规定的非强制性、推荐性技术要求。生物制品通则是对生物制品生产和质量控制的基本要求。总论是对某一类生物制品生产和质量控制的相关技术要求。

品种正文:指根据药物自身的理化特性与生物学特性,按照批准的来源、处方、制法和贮藏、运输等条件所制定的,用以检测药品质量是否达到用药要求并衡量其质量是否稳定均一的技术规定。正文内容根据品种和剂型的不同设置项目。

2)局颁标准:由国家药品监督管理局颁布的,但未收载入药典的其他药品标准,为局颁标准。局颁标准的收载范围包括:①国家药品监督管理局批准的新药;②疗效肯定但质量标准仍需进一步改进的药品;③上版药典收载,但新版药典未收载,疗效肯定,国内仍然生产使用,需要统一标准的品种;④原来地方标准收载,医疗常用,疗效较好,但生产地较多,需要统一标准的品种。

3)注册标准:药品注册标准是指国家药品监督管理局批准给申请人特定药品的标准,生产该药品的药品生产企业必须执行该注册标准。药品注册标准应当符合药典通用技术要求,不得低于该药典的规定。

注册标准具有较强的针对性和合理性。不同企业因其生产工艺和生产条件不同,同一药品的质量标准也会产生差异,所以需要根据不同申请人的具体情况给予不同的注册标准。在监督检测的过程中,注册标准是检验企业药品质量是否合格的关键技术指标。

4)其他药品标准:包括省级药品监督管理局制定、修订的中药饮片炮制规范、地方性中药材(未载入国家药品标准的地区性习用药材)及其审核批准的医疗机构制剂标准等。

二、药品管理学基本概念及学科概述

药品管理学作为一门新兴交叉学科,在药品研发、生产、流通、使用、监测评价等领域发挥着越来越重要的作用,本节将重点介绍相关概念、学科性质与内容。

(一)药品管理学的相关概念

1. 药品管理的概念　1997年《中共中央、国务院关于卫生改革与发展的决定》提出必须依法加强对药品研制、生产、流通、价格、广告及使用等各环节的管理。《药品管理法》指出:药品管理应当以人民健康为中心,坚持风险管理、全程管控、社会共治的原则,建立科学、严格的监督管理制度,全面提升药品质量,保障药品的安全、有效、可及。该法涵盖的具体内容包括药品研制和注册、药品上市许可、药品生产、药品经营、医疗机构药事管理、药品上市后管理、药品价格和广告、药品储备和供应以及监督管理等活动的相关法律条款。

法律视角定义药品管理(pharmacy administration),指国家为保证药品质量和人体用药安全,维护人民健康和用药合法权益,对药品和涉药事项的监督与管理。狭义的药品管理局限在药政管理的范围。广义的药品管理泛指国家药品政策管理、药品监督管理、涉药机构经营管理以及药学服务管理等。对本书而言,药品管理界定为广义的药品管理。

2. 药品管理学的概念　指应用管理科学等的理论、知识和方法,研究药品管理活动的组织结构、基本特点、运行机制及发展规律的一门学科。药品管理学具有综合性、交叉性特点,它借助管理科学等多学科的理论知识和方法,对药品相关事项进行研究和分析,揭示药品管理活动的规律,指导医药实践,保证药品质量,维护公众用药合法权益和促进身体健康。

药品管理学的主要任务涵盖:①探索药品管理的理论和方法;②研究药物政策(pharmaceutical policy);③研究与药物政策相适应的组织管理和工作方法;④研究中国及世界各国药品管理的经验。

"药事管理学"也是我国高等教育体系中的重要学科。在我国执业药师考试科目中,就包括药事管理与法规。与药品管理学不同,"药事"一词并非法律用语,而是药学界的常用词。对药学专业人员而言,药事管理学是药学与社会科学相互交叉、渗透而形成的以药学、法学、管理学、社会学、经济学为主要基础的药学二级学科,是应用社会科学的原理和方法研究药事管理活动的规律和方法的学科。

(二)药品管理学的学科性质

1. 药品管理学是一门综合性交叉学科　药品管理学有自己独立的知识体系和特殊的研究对象。它既引进了管理学的基本理论和方法,也借鉴和应用了公共政策学、组织行为学、经济学、社会学、伦理学、法学、信息管理学、医学科研方法学等多学科的理论和方法,是多学科理论知识和技术在药品相关领域的发展与综合应用。

2. 药品管理学具有社会科学的性质　药品管理学主要探讨与药品有关的行为和社会现象的系统知识,研究对象是涉药活动中管理组织、管理对象的活动、行为规范以及它们之间的相互关系。因此,药品管理学具有社会科学的性质。

3. 药品管理学侧重于管理因素的研究　与药学其他学科相比,药品管理学在研究药品管理的发展规律时,关注的重点不是药学技术性因素,而是社会环境因素(政治、社会、经济、文化、法律、伦理等)和管理政策因素(宏观政策、组织体系、运行机制、管理方法等)。

(三)药品管理学的内容

随着药学科学和药品管理实践的发展,药品管理学的研究内容也在不断地完善。根据教学、科研和实践情况,药品管理学学科内容主要包括以下几个方面。

1. 药品政策管理　包括国家药物政策、国家基本药物制度、药品管理政策工具等内容。

2. 药品组织管理　包括药品行政监督管理组织,药品技术监督管理组织,药学教育,科研组织和社会团体,药品研究、生产、经营、使用的过程中涉及的相关机构和企业的管理等内容。

3. 药品法律管理　包括《药品管理法》《中华人民共和国疫苗管理法》、医药知识产权保护等内容。

4. 药品经济管理　包括对药品研发和使用过程中的经济学评价、药品价格管理、药品支付管理等内容。

5. 药品信息管理　包括对药品信息和信息资源的接收、整理、正确应用和有效性评价等内容。

6. 药品质量监督管理　包括新药研发的质量管理、药品注册的申报与审批、药品生产经营的监督与管理等内容。

7. 药学服务管理　包括药学服务提供以及公众在药品获得和使用过程中的需求、特征、行为和各种影响因素的管理。

8. 药品利用管理　包括药品利用所引起的医药、社会和经济的后果以及各种药品和非药品因素对药品利用的影响。

第二节　药品管理学的学科基础及常用方法

本节重点介绍药品管理学的学科基础、学科常用方法。

一、药品管理学的学科基础

药品管理学是一门综合性交叉学科,其理论方法主要来源于以下学科。

(一)卫生管理学

管理学是研究管理活动及其基本规律和一般方法的科学。卫生管理学是应用管理科学的理论、知识和方法,研究卫生管理活动的组织结构、基本特点、运行机制及发展规律的一门学科。药品管理学是卫生管理学的重要分支,二者在学科方面有极为密切的关系,相辅相成、相互依存。因此卫生管理学的原理对药品管理学的发展与应用起着重要的支撑作用。

(二)药学

药学是研究药品的来源、性状、分析鉴定、作用、应用、生产制造加工、经营调配分发、使用、管理等的基础科学。而药学学科是一门以人体为对象,以医学为基础,以患者为中心,研究人类防治病害所用药物的学科。其所涉及的专业知识较多、较广,包括药剂学、药物化学、药理学、毒理学等主干学科。药学及药学学科是药品管理学的基础学科。

(三)组织行为学

组织行为学是研究组织中人的行为与心理规律的一门科学。社会的发展促使各类组织的产生和发展,组织行为学越来越受到人们的重视。药品管理的组织包括药品管理行政组织、药学教育、科研组织、药学社团组织、药品生产、经营组织、医疗机构药房组织等。组织行为学研究药品管理组织中个体、群体以及结构对组织内部行为的影响,是改善药品组织有效性的重要基础。

(四)法学

法学是研究法律这一特定社会现象及其发展规律的科学。法学的理论、原则和基本知识直接指导着药事法规的建设以及法律法规的实施,药事法规的框架、制定程序、实施要求、法律责任都要遵循法学的原理。依法管药离不开法学。

(五)公共政策学

公共政策学以公共部门管理问题的解决为核心,它尽可能以运用类似于自然科学的研究程序和方法,对政策系统及其环境之间和政策过程诸环节之间及其与系统内外诸因素之间因果关系或相关性进行分析,探索公共政策的固有规律,以提供政策相关知识,改善公共决策系统,提高公共政策质量。拟定、调整药品管理的政策措施和进行政策效果评估,离不开公共政策学理论和方法的支撑。

(六)经济学

经济学是研究社会物质资料的生产、交换、分配与消费等经济关系和经济活动规律及其应用的科学总称。药品的生产、经营必须遵循经济规律,药物的研制、使用和价格管理都涉及经济承受能力与效益的问题。用经济学的原理和方法研究与解决药学活动中的经济问题越来越成为热点。与药品管理关系密切的是工业经济学、商业经济学、市场经济学、公共经济学和卫生经济学等。

(七)信息管理学

信息管理学是研究信息或信息资源的产生、加工、利用、传播及管理的特征、规律和方法的学科。随着卫生信息化建设的不断深入,各类药品信息资源也不断产生和积累,包括药品研发过程的信息,药品注册过程中的技术评审、药品说明书、药品标签等信息,药品上市后的疗效、质量、不良反应以及经济学等信息。信息管理学为药品管理的自动化、科学化、规范化等提供了理论和方法学的支撑。

(八)社会学

社会学以人类的社会活动及发展为研究对象,揭示存在于人类各历史阶段的各种社会形态的结构以及发展的过程和规律。药品管理是社会中有关涉药活动的管理，有的国家称其为社会药学或社会与管理药学。药品管理学的许多名词术语如功能、职业、社会群体、社会任务等及研究方法如社会调查等均来自社会学。因此，社会学是药品管理学的重要理论基础之一。

（九）其他

药物流行病学、保险学、统计学等其他学科的原理方法也常常在药品管理过程中使用。

二、药品管理学的相关方法

按照应用范围的不同，药品管理学涉及药品管理的相关方法可分为两大类，即实践中的工作方法和科学研究中的研究方法。按照管理实施的主体不同，涉及政府监督管理和涉药主体的管理，本章主要介绍政府监督管理的工作方法，涉药主体的管理将在后续章节中介绍。

（一）药品管理的工作方法

在药品监督管理的工作中，可以综合运用行政手段、法律手段、技术监督、社会监督、教育引导等方法，来强化对药事活动的监督管理，保证药品质量和用药安全，保障群众用药的合法权益。

1. 行政手段　国家药品主管部门通过严格的行政审批制度和质量管理，引导和规范药品生产、经营企业增强质量责任意识，完善药品管理制度。如开办药品生产、经营企业的审批，进口药品备案，发放许可证，审批、颁发新药证书，发给药品批准文号、药品包装材料注册证、新药临床批件、进口药品注册证，发布药品质量公告等。

2. 法律手段　制定和颁布药品管理的相关法律、法规、规章，建立完善的药品监督法律体系，做到有法可依，依法治药。各级药品监督管理部门必须依法行政，加强管理。

3. 技术监督　通过不断完善药品质量检测方法和逐步提高国家药品标准，应用先进、快速的质量抽检和行政监督手段，提高技术监督水平，强化药品质量监督检验，以实现对药品质量的有效控制，提高监督管理效率。

4. 社会监督　充分发挥媒体和群众舆论的力量，监督药品生产、经营、使用行为，强化人民群众的自我保护意识，维护用药者的合法权益。

5. 教育引导　通过各级各类培训班、报纸杂志、宣传栏、电视、互联网、新媒体等渠道，针对涉药机构和人员，开展药品相关法律知识的普及，提高遵纪守法、依法经营的意识；针对医药技术人员和公众开展国家药品政策、合理用药等内容的宣传教育，为提高药品管理的成效奠定坚实的群众基础。

（二）药品管理科学研究方法

随着行政决策和管理的科学化、规范化和法制化要求不断提高，对药品管理活动进行科学研究，对推动药品管理领域改革和提高药品管理能力发挥着越来越重要的技术支撑作用。以下重点介绍药品管理研究的一般流程与常用方法。

1. 药品管理研究一般流程　药品管理研究遵循科学研究的一般逻辑程序，即发现和提出问题（选题）、分析问题（提出研究假设）、解决问题（验证假设）。这一过程又可以分为5个阶段：即界定研究问题、课题设计、收集资料、分析资料、撰写研究报告。

药品管理研究可分为9个基本步骤，步骤间有内在的逻辑关联，但有时并非顺序进行，经常互有影响，需要从实际出发作出调整。了解这些步骤对初学者构思研究框架计划有所裨益。

（1）确定研究问题（选题）：问题是研究的核心和科研活动的起点。需要研究的问题往往来源于药品管理活动中遇到的疑难问题或热门问题；或是受委托进行的专项研究；或是研究者感兴趣的其他问题。研究工作首先就必须对问题的性质和重点进行明确的界定，并表述为研究题目。

（2）文献综述：确定研究问题和研究目的后，需要查阅以上药品管理问题相关文献资料，通过归纳整理、比较分析，了解在研究问题范围内，既往研究的进展、采用的理论和方法、主要的发现和不足,提示可能的研究方向和思路。根据文献研究的结果来建立研究框架。

（3）提出待答问题或研究假设：在综述基础上,根据研究目的需要进一步确定研究的具体指导思想、研究方向等。一般而言,描述性研究、概况或状况及探索性研究,以提出待答问题为宜,尤其是药品管理的科学问题,如药品可及性差；而相关性研究、因果性研究或验证性研究,则以提出研究假设为宜。

（4）确定研究变量：根据研究的主要内容,明确研究的主要变量和指标,如核心 EM 的可及性,并对各个变量和指标进行适宜的定义。

（5）选取研究对象：药品管理的研究对象通常是与药品管理相关的个人、群体、组织、社会产品或社会实体及其行为。在收集资料前,必须确定研究分析的对象,即研究分析单位和研究内容,并决定如何抽取样本,为方案设计奠定基础。

（6）制订研究方案,确定研究方法：根据研究问题的性质、研究的目的及研究对象的特点,确定资料收集的方法,并对研究对象、研究工具、实施流程和质量控制、资料的分析方法进行规划安排。

（7）资料收集和整理：收集原始资料的方法主要有文献研究、调查研究、实验研究、实地观察等。在原始资料收集的过程中,还需要对资料进行相应的整理,以便于保存资料并提高资料收集的质量,为资料分析奠定基础。资料整理包括审查、检验、分类、汇总等初步加工过程,使原始资料系统化、条理化。资料整理的原则是真实、准确、完整、系统、统一、简明和新颖。

（8）分析资料,得出结论：根据研究目的和资料的性质,选择适当的方法（定性或定量的分析方法）,对收集的原始资料进行深入的分析和阐释,揭示资料中蕴含的规律和原理,从而对研究的问题进行分析和推断。

（9）撰写科研报告,明确研究的结果和结论：研究报告一般包括标题、摘要、前言、方法、结果、讨论、结论与建议、参考文献等部分（图 1-1）。

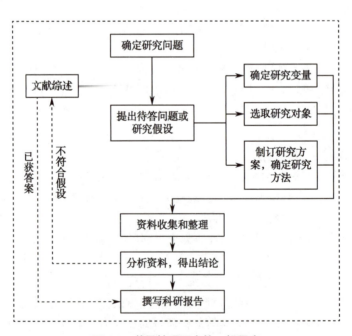

图 1-1　药品管理研究的一般程序

2. 常用方法的简要介绍

（1）文献研究：文献研究是一种不直接接触研究对象的研究方式,研究数据和信息的来源主要是二手资料。文献研究可分为内容分析、二次分析以及现存统计资料分析三种。内容分析是一种对文献内容进行客观、系统和定量描述的研究技术。二次分析是直接利用其他研究者所收集的原始资料数据进行新的分析或对数据加以深度开发。现存统计资料分析是对各种官方统计资料进行的分析研究。

（2）调查研究：调查研究以特定群体为对象，应用问卷访问测量或其他工具，经由系统化程序，收集相关群体的资料信息，借以了解该群体的普遍特征。调查研究是用于描述一个难以直接观察的大群体的最佳方法，被广泛应用于描述性研究、解释性研究和探索性研究中。

收集资料的方法主要是通过问卷调查和访谈方式。问卷调查要求根据问题选择或填写答案。访谈法是研究者根据研究的目的和事先拟定的访谈提纲，当面或通过电话等方式对被调查者口头提出问题并当场记录答案。

（3）实地研究：实地研究是对在自然状态下的研究对象进行直接观察，收集一段时间内若干变量的数据，是一种定性的研究方式。参与观察、个案研究都属于实地研究形式。实地研究最主要的优点是其综合性，研究者通过直接观察研究对象可以获得许多形象信息供直觉判断。实地研究有助于发现其他研究难以发现的问题，深入到研究对象的生活环境中，发现并解释研究对象行为方式背后蕴含的内容。

（4）实验研究：实验研究是一种经过精心设计，通过控制某些因素研究变量之间因果关系的方式。它通过对接受处理的实验组与未接受处理的对照组比较分析，研究因果关系。该方法不仅可以根据原因去预测结果，还可以通过控制原因去发现预期的结果。实验研究的成败很大程度上取决于实验设计。

实验研究可以分成两类：一类是在人为建造的特定环境下进行的实验室实验，另一类被称为现场实验（有时被称作自然实验），它一般在实际场所和自然行为条件下进行。

（5）定性分析方法：在社会科学研究领域的很多变量都是不能或很难量化的，比如政策环境、文化特征等。对这些变量的处理分析，只能采用定性方法。定性研究能够分析各种复杂的变量、要素之间的关系，一般遵循如下基本程序：提出科学问题，形成定性概念，作出科学判断并进行论证和检验。

定性研究可采用多种方法，包括历史分析法、经验分析法、直觉分析法、比较分析法、逻辑分析法、智囊方法等。

（6）定量分析方法：定量研究是对社会现象的数量特征、数量关系与数量变化进行分析的方法，一般是为了对特定研究对象的总体进行统计推断而进行的。传统的定量研究包括 5 种基本方法：比率分析法、趋势分析法、结构分析法、相互对比法和数学模型法。

（7）系统分析方法：系统分析方法是在药品管理政策研究过程中常用的方法。它是一种根据客观事物所具有的系统特征，从事物的整体出发，着眼于整体与部分、结构与层次、结构与功能、系统与环境等因素间的相互联系和相互作用，求得优化的整体目标的现代科学方法。根据研究对象的特点，构造一个定性的或定量的模型，然后对系统的目标、功能、费用、效益等进行定性或定量分析，在此基础上制定政策方案或对已有方案进行优化。必要的情况下，可对整个系统进行模型或数字仿真。系统分析方法可分为整体分析、结构分析、层次分析、相关分析、环境分析等。系统分析方法包括大量具体的分析方法，如线性规划法、非线性规划法、动态优化法、排队论、反馈分析法、网络分析法、层次分析法等。

第三节 药品管理学的重点内容及进展

本节从国内外药品管理的具体政策与实践出发，介绍药品管理的法律体系、基本药物制度、合理用药制度等综合管理政策以及药品研发、注册、质量监管等领域的药品管理政策及学科新进展。

一、药品管理综合政策与实践

（一）药品管理法律体系

以我国为例，药品管理法律体系是国家制定和认可并依靠国家强制力保证实施的，以保障药品质量的形成、保持和实现为目的的行为规范的总称。它以宪法为最终依据，以《药品管理法》和《中华人民共和国药品管理法实施条例》为主干，由数量众多的药品管理法律、法规、规章及其他药品管理规范性文件按照一定的标准、原则和功能组成的相互配合、相互补充、相互协调、相互制约的规则系统（图1-2）。药品管理法律体系对药品的研制、生产、流通、使用等药事活动过程进行严格的法律规范，以保证药品质量，保障人体用药安全有效，维护公众用药合法权益和身体健康。详细内容见第五章。

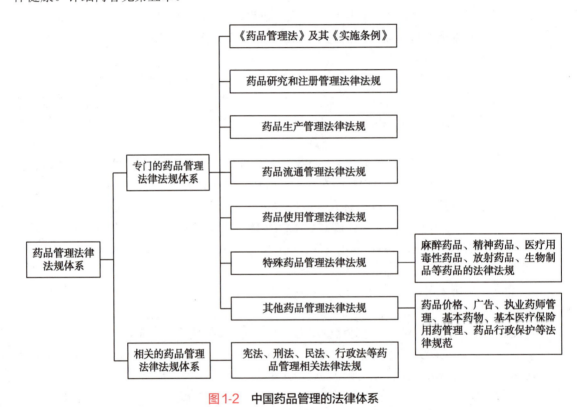

图1-2　中国药品管理的法律体系

（二）WHO 基本药物制度实践

基本药物概念是国家药物政策的核心，EM 制度在现代卫生保健中是最具有成本效果的措施之一，对健康有着明显的影响，且 EM 可及性被认为是一种基本的人权。EM 挽救生命、减少发病和改进健康，依赖于药品的质量（quality）、安全（safety）、可获得性（availability）、可负担性（affordability）和合理用药（rational use of drugs，RUD），故而改进药品质量、安全、可获得性、可负担性和合理用药成为 EM 制度核心目标。

WHO 于1975年提出面向发展中国家的 EM 政策，旨在帮助其成员国大多数人口获得 EM 供应，缩小全球在药品获得方面的差距。同年的世界卫生大会要求 WHO 帮助成员国遴选和采购 EM，保证其质量和合理费用。1977年，WHO 第615号技术报告正式提出 EM 概念，WHO 设立了 EM 专家委员会，制定了第一版 EM 示范目录。1978年世界卫生大会通过了第31、32号决议，敦促成员国建立国家 EM 目录和能满足需要的采购系统。同年发表的《阿拉木图宣言》确认提供 EM 是初级卫生保健的八大要素之一。1981年，WHO 将"基本药物行动计划"作为其药物政策的战略任务；1985 年，WHO 在划时代的内罗毕会议上，宣布扩展 EM 的概念，使 EM 应用与合理用药相结合。自此，全球开始致力于促进合理处方、调配和使用，提高 EM 可获得性的活动。

EM 遴选是国家药物政策的重要元素。WHO 通过建立 EM 专家委员会、开发 EM 遴选标准、程序及方案，确定 EM 示范目录，以此指导各国和相关机构 EM 目录的制订，成为支持整个医药系统平稳运行和促进卫生公平的有力工具。WHO 的 EM 示范目录每 2 年更新一次，以反映新的卫生挑战、药品开发和耐药性的变化。2021 年 WHO 出版了第 22 版《WHO 基本药物示范目录》和第 8 版《WHO 儿童基本药物示范目录》，覆盖目前全球优先疾病负担的药物。

经过几十年的发展，EM 概念不断丰富完善，并被广泛应用于卫生工作人员的培训、医疗保险补偿、指导合理用药、制订标准化治疗指南、药品的生产与供应、药品的质量保证、初级卫生保健、药品的捐赠等许多方面。WHO 推行 EM 政策的制定与实施，在全世界内得到了广泛响应，在提高卫生保健质量、提高药品管理水平和降低药品成本等方面取得突出成就。

（三）合理用药政策

WHO 对合理用药（rational use of drugs，RUD/rational administration）的定义是：患者依照临床需要接受药物治疗，其剂量与疗程要满足患者的需要，且价格对社会和个人都是最低的。RUD 在理论上是指在用药时，做到药物选择正确、剂量恰当、给药途径适宜、联合用药合理，能充分发挥药物的作用，尽量减少药物对人体所产生的毒副作用，从而迅速有效地控制疾病的发展，使机体恢复健康，并充分考虑经济因素。WHO 与美国卫生科学管理中心于 1997 年制定了 RUD 的生物学标准，即：①药物正确无误；②用药指征适宜；③疗效、安全性、使用、价格对患者适宜；④剂量、用法、疗程适当；⑤用药对象无禁忌证，不良反应小；⑥调配无误；⑦患者依从性良好。

RUD 政策是指所有为实现 RUD 目标而制定的法律、法规、条例、策略、措施、行为准则、指南等。不合理用药问题突出，原因复杂，导致的后果严重，因此制定和实施 RUD 政策、推行 RUD 引起社会的广泛重视，已成为全球行动。比如 WHO 早在 2002 年 12 月发布了 12 条关于进一步促进 RUD 的核心政策和干预措施，分别是：多部门组成国家协调管理机构强制性实施 RUD 政策、实施临床指导原则、制定实施基于治疗选择的基本药物目录、建立地区和医院药品和治疗委员会、在医学生课程中实施以问题为基础的药物治疗学训练、将继续医学教育作为医生执业的许可之一、加强监督、审核和反馈、建立独立的药物信息提供体系、开展药物的公共教育、避免错误的经济激励、进行适当的强化管制、提供足够的财政支出以保证药物使用和医务人员工作的有效性。

二、药品管理各领域政策与实践

（一）药品研发领域相关政策

以罕见病（rare disease）药物研发的激励机制为例进行简要介绍。罕见病是患病率或发病率极低，或尚无有效治疗或干预手段的疾病。其治疗药物罕用药由于目标疾病发病率低、市场容量小、商业投资回报率低、成本和销售价格相对较高等特点，在管理模式上与常见病药品存在较大差异。

各国对促进罕用药研发的主要激励机制包括：

1. 自主定价及市场独占期　美国、日本、欧盟给予罕用药批准的特定适应证 7～12 年的上市独占权，在此期间，其他新药申请相同的适应证时，如果不能被证明比原有的药物更有效，则不能将其认定为罕用药。

2. 政府资金资助　美国创建罕见病产品研发基金资助罕用药研发的临床试验研究；日本罕用药研究的全过程均可享受基金资助，用于支付研究直接成本。

3．税收减免　美国罕用药临床试验支出费用 50% 可享受税收抵免；日本允许减税的数额为扣除资助基金后罕用药开发全部费用的 6%，不超过公司税的 10%，特殊情况下减免总研发费的 15%，最高可达公司税的 12%。

4．审评费减免和优先审评　美国免除罕用药的申请人应缴纳的审评费用，同时制定了罕用药快速审评政策，包括优先审评和加速审评项目。日本也提供优先审评和快速通道服务。

5．提供技术咨询和帮助　欧盟为罕见病医药产品申请者提供证明其药品的质量、安全性和有效性需要进行的各种检测和试验的科学建议，日本也免费提供相关的咨询支持。

6．药物价格优惠　日本国家健康保险对罕见病药物支付的价格在常规计算价格的基础上再加 10%。

（二）药品注册管理的相关政策

1．新药加速上市机制　新药上市审评的过程中，加速审评程序旨在帮助一些符合特定条件的药品在最短的时间内获准上市。这不仅是新药研制人的要求，也是患者和全社会的愿望。章前案例中我国某公司研发的新药获美国食品药品监督管理局（Food and Drug Administration，FDA）授予"突破性疗法认定"，FDA 授予了优先审评资格，在我国也开通了绿色通道、优先审评。

美国 FDA 采取的措施包括以下三个方面。

（1）有条件批准：适用于罕见病、无有效治疗手段、临床急需的药品，目的是缩短其临床研发时间。这些药品的临床数据链不完整但可合理预测临床获益、具有非完全验证的替代终点或中间终点。上市后必须开展临床验证疗效，若未能证明疗效则撤市。

（2）优先审评：对于治疗严重疾病，且药物安全性或 / 和疗效显著改善的药品，缩短评审时间（10 个月变为 6 个月）。

（3）突破性疗法：对于治疗严重疾病，适应证有潜在未满足临床需求，且药物与现有疗法相比优势显著的药品，申请认定时只需要初步的临床数据，通过 FDA 高级官员参与的滚动提交、滚动审评，以缩短研发时间和上市时间。如果评审过程中数据不再支持潜在获益，则取消认定。

欧洲药品管理局（European Medicine Agency，EMA）的加快审评程序主要针对罕用药和预期具有重大公共卫生效益（尤其是从治疗创新角度而言）的医药产品。主要包括有条件批准、加速评审、优先药品通道（PRIME）和特例批准。

我国《药品注册管理办法》明确规定了四类药品加快上市的注册程序，分别为突破性治疗药物程序、附条件批准程序、优先审评审批程序以及特别审批程序。每类程序分别对应不同的适用范围、适用阶段、政策支持、终止程序以及其他要求，具体内容将在本书第八章进行详细介绍。更加细化的程序和要求将有利于制度的实施和执行，有利于进一步鼓励创新，加快具有临床价值药品的审评审批速度。

2．欧洲药典适应性认证（certification of suitability，COS）　该认证是由欧洲药典委员会（现为欧洲药品质量与卫生管理局）颁发的用以证明原料药品质量是按照欧洲药典有关专论描述的方法严格控制的，其产品质量符合欧洲药典标准的一种证书。目的是减少生产厂家和有关评审机构的大量重复性工作，促进欧洲药品市场一体化进程。现在 COS 证书不仅局限于欧盟国家认可，也被世界各主要医药产品市场所接受。

3．WHO 的药品预认证项目（pre-qualification programme）　成立于 2001 年，目标是通过与各成员国的国家药品监管机构以及其他伙伴组织的密切合作，把能够治疗联合国重点要解决的广泛流行性疾病（如艾滋病、疟疾和肺结核）的药品提供给最需要的人群。

预认证项目的策略是使用统一标准衡量药品的质量、安全性和有效性；基于药品生产企业递交的资料信息以及对相应制剂生产场地和临床试验场地的现场检查来综合评估药品的质量、安全性和有效性；委托获得国际认可的药品质量控制实验室承担申报样品的质量复核和验证；加强成员国国家药品监管机构人员、质量控制实验室人员、药品生产企业人员或者是其他私人公司职员的能力建设来保证药品的良好质量。

预认证范围方面，随着全球重点治疗疾病种类的变化，WHO 预认证项目会增加对新疾病种类中疗效明确而有效的药物制剂的预认证。从最初只预认证药物制剂，对原料药的审评只是作为相应制剂审评的一部分，目前已经开始单独针对原料药进行预认证。

（三）药品质量管理相关政策

1. 药品质量管理规范 20 世纪，各国政府基于药品质量管理的实践和药品生产经营企业的管理实践，逐渐形成了一系列药品质量管理的标准，这些标准经立法成为药品质量管理法规，被称为药品质量管理规范，简称药品 GXP。包括《药物非临床研究质量管理规范》(good laboratory practice for non-clinical laboratory studies，GLP)、《药物临床试验质量管理规范》(good clinical practice for pharmaceutical products，GCP)、《药品生产质量管理规范》(good manufacturing practice for pharmaceutical products，GMP)、《中药材生产质量管理规范》(good agriculture practice for pharmaceutical products，GAP)、《药品经营质量管理规范》(good supply practice for pharmaceutical products，GSP)、《药物警戒质量管理规范》(good vigilance practice for pharmaceutical products，GVP)等。详细内容见相关章节。

2. 药品质量监管体系 以美国为例，其 FDA 已建立事前、事中、事后监管一体化的全程药品质量监管体系。

（1）基于处方工艺评审的质量监管：通常由检查部门负责，采用 GMP 规范，对药品生产使用的设备、方法（含物料）及操作控制进行评估，以及对新药和仿制药处方工艺和临床研究的评估。

（2）基于现场检查的质量监管：包括新药和仿制药申请的批准前现场检查、常规 GMP 现场检查（通常每 2 年一次）及有因现场检查。现场检查是 FDA 主动收集信息，掌握实际情况的唯一机会。基于不同的系统（质量系统、设施设备、物料、生产、包装和标签、质控实验室六大系统），分为全面检查（至少查 4 个系统）和简略检查（至少查 2 个系统），其中质量系统必查。

（3）基于突发事件管理的质量监管：突发事件管理的优先考虑是控制不良反应对患者的威胁，通常包括鉴定可能的诱因产品，隔离产品和患者，持续监控不良反应的发展和产品供应限制措施实施后不良反应的变化。通常由医学评审部门牵头。

（四）药品安全管理相关政策

1. 药物警戒和不良反应监测 药物警戒（pharmacovigilance，PV）是发现、评价、认识和预防不良反应或其他任何可能与药物有关问题的科学研究、管理实践等活动，在全球范围内实践广泛。

美国药物警戒体系采用"中央系统模式"，FDA 下设的药品审评与研究中心是全国唯一的药物警戒中心。这种模式运行开支小，有利于数据传递、完整性和真实性。缺点是不利于信号的及时发现和反馈，难以与报告人和单位进行有效交流。美国药物警戒制度的工作机制包括不良反应报告系统、不良反应监测体系和用药差错的警戒体系。不良反应的报告和监测系统信息的收集主要依靠企业强制报告系统和医学监督（Med Watch）的自愿报告系统两大报告体系。除此之外还专门建立了专门的用药差错上报监测系统和医院管理系统。

法国药物警戒机构是卫生安全和健康产品委员会。法国药物警戒体系通过设立在各地区首府大学附属医院的地区药物警戒中心与全国主要医院联系，这种模式属于"多中心模式"。这种模式有利于加强与广大医师的联系，及时通知和提醒医师日常医疗活动中可能出现的药物不良反应，提高病例随访率，也有利于联合当地专业研究机构对疑难报告进行分析。法国药物警戒信息来源有医师、药师、制药企业和其他单位及个人，其中医师和药师依法强制报告药品不良反应/事件。

日本有三个系统来保证药品批准后的安全性和有效性：不良事件报告系统、利用批准后数据重新审查的系统和再评价系统。日本的《药事法》中有优良药物警戒规范、药品上市后良好研究规范、再审查、再评价体系的详细要求。

我国建立了覆盖全国的不良反应监测网络,相关法律法规体系建设不断完善,报告质量稳步提升,不良反应监测评价工作逐步向药物警戒拓展,风险控制手段更加成熟,国际交流合作不断加强,详见本书第十五章。

2.不良反应损害救济制度 日本、德国、美国等国家建立了不良反应损害救济制度,以应对药品不良反应发生后,在各方都没有责任的情况下,受害人如何进行求偿的问题。

日本的不良反应救济机制为基金模式,由日本厚生劳动省下属的药品医疗器械综合机构负责运营。当受害者遵照处方或医嘱使用药品出现预期外的不良反应导致的药害事件,且具体的法律责任及责任承担人不明确时,受害者可向政府申请基金。救济基金的来源包括政府拨款和企业缴费两部分,是否发放及发放的标准则由厚生劳动省决定。在基金来源中,政府拨款部分主要用于补贴基金的运营事务,而企业缴费部分则用于基金的发放;企业缴费部分分为一般筹款和附加筹款两部分,前者按该企业上一年的销售额比例缴纳,后者按该企业上一年的赔付金额比例缴纳。

德国 1976 年《药物伤害法》和 1978 年《药品法》对制造商生产有缺陷药品的责任进行了严格的规定。2001 年欧盟《欧共体人用药品注册指令》(2001/83/EC)颁布,德国作为欧盟成员国开始实施药品上市许可持有人制度,药品上市许可持有人开始承担药品全生命周期内的风险责任。德国要求药品上市许可持有人必须自行为其产品购买商业保险或提供金融担保,当药害事件发生时,受害人可要求获得赔偿金,包括受害人的治愈成本、因受害人死亡或工作能力暂停的经济损失,或在受害期间减少的收入、受害人的丧葬费用及其他合理的经济补偿设定赔偿上限。

美国主要根据《同一产品责任示范法》对有药品不良反应受害人进行赔偿。对于一般产品的赔付来自企业自身或其投保的保险公司,国家不承担责任。而在"国家疫苗伤害补偿计划"覆盖的疫苗种类中,不良反应事件由国家税收出资补偿。美国生产者、经营者对所生产的缺陷产品承担严格责任,制药企业往往需要为药品不良反应案件付出高额的赔偿金,因此该制度给予受害方最大限度的保护,并促进药品安全性的提高。

3.药品责任体系及处理 药品责任是指药品有缺陷且造成他人人身损害,药品制造者、销售者因此所应承担的责任,包括民事责任、行政责任甚至刑事责任。

在产品责任领域,各国将缺陷分为设计缺陷、制造缺陷和警示缺陷,但对药品缺陷的界定有所差别,如英美未将科学上未发现的缺陷列入产品缺陷范畴,故其缺陷药品的管理和不良反应是分开报告和管理的。

英美两国是缺陷药品管理体系建立比较完善的国家,其机构设置不同,英国设置了专门部门——缺陷药品管理中心,美国则由 FDA、药品审评与研究中心及其下辖负责缺陷药品的相关组织机构等多部门合作完成缺陷药品的管理。两国管理流程相似,包括缺陷药品发现—可疑缺陷药品初期评估—可疑缺陷药品调查—可疑缺陷药品评价—缺陷药品处理—信息发布与公众教育。处理的适宜措施大都包括更新标签信息、公众警示、罚没、销毁、缺陷药品召回等。英美的药品召回等级分为 3 级,但英国的药品召回属于自愿召回,其药物警告包括 4 级。

在药品责任归责方面,因为严格责任和无过错责任制度,多数国家主张"对当时的科技条件不能发现的缺陷所致损害承担责任"时,产品制造者可以用"科技抗辩"为由免除责任。而德国药品责任法明确否定了药品"科技抗辩"作为免责事由。

(五)药品管理相关的经济政策

1.药品津贴计划 药品津贴计划(pharmaceutical benefits scheme,PBS)是澳大利亚国家药品政策的核心部分,旨在保障各类人群平等获得药物,尤其是低收入人群、慢性病患者等最需要药物的群体。进入计划报销目录的药品,其费用由政府支付。主要方式一是通过 PBS 向在医院以外就诊的患者提供药品,二是向在公立医院以 Medicare 持卡人身份住院的患者免费提供药品。提供的 EM 仅包括处方药,但涵盖临床用药的主要品种,且目录每年更新,数量保持在 600 种左右(以药品通用名计算)。

澳大利亚是世界上第一个规定药物申请进入报销目录时必须提供药物经济学指标的国家。1993年以后，当申请人提交产品列入PBS报销目录的申请时，必须同时提交一份完整的药物经济学分析报告。报告中应提供该药与同类药相比的有具体数据的优势及证据：如相同药效，但成本较低；更强的临床功效，并可减少并发率和死亡率；大大减少不良反应，改善患者的生活质量等。只有当某种药品拥有足够的证据证明其疗效、安全性和成本—效果方面的优势时才会被纳入PBS目录。

2．新药准入技术评估　英国国家卫生服务体系(National Health Service，NHS)在新药医保准入方面形成了成熟完善的技术评估体系，在确保患者及时获得有效药品的同时合理控制成本增长，并促进药品生产企业的创新积极性，其运行效果得到了广泛认可。

英国卫生与社会保障部(Department of Health and Social Care，DH)负责决定药品是否纳入医保支付范围，并对药品价格进行管理。国家卫生与临床优化研究所(National Institute for Health and Care Excellence，NICE)为卫生部提供决策支持。NICE是独立的非监管性机构，主要职责是对医疗科技(包括药品)的临床和技术效益、经济性进行评估，根据卫生技术评估结果提供新医疗科技和药品的使用指南。

NICE评估委员主要根据增量成本效果比(incremental cost-effectiveness ratio，ICER)阈值来决定是否对药物进入国家卫生服务体系药品目录做出推荐。增量成本效果比指的是将不同的医疗干预措施进行对比时，一种干预措施相对于另一种干预措施增加的成本与相对增加的效果的比值。ICER阈值的常见单位共有两种：一是每获得1个质量调整生命年(quality-adjusted life year，QALY)所需支付的成本；二是每获得1个生命年所需支付的成本。通常，成本效果小于20 000英镑/QALYs，推荐广泛应用；成本效果为20 000～30 000英镑/QALYs，建议有限使用；成本效果大于30 000英镑/QALYs，建议严格限制使用。

虽然NICE使用的成本效果阈值固定为20 000～30 000英镑，但未满足的医疗需求、疾病的严重程度、临床诊断、疾病的流行程度、患者的偏好、公共健康及社会因素等因素，使得QALY阈值需要进行调整。譬如对具有较高临床需求的疾病，应该提高阈值，而对需求较低的疾病，则降低阈值。除此之外，成本效果阈值并非绝对的评判标准，在实际运用中，NICE往往还会根据社会价值进行判断，其中包含了许多原则，如按需原则、非歧视性原则、健康差异原则。故而，有些药品即使其成本效果阈值超过了规定的标准，但仍然批准其纳入NHS，例如癌症治疗药物和罕用药。

三、药品管理学新进展

药品管理学进展丰富，以下以信息管理学在本领域运用为基础进行概述。信息社会是以电子信息技术为基础，以信息资源为基本发展资源，以信息服务性产业为基本社会产业，以数字化和网络化为基本社会交往方式的新型社会。信息化建设是适应信息社会发展的重要发展方向，医药卫生信息化是其中重点建设内容，前两者为药品管理学科的发展拓宽了边界。

(一)信息系统在药品管理中的应用

从管理学的角度，信息系统指由信息源、信息流、信息加工、信息保存和信息使用的相关要素组成的系统。目的是及时、准确地收集、整理、加工、存储、传输数据，进而为行动提供决策信息。医院信息系统(hospital information system，HIS)是利用电子计算机和通信设备，为医院所属各部门提供患者诊疗信息和行政管理信息的收集、存储、处理、提取和数据交换的能力，并满足授权用户功能需求的信息系统。医院信息系统的发展促使了药品的信息化管理。现代医院的药品信息化管理是以服务患者为中心，以临床医学、药学为基础，以《药品管理法》和《医疗机构药事管理规定》等药事法规、药品管理相关的指南、共识等为管理依据，充分利用计算机和网络技术，促进临床合理用药的药学服务技术以实现药品规范化、标准化管理的重要方式。

药品信息化管理的应用领域包括：记录并分析药品的使用情况；药品的购销管理；药物的临床应用及其相关的临床医学信息采集；药品供应汇总分析；药学部门调配管理；新药上市后临床观察、收集、整理、分析、反馈药物安全信息；提供有关药物咨询服务，宣传合理用药知识；药物评价、药物利用研究；药品信息的查询；治疗药物监测、设计个体化给药方案；药品不良反应汇总等。基于这些不同的信息化应用领域，很多医院药品管理相关的信息系统包括很多子系统都在逐步开发运用，比如与细菌耐药相关的药敏试验、耐药监测系统等。

（二）物联网技术在药品管理中的应用

物联网（internet of things, IoT）目前通用的定义是：通过射频识别、红外感应器、全球定位系统、激光扫描等信息传感技术和设备，按约定的协议，把任何物品和互联网连接起来，进行信息交换和通信，以智能化的识别、定位、跟踪、监控和管理的一种网络。物联网技术的出现，推动了医疗卫生体系从临床信息化向区域医疗信息化发展。在医疗卫生领域，物联网技术主要应用在物资管理可视化、医疗信息数字化技术、医疗过程数字化技术三个方面。其中，借助物资管理的可视化技术，可以实现药品的生产、配送、防伪、追溯，避免公共医疗安全问题，实现医疗器械与药品从科研、生产、流动到使用过程的全方位实时监控。

药品的供应链管理是物联网技术在药品管理中的具体应用形式。供应链管理（supply chain management）是在满足服务水平需要的同时，为了使系统成本最小而采用的把供应商、制造商、仓库和商店有效地结合成一体来生产商品，并把正确数量的商品在正确的时间配送到正确地点的一套方法。药品供应链是在为患者提供医药产品或医疗服务的共同目标下，由对整体药品质量和医疗服务水平有关键影响的若干药品原材料供应商、制药厂商、医药物流服务商、医药商业公司、医院和药店、患者等组成，并在政府相关部门监管之下的动态增值网链结构模式。药品供应链管理则是将药品供应链看作是一个集成组织，将"链"上的各个企业看作合作伙伴，对采购过程、制造过程、交付过程、分销过程和返回过程中的物流、信息流和资金流的计划、组织、协调和控制。

（三）大数据在药品管理中的应用

目前不同的学科对大数据的定义不同。从计算机科学技术角度，大数据是指具有数量巨大、类型多样、处理时效短、数据源可靠性保证度低等综合属性的海量数据集合。从作用的角度，大数据是指能够处理和分析大量且复杂数据的能力。随着医疗信息化建设、大健康理念和大健康产业的不断发展，健康医疗大数据也应运而生。健康大数据主要由"可穿戴设备"或其他终端持续收集到的人体健康数据，医疗大数据则是以医疗数据资源为基础，包括患者就医流程所产生的数据、第三方医学检验中心所产生的数据以及制药公司在新药研发及临床过程中产生的大量数据等。健康医疗大数据在新药研发以及药品不良反应监测等领域的作用日益显现。

1. 新药研发中的大数据运用　新药研发是数据密集型的专业领域，具有信息量巨大、信息种类繁多和数据产生迅速等特点。如何高效获取、分析海量的数据并将分析结果与研究领域关联是全球制药行业需要关注并解决的问题。

健康医疗大数据及人工智能技术的运用可以大幅度降低药物研发成本。首先，在新药筛选上，当很多化合物对某种疾病均显示出某种疗效，但又对它们的安全性难以判断时，便可以采用人工智能所具有的策略网络和评价网络以及蒙特卡洛树搜索算法，来挑选最具安全性的化合物作为新药的最佳备选者。其次，对于尚未进入动物实验和人体试验阶段的新药，也可以采用大数据技术对既有已知药物的副作用进行筛选搜索，以预测其是否会有副作用以及可能的副作用的大小。此外，人工智能还可以模拟和检测药物进入人体后的吸收、分布、代谢和排泄、给药剂量 - 浓度 - 效应之间的关系，让新药研发进入快车道。

2. 药物警戒中的大数据运用　国家实行的药品不良反应报告制度主要为被动检测，依赖于医生、患者、制药公司提供的不良反应报告，要求临床药师积极上报全院药品不良反应，并将最新的药物警戒及时传送给医务人员。

主动检测可以更好地解决被动检测过程中出现的漏报问题。主动检测则是利用文本挖掘、数据挖掘技术，从居民健康档案、电子病历、社交网络、搜索引擎中发现潜在药品不良反应事件。除此之外，数据挖掘算法也可以更好地建立药物使用与药品不良反应之间的因果关系，发现药品不良反应中的低频因果关系。

本章小结

1. 药品是指用于预防、治疗、诊断人的疾病，有目的地调节人的生理功能并规定有适应证或者功能主治、用法和用量的物质，包括中药材、中药饮片、中成药、化学原料药及其制剂、抗生素、生化药品、放射性药品、血清、疫苗、血液制品和诊断药品等。

2. 药品的质量特性表现为有效性、安全性、稳定性和均一性四个方面。国家药品标准体系主要由药典标准、局颁标准和注册标准构成。

3. 药品管理学是应用管理科学的理论、知识和方法，研究药品管理活动的组织结构、基本特点、运行机制及发展规律的一门学科。

4. 药品管理的内容包括药品政策管理、药品组织管理、药品法律管理、药品经济管理、药品信息管理、药品质量监督管理、药学服务管理、药品利用管理等。

5. 药品管理的工作方法主要采用行政手段、法律手段、技术监督、社会监督、教育引导等方法，来强化对药事活动的监督管理，保证药品质量和用药安全，保障群众用药的合法权益。药品管理的研究方法主要包括文献研究、调查研究、实地研究、实验研究、定性分析方法、定量分析方法、系统分析方法。

6. 药品管理综合政策中，现阶段的优先政策与实践包括药品管理的法律体系、基本药物制度、合理用药政策，药品管理各领域的优先政策与实践主要包括药品研发、注册、质量监管、安全管理等领域的药品管理政策及国际创新实践。

思考题

1. 什么是药品和药品管理学？
2. 简述药品质量特性。国家药品标准体系由哪些标准构成？
3. 简述药品管理学的内容。
4. 简述药品管理的工作方法和研究方法。
5. 论述药品管理综合政策以及各领域政策与实践的重点内容。

（唐玉清　张新平）

第二章　药品管理的政策理论基础与运用

为解决药品领域的社会公共问题，规范和指导有关机构、团体或个人行为，政府部门出台了很多公共政策。掌握药品管理的政策理论基础对深入探究药物管理的普遍规律具有重要意义。本章一方面将介绍公共政策概念、公共政策的特征和功能、公共政策过程等理论基础，另一方面，重点介绍国家药物政策（national medicine policy，NMP）和国家基本药物制度（national essential medicine policy，NEMP）及国内外实践，以期实现保障居民安全、有效、合理使用药品的政策目标。

第一节　公共政策相关理论

公共政策是政府等公共组织管理国家和处理社会公共事物的重要准则，它决定着管理活动的方向和目标。政策科学适宜且执行得力，将促进国民经济和社会发展；政策失误或执行不力，将给社会带来负面影响。因此，及时发现公共问题、并制定科学适宜的公共政策，对现代公共事业管理具有十分重要的意义。

一、公共政策概述

（一）公共政策概念

公共政策是公共权力机关为解决公共问题、达成公共目标，经由政治过程所选择和制定的、以实现公共利益的方案。其作用是规范和指导有关机构、团体或个人的行动。国家的各项方针、措施、规划、策略和行为规范等都是公共政策的主要表现形式。

（二）公共政策分类

根据制定的层次及作用范围大小，公共政策可分为元政策、基本政策和具体政策。

1. 元政策　所谓元政策是相对于具体政策而言的，是用于指导和规范政府政策行为的一套理论和方法，在政策体系中处于统摄性地位。其作用在于指导和规范如何正确制定和有效执行公共政策，是其他各项政策的出发点和基本依据。

2. 基本政策　基本政策是用以指导具体政策的主导性政策，通常是长远的、有战略性的、高层次的政策方案，它包括两类：一是具有全面性和广泛性的、针对全国所有机构部门的根本指导原则，也称基本路线和基本方针，如"一个中心，两个基本点"是指导全国开展各项工作、制定各类具体政策的根本方针；二是规范某一特定领域各部门开展实际工作的根本指导原则，如教育要"面向现代化，面向世界，面向未来"是我国教育领域的一项基本政策。

3. 具体政策　指针对特定而具体的公共政策问题作出的政策规定，是政府为解决具体问题而给有关部门和个人规定的行动准则。从分类的角度来说，元政策和基本政策之外的所有政策都可以视为具体政策。

（三）公共政策与法律

1. 政策与法律的联系　法律和政策都是上层建筑的重要组成部分，并以国家强制力保证实施，是权威性规范的体现。法律是一种特殊的公共政策，是立法机关将成熟、稳定和有立法必要的公共政策经由一系列政策法律化程序，上升为法律后而形成的相对固化的形式，是公共政策的最高层次。

2. 政策与法律的区别 二者的区别主要表现在制定主体、制定程序、表现形式、效力、实现途径等方面。相对于一般政策，法律是一种特殊化的政策，是成熟的、稳定的、有立法必要的公共政策，是政策法律化的结果。法律相对稳定，它是长期的、能够形成稳定关系的政策，国家权力机关经过转换将其上升为法律；而政策相对灵活、多变，公共政策往往会随着时代的发展有所调整，它是一项动态的过程，包括政策的建立、调整、评估，甚至废止。

二、公共政策的特征和功能

公共政策主要由政府部门制定，其功能在于管理国家、服务社会，它的特征与一般意义上的政策特征有所区别。

（一）公共政策的特征

1. 政治性与价值相关性

（1）政治性：公共政策的制定是政党和政府（政治组织）的政治行为，集中体现了统治阶级的利益需要，政府的任何政策必须维护和巩固其政治统治。

（2）价值相关性：政策制定阶段与政策制定者的政治价值观、个人价值观、意识形态等密切相关。因此，在政策的制定和执行过程中，应充分考虑政策制定者价值观的影响。

2. 普遍性与整体性

（1）普遍性：公共政策在其所框定的范围内具有广泛的适用性及普遍的约束力。公共政策并非针对个别人和个别事，而是针对多数人和普遍性问题制定的，是社会成员必须共同遵循的行为规范。

（2）整体性：政府需要众多数量、类型不一的政策共同组成政策体系，协调发挥作用，才能强化公共政策的整体功能。政策的整体性表现在政策的系统性和层次性上。在政策体系中，各种各样的政策不是简单地相加，而是有机地结合：基本政策指导、规范和约束具体政策；各种具体政策之间相互影响和相互作用，从而强化具体政策的功能；具体政策有宏观和微观之分，从而构成明确的层次。随着社会环境的变化，政策体系的各种要素也要不断变化、发展、进步，使之更加完善。

3. 多样性与多效性

（1）多样性：公共问题的多样性决定了公共政策的多样性。随着社会发展，人类所面临的社会公共问题逐渐增多，例如环境污染、资源短缺、大量失业人口等。为了解决各种社会公共问题，政府必须有针对性地制定相应公共政策，以适应公众需求。

（2）多效性：公共政策可能是相关机构针对特定的公共问题而制定的，但有些政策实施后的效果往往超出政策制定者的预期，带来意料之外的结果。其次，某些公共问题是涉及政治、经济、社会、文化、科技等多个领域的综合性问题，针对该类公共问题制定的综合型公共政策将同时发挥着多种功能。

4. 稳定性与变动性

（1）稳定性：公共政策的稳定性表现在公共政策的基本目标是稳定的；特定政策在其有效期内应保持有效性和权威性；政策变迁应保持新旧政策间一定的连续性和继承性。保持政策稳定性最根本的途径是政策的法律化，即将政策上升为法律，也称之为政策立法。政策立法能够防止因决策者更迭等因素引起的政策大起大落。

（2）变动性：公共政策的稳定性并不排斥公共政策的时效性和变动性。任何政策都要根据政策主体、政策作用对象、政策环境的变化而变化。因此，在政策执行时，可能根据执行情况对原政策进行修改甚至重新制定。

5.强制性与合法性

（1）强制性：公共政策的权威性以其合法性为基础，权威性又与强制性相联系。在公共政策实施过程中，为维护政策的合法性和权威性，必须以强制性作保障。所说的强制性并不意味着政策的执行一定要采取强制手段，对于有些仅具有象征意义的政策，其强制程度可能极低。

（2）合法性：广义的公共政策合法性主要指公众对政策的认可和接受程度。为了保证公共政策的合法性，公共权力机关执行的政策应符合大多数人的利益，且其制定、执行、评估、监督环节必须遵循严格、科学的程序。

（二）公共政策的功能

公共政策的功能包括导向功能、制约功能、调控功能、管理功能、分配功能和象征功能。

1.导向功能　公共政策作为规范公众行为的社会准则，其对引导公众行为和思想观念具有重要作用。公共政策的导向功能具有两种作用形式：直接引导和间接引导。直接引导是指对公共政策对象的引导，间接引导是对非公共政策对象的示范和影响作用。

2.制约功能　公共政策的制约功能所要达到的目标是制约和禁止政府不希望的行为发生。为避免一些阻碍社会良性运行的因素出现，公共政策应发挥对目标群体的制约功能，以达到有效管制的目的。

3.调控功能　公共政策的调控功能指政府运用政策手段对社会中出现的利益冲突进行调控。政策的调控功能主要体现在调控社会各种利益关系，尤其是物质利益关系。

4.管理功能　公共政策的管理功能是指政府通过政策对整个社会生活过程进行计划、组织、控制、调节等活动，从而使社会协调一致地向前发展。国家的管理活动是一项高度复杂的系统工程，这种管理是通过政策实现的。

5.分配功能　对社会公共利益进行分配是公共政策的本质特征。政策的利益分配功能对社会的良性及稳定发展具有重大影响。公共政策的分配功能应以调动人们积极性、鼓励为社会作出更大贡献为原则，同时还应体现公正性。

6.象征功能　有些政策并不产生实质性的效果，其作用仅在于影响公众的看法、观念或思想意识。这类政策的制定和存在只具有符号意义，即只有象征功能，注重对公众思想、观念的正向引导。

三、公共政策过程

公共政策过程有广义和狭义之分。广义上的公共政策过程，从政策问题的确认开始，一直到政策评估和政策终结为止；狭义上的公共政策制定过程，是指从确认政策目标到抉择政策方案的过程。前者从宏观的角度，关注从问题确认到政策终结的一个完整周期；后者从微观角度，研究政策方案的决策过程。

逻辑上，公共政策过程从对问题的确认开始，通过政策议程设定使社会问题进入政策议程，决策者制定公共政策，优选出方案并将其合法化，之后由执行机构实行方案；方案实行后由政策评估者对其评估以测其效，并对方案进行终结。这是"政策循环"的一个典型过程。一般认为，公共政策过程主要包括政策问题确认、政策议程设定、政策规划、政策合法化、公共政策执行、公共政策评估、公共政策终结这几个方面。

（一）政策问题确认

相对于个人问题、团体问题和社会问题，公共政策问题特指基于特定的社会问题，由政府列入政策议程并采取行动，通过公共行为实现或解决的问题。

政策问题确认是政策制定和研究的第一环节，是指运用科学的方法、遵循严谨的程序对特定领域内公共政策问题进行挖掘和确认，分析其产生的背景、原因以及问题的影响程度和范围。

（二）政策议程设定

政策议程设定是指将政策问题纳入公共部门的行动计划,公共部门经过讨论将其纳入公共决策阶段的过程。只有当公共问题进入政策议程后,才能转化为政策问题。政策议程的建立是社会问题转化为政策问题的关键一步。

（三）政策规划

主要指决策者为解决政策问题而提出一系列可接受的方案或计划,进而制定政策的过程。它由一系列活动组成,包括确定政策目标、方案设计、方案评估、方案抉择。

1. 确定政策目标　制定政策目标的目的是弥合社会现实与社会期望之间的偏差,消除社会问题产生的根源。分析和确定政策目标时,应遵循具体性、可行性、规范性的原则。

2. 方案设计　政策方案是指可供选择的备选方案,是以解决特定政策问题为目的,在政策内容、形式等方面所进行的构想。一般认为,政策方案设计可分为政策方案轮廓构想和细节设计两个步骤。①政策方案轮廓构想:为实现既定的政策目标,需提出多种备选方案,并对各方案的行动原则、指导方针、基本策略等进行初步谋划。②方案的细节设计:政策方案细节设计是一个完善方案内容与形式的环节,在这个环节中,应对轮廓方案进行具体化设计,逐步形成可行的、适用的、可操作的具体方案。

3. 方案评估　政策评估是指对规划出的备选方案进行科学性、可行性及预期效果等方面的综合评估。评估内容主要包括价值评估、效益评估、可行性评估、风险性评估、公平性分析、伦理分析等。

4. 方案抉择　抉择政策方案即通过系统的分析和评估,从诸多备选方案中找出现实可行的相对最优方案。政策方案优选的标准主要有:效益、效率、充分性、公平性、回应性和适当性。

（四）政策合法化

经过评估优选的方案并不能立即执行,还需经过一系列的法定程序审查,使公共政策取得合法地位并赋予其约束力和权威性,这一过程就是政策合法化(legitimization)。

根据合法化主体的不同,政策合法化可分为立法机关以及行政机关的政策合法化程序。前者的程序为提出议案、审议议案、表决和通过议案、公布政策;后者的程序为法制工作机构审查、领导决策会议决定、行政首长签署发布政策。

（五）公共政策执行

政策执行是将政策理想转化为政策现实、政策目标转化为政策效益的唯一途径。一项好的政策如果得不到严格执行,其目标就无法达成。

政策执行过程包括两个阶段,一是准备阶段,包括政策宣传、加强政策认知、制订执行计划、进行物质准备、做好组织准备;二是实施阶段,包括政策试验、全面推广、指挥协调、监督控制。

（六）公共政策评估

政策评估是指运用科学的方法和技术,依据一定的标准、方法和程序,对公共政策的效率、效益和价值进行测量和评价的过程。它回答的基本问题包括:政策是否按既定计划实施,政策是否达到预期效果,政策多大程度上解决了问题,政策的社会影响、政策效果和存在问题等。

公共政策评估包括准备、实施和总结三个阶段。①评估的准备工作:包括确认评估对象、明确评估目的、确定评估范围、选择评估标准、制订评估方案五项内容。②实施评估:包括全面收集整理资料、综合分析材料、评估并得出结论三项内容。③撰写评估报告和总结。

（七）公共政策终结

政策终结是指决策者根据政策评估结果,对实施中的现行政策进行修改、补充、调整和终止的动态过程。及时对现行政策作出必要决断,对于降低政策成本、增加政策收益、节约政策资源、更好地解决政策问题等具有重要意义。

第二节　国家药物政策概述

国家药物政策是国家制定和实施的有关药品管理的战略目标、法律法规体系、规章制度、指南措施及政府的有关承诺等,是与药品相关各领域的纲领性制度体系,是国家卫生政策的基本组成部分,体现了政府在药物管理领域的中长期目标及优先领域。

一、国家药物政策产生的背景和发展

20 世纪后期,在全球药品研发、生产和消费不断增长的情况下,许多发展中国家却依然存在药品供销失衡、药品使用不合理、药品流通不畅、公众基本医药需求未能满足等问题。与此同时,全球经济环境发生变化,医疗卫生系统面临因艾滋病蔓延、抗生素滥用、疾病模式转变等问题带来的新挑战。

为应对这些问题,在 1975 年第 28 次国际卫生会议上,WHO 首次提出 NMP 概念。大会决议要求 WHO 帮助成员国制定 NMP,即包括遴选和采购基本药物、开展广泛的教育和培训等促进药物可及的实施策略。1988 年 WHO 组织各国专家制定了《国家药物政策指南》,并于 1995 年修订出版了第 2 版《如何制定和实施国家药物政策》。2000 年,WHO 发布《2000—2003 年世界卫生组织药物战略》,在回顾了 25 年来 WHO 实施 NMP 取得的重大进展和存在问题的前提下,提出了 NMP 实现战略。2004 年 WHO 发布《2004—2007 年世界卫生组织药物战略:以国家为核心》,进一步提出了药物政策实现的目标、工作框架及步骤。2005 年 WHO 发起区域战略,首先发布了《2005—2010 年提高西太平洋地区基本药物可及性的区域战略》,针对西太平洋地区基本药物使用的实际情况,该战略强调要增强 NMP、现有工具和指南(如基本药物目录、标准药物治疗指南)的实施,还要检查诸如筹资途径和力度、定价机制等问题,分析贸易全球化及有关知识产权方面贸易协议的影响,提出改善基本药物获得性的战略选择和行动。2006 年,为使监督和评价 NMP 的实施结果有可靠、可信的衡量方法,WHO 发布《用于测定国家药物状况的指标》,提出测量国家药物状况的指标体系。2007 年 WIIO 发布《国家药品状况评估、监测和评价工具包》,旨在从宏观层面为各国评价 NMP 的整体实施效果提供一系列指南。

在 WHO 的积极倡导和推动下,截至 2011 年,WHO 对 165 个国家的调查结论显示:已有 133 个国家制定了 NMP,97 个国家制定了 NMP 实施计划。在此,可以将关键性要点总结如下:

许多发展中国家通过实施 NMP,在解决欠发达地区和贫困人口的缺医少药问题、提高公众基本药物的可获得性、促进合理用药等方面取得了重大成效。例如,中国自实施 NMP 以来,不断健全药品供应保障体系,减轻患者用药负担,对实现人人享有基本医疗卫生服务,维护人民健康,推动卫生事业发展等发挥了重要作用;印度自 1978 年开始实施 NMP,并根据医药产业的发展和内外环境的变化不断调整 NMP 目标及政策重点,在医药产业的政策导向及专利制度红利下,印度依靠仿制药生产成为"世界药房";巴西于 1998 年实施 NMP,鼓励使用非专利药,使一些药品的治疗费用下降了 75%~95%;俄罗斯政府于 2005 年实施了基本药物项目,旨在为弱势群体的门诊用药提供帮助,缓解昂贵的处方药造成的经济负担,促进基本药物的可及性;莫桑比克通过推行 NMP,使得药物的全人群可获得性从 1975 年的 10% 提高到 2007 年的 80%。

一些发达国家也通过实施 NMP,在解决医药经费的筹措和控制、完善医疗保险制度、降低医疗药品费用、提高合理用药水平等方面取得了显著成效。例如,澳大利亚于 2000 年正式制定并全面实施 NMP,强调让公众能够以可承受的价格及时获得所需药品,确保实现药品质量合规、安全有效、合理使用以及维护医药行业的可持续发展四个主要目标;加拿大的《国家药品战略》则要求以药物安全性和有效性为基础建立《国家药方集》，改进药品审评程序以促进特殊药物审批，提高药物的可支付性，促进对非专利药的可获得性，改进药品采购体系，推动医生合理用药；在美国，许多管理型保健组织根据临床用药指南，制定医院处方集并推荐使用价格低廉的仿制药，有效地控制了药品费用上涨。

目前，NMP 在药品管理领域正发挥着日益重要的影响，并受到越来越多国家的认可和拥护。

二、国家药物政策的概念

NMP 是指由一国政府构建、解决医药产业中存在的诸多问题的总体政策框架，其概念包括三层：

1. NMP 是政府在医药健康领域的义务和行动框架，国家对其行动的目标和指南作出承诺，承担义务。政府对药品监督相关部门设立中长期目标，明确这些目标的优先次序以及实现它们的主要策略。同时，NMP 还形成协调与药物相关的社会各部门的行动框架，涉及该领域的所有参与者。

2. NMP 是政府以印制或出版的形式发布的正式文件，它是政府在相关领域的愿望、目标、决策和承诺的正式记录，明确政府行动的目标和责任。

3. NMP 的制定是系统的磋商过程。公正、公开、公平的 NMP 应该体现社会各利益方的愿望和要求，因此 NMP 文件的制定应该要经过一个所有利益方磋商的系统过程。该过程涉及明确 NMP 目标、设立优先次序、制定战略、确定各利益相关方承担的义务等多项重要内容。

NMP 表明了一个国家关于医药健康事业的中长期目标以及为实现这些目标所需实行的步骤和策略，并给出解决医药健康领域问题的总体性框架。通过 NMP 的制定、实施和监督评估，有助于促进政府部门之间的政策联动、协调运作，促进各项药物政策与卫生、社会保障、价格、科技、财政、税收等相关政策之间的协调。

三、国家药物政策的组成要素

NMP 的关键组成要素包括：

1. 基本药物遴选（selection of essential medicine）　基本药物的遴选是国家药物政策的核心原则之一，它是保证基本药物可及和促进药物合理使用的重要措施。

2. 药品资金筹措（medicine financing）　药品资金筹措是改善基本药物可及性的另一基本要素，建立持续性的筹资机制是实现国家药物政策的重要经济保障。

3. 药品的可负担性（affordability）　可承受的价格是确保人们获得基本药物的重要先决条件。

4. 供应系统（supply system）　可靠的药品供应体系是保障药品可获得性、提高药品质量的重要保证。

5. 药品监管（medicine regulation）　药品监管机构应能保证药品质量、安全性、有效性以及产品信息的准确性，制定和实施药品法律和法规，提供足够的药品监管人力、物力和财力资源，以保证药品审评和注册规范、药品质量检验规范、药品推广规范等，同时处理好与卫生管理机构等其他管理机构的关系。

6. 合理用药（rational use of drugs，RUD/rational administration）　根据疾病种类、患者状况和药理学理论，选择适宜的药物及其制剂，制订或调整给药方案，以期安全、有效、经济地防治和治愈疾病。

7. 人力资源开发（human resources development）　人力资源开发包括采用多种政策和策略优选人才，以确保指派训练有素、态度积极的人来有效执行各方面的国家药物政策。

8. 相关研究（research） 通过研究促进药物政策的实施、监测和评估。

9. 监测评估（monitoring and evaluation） 政府应该明确药品监测和评估的原则，承诺定期监测，并将监测结果在一定范围内公布。同时，还应定期评估国家药物政策对社会和经济的贡献与影响。

四、国家药物政策的目标

NMP 是国家卫生政策的重要组成部分。其目标依从于国家的社会经济发展状况、国家卫生政策的总体目标以及由政府确定的政治优先领域。NMP 的总目标主要包括提高药物的可供性和可得性、费用的可承受性以及实现与之相对应的药品安全、有效、优质和合理使用的要求，关注提高医药经济效率，提供医药企业就业岗位，量力发展本国制药工业，保证医药健康事业的可持续发展。各国 NMP 最基本的三大目标是：①确保基本药物公平的可获得性与可负担性；②保障所有药品的质量、安全和有效性；③促进医务工作者和消费者的合理用药。

五、国家基本药物制度

基本药物是 WHO 于 1977 年提出的一个概念。EM 是指满足疾病防治基本用药需求，适应现阶段基本国情和保障能力，剂型适宜，价格合理，能够保障供应，可公平获得的药品。

（一）基本药物制度的发展

迄今为止，EM 制度在 WHO 及其成员国和地区的共同努力下为全球卫生事业作出了巨大贡献。1975 年，WHO 在第 28 届世界卫生大会上向所有国家尤其是发展中国家提出制定 EM 政策的号召，旨在满足人们对基本医疗用药需求，缩小全球在药品获得方面的差距。1977 年，WHO 设立 EM 专家委员会，制定了第一版《WHO 基本药物示范目录》，又称 WHO 基本药物目录。1978 年，WHO 发表的《阿拉木图宣言》中，确认提供 EM 是初级卫生保健的八大要素之一。1985 年，WHO 在内罗毕会议上强调 EM 除了致力于解决药品短缺问题之外，还应重视合理使用。2002 年，WHO 将 EM 重新定义为"能满足人群优先卫生保健需要的药物，具有能随时获取足够数量、适宜剂型、质量有保证且其价格能让个人和社区支付得起的特点"。2021 年 9 月，WHO 发表第 22 版《WHO 基本药物示范目录》和第 8 版《WHO 儿童基本药物示范目录》，进一步明确了 EM 的定义和遴选标准。

（二）基本药物的遴选原则

EM 遴选是 NMP 的重要元素，根据 WHO 的建议，EM 遴选标准包括：

1. 应考虑地方疾病和各国的具体条件，特别是疾病谱情况。

2. 应选择在各种医疗机构中常规使用的或在临床研究中具有较好疗效和安全可靠的药物。

3. 应保证选出的每一种药物都能以一定的方式被获得，保证药物质量和在一定条件下及使用过程中的稳定性。

4. 如果两种或者多种药物在以上几个方面均很相似，则应对它们之间的相对疗效、安全性、质量、价格、可获得性等进行深入评价，再作出选择。

5. 药物之间的价格比较不仅要考虑其单价，更应当考虑整个疗程的费用。

6. EM 应由单一成分组成，但是如果有证据表明复方制剂在有效性、安全性、依从性等方面的确比分别使用单组分药物有优势时，应该考虑选择复方制剂。

（三）基本药物制度的政策框架

建立国家基本药物制度对于促进和改善民生，体现社会公平，推动卫生事业发展具有十分重要的意义。而这一制度体系的具体内容至少需要包括以下几个部分：

1. EM 目录的科学制定和定期更新　WHO 通过建立 EM 专家委员会、开发 EM 遴选标准、程序及方案，确定 EM 目录，并以此指导国家或地方根据当地重点，制定和更新国家 EM 清单。WHO 基本药物示范目录每 2 年更新一次，以反映新的卫生挑战、药品开发和耐药性的变化。

2. 国家处方集和标准治疗指南的配套政策　国家处方集和标准治疗指南既是合理用药的指导性文件，也是实施 NEMP 的重要技术指南。

3. 药品市场准入和质量控制政策　应对所有申请生产、经营药品的企业进行审核，并对符合条件的企业发放生产或经营许可。同时，为了从源头保障药品质量安全，国家对药品品种、药品生产经营以及相关涉药人员实行审批和资格认证制度。

4. 药品流通和采购政策　WHO 对药品流通环节进行规范，涉及任何药品流通环节的所有组织和人员，涵盖参与药品经营和流通的所有相关方。在药品采购方面，WHO 提出药品采购的四项原则，即购买所需数量的最具有成本效果的药品，选择拥有高质量产品的可信赖供应商，保证能及时提供药品以及取得可能的最低总成本。

5. EM 的宣传、培训、教育以及信息传播　对 EM 进行宣传、培训及教育，不仅有利于促进群众形成科学合理的用药意识和行为习惯，还有助于提高医务工作者对于 EM 合理应用的认识，确保医院的临床用药工作更加科学合理。

6. EM 临床使用政策　优先使用 EM，能有效促进临床合理用药，减轻患者经济负担，满足群众基本用药需求。此外，还应加强 EM 供应，确保 EM 临床使用。

7. EM 的价格政策　WHO 提倡公平定价原则，即生产商或销售商针对不同购买能力的国家采取不同的销售政策。在控制 EM 价格方面，WHO 具体建议主要集中在价格信息收集、价格管制和议价策略三方面。

8. 促进 EM 可及性的公共筹资与财税政策　国家应运用财政、税收政策建立 EM 的价格平衡机制。一方面要确保药厂有一定的利润回报，能够对生产者形成一定的激励作用；另一方面也应保证药物的可及性。

9. 费用补偿与支付政策　国家将 EM 纳入基本医疗保障药品目录，报销比例明显高于非EM，提高了公众对 EM 的可及性。

第三节　国家药物政策实践

在 WHO 积极推动和支持下，许多国家制定了适合本国国情的 NMP 并积极推广，取得了一定的经验成就。下面将简要介绍具有代表性的中国、巴西、印度、澳大利亚的 NMP。

一、中国国家药物政策

（一）背景

中国基本药物制度是 NMP 的核心内容。1979 年 4 月，中国政府积极响应并参与 WHO 基本药物行动计划，在卫生部、国家医药管理总局的组织下成立了"国家基本药物遴选小组"，开始着手 NEMP 的制定工作。1992 年 2 月，卫生部发布《制定国家基本药物工作方案》（卫药发〔1992〕第 11 号），明确 NEMP，确立了"临床必需、安全有效、价格合理、使用方便、中西药并重"的遴选原则。1997 年《中共中央、国务院关于卫生改革与发展的决定》和 2006 年《中共中央关于构建社会主义和谐社会若干重大问题的决定》再次强调建立并完善 NEMP。2009 年 8 月，卫生部等九部门发布了《关于建立国家基本药物制度的实施意见》《国家基本药物目录管理办法（暂行）》和《国家基本药物目录（基层医疗卫生机构配备使用部分）》（2009 版），标志着中国 NEMP 工作正式实施。2012 年"十二五"医改规划和 2013 年《关于巩固完善基本药物制度和基层运行新机制的意见》强调持续扩大医改成效，增强基层医疗卫生服务能力，筑牢基层医疗卫生服务网底。2016 年"十三五"医改规划中提出要在分级诊疗、现代医院管理、全民医保、药品供应保障、综合监管等五方面取得新突破，同时统筹推进相关领域改革。2018 年 9 月，为贯彻落实党中央、国务院部署和深化医药卫生体制改革重点任务要求，有关部门对《国家基本药物目录（2012 年版）》进行调整完善，形成了《国家基本药物目录（2018 年版）》，调整后的国家 EM 目录总品种由原来的 520 种增至 685 种。

中国 NEMP 是对 EM 目录制定、生产供应、采购配送、合理使用、价格管理、支付报销、质量监管、监测评价等多个环节实施有效管理的制度。实施 NEMP 有利于保障群众用药安全、维护人民健康，有利于转变"以药补医"机制、减轻群众看病负担。

（二）总体要求

坚持以人民健康为中心，强化 EM"突出基本、防治必需、保障供应、优先使用、保证质量、降低负担"的功能定位。从 EM 的遴选、生产、流通、使用、支付、监测等环节完善政策，全面带动药品供应保障体系建设，着力保障药品安全有效、价格合理、供应充分，缓解"看病贵"问题。促进上下级医疗机构用药衔接，助力分级诊疗制度建设，推动医药产业转型升级和供给侧结构性改革。

（三）主要内容

国家基本药物政策包括 EM 的遴选、生产、流通、使用、支付、监测等环节。

1. EM 遴选　EM 目录的遴选原则包括防治必需、安全有效、价格合理、使用方便、中西药并重、基本保障、临床首选、基层能够配备。国家 EM 目录遴选调整应当坚持科学、公正、公开、透明。建立健全循证医学、药物经济学评价标准和工作机制，科学合理地制定目录。广泛听取社会各界的意见和建议，接受社会监督。

2. EM 生产供应　坚持集中采购方向，落实药品分类采购。做好上下级医疗机构用药衔接，推进市（县）域内公立医疗机构集中带量采购，推动降药价。对易短缺基本药物，运用市场机制确定合理采购价格、定点生产、统一配送或纳入储备等措施保证供应。

3. EM 采购管理　2019 年国务院办公厅印发《关于印发国家组织药品集中采购和使用试点方案的通知》，提出了"国家组织、联盟采购、平台操作"的总体思路和"带量采购、以量换价、量价挂钩、招采合一、确保用量、保证回款"的主要原则。成立试点工作小组及办公室（试点办）和联合采购办公室（联采办）。联采办代表联盟地区开展集中采购，下设监督组、专家组、集中采购小组。

4. EM 使用管理　坚持 EM 主导地位，明确公立医疗机构基本药物使用比例。实施临床使用监测，开展药品临床综合评价。深化医保支付方式改革，制定药品医保支付标准，引导合理诊疗、合理用药。

5. EM 质量监管　对 EM 实施全品种覆盖抽检，加强对 EM 生产环节的监督检查，强化质量安全监管。对通过一致性评价的药品品种，按程序优先纳入 EM 目录；逐步将未通过一致性评价的 EM 品种调出目录。

6. EM 制度绩效评估　将 NEMP 实施情况纳入各级政府绩效考核体系，加强督导评估，建立健全 EM 制度实施督导评估制度，充分发挥第三方评估作用，强化结果运用。

（四）政策实施

2018 年 9 月国务院办公厅印发《关于完善国家基本药物制度的意见》，主要包括以下内容：

1. 适应基本医疗卫生需求　以满足疾病防治基本用药需求为导向，根据我国疾病谱和用药特点，充分考虑现阶段基本国情和保障能力，坚持科学、公开、公平、公正的原则，以诊疗规范、临床诊疗指南和专家共识为依据，中西药并重，遴选适当数量的 EM 品种，满足常见病、慢性病、应急抢救等主要临床需求，兼顾儿童等特殊人群和公共卫生防治用药需求。

2. 完善目录调整管理机制　优化 EM 目录遴选调整程序，综合药品临床应用实践、药品标准变化、药品新上市情况等因素,对 EM 目录定期评估、动态调整,调整周期原则上不超过 3 年。

3. 提高有效供给能力　把实施 EM 制度作为完善医药产业政策和行业发展规划的重要内容,鼓励企业技术进步和技术改造,推动优势企业与国际先进水平接轨的生产质量体系,增强 EM 生产供应能力。

4. 完善采购配送机制　充分考虑药品的特殊商品属性,发挥政府和市场两方面作用,坚持集中采购方向,落实药品分类采购,引导形成合理价格。做好上下级医疗机构用药衔接,推进市(县)域内公立医疗机构集中带量采购,遏制药价不合理上涨,规范 EM 采购的品种、剂型、规格,满足群众需求。

5. 加强短缺预警应对　建立健全全国短缺药品监测预警系统,加强药品研发、生产、流通、使用等多源信息采集,加快实现各级医疗机构短缺药品信息网络直报,跟踪监测原料药货源、企业库存和市场交易行为等情况,综合研判潜在短缺因素和趋势,尽早发现短缺风险,针对不同短缺原因分类应对。

6. 加强配备使用管理　坚持 EM 主导地位,强化医疗机构 EM 使用管理,以省为单位明确公立医疗机构 EM 使用比例,不断提高医疗机构 EM 使用量。公立医疗机构根据功能定位和诊疗范围,合理配备 EM,保障临床基本用药需求。药品集中采购平台和医疗机构信息系统应对 EM 进行标注,提示医疗机构优先采购、医生优先使用。

7. 建立优先使用激励机制　将 EM 使用情况与基层实施 EM 制度补助资金的拨付挂钩。深化医保支付方式改革,建立健全医保经办机构与医疗机构间"结余留用、合理超支分担"的激励和风险分担机制。

8. 实施临床使用监测　依托现有资源建立健全国家、省两级药品使用监测平台以及国家、省、地市、县四级监测网络体系,重点监测医疗机构 EM 的配备品种、使用数量、采购价格等信息以及处方用药是否符合诊疗规范。

9. 逐步提高实际保障水平　完善医保支付政策,对于 EM 目录内的治疗性药品,医保部门在调整医保目录时,按程序将符合条件的优先纳入目录范围或调整甲、乙分类。对于国家免疫规划疫苗和抗艾滋病、结核病、寄生虫病等重大公共卫生防治的 EM,加大政府投入,减轻群众用药负担。

10. 探索减轻患者负担的有效方式　鼓励地方将 EM 制度与分级诊疗、家庭医生签约服务、慢性病健康管理等有机结合,在保证药物治疗效果的前提下,将 EM 优先用于高血压、糖尿病、严重精神障碍等慢性病管理中,最大程度减少患者药费支出,减轻患者的用药负担。

11. 强化质量安全监管　对 EM 实施全品种覆盖抽检,向社会及时公布抽检结果。加强 EM 不良反应监测,强化药品安全预警和应急处置机制。

12. 推进仿制药质量和疗效一致性评价　对通过一致性评价的药品品种,按程序优先纳入 EM 目录。对已纳入 EM 目录的仿制药,鼓励企业开展一致性评价;未通过一致性评价的 EM 品种,逐步调出目录。鼓励医疗机构优先采购和使用通过一致性评价、价格适宜的 EM。

13. 加强组织领导　强调实施 NEMP 是党中央、国务院在卫生健康领域作出的重要部署,要求各级政府落实领导责任、保障责任、管理责任、监督责任,将 NEMP 实施情况纳入政府绩效考核体系,确保取得实效。

14. 加强督导评估　建立健全关于 EM 制度实施情况的督导评估制度,充分发挥第三方评估作用,强化结果运用,根据督导评估结果及时完善 EM 相关政策。鼓励地方结合实际,重点围绕保障 EM 供应和优先使用、提高可负担性等方面,探索有效做法和模式,并及时总结推广。

15. 加强宣传引导　通过电视、广播、报刊、网络新媒体等多种渠道,充分宣传 EM 制度的目标定位、重要意义和政策措施。坚持正确舆论导向,加强政策解读,妥善回应社会关切,合理引导社会预期,营造 EM 制度实施的良好社会氛围。

二、国外典型国家药物政策

（一）巴西国家药物政策

巴西药品市场是世界五大药品市场之一，但其国内一直存在严重的不合理用药现象，用药不当除了引起治疗效果下降外，还导致不合理的药费增长和资源浪费现象。为整顿总体用药状况，巴西卫生部制定并积极推行NMP。

NMP内容及目标

（1）NMP内容：主要内容可以概括为八项方针和四项重点。

1）八项方针：①采用国家EM目录；②加强药品的卫生控制与管理；③调整对制药业的救助政策，重点是解除对药品的集中管理；④提倡合理用药；⑤促进科技发展；⑥促进药品生产，重点增加公有药厂的EM供应；⑦确保药品的安全性、有效性和质量；⑧保证人力资源的开发，加强培训，确保NMP有效贯彻执行。

2）四项重点：①调整国家EM目录；②采用建立资助机制的方法调整对制药业的政策，以利于联邦政府和地方政府的药物采办；③通过多种形式促进合理用药，包括对国家EM目录、许可通用名药物的宣传、教育活动；④重新组织药品监督工作。

（2）NMP目标

1）提高药品的可及性和可获得性：NMP强调以"确保全国广大公众能获得安全有效、质量合格且价格低廉的药品"作为行动的起点，制定并实施国家EM目录，并将国家EM目录作为制定州和地方目录的基础；国家EM目录可被用于协调药品的生产、技术研究及开发；鼓励通用名药物的生产、销售、开发和使用，提高药物分配系统的效率、主动降低药价以拓宽药物获取途径；严格监管控制药品价格；由各相关部门配合卫生部共同防止药物滥用。

2）促进合理用药：以国家EM目录为基础遴选药物和推广使用，从而促进合理用药；遴选药物充分考虑最新标准的药物治疗指南；从获得、储存和分发药物等方面加强对药品质量的监管；控制药品广告，遵循处方药指南和处方药标准。

（3）政策实施：巴西实施NMP的主要措施有以下几个方面。

1）审查与公布国家EM目录，并定期审查和更新国家EM目录和处方集。

2）WHO负责为必要的立法工作提供技术咨询。

3）通过并公布通用名药物法案。

4）在药品的获取和分配方面，多个州已出台药品购销年度计划。

5）卫生部成立顾问小组，在药物政策支持问题上为卫生政策委员会和国家卫生监督机构提供咨询。

6）卫生部与其他机构的跨部门合作计划。

（二）印度国家药物政策

德里是印度本土制定全面药物政策的首个地区，号称德里模式，影响较大，以下将重点介绍印度德里的药物政策。

1. 德里NMP背景　在实施德里模式以前，德里州在药品供应和药品流通方面存在很多问题，例如许多EM难以采购或供应不足；缺乏统一的EM目录；药品采购和流通渠道畸形发展等。1996年，德里州政府在WHO-EM合作项目协调人的指导下开始实行EM政策，制定了一系列措施，并取得了巨大成功。印度其他12个州纷纷效仿，为此，WHO将"德里模式"作为卫生保健的成功案例进行推广。

2. NMP内容

（1）EM目录的遴选及使用：政府目录遴选委员会依据《WHO基本药物示范目录》和来自不

同群体健康需求的相关信息遴选 EM，委员会成员包括技术人员、药剂师、微生物学家、外科医生及其他方面的领头人。此外，为了确保 EM 在所有的医院能被有效使用，规定医院药品预算的 90% 必须用来购买 EM，只有 10% 的药品可以超出 EM 目录。

（2）建立地区药品采购、储存和配送中心：EM 采购、储存和批发由政府集中招标采购机构（Centralized Procurement Agency，CPA）统一负责。招标时德里采取的是"双信封"措施，即将技术标书和价格标书分别装在不同信封里，只有当技术标书达到 CPA 规定的 9 个标准后价格标书才会被公开。这 9 个标准包括制药厂环境、营销设备、药物生产质量管理规范（good manufacturing practice for pharmaceutical products，GMP）遵循情况、技术含量信息以及投标者的资格等。

（3）制定地区药品处方集：为了保证正确和合理用药，减少不必要的支出，德里处方集委员会制定并每年修改处方集，免费发放给医生、药师和所有医务人员。处方集的内容包括药物疗效、相互作用及不良反应等。事实证明了处方集的使用能降低 15%～20% 的药品支出。

（4）合理用药培训：德里多次开办培训课程，旨在向医生、药剂师、药品储存人员讲解合理用药的相关知识，如识别和解决开具处方、药品分配、使用药物时的各种问题等。此外还开展合理用药的专题讨论会，并将 EM 这一概念引入医学和护理课程，让将要毕业的医务工作者对合理用药保持高度敏感。

（5）制定标准治疗指南：1998 年，为了加强初级卫生保健，德里州制定了标准治疗指南（standard therapeutic guidelines，STGs），该指南包括了 12 种最常见的成年人疾病和 5 种儿童疾病。STGs 的运用不仅控制了药品费用的支出，还明确了疾病治疗的标准，从而进一步促进合理用药。

（6）药品广告和促销规范：规范药品使用和促销也成为德里药品监督管理工作的重要组成部分。目前主要通过道德准则来规范药品广告和促销手段。

（7）建立政策执行情况的监测和评估机制：政府积极开展调研活动，了解药物使用的现状，如使用量较大的药物、可获得药品的人群比例等，并运用药物经济学研究结果及时调整政策，保证大众利益。

（三）澳大利亚国家药物政策

澳大利亚是为数不多的制定 NMP 的发达国家之一。1986 年，该国政府积极响应第 39 届世界卫生大会呼吁各国实施 NMP 的号召，发布了《澳大利亚人人享有卫生保健》文件，详细阐述了建立 NMP 的必要性。2000 年，政府正式制定并发布了 NMP，强调各利益主体要在 NMP 制定、实施和评价等方面广泛参与、积极配合，并在各方达成共识的基础上追求健康与经济发展双赢。

1. NMP 目标 主要目标包括：满足民众用药与相关服务的需要，获得最佳卫生保健成果，实现最佳经济效益；及时获得所需的、个人及社会可承受其价格的药品，提高药品的可获得性；高质量使用药品，促进药品的合理使用；明确医药企业的责任，并促进其可持续发展。

2. NMP 实施措施

（1）保障药品获得性的措施：包括制定药品的财政与供应计划，使医疗效果最佳化并反映投入资金的价值；各部门充分承担责任；获得必需药品的费用应充分考虑社会可承受性；减少获得药品的过程设置；通过针对药品的财政安排，避免各级政府间、出资人或其他不正当激励所导致的费用转嫁；建立高效的药品流通供应体系；公平分配各部门之间的支出费用和储备。

（2）保障药品质量、安全和疗效的措施：包括建立合理、透明的标准和程序，对药品进行标准化监督与管理，以保证药品的质量、安全和疗效；从规章制度上保证药品开发、生产、供应及处置都遵循相应的工作规范；药品管制水平与社会中潜在的效益、风险相一致，并以适当的风险测评程序为基础等。

（3）促进医药产业发展政策：体现在药品监管方与制药企业的理解与合作。例如，澳大利亚 1987 年出台了制药工业发展项目，2004 年开展的药物合作项目等。

本章小结

1. 公共政策是公共权力机关为解决公共问题、达成公共目标，经由政治过程所选择和制定的、以实现公共利益的方案。根据制定的层次及作用范围大小，公共政策可分为元政策、基本政策和具体政策。

2. 公共政策的特征和功能：公共政策的特征包括政治性与价值相关性、普遍性与整体性、多样性与多效性、稳定性与变动性、强制性与合法性。公共政策的功能包括导向功能、制约功能、调控功能、管理功能、分配功能和象征功能。

3. 公共政策过程主要包括：政策问题确认；政策议程设定；政策规划；政策合法化；公共政策执行；公共政策评估；公共政策终结。

4. 国家药物政策的组成要素包括基本药物遴选、药品资金筹措、药品的可负担性、供应系统、药品监管、合理用药、人力资源开发、相关研究和监测评估等。

5. 中国国家基本药物制度是对基本药物目录制定、生产供应、采购配送、合理使用、价格管理、支付报销、质量监管、监测评价等多个环节实施有效管理的制度。实施国家基本药物制度有利于保障群众用药安全、维护人民健康，有利于转变"以药补医"机制、减轻群众看病负担。

思考题

1. 简述公共政策特征、过程。
2. 简述国家药物政策的目标和组成元素。
3. 试述国家基本药物制度的政策框架。

（刘文彬）

第三章　药品管理政策工具与运用

本章在介绍国家药物政策形势分析的基础、方法和工具指南基础上，重点分析了国家基本药物政策形势变迁，介绍了国家药品形势及政策效果评价工具，药品可及性和价格评估工具、药品使用透明监管工具等内容。

第一节　药物政策形势分析的基础、方法及工具指南

以国家药物政策为例，重点介绍政策形势分析的基础、方法、工具指南及运用。

一、国家药物政策形势分析的基础

（一）国家药物政策的制定与实施框架

WHO 在 1995 年修订出版的第 2 版《如何制定和实施国家药物政策》中建议，国家药物政策制定与实施框架分为以下八个方面：①组织政策起草小组。确定如何组织制定过程，包括政策结构、主要目标及其优先方面。②明确主要问题。为了透彻地分析和了解一个国家药物部门的主要问题，需要由不同专业学科背景的专家小组来做初步的状况分析，并经反复讨论修改，形成统一的建议报告。③详细的状况分析。在初步状况分析的基础上，进一步分析问题的来源，明确可能的解决方案。④设定国家药物政策的目的和目标，并选择适当的策略。⑤起草国家药物政策的正文。包括政策各部分的具体目标、行动策略和指南。⑥政策文本的传播和修订。国家药物政策的制定应当公开、透明，以使各利益方充分了解政策，并广泛讨论，集思广益，达到基本的一致同意。⑦确保国家药物政策被普遍认可。⑧正式启动国家药物政策。国家主管部门应当制订一个全面实施计划，对于政策的各个部分应有详细的策略和具体的行动计划。

（二）实施国家药物政策的目标

实施国家药物政策应当致力于以下几个目标：①制定和实施药物政策。保证各相关部门对国家药物政策承诺的履行，协调实施和监测政策影响。②提高基本药物的可获得性（availability）。保证基本药物的可获得性和可负担性，优先保证因贫困引起的疾病领域，如艾滋病、肺结核、疟疾等。③保证药品质量和安全性（quality and safety）。通过监督执法，加强药品管理规范和质量保证体系，确保所有的药品合格、安全和有效。④确保药品合理使用（rational use）。既包括药品治疗的科学性，也包括所选药品应具有成本效果。

（三）实施国家药物政策的行动

行动应当围绕着上述几个目标设计。例如，一个国家的药物政策通常都把基本药物的可获得性放在优先地位。国家药物政策首先应控制药品价格，使得药品费用在可负担范围之内。控制药品价格可以采取多种方式，例如，促使生产企业降价，政府降低税率或关税，提供政策优惠等。其次，建立公平的卫生筹资机制，使得贫困人群依靠政府的补偿机制能够负担基本药物。最后，建设高效率、可靠的药品供应系统，使得消费者在合理的地理距离内、合理的时间内能够买得到基本药物。总之，行动框架是保证国家药物政策得以落实的重要措施。

二、国家药物政策形势分析方法

一般来讲，当国家药物政策确立后，必须有配套的监测及评价过程对实施情况进行监测。通过对政策的本质、产生原因、政策议程、政策规划、政策执行和实施效果进行分析，解决存在的各类问题，使国家药物政策得到贯彻落实。监测与评价的首要任务是制定评价标准，对国家药物政策所涉及的各个环节及各个部门的工作进行严格、认真的评价、检查。主要使用的方法有标准指标方法与政治绘图方法。

（一）标准指标方法

评估国家药物政策的指标覆盖背景资料、机构设置、进程及结果 4 个方面。成果的评价，主要是根据国家药物政策的 4 个共同目标来进行：可获得性、易获得性、质量保证和合理使用。此外，还要考虑各国特别的药物政策目标。根据各国是否实现了预定目标以及实现的程度来评价药物政策的成功与否。

评估国家药物政策的指标如下。

1. 背景指标　主要包括与国家实施药物政策有关的人口、卫生、经济和药品方面的指标。

2. 机构指标　如果设立了实施国家药物政策所需要的关键机构，则需要收集有关该机构的评价指标，以评估此体系实现药物政策目标的能力。

3. 进程指标　用于定量地评价某项国家药物政策的实施进度，包括立法和管理、基本药物选择、药品注册、公共部门财政政策、价格政策、卫生预算中的药品配额、公立医疗机构的药品采购程序、公立医疗机构的设置和后勤社会保障、关于药物使用的信息和继续教育。这些指标主要用于药物政策进程的定量评价，衡量国家药物政策的实施程度。

4. 成果指标　用于衡量所取得的成果和由于政策进程引起的变化。确切地讲，这些指标用于衡量政策对国家药物政策总体目标的影响，即对基本药物的可获得性、易获得性、药品质量和合理用药的影响。

（二）政治绘图方法

用于国家药物政策分析的另外一种方法是政治绘图（political mapping），该方法主要用于分析国家药物政策的制定和实施过程。

政治绘图方法的 5 个步骤分别为：

1. 政策效果分析　政策效果分析主要从 4 个方面描述药物政策的效果，即效果的大小、特征、强度、持续时间。

制作方位图是根据药物政策的支持者和反对者的情况绘制方位图，这些支持者和反对者可能包括：政府间国际组织、政治部门、政府部门、私人部门、非政府部门、社会部门等。

2. 进行资金管理分析　进行资金管理分析主要是在方位图的基础上，确定每个组织的主要利益、目的以及各组织优先考虑的利益。

3. 进行政策网络分析　主要目的是识别组织和个人之间正式或非正式的关系。

4. 转变态势分析　主要目的是识别和分析所负责政策实施的组织、整体组织环境以及组织在更广阔的政治环境中发生的种种变动。

5. 变革策略分析　主要是根据象征性的、积极的和消极的策略，分析应该采取的对策，以改变或影响政策制定过程和结果。

政治绘图以描述、解释、说明为目的，主要有：①描述药物政策可能导致的后果、资金管理、利益冲突和关系网；②帮助解释过去的一些特殊决定是如何达成目标的以及为什么能够达成；③帮助决策者管理政策的制定和实施。

三、国家药物政策形势分析工具指南

为了对各国家或地区药物政策的实施效果和目标实现程度进行评价，并方便国家间的比较，WHO 出版了一系列用于国家药物政策或药品特定领域的评估指南和手册。其中用于评估的指标体系可以在应用中根据国家药物政策策略、过程或措施的改变和各个国家的实际情况而进行相应修订。主要评估指南如下：

1.《医疗机构用药情况调查指南》(How to Investigate Drug Use in Health Facilities)（以下称"《用药指南》"）　由 WHO 于 1993 年出版，该指南包括 5 个处方指标、5 个患者关怀指标、2 个医疗机构基本情况指标。主要用于调查医疗机构合理用药情况。

2.《国家药物政策监测指标使用指南》(Indicators for Monitoring National Drug Policies)　第 2 版由 WHO 于 1999 年出版，其指标以简单、客观和可信度高为准则，各国可根据本国情况对指标体系进行调整，包括 31 个基本情况指标、50 个机构指标、38 个过程指标和 10 个结果指标。

3.《药品价格、可获得性、可负担性和价格组成要素测量指南》(Measuring Medicine Prices，Availability，Affordability and Price Components)　是 WHO 和国际健康行动机构（Health Action International，HAI）于 2003 年共同开发的一套用于调查药品价格、药品可获得性和可负担性的方法（第 2 版于 2008 年发布），其中的标准评价流程是根据 WHO 的药品示范目录和英国国家目录（BNF）为基础制定的，旨在帮助各会员国调查及制定合理的药物价格，以促进药物可及和可负担。具体评价指标包括：可获得性（availability）、中位价格比（median price ratio，MPR）和可负担性（affordability）。

4.《国家药品状况评估、监测和评价工具包》(Operational Package for Assessing，Monitoring and Evaluating Country Pharmaceutical Situations)　由 WHO 于 2007 年出版。该指南的指标确定主要强调简单、快速、全面、评估成本低等原则，在"结构 - 过程 - 结果"卫生系统绩效评估经典理论的基础上，把不同维度的指标又按照重要程度和应用范围分为 3 级：一级指标主要用于快速评价国家药品系统的结构和过程概况，内容包括：资源投入、组织、政策执行情况等；二级指标主要用于系统评价国家药物政策的各项目标的完成程度，为完善药品政策提供决策依据，内容包括：可及性、可负担性、合理用药情况等；三级指标主要针对国家药品形势的整体评估中发现的问题进一步评价，内容包括：基本药物供应、药品定价、传统药的专利保护等。

四、国家药物政策形势分析

以国家基本药物制度政策改革与形势为例，开展改革分析及实施的形势分析。

（一）国家基本药物制度改革分析

国家基本药物制度是结合我国药物领域实际情况构建的一大国家药物政策核心内容，涉及基本药物遴选、生产、流通、使用、定价、报销、监测评价等多个环节。我国国家基本药物制度起步较早，但发展道路曲折。基于国家基本药物制度不同阶段的显著特征，可将我国国家基本药物制度建设路径大致分为三个发展时期：国家基本药物制度孵化期、国家基本药物制度成长期、国家基本药物制度平稳期。

1. 国家基本药物制度孵化期　早在 1979 年，我国开始参加 WHO 基本药物行动计划，成立了国家基本药物遴选小组。1996 年我国首次发布了国家基本药物中成药和化学药品目录。1982 年我国遴选 208 种西药，颁布第 1 版《国家基本药物目录》。在 1992—2007 年期间，政府对基本药物目录不断进行调整与修订。该阶段最后一次修订是在 2007 年 3 月，涉及 340 种药物，能够用于多数全球重点疾病治疗，包括疟疾、艾滋病、结核、生殖卫生疾病以及越来越多的慢性病，如癌症和糖尿病等。

2. 国家基本药物制度成长期　2009 年国务院同时颁布了《关于建立国家基本药物制度的实施意见》《国家基本药物目录管理办法（暂行）》和《国家基本药物目录（基层医疗卫生机构配备使用部分）》（2009 版）三份文件，这标志着我国国家基本药物制度正式开启新征程。同年 12 月份，卫生部、国家中医药管理局组织编写了《国家基本药物临床应用指南（基层部分）》和《国家基本药物处方集（基层部分）》，初步建立以政府为主导、市场为助力、法律为依据的基本药品生产、流通、供应、使用和监管的实施体系。2010 年，我国国家基本药物制度初显成效，但也暴露出基本药物招标采购不规范、采购价格虚高、部分区域药品供应配送不及时等问题。为此，国务院于 2010 年印发了《建立和规范政府办基层医疗卫生机构基本药物采购机制的指导意见》，旨在促进国家基本药物制度实施效果和群众受益程度。2012 年 9 月 21 日，卫生部在部务会议上讨论通过《国家基本药物目录》（2012 版），该版增加了品种数量，优化了药品种类结构，补充抗肿瘤和血液病用药等类别，同时规范了剂型、规格，初步实现标准化。在 2013 年，国务院颁发的《国务院办公厅关于巩固完善国家基本药物制度和基层运行新机制的意见》中，提出进一步巩固国家基本药物制度，深化基层医疗卫生机构管理体制、补偿机制、药品供应、人事分配等方面的综合改革。

3. 国家基本药物制度平稳期　2014 年后卫生工作重点聚焦在巩固完善国家基本药物制度，重点解决基层医改政策落实上下衔接、上下不平衡、部分药物配送不及时和短缺、服务能力不足、基本药物供应保障、质量一致性评价和以基本药物为主导的临床使用等问题。国家推出了基本药物招标采购"两票制""零差率"销售，并在全国范围内迅速铺开，在一定程度上遏制了"以药养医"的补偿机制，医疗机构的药占比呈显著下降趋势。"零差率"政策从国家基本药物起步，往后也扩展至医院大部分采购和销售的药物。2015 年国务院办公厅发布了《国务院办公厅关于完善公立医院药品集中采购工作的指导意见》（国办发〔2015〕7 号），建立供应药品短缺保障机制，规范药品流通秩序工作指导意见。2018 年 10 月 25 日，《国家基本药物目录（2018 年版）》由国家卫生健康委员会正式发布。相较于 2012 版，该版本一是增加了品种数量，由原来的 520 种增加到 685 种，能够更好地服务各级各类医疗卫生机构，推动全面配备、优先使用基本药物。二是优化了结构，突出常见病、慢性病以及负担重、危害大的疾病和公共卫生事件等方面的基本用药需求，注重儿童等特殊人群用药，新增品种包括肿瘤用药 12 种、临床急需儿童用药 22 种等。三是进一步规范剂型、规格，685 种药品涉及剂型 1 110 余个、规格 1 810 余个。四是继续坚持中西药并重，增加了功能主治范围，覆盖更多中医临床证候。五是强化了临床必需，这次目录调整新增的药品品种中，有 11 个药品为非医保药品，主要是临床必需、疗效确切的药品。2020 年 2 月 26 日，国家卫生健康委、财政部、国家医保局、国家药监局等 6 部门联合印发《关于加强医疗机构药事管理促进合理用药的意见》，加大力度促进基本药物优先配备使用，推动各级医疗机构形成以基本药物为主导的"1＋X"用药模式。其中"1"为国家基本药物目录；"X"为非基本药物，应当经过医疗机构药事管理与药物治疗学委员会充分评估论证，并优先选择国家集中采购中标和国家医保目录内药品。

（二）国家基本药物制度实施的形势分析

国家基本药物制度作为深化医药卫生体制改革的核心政策之一，其根本目标是保证公众对于基本药物的可获得性、价格的可承受性、质量的高水平性和使用的合理性。由于过去没有重视基本药物制度建设，尽管我国基本药物目录已经调整了 5 次，但基本药物目录并没有真正发挥应有的作用。站在当下视角，2009 年新一轮深化医药卫生体制改革以来，我国国家基本药物制度的建立和实施，对完善药品供应保障制度，保障群众基本用药，减轻患者用药负担发挥了重要作用，但也存在着一些问题。

1. 药品可获得性形势　我国各个省份基本做到了围绕省为单位、统一挂网、竞价议价相结合、合理选择配送商、重新划分质量和价格权重等要点开展基本药物招标采购工作。但由于缺少统一具体的招标采购、配送细则、配套文件、管理规则和监管体系,各地的基本药物招标采购、配送形式、方法、规则迥异,出现了较多问题。一方面是基本药物目录中药品不足。各地疾病谱、经济发展水平和支付能力及用药习惯的差异,导致常见的基本药品未纳入基本药物目录,出现脱钩现象;部分药品虽能进入基本药物目录,但由于产品生产与配送的利润偏低,基层医疗机构配备积极性和意愿不足;由于基本药物的生产与配送缺乏竞争机制,以致出现垄断现象、部分基层医疗机构药品的配送短缺或是断货。另一方面是基本药物使用率较低。国家基本药物制度与其他政策间存在相互影响关系,政府各部门在政策执行中出现偏差,相关配套政策不到位以及基本药物配套制度不完善等诸多因素,导致国家基本药物制度在目录遴选、招标、采购、配送机制等政策顶层设计方面存在缺陷;基本药物供应保障方面,个别药品"弃标、流标"现象严重,临床必需的"孤儿药、救命药"短缺;基本药物招标采取最低价中标的原则,因过于看重价格而忽视了质量,导致基层医疗机构卫生服务人员以及居民的认可度不高。

2．药品价格形势　在药品招标采购体系尚未健全,医疗保险制度尚未普及之初,我国对医保目录内药品及目录外特殊药品实行政府定价与政府指导价(最高零售限价)管理模式。这种模式在一定程度上遏制了药品价格不合理现象,保障了药品价格的总体平稳。但随着社会主义市场经济体制的逐步完善和医药卫生体制改革的深入推进,药品最高零售限价管理模式逐渐凸显出与改革的不适应性,控费作用越来越弱。加上政府干预过多,导致药品价格"虚高"与"实低"现象并存,无法及时反映和引导市场供求关系。对此,2015年5月,国家发展改革委等七部委联合印发《推进药品价格改革的意见》,决定自2015年6月1日起,取消绝大部分药品的政府定价,药品实际交易价格由市场决定,逐步建立以市场为主导的药品价格形成机制,最大程度减少政府对药品价格的直接干预。药价改革后,化学药品价格整体呈下降趋势,中成药基本保持平稳;药品招标最高价与最低价之间的价差不断缩小,总体有向价格均值回归的趋势;不同类别药品对药价改革的反应不同,如医保甲类药品以及基本药物在药价改革后价格呈明显上涨趋势,且价格上涨的多为疗效优良、价格低廉的品种,但也还是存在部分品种价格的不合理上涨现象。研究显示同种国产药品之间价格差异较大,国产与进口药品价格差异较大;部分进口药品价格偏高,可负担性较差;不同属性的低价药品对政策的响应程度不同,基本药物、医保报销比例高的、市场规模小的低价药涨幅较大。

3．基本药物合理使用形势　国家基本药物制度实施对改善我国不合理用药现状有积极作用,也在一定程度上降低了医疗成本,减轻了患者用药负担,提高了患者药物治疗依从性。国家基本药物制度实施过程中也存在政府对制度实施约束力不强,药品生产流通企业的内在动力不高,医疗机构及医生积极性不足的问题。国家仍需解决基本药物遴选效率低下、医生未能积极参与到政策实施中、矫正患者的不合理用药习惯等问题,这些困境在抗菌药物、注射剂以及激素的合理使用方面尤为严重。

第二节　国家药品形势及政策效果的评价工具

重点介绍国家药品形势监测和评价、国家药物政策效果评价工具。

一、国家药品形势评价工具

WHO发布的《国家药品状况评估、监测和评价工具包》(*Operational Package for Assessing Monitoring and Evaluating Country Pharmaceutical Situations*),旨在对国家药物政策的执行过程进行持续评价和控制,有助于提出必要的决策和调整策略。该工具包侧重于从宏观层面对国家药物政策的整体情况进行全面系统的评价,可为构建和完善我国的基本药物制度评估指标体系等提供参考。

2006 年 7 月,WHO 的专家会议讨论了以指标为基础的药物评估和监测方法,该工具包在 Donabedian 提出的"结构—过程—结果"卫生系统绩效评估经典理论的基础上,构建了分层的呈"金字塔"正三角形的三组指标体系,一级指标在最上方,依次为二级和三级,三级指标处于下层。其中,一级指标(结构/过程指标)主要用于快速评价国家现行的药品管理体制和关键过程,能够体现该国医药政策执行的能力,包括:国家医药发展政策、监管系统、药品供给系统、药品费用补偿、生产和贸易活动、合理用药等内容,指标评价则是采用一个简短的问卷形式在国家层面完成。二级指标(结果指标)主要用于系统地评价国家药物政策目标的完成情况,为今后完善政策提供依据,内容包括:基本药物的可获得性、合理使用、药品的质量和其他信息,通过对医疗卫生机构和样本家庭调查完成,并且二级指标可以通过提供具体数据来支持一级指标。三级指标主要是对医药行业特殊领域的深度评估,包括:定价、传统药物、艾滋病等传染病防治、药品监管能力、药品供应管理、专利保护等内容(图 3-1)。

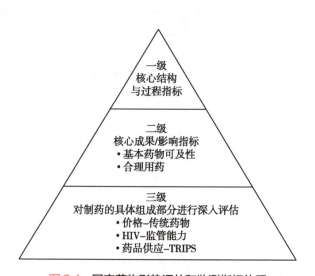

图 3-1　国家药物形势评估和监测指标体系

HIV:人类免疫缺陷病毒(human immunodeficiency virus);TRIPs:与贸易有关的知识产权协定(agreement on trade-related aspects of intellectual property)。

1. 指标应用范围　评估国家药物政策能力,如现有的基础设施、物流和人力资源,以支持药监部门和实施国家管理计划;监测国家管理的实施;衡量实施战略的影响力;评估已确定目标的进展实施情况。

2. 一级核心指标　一级核心指标用于评估国家医药系统的现有结构和程序,提供了一种快速评估国家药品管理计划及其组成部分实施情况的方法。

国家药物政策涵盖公共和私营部门的 NMP 文件、书面实施计划以及药品和卫生政策的整合,为组织和改善药品系统提供了一个基本框架。NMP 还有助于在实施过程中协调各部门的职责和战略,定期监测有助于为国家管理计划及实施提供信息。

(1)药品监管体系:药品监管部门应该能够通过注册、制造商、进口商和药店的许可和检查、控制造假、控制麻醉品和镇静剂以及监管药品的不良反应来有效监管这些活动。

(2)药品融资:政府能够为药品分配提供多少资金、定价政策、融资计划和药品捐赠也会影响药品的获取和供应。

(3)生产和贸易:在评估医药部门时重点评估从产品的重新包装到配方再到开发新药,增强在公共卫生领域中实施《与贸易有关的知识产权协议》的灵活性可以简化药品的获取。

(4)合理用药:有效利用策略来改善卫生工作者的处方和配药行为,能够促进药品政策产生的影响。主要的策略包括制定标准治疗指南、开设关于基本药物概念的课程和实施继续教育计划、开设药物信息中心和实施公共教育活动。

3. 二级设施的核心指标　二级设施核心结果指标是通过提供有关重要药品结果的具体数据来支持一级结构和过程的指标,这套指标需要实地调查。为了准确、可靠地收集数据,必须注意适当的调查设计、抽样和数据收集技术。在选择核心结果指标时,需要尽可能从有限的数据收集过程中获得相关的信息。

二级指标是在公共卫生机构、私人药品销售点和供应公共部门的仓库中测量、调查收集公共卫生机构及其药房有关基本药物的可用性、药品价格、库存时间、保存条件的充分性、可负担性、地理位置可及性、处方和配药习惯等信息。

4. 三级指标　三级指标提供了详细的评价和分析药品系统的关键组成部分。

二、国家药物政策效果评价指标

衡量国家药物政策的目标达成程度,分为可及性、质量、合理使用和其他信息4个维度,共26项指标(表3-1)。可及性通过基本药物的可获得性和可负担性来衡量,尤其是对贫困人群和公共卫生部门。考虑到通过检验样品来测量药品的实际质量费用昂贵,因此在质量维度里,选择在药房的货架上是否存在过期药品和后续的处理方式,以及药品保存条件充分性作为衡量指标。合理使用维度是考察处方和配药习惯以及关键策略的执行情况,如标准治疗指南(Standard Therapeutic Guidelines,STGs)和基本药物目录(Essential Medicine Lists,EMLs)等。

表3-1　国家药物政策效果评价指标

指标维度	指标
可及性	①关键药物在公立药房、仓库和私人药店的可获得性;②公立药房调剂给患者的处方药占比;③公立药房和仓库的平均缺货时长;④是否有记录证明公立药房和仓库为公共部门供药的充分性;⑤在公共卫生机构和私人药店的成人和5岁以下儿童治疗时的等待时间;⑥公立药房和私人药店里关键药物的价格变动;⑦公立药房和私人药店里儿科药物的价格;⑧公立药房和私人药店药品的平均成本;⑨公共卫生机构和私人药店地理可及性(测算超过1小时车程的患者比例和平均交通成本)。
质量	①公立药房和私人药店里过期药品的占比;②公立药房、仓库的储存条件和处理过期药品的充分性。
合理使用	①公立药房和私人药店里标签完整药品的占比;②了解如何用药的患者比例;③每张处方药品的平均数量;④公共卫生机构使用抗生素患者的比例;⑤在公共卫生机构使用注射剂患者的比例;⑥在公共卫生机构里处方基本药物的比例;⑦在公共卫生机构以通用名开处方的药品比例;⑧在公共卫生机构标准治疗指南的可用性;⑨在公共卫生机构基本药物目录的可用性;⑩在公共卫生机构根据指南推荐的治疗方案给药的比例;⑪无处方情况下购买处方药的比例。
其他信息	①遵守法律配备药剂师的医疗机构的比例;②药剂师、护士、药学助理/健康助理或未经过培训人员配药的医疗机构比例;③医生、护士、训练有素的卫生工作者/健康助手开具处方的医疗机构比例;④处方者经过培训的医疗机构比例。

第三节　药品的可及性及药品价格评估工具

一、药品可及性

(一)药品可及性及其概念界定

"可及性"(accessibility)是卫生政策的重要目标之一,早在1981年,Penchansky R等对可及性做出了5个维度界定,分别为:可获得性(availability)、地理可及性(accessibility)、便利性(accommodation)、可负担性(affordability)和可接受性(acceptability)。2013年,WHO在"全民健康覆盖与普遍可及"一文中将可及性概括为:实际可得性(physical accessibility)、财务可负担性（financial affordability）和可接受程度（Acceptability）三个方面，并将药品可及性（medicine accessibility）概括为人人享有可负担价格的药品，能够安全、切实地获得适当、高质量、文化上可接受的药品以及能够方便地获得合理使用药品相关信息。

狭义上的可及性主要是指居民距最近卫生组织的距离和到达该组织所需的时间（步行或骑车）。但是随着卫生服务可及性理论的发展，地理上的可及性不再能满足卫生服务的需求，因此更为全面的可及性概念应运而生。从广义上讲，卫生服务可及性可以从以下几个方面来定义：①地理可及性（可达性）；②经济可及性（可支付力，affordability，从居民经济状况和卫生服务利用的角度来判断居民承受医疗服务费用的能力）；③技术可及性（可用性，availability，从医疗服务提供方的角度来考察，所提供的卫生资源和技术能够满足居民医疗服务需求的程度）。

（二）影响药品可及性的因素

药品可及性是卫生体系可及性的重要组成部分，药品可及性的不公平也反映了卫生系统和药品政策的失败，尤其是基本药品可及性方面。早在2000—2003年的决策性文件中，WHO就提出要将基本药品可及性作为一项优先卫生议题，影响药品可及性的因素众多，如下图3-2所示。

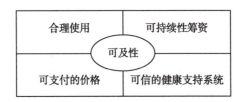

图3-2 药品可及性影响因素的分析框架

药品可及性的影响因素主要包括四项内容：合理用药（在国家或当地基本药物目录和治疗指南的基础上合理进行药物遴选程序）、可负担的价格（应制订政府、卫生服务提供者和消费者不同层次的可负担价格）、持续的筹资（通过充足的筹资水平和支付机制，来确保卫生保健中药品的公平，保障贫困人群的可负担性）及可信的卫生提供体系（公立及私立卫生服务提供者的有效融合）。

药品的合理使用即为合理选择，这意味着要在安全性和成本收益的基础上根据患者的健康状况选择适宜的药品。药品的合理选择需要以当地可靠的、可获得的高质量信息（疾病负担、有效性、安全性和疾病治疗的成本）为支撑，结合患者的具体状况，形成一个能通用的基本药物目录。基本药物目录是药物合理性使用的核心内容，也是实现药品可及性的重要一步。

药品价格是实现药物可及性的基础，药品价格的高低往往决定了患者治疗的有效性、国家应对疾病危机的保障能力。比如艾滋病，虽然已有20多种药品，但由于价格过高，这些药品在部分国家和地区未得到广泛使用。尤其是专利药品，据全球药物调查结果显示，近40%的受访国家（53/135）根本没有实施价格管制政策，使得大部分患者很难得到及时、有效的治疗。

有效的卫生提供体系是实现药品可及性的保障，包括：生产、采购、配送三个环节。WHO认为基本药物供应体系的组织原则应该是：处理好公共部门和私人部门之间的平衡，鼓励药品生产和配送体系中的公私结合（public-private mix），在公共部门实施药品良好采购规范（good pharmaceutical procurement practices），充分发挥私人部门从事公共卫生事业的效率作用以及集中化体制（centralized system）中的规模经济作用。同时，一个良好的供应体系，必须保证能够有效地使用政府购买药品的资金，并使国民获得最大限度的可及性。

持续可靠的筹资方式是实现药品可及性的必要条件。医疗卫生服务（包括基本药物）的筹资方式有三种：社会保险筹资、税收筹资以及个人直接支付，其中前两者为公共筹资，主要是以建立全民医保的发达国家为主，在这些国家，弱势人群和一般人群由统一的医疗保障制度覆盖，享受同等基本保障待遇。而在许多发展中国家，政府没有能力为弱势人群提供与普通人群同样水平的保障待遇,不同经济能力的人群可能被分割在各类保障制度中,例如中国、印度、泰国等地。而在最不发达国家,政府甚至没有能力为贫困人群提供低水平的医疗保障,只能依靠国际援助、贷款等途径来推行若干最基本的医疗服务,这种筹资模式不具有可持续性。

二、药品价格成分

药品价格是影响药品可及性的一个重要因素,昂贵的药品价格给患者及国家医疗保健体系带来了沉重的负担。相关部门若想要减低药品虚高的价格、减轻患者的医疗负担,必须了解和重视药品价格的构成成分。

(一)生产成本

生产成本是指生产一定数量的某种药品所耗费的物质资料及其他各种损耗的货币化形式。它是药品价格构成中最基本、最主要的因素,是价格构成的主体,也是制定价格的最低经济界限,即保本界限。药品价格如果低于生产成本,就会出现亏本。药品生产成本主要由两部分构成:①固定成本,即在一定范围内不随药品的产量而变化的成本,如固定资产折旧费、药品研发费、企业管理费等;②变动成本,即在一定范围内随药品的产量成正比变化关系的成本,如原材料、燃料、工人工资等。

固定成本与变动成本之和构成了药品的总成本,即我们所说的生产成本,当企业药品产量为零时,总成本等于固定成本。

(二)流通费用

流通费用是指药品从生产领域到消费领域转移过程中所发生的劳动耗费的货币表现。它主要由两部分构成:一是生产企业的药品销售费用,如药品推销广告费用等。这只是流通费用的一小部分,但它往往成为生产企业药品总成本的一部分。二是发生在流通环节的费用,它占流通费用的大部分。在药品从生产领域向消费领域流通的过程中,一般要经过采购、运输、储存、销售等环节,要相应地支出一系列费用,即经营企业的药品流通费用。在流通环节上发生的费用,将根据环节差异成为各类价格构成要素,如在批发环节发生的流通费用,形成批发价格的构成要素;在零售环节发生的流通费用,形成零售价格的构成要素。

(三)国家税金

国家税金是国家根据税法规定的税率进行征收而取得的财政收入,它是生产经营者为社会所创造价值的货币表现。生产经营者必须按国家税法义务交纳税金,它具有无偿性、强制性的特点。国家税金主要由两部分构成:一是价外税(所得税),这部分的税金可直接由企业利润来负担,企业不能把这部分的税金加入药品价格中;二是价内税(增值税),即可以把这部分税金加入药品价格,随着药品出售而对外转移。因此,国家税金也是构成药品价格的重要因素。

(四)企业利润

企业利润是生产经营者出售药品所得收入减去生产和经营药品所支出的成本及税金的余额,即企业利润=无税出厂价-固定成本-变动成本-流通费用-税金。其中企业利润也可以分为两部分:一是由政府定价的药品利润,其利润应根据国家的经济政策和价值政策来确定;二是实行市场调节价的药品利润,它可以根据市场供求状况,按照公平、合理和诚信、质价相符等原则来确定。

药品价格一直是热点话题,药品价格会对公众就医行为产生较大影响,从而影响其生活质量。但影响药品价格的因素众多,除原料费用之外,还有设备与厂房的折旧、人力资源的成本、管理与财务费用、销售费用、利息与税收支出、研究与开发的投入、社会成本等许多可量化的费用以及新产品研制风险和市场风险等不可量化的因素。因此我国还需从多方面加强对药品的价格管控,从而形成一个比较合理的药品价格体系。

三、WHO/HAI 标准化调查法

《药品价格、可获得性、可负担性和价格组成要素测量指南》（Measuring Medicine Prices，Availability，Affordability and Price Components），是 WHO 和国际健康行动机构（Health Action International，HAI）于 2003 年共同开发的用于调查药品价格、药品可获得性和可负担性的工具（第 2 版于 2008 年发布），其中的标准疗程是根据 WHO 的药品示范目录和英国国家目录为基础制定的。具体评价指标如下。

1. 可获得性（availability） 药品的可获得性是指在所有调查的机构中，调查时可提供某种药品的机构数占该类机构总数的比值。

2. 中位价格比（median price ratio，MPR）、25% 分位数和 75% 分位数 MPR 是某药品的单位价格（折算成美元后）的中位数与该药品国际参考价格（international reference price）的比值。比如，国际参考价格采用美国卫生管理科学中心（Management Sciences for Health，MSH）公布的药品国际参考价格。

通常，当公立医院采购价低于国际参考价格，即 MPR<1 时，认为该地区或医疗机构的集中采购方式是合理和有效的。公立医院零售价格一般不应超出国际参考价的 1.5 倍，即 MPR<1.5。当超过 2 倍时，应引起政府及相关价格监管部门的重视。

25% 分位数和 75% 分位数用来评价 MPR 的离散程度，是一个位置指标。25% 分位数指在同一药品的所有 MPR 按升序排列，位于第 25% 的数值，即有 25% 个 MPR 小于或等于此数值；75% 分位数同理。

3. 可负担性（affordability） 可负担性的评价指标是一个相对比值，是按照国际标准治疗指南，一定疗程内（急性病治疗期一般为 7 天，慢性病治疗期为 30 天）治疗某种疾病使用标准剂量药品的总花费相当于政府部门非技术类工作人员最低日薪的倍数。按照 WHO/HAI 标准化法，当该比值小于 1，即药品费用低于 1 天最低工资时，认为该药品具有较好的可负担性。

第四节 药品使用的透明监管工具

该部分介绍了透明监管概念以及用药信息透明前提条件，透明监管工具及其优势，药品监管透明度测量，医疗机构药品使用信息披露的形式与内容以及国内外透明监管工具在医疗领域的应用。

一、透明监管概念及用药信息透明前提条件

（一）透明度、药品监管透明度及医疗机构用药信息透明概念

透明度（transparency）：指将信息提供给利益相关者，使他们有充足的信息来做决策或者能够评估组织内部人员所作的决策。

药品监管透明度（regulatory medicine transparency）：向利益相关者公开药品监管信息的程度。利益相关者包括组织内部与外部人员，信息所涉及内容对利益相关者可能产生影响，其需要此类信息来做评估和决策。

医疗机构用药信息透明（medication information transparency in healthcare）：医疗机构与利益相关者分享用药相关信息，并使得利益相关者理解和使用这些信息，从而提高医疗机构药品使用绩效，改变消费者医疗决策行为。我国医疗机构用药信息透明的对象包括患者、社会公众、新闻媒体、医疗保险部门等利益相关者。

（二）用药信息透明前提条件

用药信息透明必须满足以下条件，以保证用药信息透明的效果：开放性，即对患者和公众公开信息；相关性，即信息与患者及公众相关，并对其有用；易获取性，即信息可及、容易获取；易理解性，即信息容易理解；清晰性，即信息清晰；完整性，即信息完整，没有隐瞒；及时性，即信息公开及时，定期更新。

二、透明监管工具及其优势

（一）透明监管工具

1. 标杆的运用　通过绩效指标来比较医疗服务提供者的经济和质量结果，典型案例为：英国医院星级排名。

2. 公众对绩效的问责　公众对绩效指标的使用和分析使得社会关注并仔细审查医疗机构的行为，促进医疗系统的自由竞争和患者的自由选择。

透明监管可达到的双重目的：通过刺激医疗市场的有序竞争来实现有效的市场监管；通过向公众公开有关医疗服务质量的易理解、清晰、有目标性的信息来实施社会监管。

（二）医疗领域的透明监管的优势

医疗领域透明监管最显著的好处在于：①信息可及性提高，确保消费者做出明智的医疗服务选择；②增添患者对医生、医疗卫生保健系统的信任；③由于竞争或临床标准限制，促进整个医疗系统质量、安全和效率的改善。

三、药品监管透明度测量

目前，WHO 药品良好治理项目（good governance for medicines programme，GGM）开发的药品监管透明度测量工具是相关研究的首选方法。GGM 评估工具采用关键知情人访谈法，从药品链的 8 个环节来评价药品监管系统的透明度，具体包括：药品注册、药品生产许可、药品检验机构、药品促销、药品临床试验、基本药物遴选、药品采购和药品分发 8 个方面。

我国针对药品透明度的测量工具主要是由杨春艳等人自行编制的基层医疗机构用药信息透明度测量量表。该量表分为 5 测量维度，20 个透明度测量条目。量表条目采用十分制，每个条目 0～10 分，得分划分 3～5 个等级。各维度得分为条目得分之和，量表总得分为各维度得分之和，满分 200 分。信度、机构效度检验指标均验证了该量表的稳定结构，且验证性因子分析结果也提示了量表条目在 5 个公因子上的分布与预设结构相吻合，如表 3-2 所示。

表 3-2　**基层医疗机构药品监管透明度测量量表**

测量维度	测量条目
服务流程	服务流程公示信息的完整性
	服务流程公示信息的清晰性
	服务流程公示信息的易理解性
	服务流程公示信息的可获得性
药事管理组织与制度	药事管理组织与制度公示信息的完整性
	药事管理组织与制度公示信息的清晰性
	药事管理组织与制度公示信息的易理解性
	药事管理组织与制度公示信息的可获得性

续表

测量维度	测量条目
患者告知和健康教育	患者告知和健康教育公示信息的完整性
	患者告知和健康教育公示信息的清晰性
	患者告知和健康教育公示信息的易理解性
	患者告知和健康教育公示信息的可获得性
药物目录公示	药品目录公示信息的完整性
	药品目录公示信息的清晰性
	药品目录公示信息的易理解性
	药品目录公示信息的可获得性
患者费用负担	患者费用负担信息的完整性
	患者费用负担信息的清晰性
	患者费用负担信息的可获得性
	患者费用负担信息的及时性

四、医疗机构药品使用信息披露的形式与内容

信息披露（information disclosure）是指组织公开有关自身的信息，与利益相关者分享信息。根据信息披露主体的意愿，信息披露分为强制性披露和自愿披露。强制性披露是披露由政府规定需要公开的信息，例如：药品广告中药品对健康的其他影响。自愿披露是根据管理者的意愿披露信息，它不是法律的强制性规定，自愿披露信息可能包括组织的成本、价格、利润等。目前，我国医疗机构用药信息透明工作以强制性披露为主。

（一）医疗机构药品使用信息披露的形式

1. 信息披露与透明的关系 信息披露是透明的前提条件但不是充分条件。在很多情况下，仅简单地披露信息并不足以保证透明。例如，制药公司必须在药品广告中披露有关健康风险的信息，但如果在披露风险信息时采用较小的字号或者相对较快的播放速度，消费者仍然无法"捕捉"到这些信息。因此，信息披露并不等同于透明。

2. 信息披露的形式 信息的呈现方式和易理解性对消费者正确决策以及社会力量的有效监督非常重要。当人们必须通过复杂且不熟悉的信息来作出选择时，信息的描述方式、构架和解释方式将决定人们对信息的理解和使用。因此，信息的呈现方式也会跟信息本身一起影响消费者的选择以及社会监管效果。为了改善信息的透明效果，用药信息必须是利益相关者感兴趣的信息。同时，考虑到医药知识专业性较强的特点，应尽量使用公众能理解的披露形式。具体而言，所披露的用药信息要具有数量和质量方面的特征，如完整性、包容性、可验证性、相关性，准确性、中立性，可比性、清晰性、及时性、易获取性、可靠性、诚实性、问责性等。

（二）药品使用信息披露的内容

药品使用信息披露的内容应该包括 8 方面：服务流程，药事管理组织与制度，患者告知和健康教育，药品目录，患者费用查询，患者经济负担，合理用药情况，医务人员绩效。

根据 Avedis Donabedian 提出的三维内涵管理评价模型，可以将以上内容归纳为结构指标、过程指标、结果指标三大类。其中，结构指标包括：服务流程公示、药事管理组织与制度公示。过程指标包括：患者告知和健康教育公示、药品目录、患者费用查询以及患者费用负担。结果指标包括：合理用药情况公示和医务人员绩效公示。

以下为各指标具体含义。

（1）服务流程公示：公开药剂科的业务范围和查询电话、患者投诉渠道及流程、医保报销补偿流程。

（2）药事管理组织与制度公示：公示药事管理工作的成员，基本药物临床应用管理办法，抗菌药物临床应用分级管理制度，临床用药监测评价和超常预警制度，药品不良反应监测报告制度等组织制度。

（3）患者告知和健康教育公示：公示患者的权利义务以及用药健康信息。

（4）药品目录公示：公示医疗保险报销药品目录以及基本药物目录。

（5）患者费用负担公示：公示医疗保险报销情况、常见疾病平均治疗费用及药品费用、药品收入占业务收入的比例、门诊患者和出院患者均次费用以及药品费用等。

（6）合理用药情况公示：公示门诊抗菌药物处方比例、门诊注射处方比例、国家基本药物使用比例等合理用药指标。

（7）医务人员绩效公示：公示医务人员不良业绩记录以及医生合理用药排名情况。

五、国内外透明监管工具在医疗领域的应用

全球范围内监管制度的发展到目前为止经历了 3 个革新阶段。第一阶段开始于 20 世纪 60 年代，政府对处理公共问题充满信心，监管强调行政制度和处罚措施；第二阶段开始于 20 世纪 80 年代，依赖市场机制处理公共问题，监管重点强调利用税率、补助及交易制度；第三阶段则是从 20 世纪 80 年代中期到现在，由于通信信息技术的发展，监管强调信息的透明公开。具体来说，透明监管是为了促进明确监管目标的达成，强制由私营或公立机构对特定的、结构化的、真实的信息进行公开。

（一）我国卫生领域的透明监管政策实践

1. 合理用药监测网 2010 年，我国初步建立了合理用药监测网，现覆盖 30 个省 / 直辖市 / 自治区，对全国 660 家医院的合理用药进行监测，包括临床应用监测、处方监测、药物相关医疗损害时间监测、重点单病种监测。主要的监测任务包括两方面。

（1）收集整理监测信息：系统收集、检索信息，进行分类、汇总、统计、分析、研究，形成合理用药相关措施及政策建议。

（2）编辑发布监测信息：①根据监测结果和检索信息，定期向监测点医院发布临床用药监测结果，向医院提出改善用药行为、推进合理用药的干预措施；②发出用药相关医疗损害事件预警信息及预防建议；③及时向监测点医院通报国家食品药品监管部门发布的药物不良反应信息及国内外用药相关医疗损害事件信息。

2. 医院处方点评制度 自 2010 年我国颁布并实施《医院处方点评管理规范（试行）》以来，处方点评已成为医院的常规工作。通过对门诊处方和住院医嘱的随机抽样，点评的内容可以反映机构合理用药水平的有效信息。处方点评以各级卫生行政部门为主导，定期从医疗机构收集常规评估监测工作所产生的数据，再将这些数据进行分析与汇总，为透明监管提供来自临床的可靠信息，且不会额外增加医疗机构的工作量。

3. 医院处方指标公开 医院处方指标公开指医院在院内特定的信息展示区域公开展示医生个体、科室或医院的处方用药信息。医疗机构向患者公开用药相关信息，改善医患关系，帮助患者作出正确的医疗服务选择；向社会公众、新闻媒体、医疗保险部门等公开用药信息，加强对医疗机构用药行为的社会监督和问责；最终，促使医疗机构改善药品使用质量，提高效率。医院处方指标公开试图通过信息透明和绩效排名使医生和医疗机构相关管理者在处方时对药物使用有一定的行为约束，主要来自名誉和群体形象方面。不过处方行为机制复杂，常与医院的透明公开

和监管相关指标、医生本身或医院管理者对于排名信息的关注与重视度、处方透明公开与医院个人绩效考核是否挂钩等有关。在患者层面，还与患者性别、年龄组别、保险类别等有关，单纯的处方指标公开对药物的合理使用作用较小。

（二）国外卫生领域的透明监管政策实践

1. 美国医疗质量报告卡制度　美国在医疗领域透明监管的探索主要体现为美国医疗质量报告卡制度。医疗机构会定期公布医疗质量信息，同时由医院提供的临床数据会与纽约州卫生部的行政管理数据库以及纽约州规划研究合作系统（Statewide Planning and Research Cooperative System）数据库进行交叉比对，以保证信息准确性及可比性。质量信息会通过美国国家质量保证委员会（National Committee for Quality Assurance，NCQA）以及州卫生部官方网站等渠道进行定期公布。

2. 英国国家卫生体系及医院排名系统的建立　英国在医疗领域透明监管的探索主要体现为国家卫生体系及医院排名系统。英国卫生部制定了包括组织财务和服务质量两个维度的绩效评估框架指南。其中，服务质量指标包括了整体绩效评价、患者感受及注册信息3个部分。这3部分能让公众了解医院医疗服务的安全性、患者满意度及服务有效性的水平。绩效评价结构由卫生部门在 *The Quarter* 上予以公开。英国政府使用医院排名系统（NHS Hospital Rating System），同时由社会保健监督委员会（Commission for Health Improvement，CHI）根据一系列临床绩效指标以及管理评估的结果对医院进行星级评价，将原本涉及 37 个专业指标的结果综合成零星、一星、二星与三星 4 个等级排名，增进公众对医疗信息的理解。

本章小结

国家基本药物制度是结合我国药物领域实际情况构建的一大国家药物政策核心内容，经历了国家基本药物制度孵化期、制度成长期和制度平稳期，对药品可获得性、药品价格、基本药物合理使用产生深度影响。药品政策监测指标工具包括 WHO 发布的《国家药品状况评估、监测和评价工具包》。药品可及性和价格评估工具是《药品价格、可获得性、可负担性和价格组成要素测量指南》，具体评价指标包括可获得性（availability）、中位价格比（median price ratio）、可负担性（affordability）。运用药品使用透明监管工具，医疗机构与利益相关者分享用药相关信息，并使得利益相关者理解和使用这些信息，从而提高医疗机构药品使用绩效，改变消费者医疗决策行为。

思考题

1. 阐述国家药物政策的制定与实施步骤以及分析方法。
2. 阐述国家药物政策改革的趋势、存在的主要问题以及主要的改革措施。
3. 什么是药品可及性？影响药品可及性的因素有哪些？
4. WHO/HAI 标准化调查法的具体评价指标包括哪些？其含义是什么？
5. 什么是药品监管透明度？分析透明监管可用于提高医疗机构的药品使用绩效的原因。

（杨廉平）

第四章 药品管理的组织理论基础与运用

组织是指为了实现既定目标，按照一定的规则和程序而设置的多层次多岗位及具有相应人员隶属关系的权责角色结构。药品管理组织体系因具体目标不同（如研制、生产、经营、使用、教育、管理等）而分为若干相互联系和协作的子系统，在实现组织目标与任务过程中发挥着极其重要的作用。本章从药品管理组织视角出发，重点介绍相关组织理论、组织体系与关键组织、药品的监督管理与挑战等相关内容。

第一节 药品管理的组织理论基础

一、组织与公共组织概述

广义上讲，组织是指由诸多要素按照一定方式相互联系起来的系统。系统论、控制论、信息论和协同论等都是从不同角度来研究有组织的系统。狭义上说，组织指人们为实现一定的目标，互相协作形成的集体或团体，如党团组织、企业、政府组织等。现代社会生活中，组织被定义为人们按照一定的目的、任务和形式编制起来的社会集团，组织是社会的细胞、基本单元以及基础。

广义的公共组织是以管理社会公共事务和提供公共服务为目的的组织，不仅指政府及其执行部门，而且包括立法机关、司法机关、学校、医院、教会、军队和政党等以实现公共利益为目标的社会组织和社会团体。狭义的公共组织仅指政府及其执行部门以及具有行政授权的社会组织。

二、当代组织理论

进入二十世纪七八十年代以后，整个世界处于一种极度动荡的状态，国际政治动荡起伏，世界经济变幻莫测，科学技术日新月异，各种文化相互渗透，市场竞争日益激烈。西方管理学对在全球竞争条件下的企业生存和发展进行了深入的思考，形成了一些新的理论，我们称之为当代管理理论。当代管理理论是一个异彩纷呈的理论体系，其中与组织管理直接相关的有：目标管理理论、全面质量管理理论、绩效管理理论、学习型组织理论等。以下主要介绍全面质量管理理论和学习型组织理论。

（一）全面质量管理理论

全面质量管理的实施大致由以下步骤构成。

1. 对全体员工进行全面质量管理思想的教育。目标是将满足顾客的需求放在首位，让每个人深刻理解"顾客满意"的思想，启发员工进行"换位思考"。要树立百分之百合格产品的责任感，使全体员工都成为抓质量的主人。

2. 明确顾客需求。搞清楚什么样的产品是让用户满意的产品，要使全体员工充分了解市场。例如，经常将别的厂商的产品向大家展示并进行研究，让大家明白别人是怎么做的，自身有何差距，真正明白什么是好的、合格的产品。

3．建立明确的质量基准和质量测评制度以及激励机制。衡量产品好坏一定要有一个明确公开的标准，每个人都可以把自己的工作结果与之对照，从而了解自己做得是好还是坏。这种标准要以一种制度的形式切实付诸实施才能增加可信度。

4．改变质检人员"挑问题者"的角色，消除他们同开发者之间的隔阂与对立。可以采取三种措施：①让质量检验人员与开发者一起参加有关培训，使他们彼此更好地理解对方的工作；②让质量检验人员成为开发小组的一部分，让小组成员有更多的了解；③提高质检人员与开发者的沟通技巧。

5．建立一套明确一致的解决问题的方法，一旦出现问题大家能够按照此方法去解决问题，而不是互相埋怨或手足无措。常用于解决问题的方法是六步法：讨论并确定问题；找出问题的根源；提出可能的解决方法；选择最佳办法；建议、批准和实施；测试、评估和调整。

6．把质量管理与企业文化建设结合起来，在全体员工中培育主人翁意识和敬业精神。要让员工有一定的自由和权利，只有员工们有了权利，才会有主动性。

7．建立质量小组，加强团队工作中的培训。质量小组可以由不同角色的人员组成，负责发现质量问题，讨论解决方法，提出并实施解决方案，加强员工的培训。

（二）学习型组织理论

学习型组织能够在组织整体层面上充分开发每个员工的创造性，通过组织整体学习气氛的营造，使组织成员的个人价值得到体现，并促进组织绩效大幅度提高。从组织结构上看，学习型组织具有一种以"基层"为主的扁平组织结构。所谓以基层为主，是指这种组织尽最大可能地让决策权向组织结构的下层移动，让基层单位拥有充分的自主权，并对产生的结果负责。

组织学习往往通过如下几种方式实现：

1．能够系统地解决问题　组织学习表现在利用科学的方法收集数据，系统地分析组织所遇到的问题及产生的原因，把握不同因素之间的联系并能够从中找出解决问题的最有效的方法。

2．注重试验　组织学习还表现在不断地进行探索性的试验，而且这种试验主要是面向未来的，是为了把握机会、拓展空间而开展的创造和检验新知识的活动。

3．从自己过去的经验中学习　组织能够时时审视自己过去的成败得失，并系统地、客观地做出评价，并将评价结论向所有成员开放，从而使整个组织认清"有价值的失败"与"无意义的成功"对组织的影响。

4．向他人学习　组织能够不断地向同行学习，不断地揭示、分析、采纳与实施业界最佳管理经验。

5．在组织内部实现充分的知识共享　组织能够保证全体成员、所有团队或部门积极行动，促进知识在组织内部快捷流畅地传播。

三、行政组织理论

对公共组织进行专门的理论研究是从公共行政学产生以后才开始的，这种研究是以行政组织理论为核心的。西方行政组织理论的发展经历了传统公共行政学时期、新公共行政学时期和新公共管理时期。

（一）传统公共行政学组织理论

威尔逊（T. W. Wilson）通过回顾行政领域研究的历史，指出行政与政治的不同，提出了行政学赖以成立的前提，即政治与行政二分原则。古德诺（F. J. Goodnow）对威尔逊思想做了进一步的阐述。根据古德诺的看法，政治是国家意志的表达，行政是国家意志的执行，政治主要与政策的制定相关联，而行政则是对政策的执行。行政完全可以避开政治的纷乱和冲突，从而成为一个纯粹技术性的领域，它在国家意志和政策的执行中，只要求合乎技术标准并追求最高的效率。

马克斯·韦伯（Max Weber）构建了科层组织理论，解决了将威尔逊思想付诸实施的一切技术性问题，即可以实施的制度性方案。韦伯认为，理想的官僚制组织是建立在"合理-合法"权威基础上的，是从属于技术理性原则的，拥有工具的合理性，是层次分明、制度严格、权责明确的等级制组织模式。

伦纳德·怀特（Leonard D. White）对行政组织进行系统、全面的阐述，为行政组织理论的发展提供如下基本框架：

1. 行政组织体制 组织体制是行政组织的核心，书中结合英美当时行政组织体制的状况，将行政组织体制分为三类，即自治型与官僚型、中央集权型与地方分权型、独立制型与权力汇一制型。

2. 行政责任与权力的分配 政府的行政效率从根本上来说是以行政组织中责任与权力的适当分配为基础的。适当的权力必须与确定的责任同时存在。

3. 优良行政组织的标准 优良行政组织的标准包括：能够获得优秀的人才；组织成员有一致的责任和适当的权力；将行政官员区分为政务官和事务官，明确各自的权责和任务，以职务划分为原则，确定指标；设置协调机构，专门从事综合协调工作；设计有效的评价标准，对组织的管理效率进行精确合理的评价。

（二）新公共行政学组织理论

新公共行政学在对传统公共行政学进行反思和批判的基础上，提出了新公共行政学的组织理论。新公共行政学认为在公共行政组织中，存在以下四种基本的运作过程：

1. 分配过程 新公共行政学必须关心分配形式，必须依据从公共行政项目实施中获得的效益来处理对特定人员的物质和服务的分配问题。"成本-效用"或"成本-效益"分析是主要的技术和有效手段，是新公共行政学的核心内容。

2. 整合过程 整合过程是指通过权威层级来协调公共行政组织中人的工作的过程。权威层级是基本手段，组织中的成员所要完成的任务通过层级串联在一起，去建构一个有内聚力的、能有效实现目标的组织整体，并使其运行机制更加有利于各种行政任务的完成。

3. 边际交换过程 指公共行政组织与其他相关组织及目标群体之间建立共生关系的过程。这些相关组织包括立法机关、被选任的行政官员、辅助参谋机构、服务对象以及有组织的利益集团。

4. 社会情感过程 实际上是一种社会情感训练的过程。它可以被视为一种技术，如敏感性训练、组织开发方法等。社会情感训练技术是行政管理变革的基本工具，这些技术到目前为止对行政官僚机构一直起着加强和改进作用，今后对分权化和有可能按项目设置的组织也应该起到促进作用。社会情感训练能使行政人员降低对权威层级的依赖，能接受各种风险的挑战，也能对各方袭来的冲突采取宽容大度的态度，以提高行政机构整体适应各种社会环境的能力。

（三）新公共管理组织理论

按照新公共管理理论的观点，政府不应该是一个高高在上的、自我服务的官僚机构，而应该是一个为公众服务的机构。公众作为为政府提供税收的"纳税人"，是政府的顾客，理应享受政府提供的良好服务，公共部门有义务提高服务质量。为了提高公共部门的服务效率，政府有必要引进私营部门的管理方法，因为私营部门具有比公营部门优越的管理创新能力、管理方式、管理手段、服务理念、服务质量和经济效率。政府管理应按照顾客的要求，倾听顾客的意见，建立明确的服务标准，提供回应性服务，以实现改善公共服务的目的。在他们看来，政府应是一种企业型政府，像企业那样尊重顾客，按照顾客的需求提供服务。公共服务不应只考虑投入，更应重视产出，重视服务质量。

第二节　药品管理组织体系

本节重点介绍我国的药品管理组织体系及著名的国际药品管理组织。前者可分为 5 个体系：即药品管理行政组织体系；药品技术监督管理组织体系；药学教育、科研组织和社团组织体系；药品生产与经营组织体系；医疗机构药房组织体系。后者重点介绍欧洲药品管理局和 WHO 药品管理相关机构。

一、药品行政监督管理组织体系

目前，我国的药品监督管理行政机构共分四级，即国家药品监督管理局、省（自治区、直辖市）级药品监督管理局、市（州、盟）级和县（区）级市场监督管理部门。我国目前的药品监督管理组织体系基本框架见示意图4-1。

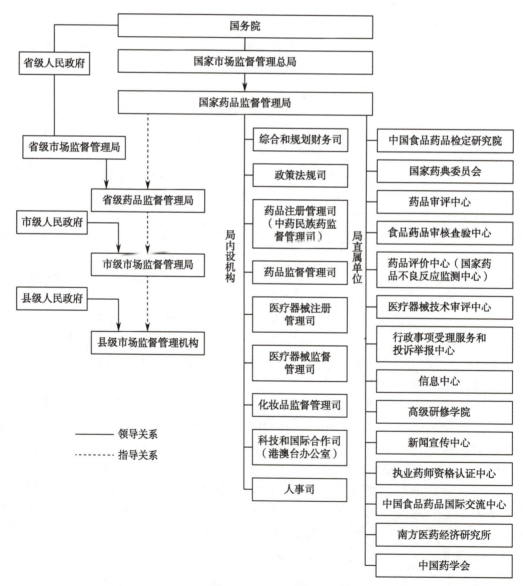

图 4-1　我国药品监督管理组织体系示意图

（一）国家药品监督管理局

根据第十三届全国人民代表大会第一次会议批准的《国务院机构改革方案》和《国务院关于机构设置的通知》（国发〔2018〕6号）以及《国务院关于部委管理的国家局设置的通知》（国发〔2018〕7号），设立国家药品监督管理局（National Medical Products Administration，NMPA），隶属于国家市场监督管理总局。

与药品监督管理相关的主要职责包括：

1. 负责药品（含中药、民族药，下同）、医疗器械和化妆品安全监督管理　拟订监督管理政策规划，组织起草法律法规草案，拟订部门规章，并监督实施。研究拟订鼓励药品、医疗器械和化妆品新技术新产品的管理与服务政策。

2. 负责药品、医疗器械和化妆品标准管理　组织制定、公布国家药典等药品、医疗器械标准，组织拟订化妆品标准，组织制定分类管理制度，并监督实施。参与制定国家基本药物目录，配合实施国家基本药物制度。

3. 负责药品、医疗器械和化妆品注册管理　制定注册管理制度，严格上市审评审批，完善审评审批服务便利化措施，并组织实施。

4. 负责药品、医疗器械和化妆品质量管理　制定研制质量管理规范并监督实施。制定生产质量管理规范并依职责监督实施。制定经营、使用质量管理规范并指导实施。

5. 负责药品、医疗器械和化妆品上市后风险管理　组织开展药品不良反应、医疗器械不良事件和化妆品不良反应的监测、评价和处置工作。依法承担药品、医疗器械和化妆品安全应急管理工作。

6. 负责执业药师资格准入管理　制定执业药师资格准入制度，指导监督执业药师注册工作。

7. 负责组织指导药品、医疗器械和化妆品监督检查　制定检查制度，依法查处药品、医疗器械和化妆品注册环节的违法行为，依职责组织指导查处生产环节的违法行为。

8. 负责药品、医疗器械和化妆品监督管理领域对外交流与合作，参与相关国际监管规则和标准的制定。

9. 负责指导省、自治区、直辖市药品监督管理部门工作。

10. 完成党中央、国务院交办的其他任务。

（二）省、自治区、直辖市药品监督管理局

我国药品监督管理采取省级以下由地方政府分级管理的体制。业务受上级主管部门的指导和监督。省级食品药品监督管理局是省人民政府的工作机构，在本辖区范围内履行法定的药品监督管理职能。设置的职能处室包括综合规划财务处、政策法规处、行政审批处、药品注册管理处、药品生产监督管理处、药品流通监督管理处、医疗器械监督管理处和化妆品监督管理处等。

与药品监督管理相关的主要职责包括：

1. 负责药品（含中药、民族药，下同）、医疗器械和化妆品安全监督管理　贯彻执行国家药品、医疗器械和化妆品安全监督管理的法律法规规章，组织起草相关地方性法规和省政府规章草案及政策规划并监督实施。研究拟订鼓励药品、医疗器械和化妆品新技术新产品的管理与服务政策。

2. 负责药品、医疗器械和化妆品标准管理　监督实施药品、医疗器械、化妆品标准和分类管理制度，颁布实施地方中药炮制规范，配合有关部门实施国家基本药物制度。

3. 负责药品、医疗器械和化妆品注册管理　按权限负责药品、医疗器械和化妆品注册并监督检查，组织实施执业药师注册工作。负责药品、医疗器械和化妆品生产环节的行政许可、备案，负责药品批发许可、零售连锁总部许可、互联网销售第三方平台备案。

4. 负责药品、医疗器械和化妆品质量管理　监督实施药品研制、生产、经营质量管理规范，监督实施医疗器械研制、生产质量管理规范，监督实施化妆品生产卫生标准和技术规范。

5. 负责药品、医疗器械和化妆品上市后风险管理　组织开展药品不良反应、医疗器械不良事件和化妆品不良反应的监测、评价和处置工作,依法承担药品、医疗器械和化妆品安全应急管理工作。

6. 负责组织实施药品、医疗器械和化妆品监督检查　制定检查制度,依法查处药品、医疗器械和化妆品生产及药品批发、药品销售连锁总部环节以及互联网销售第三方平台备案环节违法行为,监督实施问题产品召回和处置制度。依职责组织指导查处其他环节的违法行为。

7. 完成省委、省政府交办的其他任务。

(三)药品监督管理相关部门

1. 国家市场监督管理部门　国家、省级市场监督管理部门管理同级药品监督管理部门。市、县两级市场监督管理部门负责药品零售、医疗器械经营的许可、检查和处罚,以及化妆品经营和药品、医疗器械使用环节质量的检查和处罚。市场监督管理部门负责相关市场主体登记注册和营业执照核发,查处准入、生产、经营、交易中的有关违法行为,实施反垄断执法,价格监督检查和反不正当竞争,负责药品、保健食品、医疗器械、特殊医学用途配方食品广告审查和监督处罚。

2. 国家卫生健康行政部门　完善国家基本药物制度,组织拟订国家药物政策和基本药物目录。开展药品使用监测、临床综合评价和短缺药品预警。提出药品价格政策和国家基本药物目录内药品生产鼓励扶持政策的建议。国家药品监督管理局会同国家卫生健康委员会组织国家药典委员会并制定国家药典,建立重大药品不良反应和医疗器械不良事件相互通报机制和联合处置机制。

3. 国家中医药管理部门　拟订中医药和民族医药事业发展的战略、规划、政策和相关标准,负责指导中药及民族药的发掘、整理、总结和提高,负责中药资源普查,促进中药资源的保护、开发和合理利用。

4. 国家医疗保障管理部门　拟订医疗保险、生育保险、医疗救助等医疗保障制度的政策、规划、标准并组织实施,监督管理相关医疗保障基金,完善国家异地就医管理和费用结算平台,组织制定和调整药品、医疗服务价格和收费标准,制定药品和医用耗材的招标采购政策并监督实施,监督管理纳入医保范围内的医疗机构相关服务行为和医疗费用等。

5. 国家发展和改革宏观调控部门　负责监测和管理药品宏观经济,负责药品价格的监督管理。

6. 人力资源和社会保障部门　拟订人力资源和社会保障事业发展政策、规划。统筹建立覆盖城乡的多层次社会保障体系。牵头推进深化职称制度改革,拟订专业技术人员管理等政策。完善职业资格制度,健全职业技能多元化评价政策。

7. 工业和信息化管理部门　负责拟定和实施制药产业的规划、政策和标准;承担医药行业管理工作;负责中药材生产扶持项目管理和国家药品储备管理工作。同时配合药监部门加强对互联网药品广告的整治。

8. 网信办　配合相关部门进一步加强互联网药品信息管理,大力整治网上虚假违法、违规信息,严厉查处发布虚假违法、违规药品信息的网站平台,加强网络内容建设。

9. 商务管理部门　负责药品流通行业的管理,负责研究拟定药品流通行业发展的规划、政策和相关标准,推进药品流通行业结构调整,指导药品流通企业改革,推动现代药品流通方式的发展。

10. 海关　负责药品进出口口岸的设置;药品进口与出口的监管、统计与分析。

11. 公安部门　负责涉药刑事案件的受理和立案侦查;协同药监部门打击违法制售假、劣药品以及有关麻醉药品、精神药品生产、销售、使用中的违法犯罪行为。

二、药品技术监督管理组织体系

药品监督管理工作的技术性很强,在实施行政监督管理的过程中,必须有技术支撑。药品技术监督管理组织是药品行政监督管理的组成部分，为药品行政监督提供技术支撑与保障。我国药品技术监督管理机构包括药品检验机构和国家药品监督管理局直属的技术机构。

（一）药品检验机构

药品监督检验机构是执行国家对药品质量监督、检查的法定专业性检验机构。代表国家对药品进行监督检验，检验结果具有法定效力。

我国的药品监督检验机构共分四级，即中国食品药品检定研究院、省（自治区、直辖市）级药品检验所、市（州、盟）级药品检验所和县级药品检验所。

根据《中央编办关于国家药品监督管理局所属事业单位机构编制的批复》，中国食品药品检定研究院（National Institutes for Food and Drug Control，NIFDC）为国家药品监督管理局所属公益二类事业单位，是国家药品监督管理局的直属事业单位，是国家检验药品生物制品质量的法定机构和最高技术仲裁机构。

NIFDC 内设机构 28 个，其中业务所 16 个：食品检定所、技术监督中心、中药民族药检定所、化学药品检定所、生物制品检定所、化妆品检定所、医疗器械所、体外诊断试剂所、药用辅料和包装材料检定所、实验动物资源研究所、标准物质和标准化管理中心、安全评价研究所、化妆品安全技术评价中心、仪器设备管理中心、检验机构能力评价研究中心（质量管理中心）、医疗器械标准管理研究所。

NIFDC 承担着 8 个国家级中心及重点实验室的工作：世界卫生组织药品质量保证合作中心、国家卫生健康委生物技术产品检定方法及其标准化重点实验室、国家药品监督管理局细菌耐药性监测中心、国家病毒性肝炎研究中心、国家啮齿类实验动物种子中心、中国医学细菌保藏管理中心、国家实验动物质量检测中心、国家麻醉品检定实验室。

药品监督检验的主要职责有：承担食品、药品、医疗器械、化妆品及有关药用辅料、包装材料与容器的检验检测工作，承担相关产品严重不良反应、严重不良事件原因的实验研究工作，组织开展有关国家标准物质的规划、计划、研究、制备、标定、分发和管理工作，负责生产用菌毒种、细胞株的检定工作，承担医用标准菌毒种、细胞株的收集、鉴定、保存、分发和管理工作等。

（二）国家药品监督管理局直属的其他技术机构

1. 国家药典委员会（Chinese Pharmacopoeia Commission）　国家药典委员会是我国最早成立的标准化机构，负责组织编纂《中华人民共和国药典》及制定、修订国家药品标准，是法定的国家药品标准工作专业管理机构。药典委员会的常设办事机构实行秘书长负责制，下设业务综合处、药品信息处、中药处、化学药品处、生物制品处、办公室、人事处等处室以及《中国药品标准》杂志社等分支机构。主要职责包括：①组织编制、修订和编译《中华人民共和国药典》及配套标准；②组织制定、修订国家药品标准，参与拟订有关药品标准管理制度和工作机制；③组织《中国药典》收载品种的医学和药学遴选工作，负责药品通用名称命名；④组织评估《中国药典》和国家药品标准执行情况；⑤开展药品标准发展战略、管理政策和技术法规研究，承担药品标准信息化建设工作；⑥开展药品标准国际（地区）协调和技术交流，参与国际（地区）间药品标准适用性认证合作工作；⑦组织开展《中国药典》和国家药品标准宣传培训与技术咨询，负责《中国药品标准》等刊物编辑出版工作；⑧负责药典委员会各专业委员会的组织协调及服务保障工作。

2. 药品审评中心（Center for Drug Evaluation，CDE）　药品审评中心是国家药品监督管理局药品注册技术审评机构，为药品注册提供技术支持。药品审评中心内设业务管理部、人力资源与信息部、研究与评价部、保障部、中药民族药药学部、中药民族药临床部、化药药学一部（新药药学）、化药药学二部（仿制药药学）、药理毒理学部、化药临床一部、化药临床二部、生物制品药学部和生物统计学部。

药品审评中心主要职责包括：①负责药物临床试验、药品上市许可申请的受理和技术审评；②负责仿制药质量和疗效一致性评价的技术审评；③承担再生医学与组织工程等新兴医疗产品涉及药品的技术审评；④参与拟订药品注册管理相关法律法规和规范性文件，组织拟订药品审评规范和技术指导原则并组织实施；⑤协调药品审评相关检查、检验等工作；⑥开展药品审评相关理论、技术、发展趋势及法律问题研究；⑦组织开展相关业务咨询服务及学术交流，开展药品审评相关的国际（地区）交流与合作；⑧承担国家药品监督管理局国际人用药品注册技术协调会（The International Council for Harmonisation of Technical Requirements for Pharmaceuticals for Human Use，ICH）相关技术工作。

3. 药品评价中心（Center for Drug Reevaluation，CDR） 国家药品不良反应监测中心设在药品评价中心。药品评价中心内设办公室、业务综合处、化学药品监测和评价一部、化学药品监测和评价二部（生物制品监测与评价部）、中药监测和评价部、医疗器械监测和评价一部、医疗器械监测和评价二部、化妆品监测和评价部7个处室。

药品评价中心主要职责包括：①组织制定修订药品不良反应、医疗器械不良事件、化妆品不良反应监测与上市后安全性评价以及药物滥用监测的技术标准和规范；②组织开展药品不良反应、医疗器械不良事件、化妆品不良反应、药物滥用监测工作；③开展药品、医疗器械、化妆品的上市后安全性评价工作；④指导地方相关监测与上市后安全性评价工作，组织开展相关监测与上市后安全性评价的方法研究、技术咨询和国际（地区）交流合作；⑤参与拟订、调整国家基本药物目录；⑥参与拟订、调整非处方药目录。

4. 食品药品审核查验中心（Center for Food and Drug Inspection，CFDI） 国家药品监督管理局食品药品审核查验中心为国家药品监督管理局所属公益二类事业单位（保留正局级）。

食品药品审核查验中心主要职责有：①组织制定修订药品、医疗器械、化妆品检查制度规范和技术文件；②承担药物临床试验、非临床研究机构资格认定（认证）和研制现场检查，承担药品注册现场检查，承担药品生产环节的有因检查，承担药品境外检查；③承担医疗器械临床试验监督抽查和生产环节的有因检查，承担医疗器械境外检查；④承担化妆品研制、生产环节的有因检查，承担化妆品境外检查；⑤承担国家级检查员考核、使用等管理工作；⑥开展检查理论、技术和发展趋势研究、学术交流及技术咨询；⑦承担药品、医疗器械、化妆品检查的国际（地区）交流与合作；⑧承担市场监管总局委托的食品检查工作。

5. 执业药师资格认证中心 执业药师资格认证中心业务上受国家药品监督管理局人事司监督和指导，内设办公室、考试处、注册管理处和信息处。

执业药师资格认证中心主要职责包括：①开展执业药师资格准入制度及执业药师队伍发展战略研究，参与拟订完善执业药师资格准入标准并组织实施；②承担执业药师资格考试相关工作，组织开展执业药师资格考试命审题工作，编写考试大纲和考试指南，负责执业药师资格考试命审题专家库、考试题库的建设和管理；③组织制订执业药师认证注册工作标准和规范并监督实施，承担执业药师认证注册管理工作；④组织制订执业药师认证注册与继续教育衔接标准，拟订执业药师执业标准和业务规范，协助开展执业药师配备使用政策研究和相关执业监督工作；⑤承担全国执业药师管理信息系统的建设、管理和维护工作，收集报告相关信息；⑥指导地方执业药师资格认证相关工作；⑦开展执业药师资格认证国际（地区）交流与合作；⑧协助实施执业药师能力与学历提升工程。

三、药学教育、科研组织和社会团体

药学教育和科研组织均隶属于药学事业性组织，药学社团组织包括中国药学会及经政府批准成立的各药学协会，行业管理职能逐渐得到强化，这些组织都是药事组织的重要组成部分。

（一）药学教育组织

我国的现代药学教育经历了百余年发展，主要由高等药学教育、中等药学教育和药学继续教育三部分组成,已基本形成了多类型、多层次、多种办学形式的教育体系。

截至 2016 年底,全国设置涉药本科专业的普通高等院校 458 所,教育部主管 35 所,省、自治区、直辖市主管 407 所。2021 年全国具有药学学术学位硕士招生单位 144 个,专业学位硕士招生单位 112 个,药学、中药学博士招生单位共 73 个,医药高等专科学校 41 所,独立设置的高等(含高专)职业技术学院 166 所。

药学继续教育主要由设有药学类专业的高校、中等学校和药学会承担。

(二)药学科研组织

我国的药学科研组织主要包括独立的药物研究院所和附设在高等药学院校、大型制药企业、大型医院中的药物研究所(室)。全国共有独立的药物研究院 130 个,分别隶属于中国科学院、中国医学科学院、中医研究院、军事医学科学院等国家和地方科学院系统以及中央和地方政府有关主管部门。

根据全国科技规划,国家政府有关部门制定了医药科技的发展规划和计划,通过资金管理,保证重大医药科研课题开展,进行宏观调控。自国家开展科技改革以来,药物科研机构的事业性经费逐渐减少、自主权不断扩大,单位通过开辟科技市场、保护知识产权、进行技术转让等方式有效地克服了计划经济体制管理所带来的弊端。为了适应社会主义市场经济体制的需要,医药科研机构应加强医药产品和技术创新的研究,建立多渠道、多元化的科技投资机制,使科技成果尽快转化为生产力,推动医药经济的发展。

(三)药学社团组织

药学社团组织是药学企事业组织、药学人员与政府机构联系的纽带,发挥协助政府管理的作用,功能包括进行行业或执业的社会管理,任务是学术研究和行业、执业的技术管理。

1. 中国药学会(Chinese Pharmaceutical Association,CPA)　中国药学会成立于 1907 年,是中国最早成立的学术团体之一,是由全国药学科学技术工作者自愿组成、依法登记成立的学术性、公益性、非营利性的法人社会团体,是党和政府联系我国药学科学技术工作者的桥梁和纽带,是推动中国药学科学技术事业发展,为公共健康服务的重要力量。中国药学会是国际药学联合会(FIP)和亚洲药物化学联合会(AFMC)的发起成员之一。截至 2022 年 1 月底,中国药学会拥有普通会员 11 万余人,高级会员 4 700 余人,单位会员 96 家,13 个工作委员会,37 个专业委员会,主办 25 种学术期刊,3 个经济实体。现为中国科协团体会员,国际药学联合会、亚洲药物化学联合会成员。学会业务主管单位为中国科学技术协会,支撑单位为国家药品监督管理局。

中国药学会的主要任务是:①开展药学科学技术的国际、国内交流,编辑出版发行药学学术期刊、书籍,发展同世界各国及地区药学团体、药学工作者的友好交往与合作;②举荐药学人才,表彰奖励在科学技术活动中取得优异成绩的会员和药学工作者;③组织开展对会员和药学工作者的继续教育培训;④开展药学以及相关学科科学技术知识的普及推广工作;⑤反映会员和药学工作者的意见和要求,维护会员和药学工作者的合法权益;⑥建立和完善药学科学研究诚信监督机制;⑦组织会员和药学工作者参与国家有关的科学论证以及科技与经济咨询;⑧组织开展团体标准制定等相关工作,开展医药科研成果中介服务,组织医药产品展览、推荐及宣传活动;⑨接受政府委托,承办与药学发展及药品监督管理等有关事项;⑩承担会员和药学工作者服务相关工作。

2. 中国药师协会(Chinese Pharmacists Association,CPA)　中国执业药师协会成立于 2003 年,2014 年正式更名为中国药师协会。协会接受民政部和有关行业管理部门的业务指导和监督管理。CPA 是由具有药学专业技术职务或执业药师职业资格的药学技术人员及相关企事业单位自愿结成的全国性、行业性社会团体,是非营利性社会组织。

中国药师协会的业务范围包括:①加强药师的自律管理,规范药师的执业行为,维护药师的合法权益;②宣传、贯彻、落实有关法律、法规及合理用药的政策措施;③积极推进药师立法工作，参与有关法律、法规和规章的制定；④制定药师的职业规范、道德准则、药师药学服务胜任力评价标准和有关业务标准；⑤加强药师队伍建设，组织开展药师培训和技能竞赛，促进药师能力提升；⑥协助政府有关部门制定全国合理用药管理的工作目标、工作方案、相关管理政策、管理规范及技术标准并开展有关培训；⑦宣传、推广药学新理论、新知识、新技术、新方法，促进药学技术的发展和进步；⑧组织开展国内外药学技术的学术交流与合作。

3. 其他药学协会 我国的药学协会还包括中国医药企业管理协会、中国非处方药物协会、中国化学制药工业协会、中国医药商业协会、中国中药协会、中国医药教育协会等。

四、药品生产、经营组织体系

药品生产、经营组织是药品生产、经营组织形成的一种经济组织体系，主要包括药品生产企业、药品经营批发企业、药品经营零售企业等。药品生产企业是指生产药品的专营企业或者兼营企业。药品生产企业是依法成立的、从事药品生产活动、给社会提供药品、具有法人资格的经济组织，习惯被称为药厂。药品经营企业是指经营药品的专营企业或兼营企业，可分为批发企业和零售企业。前者习惯称医药公司或中药材公司，后者习惯称零售药房（药店）。（详见第九章、第十章）

五、医疗机构药房组织体系

医疗机构药房组织是指医疗机构内提供合格药品，从事以患者为中心，临床药学为基础，促进合理用药的药学技术服务和相关药品管理工作的药学部门，常被称作药剂科，有的也被称为药学部形成的用药服务体系。

医疗机构药房组织的主要功能是：通过采购药品、调配处方、制备制剂、提供用药咨询等活动，保证患者合理用药。这类组织的基本特征是直接向患者供应药品和提供药学服务。虽然从事药品供应活动使它也包含了一定程度的生产、经营等的综合职能，但医疗机构药房组织仍然是医疗机构不可分割的组成部分，是事业性组织，不能自主经营和以盈利为目的。事业性的药房组织一般按医疗组织的类型来分类。

医疗机构药房组织在药事组织中占有重要地位和比重，它是我国具有药师人数最多的药事组织。（详见第十一章）

六、国际药品管理组织

国际药品管理组织重点介绍 WHO 药品管理相关机构和欧盟药品管理机构内容。

（一）WHO 药品管理相关机构

WHO 在药品领域开展的工作涉及标准制定、药品质量控制、药品安全监测、基本药物遴选、国际药品监督管理当局大会、打击假药、资格预审查和 ICH 监察员等。

WHO 下设的专业机构中有 6 个与药品相关的专家咨询委员会，分别是：生物制品标准化专家委员会、药物成瘾和酒精中毒专家委员会、药物评价专家委员会、人血制品和有关产品专家委员会、国际药典和药物制剂专家委员会、传统医学专家委员会。我国有 63 个卫生机构被指定为 WHO 的合作中心。

1. 基本药物和药物政策司 WHO 在全球、区域和国家范围内执行关于药品和基本药物的工作。WHO 基本药物和药物政策司（Essential Medicine and Pharmaceutical policies，EMP）归属 WHO 健康系统和服务部，负责规划和制定相关药品活动。

（1）EMP 的组织结构

1）3 个技术团队：药品可及和合理使用部门（Medicine Access and Rational Use，MAR）、药品质量和安全部门（Quality and Safety of Medicine，QSM）和传统药物部门（Traditional Medicine，TRM）。

2）2 个支持团队：协调、规划、管理区域和国家药品活动的药品项目协调团队（Medicine Program Coordination，MPC）；为政策制定提供信息和证据支持的团队（Medicine Information and Evidence for Policy，MIE）。

3）国际医疗产品打假特别工作组秘书处（International Medical Products Anti-counterfeiting Taskforce Secretariat，IMPACT）。

4）在区域和国家层面的 WHO 各区域办事处和国家办事处。

（2）EMP 的职责分工

1）MAR 负责促进合理用药。

2）QSM 保障用药安全、有效和质量可控，开发、建立和促进食品、生物制剂、药品和类药品的国际标准。

3）TRM 促进传统药物在卫生保健上的应用。

4）MPC 通过协调 WHO 各级办事处来支持成员国发展、执行和监督国家药物政策及其实践，增强基本药物供给系统以确保高质量基本药物的可及性、可负担性和合理使用。

5）MIE 的职责是发展、执行和监督国家药物政策、指南、战略和计划的有效性，确保安全、有效、质量可控的基本药物、传统药物、补充和替代药品的可及性、可获得性和合理使用。

6）IMPACT 致力于提高人们对假冒医疗产品危害的认识。

2. WHO 药品标准专家委员会　WHO 药品标准专家委员会（Expert Committee on Specifications for Pharmaceutical Preparations）的工作范围在不断扩大，涉及起草和编撰《国际药典》、药品生产质量管理规范（GMP）、药品管理方面的法规性指导文件、假劣药品的处理、关于质量控制和质量保证体系方面的专门指导意见等。

3. WHO 药品管理当局国际会议（WHO-ICDRA）　WHO-ICDRA 是为发展国际共识而建立的平台，通过论坛形式为 WHO 成员国的药品管理当局提供会谈和讨论问题的平台，以加强成员国间的交流，解决共同关注的问题。为药品、疫苗、生物制品和草药的国家和国际重点监管行动提供决策建议。

（二）欧盟药品管理机构

欧盟制药企业相当发达，是欧洲重要的支持性产业之一，在国际药品市场中起着十分重要的作用，在欧盟中负责制药行业总体事务的机构是欧盟委员会企业理事总会下属的药品部。欧盟通过 ICH、国际药品认证合作组织（Pharmaceutical Inspection Convention and Pharmaceutical Inspection Co-operation Scheme，PIC/S）等方式，扩大国家间的合作交流，尤其是与发展中国家的合作与交流。

EMA 是欧盟药品注册审评及检查的主管机构，欧盟药品的审评和检查是由 EMA 和欧盟成员国共同承担的。EMA 是管理人用药品和兽药等健康产品的主要机构，负责协调欧盟各成员国的药品评估工作，对各成员国用于上市审评、监管和药物警戒等的资源进行合理整合，减少浪费。

EMA 的主要职责包括：①对欧盟内的药品上市申请进行审评；②对指定范围的药品通过集中程序进行认证；③通过药物警戒监测药品的安全；④鼓励研发和创新，为企业研制新药提供帮助和指引；⑤药品信息发布，与各利益相关方进行对话和交流；⑥为欧盟药品上市审评和监督提供良好的管理规范，并积极与相关国家和组织进行合作，致力于各国和地区间法规协调工作。

无论是按集中审评程序还是按互认审评程序申报，EMA的使命是协调所申报药品的安全性、有效性和质量的技术评价，并处理两个申报程序中的各种科学问题。集中审评程序的实际工作由欧洲药品管理局承担，但在互认程序中，只有成员国的专家在审评过程中出现严重分歧时，才由EMA进行仲裁。

EMA设有管理委员会，管理委员会是EMA的监管机构，另外还有5个大部门和5个科学委员会。通常EMA的管理委员会任命执行董事，执行董事负责EMA的日常管理。执行董事和大部门的领导共同组成EMA的部门管理团队。

1. 董事会　董事会由执行董事直属的4个公务部门组成，这些公务部门就运作和科学问题向执行董事提供支持和建议。在规划和报告、机构和国际关系、交流、立法建设、数据管理、内部审计和质量管理等领域，这些公务部门有跨机构的支撑作用。目前，EMA的董事会由执行主任、执行主任办公室、立法公务部门、内部审计部门和高级医务主任共同组成。

2. 五大部门

（1）人用药品发展与评估中心：该部门负责监管与评估人用药品特殊领域（如儿科药品、罕见病药品、科学建议、科学支持和项目等）、药品安全性和有效性及药品质量方面的工作，为人用药相关的所有活动提供科学建议；负责对包括儿科、罕见病和高级疗法药品在内的人用药品产品生命周期进行监管；为罕见病委员会、儿科委员会设置秘书处，为人用药品委员会设置大量的工作组和科学顾问组；为新兴科学相关的活动提供科技支持。

（2）患者健康保护中心：为保障患者健康开展以下管理活动。进行药物警戒和风险管理，负责中央授权产品的危机管理；管理旨在评审中央和国家批准药物的风险和利益的社区程序；为工作人员、科学委员会、工作组和参加人用药品相关活动的专家工作提供规则和程序支持；负责产品信息的质量评估、患者和医护人员的信息供应、促进与民间社会代表的联系；协调GCP、GMP、GLP和药物警戒检查工作；通过EMA的协调作用在欧盟管理系统网络内管理涉嫌质量缺陷的药品和假药，协调集中授权产品的抽样和测试、使得临床试验立法框架的执行和运行得以简化，运行药品证书和平行分销通知的计划。

（3）兽药与产品数据管理中心：负责所有与兽药相关的活动监管，同时负责监管信息、知识、数据和文件管理的行政活动。

（4）信息与交流技术中心：为EMA及其工作人员、委员会成员、工作组、咨询者和其他利益相关者提供高效的信息和交流技术（ICT）。

（5）行政中心：主要从事税收、行政预算和会计管理工作，负责招聘、管理EMA的工作人员和借调人员，为EMA的有效运行提供基础设施服务。

3. 主要委员会

（1）人用药品委员会（CHMP）：是EMA在人用药品领域的专家班子，它按（EC）No.726/2004法规要求，处理人用药品注册审评中的各种科学及技术等方面的问题，就涉及人用药品方面的问题向当局提供建议。

（2）兽用药品委员会（CVMP）：是EMA在兽药领域的专家班子，它按（EC）No726/2004法规要求，处理兽药注册审评中的各种科学及技术等方面的问题，对关于兽药的事务给当局提供建议。

（3）罕见病药品委员会（COMP）：①审评个人和企业提出的产品成为指定罕见病药品的申请；②宣传罕见病药品政策、起草具体的指南；③国际联系与沟通。

（4）草药委员会（HMPC）：是EMA在草药领域的专家班子，职责包括协调各成员国制定的与草药药品有关的程序和条款，在欧盟监管框架内进一步整合草药药品；为传统药品的使用起草欧盟草药活性物质、制剂及其混合产品目录，建立草药专论；提供关于草药药品的科学解答。

（5）儿科委员会：评价儿科调查计划的内容，采纳符合（EC）No.1901/2006的观点。

第三节 药品监督管理概述

一、药品监督管理的概念、作用和原则

（一）药品监督管理的概念

药品监督管理（medicine supervision）是指国家授权的行政机关依法对药品研制、生产、经营、使用、广告、价格等环节涉及的机构和人员等相对方，遵守药品管理相关法律、法规、规章，执行行政决定、命令的情况进行检查，对生产、经营、使用的药品和质量体系进行抽检、监督，对违反药品管理法律、法规的行为，依据法定的程序和方式，执行行政处罚，追究法律责任的一种行政管理活动。药品监督管理的核心是对药品质量的监督管理，是各级药品监督管理部门的基本职能，是我国行政监督体系的重要组成部分。其特征为：

1. 药品监督管理的主体是药品管理法规定的享有药品监督管理权的国家各级药品监督管理部门，包括药品行政监督管理部门和药品技术监督管理部门，另外还有法律法规授权的其他组织，如工商行政部门、物价主管部门等。

2. 药品监督管理的对象是作为行政相对方的公民、法人或其他组织。如制药企业、医药公司、医疗机构及其工作人员等。

3. 药品监督管理的内容是对行政相对方遵守药品管理的相关法律规范、国家药品标准的情况监督，重点是对药品质量、药品质量保证体系和质量管理进行监督。

4. 药品监督管理的目的是防止、纠正和处理相对方的违法行为，保证药品质量、保障人体用药安全，维护人民的身体健康和用药的合法权益，维护国家药品管理法治的统一和尊严。

（二）药品监督管理的作用

1. 保证药品质量 药品具有生命关联性，质量要求远高于一般商品。药品使用具有高度的专业性，普通消费者难以对药品质量和用药合理性做出有效的判断。制售假劣药品或者不按照国家规定的条件和审批的工艺流程生产、经营药品，必然会危害到患者健康和生命安全，影响社会秩序和经济环境。因此，必须依法强化对药品的监督管理，坚决打击制售假劣药品等违法犯罪行为。

2. 促进新药研发 新药的质量和数量对疾病防治和发展医药经济具有重大影响，放松对药品的管理可能导致无效或毒副作用大的药品上市，公众健康和经济风险巨大。国际实践表明，确定科学合理的新药审评标准、规范药品研发活动、严格执行新药评审程序，才能保证新药的安全有效，促进医药产业的健康发展。

3. 提高制药工业的竞争力 生产高质量的药品不仅是制药企业的社会责任，也是生存竞争的基础。然而在现实社会中，部分企业或人员片面追求经济效益，忽视药品质量管理，不严格按照质量保证体系生产药品，导致药品质量低下，假药、劣药屡见不鲜，不仅危害患者和社会利益，也对生产企业和医药行业的声誉造成巨大影响，甚至危及企业生存。在平衡经济效益和社会效益的过程中，政府必须加强药品监督管理，坚持质量第一，强化企业药品质量保证意识，提升制药企业的竞争力。

4. 规范药品市场、保证药品供应 药品市场纷繁复杂，药品流通环节中影响药品质量和药学服务质量的因素众多，如何监控流通环节的药品质量，合理定价、公平交易、保障药品信息的真实性和合法性是一个严峻挑战。依法加强药品流通质量管理、整顿和规范药品市场，反对不正当竞争、打击制售假劣药品的违法行为，才能保障合格药品的有效供应。

5. 为合理用药提供保证 合理用药是药物治疗和国家药物政策的重要目标，不仅涉及处方和用药行为，而且受到药品质量和药学服务质量等因素的影响。依法强化药品研究、生产、经

营、使用各环节的监督管理,将对规范用药行为,防止不合理用药引起的不良事件,保证用药安全、有效、经济、合理起到积极作用。

(三)药品监督管理的原则

1. 依法实施监督管理的原则 依法实施药品监督管理是依法行政的必然要求,是我国药品监督管理的基本原则。任何药品监督管理行为必须具有法律依据,在药品法律规范规定的权限内实施监督管理,适用法律法规准确无误。

2. 遵循行政法治原则 根据行政法治原则,药品监督管理的行政主体、内容、权限和程序必须合法。药品监督管理部门的行政行为,符合药品管理法律法规的原则和精神,事实清楚、适用法律正确,时限、步骤和方式方法符合规定和要求。《中华人民共和国行政处罚法》规定,没有法定依据或不遵守法定程序的行政处罚是无效的。

3. 以事实为依据,以法律为准绳的原则 药品监督管理部门履行监督管理职责的过程中,必须一切从实际出发,尊重客观事实。

二、药品监督管理的行政职权和主要行政行为

(一)药品监督管理的行政职权

行政职权是指国家行政权的转化形式,是依法定位到具体行政主体身上的国家行政权,是各行政主体实施国家行政管理活动的资格及其权能。行政职权是行政组织的核心,是行政行为的基础,是行政救济的标尺。

药品监督管理部门主要拥有以下职权。

1. 行政规范权 制定和公布药品监督管理的政策、规划等规范性文件,参与起草相关法律法规和部门规章草案。

2. 行政许可权 有权批准开办药品生产、经营企业,发放药品生产、经营许可证、质量认证证书;有权批准药品注册,发放药品批准文号;有权核发《中药保护品种证书》;有权批准发布药品广告和互联网提供药品信息服务等。

3. 行政形成权 有权接收相对人依法申请药品注册及药品生产、经营许可证等,产生药品监督管理的法律关系,并有权规定变更和撤销。

4. 行政监督权 有权对相对人的药品质量、药事活动、质量管理、药品广告、药品信息提供等进行监督检查,有权进行监督抽查检验和验证。

5. 行政处罚权 有权依法对违反药品管理法律法规而尚未构成犯罪的行政相对人,给予行政制裁。

6. 行政强制权 有权对行政相对人采取查封、扣押等行政强制措施。

7. 行政禁止权 有权不允许相对人进行一定的作为与不作为。如禁止进口疗效不确切的药品。

(二)药品监督管理的主要行政行为

药品监督管理的主要行政行为有赖于各级药品监督管理组织的职能定位,具体来说,包括:

1. 组织贯彻落实药品管理、医疗器械及化妆品监督管理有关行政法规。

2. 制定、实施药品、医疗器械和化妆品标准。

3. 审批药品、医疗器械和化妆品注册。

4. 监督药品、医疗器械和化妆品质量。

5. 监测药品、医疗器械和化妆品上市后风险。

6. 行使监督权,实施法律制裁。

具体内容详见本章第二节药品行政监督管理组织体系部分。

三、药品质量监督检验

药品质量监督检验指国家药品检验机构按照国家药品标准对需要进行质量监督的药品进行抽样、检查和验证并发出相关结果报告的药物分析过程，是药品质量监督的重要组成部分，是质量监督必须采取的检验手段。检验结果正确与否关系到药品监督管理部门具体行政行为的科学性和公正性。药品质量监督检验属于第三方检验，具有公正性、权威性、中立性和仲裁性的特点。

药品质量监督检验的类型包括：

（一）抽查检验

抽查检验是药品监督管理工作的基础，2019 年新修订的《药品质量抽查检验管理办法》将抽查检验分为评价抽验和监督抽验。评价抽验是药品监督管理部门为掌握、了解辖区药品质量总体水平与状态而进行的抽查检验工作。监督抽验则是药品监督管理部门对监督检查中发现的质量可疑药品所进行的针对性抽验，抽查检验的结果通过药品质量公告予以发布。

药品抽查检验分为国家和省（自治区、直辖市）两级，国家药品抽验以评价抽验为主，省级药品抽检以监督抽验为主，药品抽查检验不收取任何费用。

（二）注册检验

省级以上药品检验机构根据国家有关规定对药品注册申请人所申请注册的药品进行的样品检验和药品标准复核，包括新药、仿制药、进口药等药品的注册检验。

（三）指定检验

国家法律或药品监督管理部门规定，某些药品在销售前或者进口时，必须经过指定的政府药品检验机构检验，合格的才准予销售或进口。包括口岸检验和生物制品批签发检验。

第四节　药品组织管理的挑战

以药品市场发展面临的环境挑战为例，开展分析。

市场环境（market circumstances）是指影响营销管理部门发展和保持与客户成功交流能力的组织营销管理职能之外的个人、组织和力量。这些因素与企业的市场营销活动密切相关。市场环境的变化，既可以给企业带来市场机会，也可能形成某种威胁。因此，对市场环境的调查，是企业开展经营活动的前提。

一、市场环境内容

（一）政治环境
政治环境是指企业面临的外部政治形势、状况和制度，分为国内政治环境和国际政治环境。

（二）法律环境
企业在市场经营活动中，必须遵守各项法律、法令、法规、条例等。

（三）经济环境
经济环境是指企业面临的社会经济条件及其运行状况、发展趋势、产业结构、交通运输、资源等情况。经济环境是制约企业生存和发展的重要因素。

（四）技术环境
科学技术的发展，使商品的市场生命周期迅速缩短，生产的增长也越来越多地依赖科技的进步。以电子技术、信息技术、新材料技术和生物技术为主要特征的新技术革命，不断改造着传统产业，使产品的数量、质量、品种和规格有了新的飞跃，同时也促进了一批新兴产业的建立和发展。新兴科技的发展，新兴产业的出现，可能给某些企业带来新的市场机会，也可能给某些企业带来环境威胁。

（五）市场社会文化环境

文化是一个复杂的整体概念，它通常包括价值观念、信仰、兴趣、行为方式、社会群体及相互关系、生活习惯、文化传统和社会风俗等。文化是人类后天学习而获得的，并为人类所共同享有。文化使一个社会的规范、观念更为系统化，文化解释着一个社会的全部价值观和规范体系。不同国家、民族和地区之间的文化区别要比其他生理特征更为深刻，它决定着人们独特的生活方式和行为规范。文化环境不仅建立了人们日常行为的准则，也形成了不同国家和地区市场消费者态度和购买动机的取向模式。

（六）市场自然地理环境

一个国家和地区的自然地理条件也是影响市场的重要环境因素，与企业经营活动密切相关。自然环境主要包括气候、季节、自然资源和地理位置等，从多方面对企业的市场营销活动产生着影响。一个国家和地区的海拔高度、温度和湿度等气候特征，影响着产品的功能与效果。人们的服装，食品也受气候的明显影响。地理因素也影响着人们的消费模式，还会对经济、社会发展和民族性格产生复杂的影响。

（七）市场竞争环境

在任何市场上销售产品，企业都面临着竞争。市场上从事同类商品生产经营的企业，竞争者包括现实的竞争者和潜在的竞争者；同一市场，同类企业数量的多少，构成了竞争强度的不同。

二、市场组成要素

（一）人口因素

人是构成市场的首要因素，哪里有人，哪里就产生消费需求，哪里就会形成市场。人口因素涉及人口总量、地理分布、年龄结构、性别构成、人口素质等诸多方面，处于不同年龄段、处于不同地区的人群消费就不同。随着我国城乡居民收入水平的提高，人们对药品提出了更高的要求，安全、有效、方便和价廉的药品备受青睐。药品企业需要考虑这些变化，按照需求来安排生产、销售。

（二）经济因素

经济因素指一个国家或地区的消费者收入、消费者支出、物价水平、消费信贷及居民储蓄、货源供应等情况。在市场经济条件下，产品交换是以货币为媒介的，因此购买力的大小直接影响到人们对药品的需求。在分析经济因素时，应注意多方面考虑各阶层收入的差异性，人们消费结构受价格影响的程度，分析老百姓储蓄的动机等。

（三）竞争因素

竞争是市场经济的基本规律，竞争可以为企业不断改进技术、提高质量、降低成本，从而在市场上处于有利地位。竞争涉及许多方面，有竞争者的数量、产品质量、价格、销售渠道与方式、售后服务等。

（四）技术因素

科学技术是第一生产力，技术发展对企业有重大影响，它可能给企业提供新的机会，也可能给企业造成威胁。事实已证明，我国药品的发展很大程度依赖于技术进步。先进的新药研发手段，制剂技术、药品检测方法和市场监管措施都是科技进步的结果。

（五）政治因素

指国家、政府和社会团体通过计划手段、行政手段、法律手段和舆论手段来管理和影响经济,实现保护竞争、保护消费者的权益、保护社会利益的目的。因此,药品生产、经营和管理者必须服从国家管理、遵守法律,在法律规定的范围内活动,合法经营和规范执法。

(六)文化因素

文化因素涉及风俗习惯、社会风尚、宗教信仰、文化教育、价值观等。文化是一种长期形成的产物,因地区、民族等的差异而不同,会直接影响人们的消费倾向,药品企业在市场分析中一定要注意文化对企业发展的影响。

三、市场机会与威胁分析

(一)分析的理论基础

按系统论和生态学的观点,企业与外部环境共同形成一个大系统。企业内部与外部环境是这一大系统中的两个子系统,两者必须相互配合,才能产生系统效应。但从企业角度来看,外部环境这一子系统是企业不能控制的客观条件,时刻处于变动之中。因此,企业必须经常对自身系统进行调整,才能适应外部环境的变化,这正像生态学中生物体与外界环境关系一样,也遵循"适者生存,优胜劣汰"的原则。外部环境变化对任何一个药品企业产生的影响都可以从三个方面进行分析。一是对企业市场营销有利的因素,即对企业市场营销来说是环境机会;二是对企业市场营销不利的因素,是对企业市场营销的环境威胁;三是对该企业市场营销无影响的因素,企业可以视为是中性因素。

(二)环境机会分析

环境机会是指对公司营销行为富有吸引力的领域,在这一领域里,该公司将拥有竞争优势。公司在每一个特定机会中的成功概率取决于业务实力(即独特的能力)是否与该行业成功所需条件相符合。经营最佳的公司将是那些在满足该行业成功条件中拥有大量竞争优势的企业,这些优势形成公司为顾客创造价值的能力。

(三)环境威胁分析

环境威胁是指环境中不利的发展趋势所形成的挑战,如果不采取果断的行动,将导致公司市场地位被侵蚀。公司营销经理应该在营销计划中把公司所面临的威胁识别出来,这些威胁应按严重性和出现的可能性分类。公司需要为每一个这样的威胁准备一个应变计划,这些计划将预先阐明在威胁出现之前或者当威胁出现时,公司将进行哪些组织管理改变。

本章小结

1. 药品管理的组织理论基础

(1)组织与公共组织。组织定义为人们按照一定的目的、任务和形式编制起来的社会集团,组织是社会的细胞、基本单元以及基础。公共组织仅指政府及其执行部门以及具有行政授权的社会组织。

(2)当代组织理论。全面质量管理理论实施步骤:全面质量管理思想的教育;明确顾客需求;建立质量测评制度及激励机制;结合企业文化建设;加强团队培训。学习型组织理论实施方式:系统地分析解决问题;注重试验;经验评价学习;向他人学习;知识共享。

(3)行政组织理论。新公共行政学组织理论运作过程:分配过程;整合过程;边际交换过程;社会情感过程。新公共管理组织理论核心观点:政府是为公众服务的机构。

2. 药品管理组织体系

(1)药品行政监管组织体系:我国的药品监督管理行政机构共分四级,即国家药品监督管理局、省(自治区、直辖市)级药品监督管理局、市(州、盟)级和县(区)级市场监督管理部门等药品监督管理相关部门。

（2）药品技术监督管理组织体系：药品检验机构和国家药品监督管理局直属的技术机构。

（3）药学教育、科研组织和社会团体：由高等药学教育、中等药学教育和药学继续教育三部分组成；药物研究院所和附设在高等药学院校、大型制药企业、大型医院中的药物研究所；中国药学会、中国药师协会等。

（4）药品生产、经营组织：药品生产企业、药品经营批发企业、药品经营零售企业等。

（5）医疗机构药房组织：医疗机构药剂科或药学部。

（6）国际药品管理组织：欧盟药品管理机构和 WHO 药品管理相关机构。

3．药品监督管理

（1）药品监督管理的概念、作用和原则：国家行政机关依法对药品各环节涉及的机构和人员等进行的行政管理活动；保证药品质量、促进新药研发、提高制药竞争力、规范药品市场、保证合理用药；依法实施监督管理的原则、遵循行政法治原则、以事实为依据，以法律为准绳的原则。

（2）药品监督管理的行政职权和主要行政行为：规范权、许可权、形成权、监督权、处罚权、强制权、禁止权；落实药品管理法规，制定、实施药品、医疗器械和化妆品标准，审批药品、医疗器械和化妆品注册，监督药品、医疗器械和化妆品质量等。

（3）药品质量监督检验：抽查检验、注册检验、指定检验。

4．药品组织管理的挑战

（1）市场环境内容：政治环境、法律环境、经济环境、技术环境、市场社会文化环境、市场自然地理环境、市场竞争环境。

（2）市场组成要素：人口因素、经济因素、竞争因素、技术因素、政治因素、文化因素。

（3）市场机会与威胁分析：环境条件分析；环境威胁因素分析及应对。

思考题

1. 我国药品管理组织有哪些？
2. 国际著名药品管理组织有哪些？
3. 药品监督管理的主要行政职权有哪些？
4. 药品监督管理的主要行政行为有哪些？

（冯雪松）

第五章　药品管理的法学理论基础与运用

药品不同于一般商品,它与公民的生命健康关系密切,所以更需要加强依法管理,规范药品的研制、生产和经营活动,对违反药品管理法的行为要求其承担应有的法律责任,从而保证药品质量和用药安全,保护公民的身体健康和用药合法权益。本章主要介绍药品管理的法律基础理论、《中华人民共和国药品管理法》(以下简称《药品管理法》)和《中华人民共和国疫苗管理法》(以下简称《疫苗管理法》)的主要内容、药品知识产权保护等内容。

第一节　药品管理法理论基础

一、药品管理法的概念

1. 法律的概念　法律(law)是由社会经济物质条件决定,反映人民意志,经国家制定或认可并由国家强制力保障实施的,以权利和义务为调整机制,以人的行为及行为关系为调整对象的行为规范的总和。法律的含义有广义和狭义之分,广义的法律包括所有有权的国家机关制定或认可的,以国家强制力保障实施的行为规范的总和,包括国家专门立法机关制定的宪法和法律,也包括得到法律授权或国家立法机关授权的其他国家机关制定的法规、规章及其他规范性文件。狭义的法律仅指国家专门立法机关制定的宪法和法律。

2. 药品管理法的概念　广义的药品管理法(medicine administration law)是指由国家制定或认可的,调整药品监督管理、确保药品质量、保障用药安全、维护人体健康活动中产生的各种社会关系的法律规范的总和。狭义的药品管理法指的是《药品管理法》这一部法律。

二、药品管理法的渊源和效力

(一) 药品管理法的渊源

法的渊源,是指法律规范由何种国家机关创制并表现为何种法律文件形式。药品管理法的渊源就是药品管理法律规范的各种具体表现形式。根据我国宪法和法律的规定,我国药品管理法的渊源主要有以下几种:

1. 宪法　宪法是国家的根本大法,是国家最高权力机关通过法定程序制定的具有最高法律效力的规范性法律文件。它不仅是国家一切立法的基础,也是制定各种规范性法律文件的依据。因此,宪法中有关医药卫生和保护公民健康的内容就成为我国药品管理法最首要的法源,并在药品管理法律体系中具有最高的法律效力。

2. 药品管理法律　药品管理法律是指狭义的仅由国家专门立法机关制定的法律。它可以分为两类:一类是基本法律,即由全国人民代表大会制定的法律;第二类是由全国人大常委会制定的除基本法律之外的其他法律。目前在我国还没有专门针对药品管理制定的基本法律,但在一些基本法律中也规定了有关药品管理的法律规范,如《中华人民共和国刑法》针对生产、销售假劣药品犯罪的行为规定了"生产、销售假药罪"和"生产、销售劣药罪"。在其他法律中,《药品管理法》是对药品管理领域进行全面系统调整的专门法律,是我国药品管理法律体系的主体部分,也是药品管理法的直接渊源;《疫苗管理法》是特别针对疫苗管理进行全面系统调整的专门法律。除此之外,其他一般法律中也有涉及药品管理内容的规范,如《中华人民共和国广告法》中关于药品广告管理的有关规定,《中华人民共和国价格法》中关于药品价格管理的规定等。

3.药品管理行政法规 药品管理行政法规是由最高国家行政机关即国务院根据宪法和法律以及全国人大以及常务委员会授权制定的药品管理规范性法律文件,是药品管理法的重要渊源。如《中华人民共和国药品管理法实施条例》《麻醉药品和精神药品管理条例》等。

4.药品管理部门规章 药品管理行政规章是指国务院各部委局等根据法律和国务院的行政法规、决定、命令,在本部门的权限范围内,制定的与药品管理相关的规范性法律文件。国家药品监督管理部门作为《药品管理法》的主要执法部门,制定了大量的药品管理领域的行政规章,如《药品注册管理办法》《药品生产监督管理办法》等。此外,卫生健康主管部门、医疗保障行政部门等部门也在其职权范围内颁布了一些药品管理规章。

5.地方性药品管理法规 地方性药品管理法规是指省、自治区、直辖市以及省会所在地的市和经国务院批准的较大的市的人民代表大会及其常委会,根据国家授权或为贯彻执行国家法律,结合本地的实际情况,在不与宪法、法律、行政法规相抵触的前提下制定的药品管理领域的规范性法律文件。如《山东省药品使用条例》《江苏省药品管理条例》等。

6.地方政府药品管理规章 地方政府药品管理规章是指由省、自治区、直辖市以及省会所在地的市和经国务院批准的较大的市的人民政府,根据药品管理法律、行政法规和本区域地方性法规,依法在其职权范围内制定的药品管理规范性法律文件。如《湖南省医疗机构药品使用监督管理办法》《云南省中药饮片管理暂行办法》等。

7.民族自治地方药品管理法规 民族自治地方药品管理法规是由民族自治地方的人民代表大会及其常委会,根据宪法、民族区域自治法和其他法律的规定,依照当地民族的政治、经济、文化习俗的特点,制定的自治条例、单行条例、变通规定和补充规定中的药品管理规范性法律文件,在民族自治地方具有法律效力。如《广西壮族自治区发展中医药壮医药条例》《玉树藏族自治州藏医药管理条例》等。

8.国际药品管理条约 国际药品管理条约是由我国与外国缔结的或者由我国加入并生效的药品管理领域的国际法规范性文件。如《麻醉品单一公约》《精神药品公约》等。它可由全国人大常委会决定与外国缔结国际条约或药品管理协定,或由国务院按职权范围同外国缔结药品管理条约或协定。对于我国已经加入或者签署的国际药品管理条约,除我国声明保留的条款以外,都对我国有约束力,是我国药品管理法的渊源之一。

(二)药品管理法的效力等级

根据《中华人民共和国宪法》和《中华人民共和国立法法》的规定,药品管理法的效力等级关系遵循以下规则。

1.上位法优于下位法 这是法律效力等级的一般规则,在药品管理法律体系中,宪法具有最高的法律效力,一切法律、行政法规、地方性法规、自治条例和单行条例、部门规章、政府规章都不得与宪法相抵触。药品管理法律的效力高于药品管理行政法规、地方性法规、规章;药品管理行政法规的效力高于地方性法规、规章。药品管理部门规章与其他部门规章之间、药品管理部门规章与地方政府规章之间具有同等效力,在各自的权限范围内施行;部门规章之间、部门规章与地方政府规章之间对同一事项的规定不一致时,由国务院裁决。

2.特别规定优于一般规定,新的规定优于旧的规定 根据《中华人民共和国立法法》的规定,在同一机关制定的法律、行政法规、地方性法规、自治条例和单行条例、部门规章、政府规章中,特别规定与一般规定不一致的,适用特别规定;新的规定与旧的规定不一致的,适用新的规定。

（三）药品管理法的效力范围

药品管理法的效力范围是指药品管理法的适用范围，即法律在什么时间，什么地域，对什么人发生法律效力，具体包括对人的效力、空间效力和时间效力。

1. 对人的效力 对人的效力即药品管理法适用于哪些人，对哪些人发生法律约束力。目前我国采用的是以属地主义为主，兼顾属人主义和保护主义的原则来确定对人的效力。无论中国公民还是外国人，在中国领域内适用中国法律，在中国领域以外对中国国家和中国公民的行为根据我国法律和所在地法律具体情况决定。

2. 空间效力 空间效力是指药品管理法在哪些地域、空间范围内发生法律效力。药品管理法的空间效力范围主要依据药品管理法的制定主体和适用范围来确定。一般来说，全国性的药品管理法律、法规、部门规章在全国范围内发生法律效力，地区性的药品管理法律规范在本地区空间范围内发生效力。

3. 时间效力 时间效力是指药品管理法何时生效、何时失效以及对其颁布前的事项是否有溯及力。

（1）药品管理法的生效。我国药品管理法的生效方式主要有两种，第一种是自颁布之日起生效；第二种是在法律条文中明确规定其颁布后的某一具体时间生效。

（2）药品管理法的失效。即药品管理法的废止。我国药品管理法的失效有以下几种情形：第一种是新法颁布施行后，相应的旧法即自行失效；第二种是在新法条文中明确宣布旧法废止；第三种是立法机关通过发布专门的文件宣布废止某些法律规范。

（3）药品管理法的溯及力。法的溯及力是指新颁布的法对其生效以前的事件和行为是否适用的问题，如果适用就具有溯及力，反之则无溯及力。一般情况下，我国的药品管理法采取"法不溯及既往"的原则，但为了更好地保护公民、法人和其他组织的权利和利益而做的特别规定的除外。

三、药品管理法律体系

药品管理法律体系（system of medicine administration law）是指由我国现行的药品管理的法律、法规、规章等一系列规范性法律文件构成的，反映我国药品管理法实施状况的一个呈体系化的有机联系的统一整体。经过几十年的建设和发展，我国在药品管理法领域已经形成了以《药品管理法》《疫苗管理法》及《中华人民共和国药品管理法实施条例》（以下简称《药品管理法实施条例》）为核心的比较全面的法律体系。根据药品管理法律法规调整的具体领域来划分，我国的药品管理法律体系主要由以下部分组成。

（一）《药品管理法》及其《药品管理法实施条例》《疫苗管理法》

《药品管理法》是我国药品管理领域的专门法律，在我国药品管理法律体系框架中处于核心地位。它对药品的研究、生产、经营、使用和监督管理各个环节作出了原则性的规定，是制定其他药品管理法律规范的直接依据。《药品管理法实施条例》是在《药品管理法》基础上制定的具体的实施细则，它是对《药品管理法》中原则性规定内容的具体化，其内容更具针对性和操作性。

此外，我国于2019年颁布实施了《疫苗管理法》，对疫苗的研制、生产、流通、预防接种等方面内容进行了规范，是全球第一部专门规范疫苗管理的法律，对疫苗的保障供应与合理使用具有重要意义。

（二）药品研究及注册领域的法律规范

药品研究及注册领域的法律规范包括药品注册管理、药品研究工作管理和药品研究机构管理等内容。主要法律法规有《药品注册管理办法》《药物非临床试验质量管理规范》《药品临床试验质量管理规范》等。

（三）药品生产领域的法律规范

药品生产领域的法律规范包括药品生产质量管理、行政许可、药品标识物管理、医疗机构制剂生产管理等内容。主要法律规范有《药品生产质量管理规范》《药品生产监督管理办法》《药品说明书和标签管理规定》《医疗机构制剂质量管理规范》《医疗机构制剂配制监督管理办法（试行）》等。

（四）药品流通领域的法律规范

药品流通领域的法律规范包括药品流通质量管理、互联网药品交易管理、药品价格和广告管理、药品分类管理、行政许可等内容，主要法律规范有《药品经营质量管理规范》《药品经营和使用质量监督管理办法》等。

（五）药品使用领域的法律规范

药品使用领域的法律规范包括医疗机构药品使用和药事管理等内容，主要法律规范有《处方管理办法》《医疗机构药事管理规定》《抗菌药物使用管理规定》等。

（六）药品上市后管理的法律规范

药品上市后管理的法律规范包括药品不良反应监测、药品召回等内容。主要法律规范有《药品不良反应报告和监测管理办法》《药品召回管理办法》等。

（七）特殊管理药品管理的法律规范

特殊管理药品管理的法律规范包括对麻醉药品、精神药品、医疗用毒性药品和放射性药品等特殊药品的管理。主要法律规范有《麻醉药品和精神药品管理条例》《医疗用毒性药品管理办法》《放射性药品管理办法》等。

（八）执业药师管理的法律规范

执业药师管理的法律规范包括对执业药师的资格、考试、注册、继续教育等管理的内容。主要法律规范有《执业药师职业资格制度规定》等。

（九）其他药品管理领域法律规范

1. 国家基本药物管理　包括《国家基本药物目录管理办法》等。

2. 医疗保障与基本医疗保险用药管理　包括《国家基本医疗保险药品目录》《城镇职工基本医疗保险用药范围管理暂行办法》等。

3. 中药管理　包括《中华人民共和国中医药法》《野生药材资源保护管理条例》《中药材生产质量管理规范》《中药品种保护条例》等。

四、药品法律关系

（一）药品法律关系的概念

法律关系是根据法律规范产生的，以主体之间的权利和义务关系的形式表现出来的一种社会关系。药品法律关系则是依据药品法律规范的调整而产生的一种社会关系。具体而言，药品法律关系是指国家机关、企事业单位、社会团体、公民个人在药品生产、流通、使用、监督活动中，依据药品管理法律规范所形成的权利义务关系。

（二）药品法律关系的构成要素

药品法律关系同其他法律关系一样，也是由主体、客体和内容三个方面的要素构成。

1. 药品法律关系的主体　药品法律关系的主体是指药品法律关系的参加者，即在药品法律关系中享有权利并承担义务的当事人。在我国，药品法律关系的主体包括国家机关、企事业单位、社会团体和公民。

2. 药品法律关系的客体　药品法律关系的客体是药品法律关系主体的权利和义务所共同指向的对象。药品法律关系的客体主要包括以下几种：①公民的健康权，公民的健康权是药品法律关系最高层次的客体；②行为，即药品法律关系的主体行使权利和履行义务所进行的活动，如申请许可、药品经营等；③物，主要指药品生产、流通、使用、监督活动中需要的生产资料和生活资料，如药品、药品包装材料等；④知识产权，如药物专利等。

3.药品法律关系的内容　药品法律关系的内容是指药品法律关系的主体依法所享有的权利和承担的义务。这里的"权利"是指药品管理法律规范对双方当事人所赋予的实现己方意志的可能性；"义务"是指药品管理法律规范对双方当事人所规定的必须分别履行的责任。

五、药品管理立法

（一）药品管理立法的概念

药品管理立法（legislation of medicine administration）又称药品管理法的制定，是指有权的国家机关依照法定权限和程序，制定、修改、废止规范性药品管理法律文件的活动。药品管理立法有广义与狭义之分。狭义的药品管理立法仅指最高国家权力机关制定药品管理法律的活动。广义的药品管理立法是指一切有立法权的国家机关，依照法定权限、法定程序制定药品管理法律和其他一切规范性药品管理法律文件的活动。既包括全国人大及其常委会制定的法律，也包括国家行政机关、地方权力机关、地方人民政府等制定药品管理法规、规章和其他规范性法律文件的活动。

（二）药品管理立法的特点

1.以保护公民健康权为根本宗旨　药品是用于预防、治疗、诊断人的疾病和康复保健的特殊商品，药品的质量与人民的身体健康和生命安全息息相关。因此，现代药品管理立法以保护公民的健康权为立法宗旨，通过制定药品管理法律规范，达到保护和促进公众健康，保障用药人合法权益的目的。

2.以保证药品质量为立法核心　药品管理立法是规范人们在药品研发、生产、流通、使用和监督活动中的行为，这些行为必须确保药品的安全有效。只有保证了药品的质量，药品的安全性和有效性才能得以实现，所以现代药品管理立法虽然颁布了法律、法规和规章，但国家颁布的药品标准和保证药品质量的工作标准仍然是行为规范的重点。

3.药品管理立法的系统化　对药品的管理涉及药品的研发、生产、使用、流通等各个环节，这些环节又涉及工业、商业、服务业等多类不同的部门和行业，为保证药品的安全有效，保护人民身体健康，需要针对各个不同环节，制定不同的药品管理法律规范并紧密衔接，进行系统的法制化管理。

4.药品管理法内容趋向国际化　由于药品管理法的客体主要是药品这样一些特殊物质，而且药品安全及滥用等问题已经成为现今人类所面临的共同问题，各国的药品管理法都规定了一些共同或相似的规则，同时各国在药品管理立法方面不断加强交流与合作，互相借鉴，共同缔结国际条约，药品管理立法的内容越来越国际化。

六、药品管理法的实施

（一）药品管理法实施的概念和基本形式

1.药品管理法实施的概念　药品管理法的实施是指药品管理法律规范社会生活中的实际贯彻与具体施行。药品管理法的实施是药品管理法运行过程中十分重要的环节，直接关系着药品管理法的存废。

2.药品管理法实施的基本形式　药品管理法的实施形式包括药品管理法的适用和药品管理法的遵守。

药品管理法的适用有广义和狭义之分。广义上药品管理法的适用是指国家专门机关、组织及其工作人员依据法定的职责和程序，将药品管理法律规范运用到具体场合的专门活动。它包括各级药品管理执法主体依法进行的药品管理行政执法活动和司法机关依法处理具体药品案件的司法活动。狭义的药品管理法的适用仅指司法机关处理具体药品案件的司法活动。但因为药品管理法属于行政法的范畴，规定的内容以对药品相关活动进行行政管理为主，所以在实际工作中药品管理法的适用是以药品管理行政执法为主要形式。

药品管理法的遵守是指公民、社会组织和国家机关依照药品管理法的规定，行使权利和履行义务的一种状态。药品管理法的遵守是药品管理法在社会实际生活中得以实现的保证，一切组织和个人都是守法的主体，任何组织和个人都没有超过法律的特权。

（二）药品管理行政执法

药品管理行政执法是指药品监督管理部门及其公职人员在行使药品监督管理行政职权的过程中，依照法定职权和程序执行药品管理法律规范的活动。

1. 药品管理行政执法的特点

（1）执法主体的特定性：根据药品管理法和行政处罚法的规定，药品管理行政执法主要是各级药品监督管理行政机关，其他任何单位和个人无权行使药品管理行政执法权。

（2）执法权限的法定性：药品管理行政执法主体的执法权限由相应的法律规范授权，执法主体只能在法定权限范围内，依照法定程序执法，不得越权执法。

（3）执法行为的主动性：药品管理行政执法是药品监督管理行政机关的法定职权和义务，行政机关必须主动履行这种职权，不需按管理相对人的意思办事，仅由该行政机关单方面决定即可。

（4）执法后果的强制性：药品管理行政执法是由药品监督管理行政机关代表国家进行的药品监督管理活动，是由国家强制力保证实施的，具有强制性。

（5）执法行为的专业性和技术性：药品管理立法过程中制定了大量的技术规范和药品标准，通过贯彻实施这些规范和标准，才能确保药品质量，保护人体健康。因此在药品管理行政执法过程中，需要强大的药学技术系统作为保障，任何一项具体行政行为的做出，都需要有专门的药学知识和技能。离开了专业性和技术性的工作，药品管理行政执法就失去了其实质的含义。

2. 药品管理行政执法的原则 药品管理行政执法应该遵循合法性原则、合理性原则、效率原则。合法性原则是指执法主体合法、执法内容合法、执法程序合法；合理性原则是指在法律规定的幅度内合理使用自由裁量权，处罚与违法情节相适应；效率原则是指执法主体在依法行政的前提下，以尽可能低的成本取得尽可能大的执法效益。

3. 药品管理行政执法的方式 药品管理行政执法行为可以分为两大类：一类是制定药品管理行为规范的抽象行政行为，它是药品监督管理部门为执行药品管理法在其职权范围内发布规范性文件的行为；另一类是具体行政行为，它是药品监督管理部门在法定职权范围内，依照药品管理法律规范的内容和程序，单方面改变药品管理相对人的权利和义务的行政执法活动，这是药品管理行政执法的主要行政行为。药品管理的具体行政行为有以下几种主要方式。

（1）行政许可：药品管理领域的行政许可行为是指药品监督管理部门根据药品管理相对人的申请，依法准许其从事药品及相关产品生产经营活动的行为。行政许可以颁发相应的"许可证"为主要方式，如药品生产许可证。

（2）行政监督检查：是指药品监督管理部门依法对药品管理相对人遵守药品管理法律规范和履行药品监督管理部门的决定、命令的情况予以察看、监督的行政执法行为。监督检查的方式包括调查、现场查验、物品和人员检查、督促等。

（3）行政强制措施：是指药品监督管理部门为了预防、制止危害社会行为的产生，依法对公民人身自由实施暂时性限制，或者对公民、法人或者其他组织的财产实施暂时性控制的行为。

（4）行政处罚：是指药品监督管理部门在职权范围内对违反药品管理法的管理相对人依照

法律规定的种类、幅度和程序实施行政制裁的行政执法行为。行政处罚的一般程序包括受理与立案、调查取证、处罚决定、送达、执行与结案等步骤。

七、违法与法律责任

（一）违法

违法（illegal）又称违法行为，是指一切违背现行法律的规定和要求，具有社会危害性的有过错的行为。违法与守法是相对应的概念。构成药品管理领域内的违法必须符合以下四个要件：①客观上有违反药品管理法律规范的行为；②行为具有一定的社会危害性，在一定程度上侵犯了药品管理法所保护的社会关系和社会秩序；③必须是行为人有主观过错的行为；④行为人必须是具有法定责任能力的公民、法人和其他组织。

（二）法律责任

法律责任（legal responsibility）是指行为人因为违反了法定义务或契约义务，或不当行使法律权利、权力所应承担的，带有强制性、制裁性和否定性的法律后果。药品法律责任主要有行政责任、民事责任和刑事责任三种。

1. 行政责任 指法律关系主体因违反药品管理法律规范所确立的行政管理秩序，尚未构成犯罪，所应承担的具有惩戒或制裁性的法律后果。主要包括行政处罚和行政处分两种形式。

如前文所述，行政处罚是药品监督管理部门依职权对违法的药品管理相对人实施的惩戒和制裁。《药品管理法》规定的行政处罚有警告、罚款、没收违法所得或非法财物、责令停产停业、吊销许可证等。

行政处分是行政机关或企事业单位依据行政隶属关系对违反药品管理秩序、违反政纪或失职人员给予的行政制裁。根据《国家公务员暂行条例》《国务院关于国家行政机关工作人员的奖惩暂行规定》和有关法律、法规规定，行政处分的种类主要有警告、记过、记大过、降级、降职、撤职、留用察看和开除等8种。

行政处罚和行政处分虽然都属于行政责任，但它们是两个不同的概念，属于两种不同的法律制度。行政处罚是由专门的机关依据法律的授权对自身以外的社会事务进行管理时实施的制裁方式，是一种外部行为。行政处罚针对的主要是违法行为，管理相对人对行政处罚不服时可以提起行政复议和行政诉讼。行政处分则是机关或企事业单位对自身内部的工作人员进行管理时采用的制裁手段，是一种内部管理行为。行政处分针对的多是失职行为，对行政处分不服的，只能通过内部申诉途径解决。

2. 民事责任 是指行为人违反药品管理法律规范造成他人损害所应承担以财产为主要内容的法律责任。民事责任的构成必须同时具备损害的事实存在，行为的违法性，行为人有过错，损害事实与行为人的过错有直接的因果关系等要件。我国《中华人民共和国民法典》规定的承担民事责任的方式有：停止侵害，排除妨碍，清除危险，返还财产，恢复原状，修理、更换、重做，赔偿损失，支付违约金，消除影响、恢复名誉，赔礼道歉等10种。药品管理法所涉及的民事责任是以赔偿损失为主要形式的民事责任。

3. 刑事责任 是指行为人违反药品管理法律规范，侵害了《中华人民共和国刑法》所保护的社会关系，构成犯罪所应承担的法律后果。刑事责任是由犯罪所引起的法律制裁，具有强制性和最严厉的惩罚性。刑法规定实现刑事责任的方式是刑罚，刑罚分为主刑和附加刑。主刑有拘役、管制、有期徒刑、无期徒刑、死刑；附加刑有罚金、剥夺政治权利、没收财产。

第二节 《中华人民共和国药品管理法》简介

《药品管理法》是我国药品管理法律体系的核心法律，是我国药品管理活动的直接法律依据，对于保证药品质量，维护公民健康有极为重要的作用。现行《药品管理法》为 2019 年修订，自 2019 年 12 月 1 日起施行，共分为十二章 155 条，包括总则、药品研制与注册、药品上市许可持有人、药品生产、药品经营、医疗机构药事管理、药品上市后管理、药品价格和广告的管理、药品储备与供应、药品监督、法律责任及附则等内容。本节对《药品管理法》的主要内容加以介绍。

一、总 则

法律的总则规定的是该部法律总的原则和基本制度，是整部法律的纲领性规定。《药品管理法》第一章总则共 15 条，规定了《药品管理法》的立法宗旨、适用范围、药品管理的原则与目标、国家管理药品的方针政策、主要制度和药品监督管理体制等内容。

（一）立法宗旨

"为了加强药品管理，保证药品质量，保障公众用药安全和合法权益，保护和促进公众健康，制定本法。"（第一条）

《药品管理法》的立法宗旨（目的）包括加强药品管理、保证药品质量、保障公众用药安全和合法权益、保护和促进公众健康四个层面的内容。其中，保护和促进公众健康是本法最根本的目的。这是《中华人民共和国宪法》第二十一条规定的"国家发展医疗卫生事业，发展现代医药和我国传统医药"的精神在本法中的具体体现。实现这一目的的方式之一是保障公众用药安全和合法权益；为了保障公众用药安全和合法权益，必须保证药品质量，而为了保证药品质量，必须加强药品管理。反之，没有严格的药品管理，就不能保证药品质量，也就无法保障公众用药安全和合法权益，更谈不上保护和促进公众健康。因此，这四个层面是一个有机的整体，不能割裂。

（二）适用范围

"在中华人民共和国境内从事药品研制、生产、经营、使用和监督管理活动，适用本法。

本法所称药品，是指用于预防、治疗、诊断人的疾病，有目的地调节人的生理机能并规定有适应症或者功能主治、用法和用量的物质，包括中药、化学药和生物制品等。"（第二条）

1. 空间范围 本条规定的空间范围，是指"在中华人民共和国境内"。"中华人民共和国境内"应当理解为我国的边境范围内，而不是有些法律规定的中华人民共和国"领域内"，两者是有区别的，后者比前者的范围宽。

2. 对象范围 本条规定的《药品管理法》的适用对象范围是从事药品研制、生产、经营、使用和监督管理活动。

同时，本条对药品的概念做了界定，这部分内容在本教材第一章已有论述。

（三）药品管理的原则与目标

"药品管理应当以人民健康为中心，坚持风险管理、全程管控、社会共治的原则，建立科学、严格的监督管理制度，全面提升药品质量，保障药品的安全、有效、可及。"（第三条）

本条明确规定，我国药品管理的原则为"风险管理、全程管控、社会共治"，目标是"药品的安全、有效、可及"。

（四）国家管理药品的方针政策、主要制度

1. 发展现代药和我国传统药 "国家发展现代药和传统药，充分发挥其在预防、医疗和保健中的作用。国家保护野生药材资源和中药品种，鼓励培育道地中药材。"（第四条）

本条是根据《中华人民共和国宪法》的规定制定的,将发展现代药和我国传统药的方针制定为药品管理法的法律条文。实践证明,我国一贯坚持中西医并举、中西药同发展的方针,为保护人民健康起到巨大作用。

2.鼓励创造新药,保护新药研究开发者的合法权益 "国家鼓励研究和创制新药,保护公民、法人和其他组织研究、开发新药的合法权益。"(第五条)

研究开发新药是发展药品的主要途径,是提高我国药品市场竞争力的关键,是防止疾病、保护人民健康的客观要求。药品管理立法鼓励研究和创制新药,规定了保护公民、法人和其他组织研究、开发新药的合法权益,对于促进我国医药行业的健康发展、保护和促进公众健康有着非常重要的意义。

3.药品管理的主要制度 "国家对药品管理实行药品上市许可持有人制度。药品上市许可持有人依法对药品研制、生产、经营、使用全过程中药品的安全性、有效性和质量可控性负责。"(第六条)

"国家建立健全药品追溯制度。国务院药品监督管理部门应当制定统一的药品追溯标准和规范,推进药品追溯信息互通互享,实现药品可追溯。

国家建立药物警戒制度,对药品不良反应及其他与用药有关的有害反应进行监测、识别、评估和控制。"(第十二条)

药品上市许可持有人制度、药品追溯制度、药物警戒制度等制度都是我国药品管理的主要制度。

4.从事药品活动的基本要求 "从事药品研制、生产、经营、使用活动,应当遵守法律、法规、规章、标准和规范,保证全过程信息真实、准确、完整和可追溯。"(第七条)

(五)药品监督管理体制

《药品管理法》规定了国务院药品监督管理部门主管全国药品监督管理工作,国务院有关部门在各自职责范围内负责与药品有关的监督管理工作;药品监督管理部门设置或者指定的药品专业技术机构,承担依法实施药品监督管理所需的审评、检验、核查、监测与评价等工作,并规定了各级人民政府的职责和新闻媒体、行业协会等的作用。有关具体内容详见本教材第四章。

二、药品研制与注册

《药品管理法》第二章药品研制与注册共14条(第十六条至第二十九条),规定了国家支持和鼓励药物创新的政策与鼓励创新的方向、从事药品研制活动应遵守的规范、开展药物非临床研究的要求、开展药物临床研究的要求与管理、药品注册审批制度、药品标准管理和药品的通用名称管理等内容,同时确立了药物的临床试验审批与默示许可、生物等效性试验备案、机构备案管理、拓展性临床试验、药品注册审评审查、原辅包一并审评、药品的附条件批准等制度。其具体内容详见本教材第八章。

三、药品上市许可持有人

《药品管理法》第三章药品上市许可持有人共11条,对药品上市许可持有人(marketing authorization holder,MAH)制度的相关内容进行了规定,包括MAH的概念与责任、质量保证要求、生产与经营、许可转让等具体内容。

(一)药品上市许可持有人的概念与责任

1.MAH的概念与责任 "药品上市许可持有人是指取得药品注册证书的企业或者药品研制机构等。

药品上市许可持有人应当依照本法规定,对药品的非临床研究、临床试验、生产经营、上市后研究、不良反应监测及报告与处理等承担责任。其他从事药品研制、生产、经营、储存、运输、使用等活动的单位和个人依法承担相应责任。

药品上市许可持有人的法定代表人、主要负责人对药品质量全面负责。"(第三十条)

2. 境外 MAH 的责任承担 "药品上市许可持有人为境外企业的,应当由其指定的在中国境内的企业法人履行药品上市许可持有人义务,与药品上市许可持有人承担连带责任。"(第三十八条)

3. 中药饮片生产企业的 MAH 义务 "中药饮片生产企业履行药品上市许可持有人的相关义务,对中药饮片生产、销售实行全过程管理,建立中药饮片追溯体系,保证中药饮片安全、有效、可追溯"。(第三十九条)

(二)药品上市许可持有人的质量保证要求

1. 建立药品质量保障体系 "药品上市许可持有人应当建立药品质量保证体系,配备专门人员独立负责药品质量管理。

药品上市许可持有人应当对受托药品生产企业、药品经营企业的质量管理体系进行定期审核,监督其持续具备质量保证和控制能力。"(第三十一条)

2. 建立药品上市放行规程 "药品上市许可持有人应当建立药品上市放行规程,对药品生产企业出厂放行的药品进行审核,经质量受权人签字后方可放行。不符合国家药品标准的,不得放行。"(第三十三条)

3. 对委托储存、运输药品的管理与监督 "药品上市许可持有人、药品生产企业、药品经营企业委托储存、运输药品的,应当对受托方的质量保证能力和风险管理能力进行评估,与其签订委托协议,约定药品质量责任、操作规程等内容,并对受托方进行监督。"(第三十五条)

(三)药品上市许可持有人的药品生产与销售

1. MAH 的药品生产 "药品上市许可持有人可以自行生产药品,也可以委托药品生产企业生产。

药品上市许可持有人自行生产药品的,应当依照本法规定取得药品生产许可证;委托生产的,应当委托符合条件的药品生产企业。药品上市许可持有人和受托生产企业应当签订委托协议和质量协议,并严格履行协议约定的义务。

国务院药品监督管理部门制定药品委托生产质量协议指南,指导、监督药品上市许可持有人和受托生产企业履行药品质量保证义务。

血液制品、麻醉药品、精神药品、医疗用毒性药品、药品类易制毒化学品不得委托生产;但是,国务院药品监督管理部门另有规定的除外。"(第三十二条)

2. MAH 的药品销售 "药品上市许可持有人可以自行销售其取得药品注册证书的药品,也可以委托药品经营企业销售。药品上市许可持有人从事药品零售活动的,应当取得药品经营许可证。

药品上市许可持有人自行销售药品的,应当具备本法第五十二条规定的条件;委托销售的,应当委托符合条件的药品经营企业。药品上市许可持有人和受托经营企业应当签订委托协议,并严格履行协议约定的义务。"(第三十四条)

(四)药品追溯制度与年度报告制度

"药品上市许可持有人、药品生产企业、药品经营企业和医疗机构应当建立并实施药品追溯制度,按照规定提供追溯信息,保证药品可追溯。"(第三十六条)

"药品上市许可持有人应当建立年度报告制度,每年将药品生产销售、上市后研究、风险管理等情况按照规定向省、自治区、直辖市人民政府药品监督管理部门报告。"(第三十七条)

(五)药品上市许可转让

"经国务院药品监督管理部门批准,药品上市许可持有人可以转让药品上市许可。受让方应当具备保障药品安全性、有效性和质量可控性的质量管理、风险防控和责任赔偿等能力，履行药品上市许可持有人义务。"（第四十条）

四、药 品 生 产

《药品管理法》第四章药品生产共 10 条（第四十一条至第五十条），规定了药品生产的许可与条件、生产药品的基本要求与具体要求、有关人员的健康检查等内容；明确了药品生产的许可证制度、GMP 制度、按照国家药品标准和生产工艺生产药品、药品质量检验与出厂放行、药品包装标签和说明书的管理要求等管理要求。其具体内容详见本教材第九章。

五、药 品 经 营

《药品管理法》第五章药品经营共有 18 条（第五十一条至第六十八条），内容包括药品经营许可与条件、经营药品的基本要求与鼓励药品零售连锁的国家政策、处方药与非处方药分类管理制度、经营药品（包括网络销售药品）的具体要求、进口药品的管理和药品的指定检验等内容。其具体内容详见本教材第十章。

六、医疗机构药事管理

《药品管理法》第六章医疗机构药事管理共有 8 条（第六十九条至第七十六条），规定了医疗机构的药学技术人员配备与职责、医疗机构药品管理的规定、用药的原则与依据、药学技术人员调配处方的规定、医疗机构制剂管理等内容。其具体内容详见本教材第十一章。

七、药品上市后管理

《药品管理法》第七章药品上市后管理共有 7 条（第七十七条至第八十二条），规定了对药品上市后的持续管理与评价、药品上市后变更的分类管理、药品不良反应监测报告与紧急控制措施、药品召回制度等内容。其具体内容详见本教材第十五章。

八、药品价格和广告

《药品管理法》第八章药品价格和广告共 8 条，规定了药品价格的管理、药品购销中的禁止性规定、药品广告的管理等内容。

（一）药品价格管理

1. 药品价格管理的原则规定　"国家完善药品采购管理制度，对药品价格进行监测，开展成本价格调查，加强药品价格监督检查，依法查处价格垄断、哄抬价格等药品价格违法行为，维护药品价格秩序。"（第八十四条）

2. 市场主体、医疗机构的价格管理要求与义务　"依法实行市场调节价的药品，药品上市许可持有人、药品生产企业、药品经营企业和医疗机构应当按照公平、合理和诚实信用、质价相符的原则制定价格，为用药者提供价格合理的药品。

药品上市许可持有人、药品生产企业、药品经营企业和医疗机构应当遵守国务院药品价格主管部门关于药品价格管理的规定，制定和标明药品零售价格，禁止暴利、价格垄断和价格欺诈等行为。"（第八十五条）

"药品上市许可持有人、药品生产企业、药品经营企业和医疗机构应当依法向药品价格主管部门提供其药品的实际购销价格和购销数量等资料。"（第八十六条）

"医疗机构应当向患者提供所用药品的价格清单，按照规定如实公布其常用药品的价格，加强合理用药管理。具体办法由国务院卫生健康主管部门制定。"（第八十七条）

（二）药品购销中的禁止性规定

"禁止药品上市许可持有人、药品生产企业、药品经营企业和医疗机构在药品购销中给予、收受回扣或者其他不正当利益。

禁止药品上市许可持有人、药品生产企业、药品经营企业或者代理人以任何名义给予使用其药品的医疗机构的负责人、药品采购人员、医师、药师等有关人员财物或者其他不正当利益。禁止医疗机构的负责人、药品采购人员、医师、药师等有关人员以任何名义收受药品上市许可持有人、药品生产企业、药品经营企业或者代理人给予的财物或者其他不正当利益。"（第八十八条）

（三）药品广告的管理

1. 药品广告的审批 "药品广告应当经广告主所在地省、自治区、直辖市人民政府确定的广告审查机关批准；未经批准的，不得发布。"（第八十九条）

2. 药品广告的内容 "药品广告的内容应当真实、合法，以国务院药品监督管理部门核准的药品说明书为准，不得含有虚假的内容。

药品广告不得含有表示功效、安全性的断言或者保证；不得利用国家机关、科研单位、学术机构、行业协会或者专家、学者、医师、药师、患者等的名义或者形象作推荐、证明。

非药品广告不得有涉及药品的宣传。"（第九十条）

（四）相关法的规定

"药品价格和广告，本法未作规定的，适用《中华人民共和国价格法》《中华人民共和国反垄断法》《中华人民共和国反不正当竞争法》《中华人民共和国广告法》等的规定。"（第九十一条）

九、药品储备与供应

《药品管理法》第九章药品储备与供应共 6 条，规定了药品储备制度、基本药物制度和短缺药品管理制度等内容。

（一）药品储备制度

"国家实行药品储备制度，建立中央和地方两级药品储备。发生重大灾情、疫情或者其他突发事件时，依照《中华人民共和国突发事件应对法》的规定，可以紧急调用药品。"（第九十二条）

（二）基本药物制度

"国家实行基本药物制度，遴选适当数量的基本药物品种，加强组织生产和储备，提高基本药物的供给能力，满足疾病防治基本用药需求。"（第九十三条）

（三）短缺药品管理制度

1. 短缺药品的预警管理 "国家建立药品供求监测体系，及时收集和汇总分析短缺药品供求信息，对短缺药品实行预警，采取应对措施。"（第九十四条）

2. 药品清单管理与停产报告制度 "国家实行短缺药品清单管理制度。具体办法由国务院卫生健康主管部门会同国务院药品监督管理部门等部门制定。

药品上市许可持有人停止生产短缺药品的，应当按照规定向国务院药品监督管理部门或者省、自治区、直辖市人民政府药品监督管理部门报告。"（第九十五条）

3. 短缺药品的保障措施 "国家鼓励短缺药品的研制和生产，对临床急需的短缺药品、防治重大传染病和罕见病等疾病的新药予以优先审评审批。"（第九十六条）

"对短缺药品，国务院可以限制或者禁止出口。必要时，国务院有关部门可以采取组织生产、价格干预和扩大进口等措施，保障药品供应。

药品上市许可持有人、药品生产企业、药品经营企业应当按照规定保障药品的生产和供应。"（第九十七条）

十、药品监督

《药品管理法》第十章药品监督共16条，规定了禁止生产销售使用的药品、药品的监督检查与抽查检验制度、药品安全信用档案与安全信息、药品安全事件应急预案与药品安全事件处置方案、地方人民政府与药品监督管理部门的药品监督义务等内容。

（一）禁止生产、销售、使用的药品

"禁止生产（包括配制，下同）、销售、使用假药、劣药。有下列情形之一的，为假药：①药品所含成分与国家药品标准规定的成分不符；②以非药品冒充药品或者以他种药品冒充此种药品；③变质的药品；④药品所标明的适应症或者功能主治超出规定范围。

有下列情形之一的，为劣药：①药品成分的含量不符合国家药品标准；②被污染的药品；③未标明或者更改有效期的药品；④未注明或者更改产品批号的药品；⑤超过有效期的药品；⑥擅自添加防腐剂、辅料的药品；⑦其他不符合药品标准的药品。

禁止未取得药品批准证明文件生产、进口药品；禁止使用未按照规定审评、审批的原料药、包装材料和容器生产药品。"（第九十八条）

（二）药品监督管理部门的监督检查

1. 对药品相关活动的监督检查与措施　"药品监督管理部门应当依照法律、法规的规定对药品研制、生产、经营和药品使用单位使用药品等活动进行监督检查，必要时可以对为药品研制、生产、经营、使用提供产品或者服务的单位和个人进行延伸检查，有关单位和个人应当予以配合，不得拒绝和隐瞒。药品监督管理部门应当对高风险的药品实施重点监督检查。对有证据证明可能存在安全隐患的，药品监督管理部门根据监督检查情况，应当采取告诫、约谈、限期整改以及暂停生产、销售、使用、进口等措施，并及时公布检查处理结果。药品监督管理部门进行监督检查时，应当出示证明文件，对监督检查中知悉的商业秘密应当保密。"（第九十九条）

2. 执行质量管理规范情况的检查　"药品监督管理部门应当对药品上市许可持有人、药品生产企业、药品经营企业和药物非临床安全性评价研究机构、药物临床试验机构等遵守药品生产质量管理规范、药品经营质量管理规范、药物非临床研究质量管理规范、药物临床试验质量管理规范等情况进行检查，监督其持续符合法定要求。"（第一百零三条）

3. 建立药品检查员队伍的规定　"国家建立职业化、专业化药品检查员队伍。检查员应当熟悉药品法律法规，具备药品专业知识。"（第一百零四条）

（三）药品质量的抽查检验

1. 抽查检验与危害人体健康药品的行政处理　"药品监督管理部门根据监督管理的需要，可以对药品质量进行抽查检验。抽查检验应当按照规定抽样，并不得收取任何费用；抽样应当购买样品。所需费用按照国务院规定列支。

对有证据证明可能危害人体健康的药品及其有关材料，药品监督管理部门可以查封、扣押，并在七日内作出行政处理决定；药品需要检验的，应当自检验报告书发出之日起十五日内作出行政处理决定。"（第一百条）

2. 药品质量公告　"国务院和省、自治区、直辖市人民政府的药品监督管理部门应当定期公告药品质量抽查检验结果；公告不当的，应当在原公告范围内予以更正。"（第一百零一条）

3. 药品检验的复验　"当事人对药品检验结果有异议的，可以自收到药品检验结果之日起七日内向原药品检验机构或者上一级药品监督管理部门设置或者指定的药品检验机构申请复验，也可以直接向国务院药品监督管理部门设置或者指定的药品检验机构申请复验。受理复验的药品检验机构应当在国务院药品监督管理部门规定的时间内作出复验结论。"（第一百零二条）

（四）药品安全的监督管理

1. 药品安全信用档案管理 "药品监督管理部门建立药品上市许可持有人、药品生产企业、药品经营企业、药物非临床安全性评价研究机构、药物临床试验机构和医疗机构药品安全信用档案，记录许可颁发、日常监督检查结果、违法行为查处等情况，依法向社会公布并及时更新；对有不良信用记录的，增加监督检查频次，并可以按照国家规定实施联合惩戒。"（第一百零五条）

2. 药品安全信息统一公布制度 "国家实行药品安全信息统一公布制度。国家药品安全总体情况、药品安全风险警示信息、重大药品安全事件及其调查处理信息和国务院确定需要统一公布的其他信息由国务院药品监督管理部门统一公布。药品安全风险警示信息和重大药品安全事件及其调查处理信息的影响限于特定区域的，也可以由有关省、自治区、直辖市人民政府药品监督管理部门公布。未经授权不得发布上述信息。

公布药品安全信息，应当及时、准确、全面，并进行必要的说明，避免误导。

任何单位和个人不得编造、散布虚假药品安全信息。"（第一百零七条）

3. 药品安全事件应急管理与处置 "县级以上人民政府应当制定药品安全事件应急预案。药品上市许可持有人、药品生产企业、药品经营企业和医疗机构等应当制定本单位的药品安全事件处置方案，并组织开展培训和应急演练。

发生药品安全事件，县级以上人民政府应当按照应急预案立即组织开展应对工作；有关单位应当立即采取有效措施进行处置，防止危害扩大。"（第一百零八条）

（五）部分药品的特殊管理规定

"国务院对麻醉药品、精神药品、医疗用毒性药品、放射性药品、药品类易制毒化学品等有其他特殊管理规定的，依照其规定。"（第一百一十二条）

（六）药品监督管理部门和地方人民政府的其他药品监督义务

1. 药品监督管理部门的信息公布、对举报人的奖励与保密义务 "药品监督管理部门应当公布本部门的电子邮件地址、电话，接受咨询、投诉、举报，并依法及时答复、核实、处理。对查证属实的举报，按照有关规定给予举报人奖励。

药品监督管理部门应当对举报人的信息予以保密，保护举报人的合法权益。举报人举报所在单位的，该单位不得以解除、变更劳动合同或者其他方式对举报人进行打击报复。"（第一百零六条）

2. 药品监督管理部门和地方人民政府被约谈和整改 "药品监督管理部门未及时发现药品安全系统性风险，未及时消除监督管理区域内药品安全隐患的，本级人民政府或者上级人民政府药品监督管理部门应当对其主要负责人进行约谈。

地方人民政府未履行药品安全职责，未及时消除区域性重大药品安全隐患的，上级人民政府或者上级人民政府药品监督管理部门应当对其主要负责人进行约谈。

被约谈的部门和地方人民政府应当立即采取措施，对药品监督管理工作进行整改。

约谈情况和整改情况应当纳入有关部门和地方人民政府药品监督管理工作评议、考核记录。"（第一百零九条）

3. 禁止地方保护主义 "地方人民政府及其药品监督管理部门不得以要求实施药品检验、审批等手段限制或者排斥非本地区药品上市许可持有人、药品生产企业生产的药品进入本地区。"（第一百一十条）

4. 禁止参与药品生产经营活动 "药品监督管理部门及其设置或者指定的药品专业技术机构不得参与药品生产经营活动，不得以其名义推荐或者监制、监销药品。

药品监督管理部门及其设置或者指定的药品专业技术机构的工作人员不得参与药品生产经营活动。"(第一百一十一条)

5. 有关部门的移送与协助　"药品监督管理部门发现药品违法行为涉嫌犯罪的,应当及时将案件移送公安机关。

对依法不需要追究刑事责任或者免予刑事处罚,但应当追究行政责任的,公安机关、人民检察院、人民法院应当及时将案件移送药品监督管理部门。

公安机关、人民检察院、人民法院商请药品监督管理部门、生态环境主管部门等部门提供检验结论、认定意见以及对涉案药品进行无害化处理等协助的,有关部门应当及时提供,予以协助。"(第一百一十三条)

十一、法 律 责 任

《药品管理法》第十一章法律责任是本法条款数最多的一章,共有38条(第一百一十四条——第一百五十一条),规定了违反本法的规定应承担的法律责任。前文已经对法律责任的概念、类别等内容进行了讲述,包括刑事责任、行政责任和民事责任等内容,本法规定的法律责任以行政处罚为主。

(一)对刑事责任的规定

《药品管理法》第一百一十四条规定:"违反本法规定,构成犯罪的,依法追究刑事责任。"

刑事责任依照《中华人民共和国刑法》的规定追究。涉及药品的犯罪行为,在《中华人民共和国刑法》中有部分条款规定。比较重要的如《中华人民共和国刑法》第一百四十一条规定:"生产、销售假药的,处三年以下有期徒刑或者拘役,并处罚金;对人体健康造成严重危害或者有其他严重情节的,处三年以上十年以下有期徒刑,并处罚金;致人死亡或者有其他特别严重情节的,处十年以上有期徒刑、无期徒刑或者死刑,并处罚金或者没收财产。药品使用单位的人员明知是假药而提供给他人使用的,依照前款的规定处罚。"《中华人民共和国刑法》第一百四十二条规定:"生产、销售劣药,对人体健康造成严重危害的,处三年以上十年以下有期徒刑,并处销售金额百分之五十以上二倍以下罚金;后果特别严重的,处十年以上有期徒刑或者无期徒刑,并处销售金额百分之五十以上二倍以下罚金或者没收财产。药品使用单位的人员明知是劣药而提供给他人使用的,依照前款的规定处罚。""违反药品管理法规,有下列情形之一,足以严重危害人体健康的,处三年以下有期徒刑或者拘役,并处或者单处罚金;对人体健康造成严重危害或者有其他严重情节的,处三年以上七年以下有期徒刑,并处罚金:①生产、销售国务院药品监督管理部门禁止使用的药品的;②未取得药品相关批准证明文件生产、进口药品或者明知是上述药品而销售的;③药品申请注册中提供虚假的证明、数据、资料、样品或者采取其他欺骗手段的;④编造生产、检验记录的。有前款行为,同时又构成本法第一百四十一条、第一百四十二条规定之罪或者其他犯罪的,依照处罚较重的规定定罪处罚。"

(二)对行政责任的规定

1. 无证生产经营药品、生产销售假药劣药相关行为的法律责任(表5-1)

表5-1　无证生产经营药品、生产销售假药劣药相关行为的法律责任

违法行为	法律责任	其他规定	条款
未取得药品生产许可证、药品经营许可证或者医疗机构制剂许可证生产、销售药品	责令关闭,没收违法生产、销售的药品和违法所得,并处违法生产、销售的药品货值金额十五倍以上三十倍以下的罚款	包括已售出和未售出的药品,下同 货值金额不足十万元的,按十万元计算	第一百一十五条

续表

违法行为	法律责任	其他规定	条款
生产、销售假药	没收违法生产、销售的药品和违法所得，责令停产停业整顿，吊销药品批准证明文件，并处违法生产、销售的药品货值金额十五倍以上三十倍以下的罚款；情节严重的，吊销药品生产许可证、药品经营许可证或者医疗机构制剂许可证，十年内不受理其相应申请；药品上市许可持有人为境外企业的，十年内禁止其药品进口	货值金额不足十万元的，按十万元计算	第一百一十六条
生产、销售劣药	没收违法生产、销售的药品和违法所得，并处违法生产、销售的药品货值金额十倍以上二十倍以下的罚款；情节严重的，责令停产停业整顿直至吊销药品批准证明文件、药品生产许可证、药品经营许可证或者医疗机构制剂许可证	违法生产、批发的药品货值金额不足十万元的，按十万元计算，违法零售的药品货值金额不足一万元的，按一万元计算	第一百一十七条
生产、销售的中药饮片不符合药品标准，尚不影响安全性、有效性	责令限期改正，给予警告；可以处十万元以上五十万元以下的罚款		第一百一十七条
生产、销售假药，或者生产、销售劣药且情节严重	对法定代表人、主要负责人、直接负责的主管人员和其他责任人员，没收违法行为发生期间自本单位所获收入，并处所获收入百分之三十以上三倍以下的罚款，终身禁止从事药品生产经营活动，并可以由公安机关处五日以上十五日以下的拘留	对生产者专门用于生产假药、劣药的原料、辅料、包装材料、生产设备予以没收	第一百一十八条
药品使用单位使用假药、劣药	按照销售假药、零售劣药的规定处罚。情节严重的，法定代表人、主要负责人、直接负责的主管人员和其他责任人员有医疗卫生人员执业证书的，还应当吊销执业证书		第一百一十九条
知道或者应当知道属于假药、劣药或者本法第一百二十四条第一款第一项至第五项规定的药品，而为其提供储存、运输等便利条件	收全部储存、运输收入，并处违法收入一倍以上五倍以下的罚款；情节严重的，并处违法收入五倍以上十五倍以下的罚款	违法收入不足五万元的，按五万元计算	第一百二十条
		对假药、劣药的处罚决定，应当依法载明药品检验机构的质量检验结论	第一百二十一条

关于货值金额，《药品管理法》第一百五十一条规定："本章规定的货值金额以违法生产、销售药品的标价计算；没有标价的，按照同类药品的市场价格计算。"

2. 其他违法行为的行政责任　　其他违法行为主要包括：违反许可证管理的其他行为，未取得药品批准证明文件生产、进口药品等行为，未经批准开展药物临床试验等行为，开展生物等效性试验未备案等行为，未遵守相关质量管理规范，违反药品包装管理规定，违法购进药品，药品经营企业违法销售药品，药品网络交易第三方平台提供者未履行相关义务，进口药品未按照规定备案，医疗机构制剂在市场销售，违反药品不良反应监测报告、药品召回规定等行为，违法聘用人员，各市场主体和个人行贿、受贿等行为以及药品监督管理部门、药品专业技术机构及其工作人员、人民政府等违法的行为。其相应的法律责任详见《药品管理法》的具体规定。

3. 从重处罚的规定　　《药品管理法》第一百三十七条规定："有下列行为之一的，在本法规定的处罚幅度内从重处罚：①以麻醉药品、精神药品、医疗用毒性药品、放射性药品、药品类易制毒化学品冒充其他药品，或者以其他药品冒充上述药品；②生产、销售以孕产妇、儿童为主要使用对象的假药、劣药；③生产、销售的生物制品属于假药、劣药；④生产、销售假药、劣药，造成人身伤害后果；⑤生产、销售假药、劣药，经处理后再犯；⑥拒绝、逃避监督检查，伪造、销毁、隐匿有关证据材料，或者擅自动用查封、扣押物品。"

（三）对民事责任的规定

《药品管理法》中涉及的民事责任均为损害赔偿责任，具体规定如下。

"药品检验机构出具的检验结果不实，造成损失的，应当承担相应的赔偿责任。"（第一百三十八条）

"药品上市许可持有人、药品生产企业、药品经营企业或者医疗机构违反本法规定，给用药者造成损害的，依法承担赔偿责任。

因药品质量问题受到损害的，受害人可以向药品上市许可持有人、药品生产企业请求赔偿损失，也可以向药品经营企业、医疗机构请求赔偿损失。接到受害人赔偿请求的，应当实行首负责任制，先行赔付；先行赔付后，可以依法追偿。

生产假药、劣药或者明知是假药、劣药仍然销售、使用的，受害人或者其近亲属除请求赔偿损失外，还可以请求支付价款十倍或者损失三倍的赔偿金；增加赔偿的金额不足一千元的，为一千元。"（第一百四十四条）

十二、附　则

《药品管理法》第十二章附则共有 4 条（第一百五十二条——第一百五十五条），包括药材管理的特别规定、军队执行本法的规定、本法施行时间等内容。

第三节　《中华人民共和国疫苗管理法》简介

2019 年 6 月 29 日，第十三届全国人大常委会第十一次会议通过了《中华人民共和国疫苗管理法》，自 2019 年 12 月 1 日起施行。《疫苗管理法》对疫苗的研制、生产、流通、预防接种、监管等作了全过程全链条的规定，将疫苗有关活动纳入法治轨道。作为世界上首部对疫苗管理作出全面系统规定的综合性疫苗法律，《疫苗管理法》的颁布实施具有重要意义。《疫苗管理法》共十一章 100 条，本节对其内容进行简要介绍。其中，与《药品管理法》相同的内容不作详细阐述。

一、总　则

《疫苗管理法》第一章总则共 13 条，规定了立法宗旨与适用范围、原则和基本制度、管理事权等内容。

（一）立法宗旨与适用范围

1. 立法宗旨 "为了加强疫苗管理，保证疫苗质量和供应，规范预防接种，促进疫苗行业发展，保障公众健康，维护公共卫生安全，制定本法。"（第一条）

2. 适用范围与概念界定 "在中华人民共和国境内从事疫苗研制、生产、流通和预防接种及其监督管理活动，适用本法。本法未作规定的，适用《中华人民共和国药品管理法》《中华人民共和国传染病防治法》等法律、行政法规的规定。

本法所称疫苗，是指为预防、控制疾病的发生、流行，用于人体免疫接种的预防性生物制品，包括免疫规划疫苗和非免疫规划疫苗。"（第二条）

（二）疫苗管理的原则和基本制度

1. 疫苗管理的原则 "国家对疫苗实行最严格的管理制度，坚持安全第一、风险管理、全程管控、科学监管、社会共治。"（第三条）

2. 疫苗的国家政策 "国家坚持疫苗产品的战略性和公益性。

国家支持疫苗基础研究和应用研究，促进疫苗研制和创新，将预防、控制重大疾病的疫苗研制、生产和储备纳入国家战略。

国家制定疫苗行业发展规划和产业政策，支持疫苗产业发展和结构优化，鼓励疫苗生产规模化、集约化，不断提升疫苗生产工艺和质量水平。"（第四条）

3. 对持有人的要求 第五条规定。

4. 免疫规划制度 "国家实行免疫规划制度。居住在中国境内的居民，依法享有接种免疫规划疫苗的权利，履行接种免疫规划疫苗的义务。政府免费向居民提供免疫规划疫苗。县级以上人民政府及其有关部门应当保障适龄儿童接种免疫规划疫苗。监护人应当依法保证适龄儿童按时接种免疫规划疫苗。"（第六条）

5. 疫苗追溯制度 第十条规定。

6. 生物安全管理制度 "疫苗研制、生产、检验等过程中应当建立健全生物安全管理制度，严格控制生物安全风险，加强菌毒株等病原微生物的生物安全管理，保护操作人员和公众的健康，保证菌毒株等病原微生物用途合法、正当。

疫苗研制、生产、检验等使用的菌毒株和细胞株，应当明确历史、生物学特征、代次，建立详细档案，保证来源合法、清晰、可追溯；来源不明的，不得使用。"（第十一条）

（三）管理事权的规定与社会共治

1. 监管部门及职责 "国务院药品监督管理部门负责全国疫苗监督管理工作。国务院卫生健康主管部门负责全国预防接种监督管理工作。国务院其他有关部门在各自职责范围内负责与疫苗有关的监督管理工作。

省、自治区、直辖市人民政府药品监督管理部门负责本行政区域疫苗监督管理工作。设区的市级、县级人民政府承担药品监督管理职责的部门（以下称药品监督管理部门）负责本行政区域疫苗监督管理工作。县级以上地方人民政府卫生健康主管部门负责本行政区域预防接种监督管理工作。县级以上地方人民政府其他有关部门在各自职责范围内负责与疫苗有关的监督管理工作。"（第八条）

2. 各级人民政府、新闻媒体、行业协会的职责 "县级以上人民政府应当将疫苗安全工作和预防接种工作纳入本级国民经济和社会发展规划，加强疫苗监督管理能力建设，建立健全疫苗监督管理工作机制。

县级以上地方人民政府对本行政区域疫苗监督管理工作负责，统一领导、组织、协调本行政区域疫苗监督管理工作。"（第七条）

"国务院和省、自治区、直辖市人民政府建立部门协调机制，统筹协调疫苗监督管理有关工作，定期分析疫苗安全形势，加强疫苗监督管理，保障疫苗供应。"（第九条）

"各级人民政府及其有关部门、疾病预防控制机构、接种单位、疫苗上市许可持有人和疫苗行业协会等应当通过全国儿童预防接种日等活动定期开展疫苗安全法律、法规以及预防接种知识等的宣传教育、普及工作。

新闻媒体应当开展疫苗安全法律、法规以及预防接种知识等的公益宣传，并对疫苗违法行为进行舆论监督。有关疫苗的宣传报道应当全面、科学、客观、公正。"（第十二条）

"疫苗行业协会应当加强行业自律，建立健全行业规范，推动行业诚信体系建设，引导和督促会员依法开展生产经营等活动。"（第十三条）

二、疫苗研制和注册

《中华人民共和国疫苗管理法》第二章疫苗研制和注册共8条,规定了疫苗的研制政策、临床试验、上市批准等内容。

(一)国家对疫苗研制的政策规定

"国家根据疾病流行情况、人群免疫状况等因素,制定相关研制规划,安排必要资金,支持多联多价等新型疫苗的研制。

国家组织疫苗上市许可持有人、科研单位、医疗卫生机构联合攻关,研制疾病预防、控制急需的疫苗。"(第十四条)

"国家鼓励疫苗上市许可持有人加大研制和创新资金投入,优化生产工艺,提升质量控制水平,推动疫苗技术进步。"(第十五条)

(二)疫苗的临床试验

1.批准与实施 "开展疫苗临床试验,应当经国务院药品监督管理部门依法批准。

疫苗临床试验应当由符合国务院药品监督管理部门和国务院卫生健康主管部门规定条件的三级医疗机构或者省级以上疾病预防控制机构实施或者组织实施。

国家鼓励符合条件的医疗机构、疾病预防控制机构等依法开展疫苗临床试验。"(第十六条)

2.受试者权益的保障 第十七条、第十八条规定。

(三)疫苗的上市许可

1.疫苗上市批准与优先审评审批制度 第十九条、第二十一条规定。

2.附条件批准与紧急使用制度 "应对重大突发公共卫生事件急需的疫苗或者国务院卫生健康主管部门认定急需的其他疫苗,经评估获益大于风险的,国务院药品监督管理部门可以附条件批准疫苗注册申请。

出现特别重大突发公共卫生事件或者其他严重威胁公众健康的紧急事件,国务院卫生健康主管部门根据传染病预防、控制需要提出紧急使用疫苗的建议,经国务院药品监督管理部门组织论证同意后可以在一定范围和期限内紧急使用。"(第二十条)

三、疫苗生产和批签发

《中华人民共和国疫苗管理法》第三章疫苗生产和批签发共10条,规定了疫苗生产的准入、关键人员的要求、生产质量管理、批签发制度等内容。

(一)疫苗生产的严格准入制度

"国家对疫苗生产实行严格准入制度。

从事疫苗生产活动,应当经省级以上人民政府药品监督管理部门批准,取得药品生产许可证。

从事疫苗生产活动,除符合《中华人民共和国药品管理法》规定的从事药品生产活动的条件外,还应当具备下列条件:①具备适度规模和足够的产能储备;②具有保证生物安全的制度和设施、设备;③符合疾病预防、控制需要。

疫苗上市许可持有人应当具备疫苗生产能力;超出疫苗生产能力确需委托生产的,应当经国务院药品监督管理部门批准。接受委托生产的,应当遵守本法规定和国家有关规定,保证疫苗质量。"(第二十二条)

(二)关键人员的资质要求

"疫苗上市许可持有人的法定代表人、主要负责人应当具有良好的信用记录,生产管理负责人、质量管理负责人、质量受权人等关键岗位人员应当具有相关专业背景和从业经历。

疫苗上市许可持有人应当加强对前款规定人员的培训和考核，及时将其任职和变更情况向省、自治区、直辖市人民政府药品监督管理部门报告。"（第二十三条）

（三）疫苗生产的质量管理

第二十四条、第二十五条规定。

（四）疫苗的批签发制度

1. 批签发制度与免予批签发的基本规定　"国家实行疫苗批签发制度。

每批疫苗销售前或者进口时，应当经国务院药品监督管理部门指定的批签发机构按照相关技术要求进行审核、检验。符合要求的，发给批签发证明；不符合要求的，发给不予批签发通知书。

不予批签发的疫苗不得销售，并应当由省、自治区、直辖市人民政府药品监督管理部门监督销毁；不予批签发的进口疫苗应当由口岸所在地药品监督管理部门监督销毁或者依法进行其他处理。

国务院药品监督管理部门、批签发机构应当及时公布上市疫苗批签发结果，供公众查询。"（第二十六条）

"预防、控制传染病疫情或者应对突发事件急需的疫苗，经国务院药品监督管理部门批准，免予批签发。"（第二十八条）

2. 批签发的实施　"申请疫苗批签发应当按照规定向批签发机构提供批生产及检验记录摘要等资料和同批号产品等样品。进口疫苗还应当提供原产地证明、批签发证明；在原产地免予批签发的，应当提供免予批签发证明。"（第二十七条）

"疫苗批签发应当逐批进行资料审核和抽样检验。疫苗批签发检验项目和检验频次应当根据疫苗质量风险评估情况进行动态调整。

对疫苗批签发申请资料或者样品的真实性有疑问，或者存在其他需要进一步核实的情况的，批签发机构应当予以核实，必要时应当采用现场抽样检验等方式组织开展现场核实。"（第二十九条）

3. 质量风险问题的处理　"批签发机构在批签发过程中发现疫苗存在重大质量风险的，应当及时向国务院药品监督管理部门和省、自治区、直辖市人民政府药品监督管理部门报告。

接到报告的部门应当立即对疫苗上市许可持有人进行现场检查，根据检查结果通知批签发机构对疫苗上市许可持有人的相关产品或者所有产品不予批签发或者暂停批签发，并责令疫苗上市许可持有人整改。疫苗上市许可持有人应当立即整改，并及时将整改情况向责令其整改的部门报告。"（第三十条）

"对生产工艺偏差、质量差异、生产过程中的故障和事故以及采取的措施，疫苗上市许可持有人应当如实记录，并在相应批产品申请批签发的文件中载明；可能影响疫苗质量的，疫苗上市许可持有人应当立即采取措施，并向省、自治区、直辖市人民政府药品监督管理部门报告。"（第三十一条）

四、疫 苗 流 通

《中华人民共和国疫苗管理法》第四章疫苗流通共 9 条，规定了疫苗的采购机制、疫苗的供应与配送、文件管理、定期检查等内容。

（一）疫苗的采购机制

1. 疫苗的采购与价格管理　"国家免疫规划疫苗由国务院卫生健康主管部门会同国务院财政部门等组织集中招标或者统一谈判，形成并公布中标价格或者成交价格，各省、自治区、直辖市实行统一采购。

国家免疫规划疫苗以外的其他免疫规划疫苗、非免疫规划疫苗由各省、自治区、直辖市通过省级公共资源交易平台组织采购。"（第三十二条）

"疫苗的价格由疫苗上市许可持有人依法自主合理制定。疫苗的价格水平、差价率、利润率应当保持在合理幅度。"(第三十三条)

2．疫苗使用计划的制定　"省级疾病预防控制机构应当根据国家免疫规划和本行政区域疾病预防、控制需要,制定本行政区域免疫规划疫苗使用计划,并按照国家有关规定向组织采购疫苗的部门报告,同时报省、自治区、直辖市人民政府卫生健康主管部门备案。"(第三十四条)

(二)疫苗的供应与配送

1．疫苗的供应　"疫苗上市许可持有人应当按照采购合同约定,向疾病预防控制机构供应疫苗。

疾病预防控制机构应当按照规定向接种单位供应疫苗。

疾病预防控制机构以外的单位和个人不得向接种单位供应疫苗,接种单位不得接收该疫苗。"(第三十五条)

2．疫苗的配送　"疫苗上市许可持有人应当按照采购合同约定,向疾病预防控制机构或者疾病预防控制机构指定的接种单位配送疫苗。

疫苗上市许可持有人、疾病预防控制机构自行配送疫苗应当具备疫苗冷链储存、运输条件,也可以委托符合条件的疫苗配送单位配送疫苗。

疾病预防控制机构配送非免疫规划疫苗可以收取储存、运输费用,具体办法由国务院财政部门会同国务院价格主管部门制定,收费标准由省、自治区、直辖市人民政府价格主管部门会同财政部门制定。"(第三十六条)

3．疫苗储存、运输管理　"疾病预防控制机构、接种单位、疫苗上市许可持有人、疫苗配送单位应当遵守疫苗储存、运输管理规范,保证疫苗质量。

疫苗在储存、运输全过程中应当处于规定的温度环境,冷链储存、运输应当符合要求,并定时监测、记录温度。

疫苗储存、运输管理规范由国务院药品监督管理部门、国务院卫生健康主管部门共同制定。"(第三十七条)

(三)疫苗流通的文件管理

1．证明文件　"疫苗上市许可持有人在销售疫苗时,应当提供加盖其印章的批签发证明复印件或者电子文件;销售进口疫苗的,还应当提供加盖其印章的进口药品通关单复印件或者电子文件。

疾病预防控制机构、接种单位在接收或者购进疫苗时,应当索取前款规定的证明文件,并保存至疫苗有效期满后不少于五年备查。"(第三十八条)

2．有关记录的管理　"疫苗上市许可持有人应当按照规定,建立真实、准确、完整的销售记录,并保存至疫苗有效期满后不少于五年备查。

疾病预防控制机构、接种单位、疫苗配送单位应当按照规定,建立真实、准确、完整的接收、购进、储存、配送、供应记录,并保存至疫苗有效期满后不少于五年备查。

疾病预防控制机构、接种单位接收或者购进疫苗时,应当索取本次运输、储存全过程温度监测记录,并保存至疫苗有效期满后不少于五年备查;对不能提供本次运输、储存全过程温度监测记录或者温度控制不符合要求的,不得接收或者购进,并应当立即向县级以上地方人民政府药品监督管理部门、卫生健康主管部门报告。"(第三十九条)

(四)定期检查制度与问题疫苗的处置

"疾病预防控制机构、接种单位应当建立疫苗定期检查制度,对存在包装无法识别、储存温度不符合要求、超过有效期等问题的疫苗,采取隔离存放、设置警示标志等措施,并按照国务院药品监督管理部门、卫生健康主管部门、生态环境主管部门的规定处置。疾病预防控制机构、接种单位应当如实记录处置情况,处置记录应当保存至疫苗有效期满后不少于五年备查。"(第四十条)

五、预防接种

《中华人民共和国疫苗管理法》第五章预防接种共 11 条，规定了国家免疫规划与预防接种规范化管理、对疾病预防控制机构接种单位与医疗卫生人员的管理、预防接种证制度、预防接种收费、群体性预防接种与应急接种等内容。

（一）国家免疫规划与预防接种规范化管理

1. 国家免疫规划的制定、调整与执行 "国务院卫生健康主管部门制定国家免疫规划；国家免疫规划疫苗种类由国务院卫生健康主管部门会同国务院财政部门拟订，报国务院批准后公布。

国务院卫生健康主管部门建立国家免疫规划专家咨询委员会，并会同国务院财政部门建立国家免疫规划疫苗种类动态调整机制。

省、自治区、直辖市人民政府在执行国家免疫规划时，可以根据本行政区域疾病预防、控制需要，增加免疫规划疫苗种类，报国务院卫生健康主管部门备案并公布。"（第四十一条）

2. 预防接种的规范化管理 "国务院卫生健康主管部门应当制定、公布预防接种工作规范，强化预防接种规范化管理。

国务院卫生健康主管部门应当制定、公布国家免疫规划疫苗的免疫程序和非免疫规划疫苗的使用指导原则。

省、自治区、直辖市人民政府卫生健康主管部门应当结合本行政区域实际情况制定接种方案，并报国务院卫生健康主管部门备案。"（第四十二条）

（二）对疾病预防控制机构、接种单位与医疗卫生人员的管理

1. 疾病预防机构的工作 "各级疾病预防控制机构应当按照各自职责，开展与预防接种相关的宣传、培训、技术指导、监测、评价、流行病学调查、应急处置等工作。"（第四十三条）

2. 接种单位的条件与管理 "接种单位应当具备下列条件：①取得医疗机构执业许可证；②具有经过县级人民政府卫生健康主管部门组织的预防接种专业培训并考核合格的医师、护士或者乡村医生；③具有符合疫苗储存、运输管理规范的冷藏设施、设备和冷藏保管制度。

县级以上地方人民政府卫生健康主管部门指定符合条件的医疗机构承担责任区域内免疫规划疫苗接种工作。符合条件的医疗机构可以承担非免疫规划疫苗接种工作，并应当报颁发其医疗机构执业许可证的卫生健康主管部门备案。

接种单位应当加强内部管理，开展预防接种工作应当遵守预防接种工作规范、免疫程序、疫苗使用指导原则和接种方案。

各级疾病预防控制机构应当加强对接种单位预防接种工作的技术指导和疫苗使用的管理。"（第四十四条）

3. 医疗卫生人员的工作规范与记录 "医疗卫生人员实施接种，应当告知受种者或者其监护人所接种疫苗的品种、作用、禁忌、不良反应以及现场留观等注意事项，询问受种者的健康状况以及是否有接种禁忌等情况，并如实记录告知和询问情况。受种者或者其监护人应当如实提供受种者的健康状况和接种禁忌等情况。有接种禁忌不能接种的，医疗卫生人员应当向受种者或者其监护人提出医学建议，并如实记录提出医学建议情况。

医疗卫生人员在实施接种前，应当按照预防接种工作规范的要求，检查受种者健康状况、核查接种禁忌，查对预防接种证，检查疫苗、注射器的外观、批号、有效期，核对受种者的姓名、年龄和疫苗的品名、规格、剂量、接种部位、接种途径，做到受种者、预防接种证和疫苗信息相一致，确认无误后方可实施接种。

医疗卫生人员应当对符合接种条件的受种者实施接种。受种者在现场留观期间出现不良反应的，医疗卫生人员应当按照预防接种工作规范的要求，及时采取救治等措施。"（第四十五条）

"医疗卫生人员应当按照国务院卫生健康主管部门的规定,真实、准确、完整记录疫苗的品种、上市许可持有人、最小包装单位的识别信息、有效期、接种时间、实施接种的医疗卫生人员、受种者等接种信息,确保接种信息可追溯、可查询。接种记录应当保存至疫苗有效期满后不少于五年备查。"(第四十六条)

(三)预防接种证制度

1.预防接种证的办理与管理 "国家对儿童实行预防接种证制度。在儿童出生后一个月内,其监护人应当到儿童居住地承担预防接种工作的接种单位或者出生医院为其办理预防接种证。接种单位或者出生医院不得拒绝办理。监护人应当妥善保管预防接种证。

预防接种实行居住地管理,儿童离开原居住地期间,由现居住地承担预防接种工作的接种单位负责对其实施接种。

预防接种证的格式由国务院卫生健康主管部门规定。"(第四十七条)

2.预防接种证的检查 "儿童入托、入学时,托幼机构、学校应当查验预防接种证,发现未按照规定接种免疫规划疫苗的,应当向儿童居住地或者托幼机构、学校所在地承担预防接种工作的接种单位报告,并配合接种单位督促其监护人按照规定补种。疾病预防控制机构应当为托幼机构、学校查验预防接种证等提供技术指导。

儿童入托、入学预防接种证查验办法由国务院卫生健康主管部门会同国务院教育行政部门制定。"(第四十八条)

(四)预防接种收费

"接种单位接种免疫规划疫苗不得收取任何费用。

接种单位接种非免疫规划疫苗,除收取疫苗费用外,还可以收取接种服务费。接种服务费的收费标准由省、自治区、直辖市人民政府价格主管部门会同财政部门制定。"(第四十九条)

(五)群体性预防接种与应急接种

"县级以上地方人民政府卫生健康主管部门根据传染病监测和预警信息,为预防、控制传染病暴发、流行,报经本级人民政府决定,并报省级以上人民政府卫生健康主管部门备案,可以在本行政区域进行群体性预防接种。

需要在全国范围或者跨省、自治区、直辖市范围内进行群体性预防接种的,应当由国务院卫生健康主管部门决定。

作出群体性预防接种决定的县级以上地方人民政府或者国务院卫生健康主管部门应当组织有关部门做好人员培训、宣传教育、物资调用等工作。

任何单位和个人不得擅自进行群体性预防接种。"(第五十条)

"传染病暴发、流行时,县级以上地方人民政府或者其卫生健康主管部门需要采取应急接种措施的,依照法律、行政法规的规定执行。"(第五十一条)

六、异常反应监测和处理

《中华人民共和国疫苗管理法》第六章异常反应监测与处理共5条,规定了预防接种异常反应的界定、监测、报告与补偿制度等内容。

(一)预防接种异常反应的界定

"预防接种异常反应,是指合格的疫苗在实施规范接种过程中或者实施规范接种后造成受种者机体组织器官、功能损害,相关各方均无过错的药品不良反应。

下列情形不属于预防接种异常反应:①因疫苗本身特性引起的接种后一般反应;②因疫苗质量问题给受种者造成的损害;③因接种单位违反预防接种工作规范、免疫程序、疫苗使用指导原则、接种方案给受种者造成的损害;④受种者在接种时正处于某种疾病的潜伏期或者前驱期,接种后偶合发病；⑤受种者有疫苗说明书规定的接种禁忌，在接种前受种者或者其监护人未如实提供受种者的健康状况和接种禁忌等情况，接种后受种者原有疾病急性复发或者病情加重；⑥因心理因素发生的个体或者群体的心因性反应。"（第五十二条）

（二）预防接种异常反应的监测与报告制度

"国家加强预防接种异常反应监测。预防接种异常反应监测方案由国务院卫生健康主管部门会同国务院药品监督管理部门制定。"（第五十三条）

"接种单位、医疗机构等发现疑似预防接种异常反应的，应当按照规定向疾病预防控制机构报告。

疫苗上市许可持有人应当设立专门机构，配备专职人员，主动收集、跟踪分析疑似预防接种异常反应，及时采取风险控制措施，将疑似预防接种异常反应向疾病预防控制机构报告，将质量分析报告提交省、自治区、直辖市人民政府药品监督管理部门。"（第五十四条）

"对疑似预防接种异常反应，疾病预防控制机构应当按照规定及时报告，组织调查、诊断，并将调查、诊断结论告知受种者或者其监护人。对调查、诊断结论有争议的，可以根据国务院卫生健康主管部门制定的鉴定办法申请鉴定。

因预防接种导致受种者死亡、严重残疾，或者群体性疑似预防接种异常反应等对社会有重大影响的疑似预防接种异常反应，由设区的市级以上人民政府卫生健康主管部门、药品监督管理部门按照各自职责组织调查、处理。"（第五十五条）

（三）预防接种异常反应补偿制度

"国家实行预防接种异常反应补偿制度。实施接种过程中或者实施接种后出现受种者死亡、严重残疾、器官组织损伤等损害，属于预防接种异常反应或者不能排除的，应当给予补偿。补偿范围实行目录管理，并根据实际情况进行动态调整。

接种免疫规划疫苗所需的补偿费用，由省、自治区、直辖市人民政府财政部门在预防接种经费中安排；接种非免疫规划疫苗所需的补偿费用，由相关疫苗上市许可持有人承担。国家鼓励通过商业保险等多种形式对预防接种异常反应受种者予以补偿。

预防接种异常反应补偿应当及时、便民、合理。预防接种异常反应补偿范围、标准、程序由国务院规定，省、自治区、直辖市制定具体实施办法。"（第五十六条）

七、疫苗上市后管理

《中华人民共和国疫苗管理法》第七章疫苗上市后管理共6条（第五十七条——第六十二条），规定了疫苗上市后持有人的职责、上市后评价与淘汰等内容。

八、保 障 措 施

《中华人民共和国疫苗管理法》第八章保障措施共7条（第六十三条——第六十九条），规定了经费保障与补助、与预防接种相关项目的确定与实施、疫苗的保障供应与储备、疫苗责任强制保险制度等内容。

九、监 督 管 理

《中华人民共和国疫苗管理法》第九章监督管理共9条（第七十条——第七十八条），规定了有关部门的监督管理职责、检查员队伍的建立与职责、安全隐患和疑似质量问题的处理、信息公开制度、信息共享机制与疫苗安全信息统一公布制度、疫苗安全事件的处理等内容。

十、法律责任

《中华人民共和国疫苗管理法》第十章法律责任共 18 条，规范了违反本法规定内容的法律责任。

（一）刑事责任的规定

第七十九条规定。

（二）行政责任的规定

1. 生产销售的疫苗属于假药、劣药的行政责任（表 5-2）

表5-2　生产销售的疫苗属于假药、劣药的行政责任

违法行为	法律责任	其他规定	条款
生产、销售的疫苗属于假药	没收违法所得和违法生产、销售的疫苗以及专门用于违法生产疫苗的原料、辅料、包装材料、设备等物品，责令停产停业整顿，吊销药品注册证书，直至吊销药品生产许可证等，并处违法生产、销售疫苗货值金额十五倍以上五十倍以下的罚款	货值金额不足五十万元的，按五十万元计算	第八十条
生产、销售的疫苗属于劣药	没收违法所得和违法生产、销售的疫苗以及专门用于违法生产疫苗的原料、辅料、包装材料、设备等物品，责令停产停业整顿，并处违法生产、销售疫苗货值金额十倍以上三十倍以下的罚款；情节严重的，吊销药品注册证书，直至吊销药品生产许可证等		

此外，本法还规定了对相关人员的处罚"生产、销售的疫苗属于假药，或者生产、销售的疫苗属于劣药且情节严重的，由省级以上人民政府药品监督管理部门对法定代表人、主要负责人、直接负责的主管人员和关键岗位人员以及其他责任人员，没收违法行为发生期间自本单位所获收入，并处所获收入一倍以上十倍以下的罚款，终身禁止从事药品生产经营活动，由公安机关处五日以上十五日以下拘留。"（第八十条）

2. 其他违法行为的行政责任　其他违法行为主要包括：申请疫苗临床试验、注册、批签发提供虚假数据、资料、样品或者有其他欺骗行为等行为，违反药品相关质量管理规范，疫苗上市许可持有人未按照规定建立疫苗电子追溯系统等违法行为，批签发机构违法行为，违反储存、运输管理规范行为，疾病预防控制机构、接种单位、医疗机构等有关违法行为，以及地方人民政府、药品监督管理部门、卫生健康主管部门等违法行为。具体法律责任详见《中华人民共和国疫苗管理法》相关条款。

（三）民事责任（损害赔偿）的规定

"因疫苗质量问题造成受种者损害的，疫苗上市许可持有人应当依法承担赔偿责任。

疾病预防控制机构、接种单位因违反预防接种工作规范、免疫程序、疫苗使用指导原则、接种方案，造成受种者损害的，应当依法承担赔偿责任。"（第九十六条）

十一、附　　则

《中华人民共和国疫苗管理法》第十一章附则共 4 条，规范了有关术语的含义、鼓励出口的国家政策、出入境的规定和本法施行时间。

（一）有关术语的含义

"免疫规划疫苗，是指居民应当按照政府的规定接种的疫苗，包括国家免疫规划确定的疫苗，

省、自治区、直辖市人民政府在执行国家免疫规划时增加的疫苗,以及县级以上人民政府或者其卫生健康主管部门组织的应急接种或者群体性预防接种所使用的疫苗。

非免疫规划疫苗,是指由居民自愿接种的其他疫苗。

疫苗上市许可持有人,是指依法取得疫苗药品注册证书和药品生产许可证的企业。"(第九十七条)

(二)鼓励出口的国家政策

"国家鼓励疫苗生产企业按照国际采购要求生产、出口疫苗。

出口的疫苗应当符合进口国(地区)的标准或者合同要求。"(第九十八条)

(三)出入境的规定

"出入境预防接种及所需疫苗的采购,由国境卫生检疫机关商国务院财政部门另行规定。"(第九十九条)

(四)本法施行时间的规定

"本法自 2019 年 12 月 1 日起施行。"(第一百条)

第四节　医药知识产权保护

一、医药知识产权概述

(一)知识产权

1. 知识产权的概念　知识产权(intellectual property/intellectual property right,IP/IPR),是智力成果的创造人依法所享有的权利和生产经营活动中标记所有人依法所享有的权利的总称。

从法律意义上讲,知识产权属于产权的一种,是无形财产的权利,包括人身权利和财产权利。

2. 知识产权的特征

(1)非物质性:知识产权的客体是一种无形的财产,既不是物,也不是行为,而是智力成果,是一种没有形体的精神财富。虽然智力成果不具有物质形态,也不占据一定空间,但权利人却能用法律赋予的权利控制他人对其智力成果的使用,具有无形财产的权利。这是知识产权最重要、最根本的特征之一。

(2)法定性:知识产权的法定性是指知识产权的种类和内容均由法律直接给予规定,不允许当事人自由创设。这一特征主要包括知识产权的权利类型上不允许当事人自由创设,如著作权、商标权、专利权等是由法律直接规定的,当事人不得自行约定知识产权的类型;在知识产权的权力内容上不允许当事人自行创设。

(3)专有性:专有性也称垄断性或独占性,即指这些权利具有排他性,一经法律确认,就为其权利人所专有。知识产权所有人对其权利的客体享有占有、使用、收益和处分的权利。知识产权可以作为商品流通,可以转让和继承,转让时可以收取一定的费用,获得一定的经济利益。

(4)时间性:知识产权都有法定的保护期限,一旦保护期届满,权利即自动终止,任何人使用都不再认为是侵权,它可以作为社会的公共财富进行流通、使用。另外,有些知识产权的保护期限可以续展,但需履行法定手续。

(5)地域性:在知识产权理论中,知识产权的地域性的特征就是对权利的一种空间限制。任何一个国家或地区所授予的知识产权,仅在该国或该地区的范围内受到保护,而在其他国家或地区不发生法律效力。如果知识产权所有人希望在其他国家或地区也享有独占权,则应依照其他国家的法律另行提出申请。除本国已经加入的国际条约或双边协定另有规定之外,任何国家都不承认其他国家或者国际性知识产权机构所授予的知识产权。

（6）可复制性：知识产权的客体——智力成果，需要花很大的人力、物力投入才能创造出来。但一经创造出来，就很容易大量复制，从而使得知识成果得以再现和传播，这一特征谓之可复制性。

3．知识产权的种类 当前，与知识产权保护有关的国际组织有两个：世界知识产权组织（World Intellectual Property Organization，WIPO）和世界贸易组织（World Trade Organization，WTO）。这两个组织对知识产权范围的界定并不相同。

根据1967年的《建立世界知识产权组织公约》第2条，知识产权包括与以下内容相关的权利：①文学、艺术和科学作品；②表演艺术家的表演，录音制品和广播；③所有领域中人类做出的发明；④科学发现；⑤工业品外观设计；⑥商品商标，服务商标，商号和各种标记；⑦对于制止不正当竞争的保护；⑧以及所有其他的工业、科学、文学和艺术领域中智力活动成果的权利。

世界贸易组织《与贸易有关的知识产权协议》（TRIPs），也从贸易的角度出发，界定了知识产权的范围。根据该协议的第1条和其他条款，知识产权包括以下的内容：①著作权（版权）与相关权；②商标权；③地理标志权；④工业品外观设计权；⑤专利权；⑥集成电路布图设计权；⑦未披露过的信息专有权。

我国的相关法律界定的知识产权主要包括著作权（copyright）和工业产权（Industrial Property）两部分，而工业产权又包括专利权、商标权和商业秘密等。

（二）医药知识产权

1．医药知识产权的概念 医药知识产权是指一切与医药行业有关的发明创造和智力劳动成果所产生的财产权。

2．医药知识产权的种类 概括起来，医药知识产权主要包括医药专利权、医药商标权、医药著作权和医药商业秘密四大类别。

（1）医药专利权：专利是保护医药发明创造最有效的手段，凡具有符合条件的医药新产品、新工艺、新配方、新用途、新的给药途径以及新剂型、制药装备、医疗器具和新颖的药品包装、药品造型等，均可以申请专利。

（2）医药商标权：商标是生产经营者在其商品或服务上使用的标记，医药商标权保护的范围为医药企业已注册的商标，涉及的产品可包括药品、制药机械、仪器、配套医药设备、医药包装材料、包装机械等。

（3）医药著作权：医药著作权的范围涉及医药领域的图书（包括教材、论文、专著、年鉴、辞典、百科全书）、摄影、录像、档案、资料、产品说明书、医药计算机软件、数据库、网络系统等作品的著作权。

（4）医药商业秘密：商业秘密主要是指不为公众所知悉、能为权利人带来经济利益、具有实用性并经权利人采取保密措施的技术信息和经营信息。医药商业秘密的范围主要包括医药企业拥有的市场、服务、管理、研究开发、工程设计、财务分析与投资途径、技术转让、人员客户网络等方面必须取得保密措施的生产、经营信息和技术信息。

3．医药知识产权保护的意义

（1）促进和鼓励发明创造：发明创造是人们辛勤劳动特别是创造性的脑力劳动的成果，对发明创造者授予独占利用其发明的权利，使其产品在一定范围内独占市场，作为对其发明的奖励，既有利于保护发明创造者的利益，又促进了发明人的积极性。

（2）推动科技进步：对于医药领域来说，很多验方是经过长期临床总结，只是通过家传的方式流传下来，如果不授予发明人专利权，那么发明人就不愿将花费很多时间、心血和费用所完成的发明公开出来。如果发明人能够得到这种独占利用的权利，他（们）就会同意将其发明公开，从而避免了一些发明创造的失传，而且保护期限内可以利用其发明内容进行科研活动，在此基础上创造出更高的发明，从而促进科学技术的发展。专利制度中公开程序还能够迅速地将其技术信息传播出去,避免了相同领域内的重复性劳动。从这些含义上来讲,知识产权保护在推广技术应用,促进科学技术发展方面具有十分重要的意义和作用。

(3)促进有序化的市场竞争:医药专利所有人可以限制他人以盈利为目的的生产、销售和进口,这样就有效地制止了相同产品的重复生产,使得开发者可以回收投资和获得回报,从而有效地鼓励开发创新,使得市场竞争有序化。

(4)保障和适应国际合作与竞争:随着中国加入世界贸易组织和全球经济市场一体化,知识产权竞争尤其是专利竞争已成为技术竞争和市场竞争的有力武器。以中药为例,如果不尽快研究和运用专利制度保护中药,而被竞争对手后来居上,即使我们早已拥有先进的技术,也依然会受制于国外专利权人的约束,失去本该属于我们的市场,使我们的中药在国际市场上丧失领先优势。

(5)调节国家、集体和个人利益:对一项知识产权而言,享有权利与承担义务互为前提。保护知识产权与防止权利的滥用互为制约。正确运用知识产权制度,有利于建立一个有活力、有效率的科研、引进、创新、推广和应用相互结合、相互促进的新机制,有利于形成科技和文化成果得以推广、应用、辐射和扩散的良性环境。

二、医药专利权保护

(一)专利的有关概念

医药专利权是医药行业最重要的知识产权。专利(patent)具有三个方面的意思。

(1)专利是专利权的简称,指专利权人对发明创造享有的专利权。专利权是一种专有权,是指依法批准的发明人或其权利受让人对其发明成果在一定年限内享有的独占权或专用权。"专利"在这里强调的是权利,这种权利具有独占的排他性,非专利权人要想使用他人的专利技术,必须依法征得专利权人的授权或许可。这是专利的核心概念。

(2)专利指受到专利法保护的发明创造,即专利技术,是受国家认可并在公开的基础上进行法律保护的专有技术。"专利"在这里具体指的是技术方法——受国家法律保护的技术或者方案。

(3)专利指专利主管部门颁发的确认申请人对其发明创造享有的专利权的专利证书或指记载发明创造内容的专利文献。

(二)医药专利的类型

专利的类型是指《中华人民共和国专利法》所保护的客体,即发明、实用新型和外观设计三种。与其他领域的专利一样,医药专利也包括发明、实用新型和外观设计专利三大类。

1. 医药发明专利 根据《中华人民共和国专利法》,发明是指对产品、方法或其改进所提出的新的技术方案。发明包括产品发明和方法发明。产品发明是指人工制造、以有形物品形式出现的发明;方法发明则是指为解决某一问题所采用的手段与步骤。

医药领域可授予专利权的发明创造以最终的物质表现不同分为两大类。

(1)医药产品发明专利:包括新物质、已知化合物、药物组合物、微生物及其代谢物、制药设备及药物分析仪器、医疗器械等。

(2)医药方法发明专利:包括新的生产工艺、工作方法和新的药品用途发明等。

2. 医药实用新型专利 根据《中华人民共和国专利法》,实用新型是指对产品的形状、构造或其结合所提出的适于实用的新的技术方案。实用新型与发明的不同之处在于:第一,实用新型只限于具有一定形状的产品,不能是一种方法,也不能是没有固定形状的产品;第二,对实用新型的创造性要求不太高,而对实用性要求较强。

在医药领域可申请实用新型专利的对象主要包括以下几种:①某些与功能相关的药物剂型、形状、结构的改变;②诊断用药的试剂盒与功能有关的形状、结构;③生产药品的专用设备;④某些药品的包装容器的形状、结构;⑤某些医疗器械的新构造等。

3. 医药外观设计专利　根据《中华人民共和国专利法》，外观设计是指对产品的整体或者局部的形状、图案或者其结合以及色彩与形状、图案的结合所做出的富有美感并适于工业应用的新设计。

在医药领域中可申请外观设计专利的对象主要包括：有形药品的新造型或其与图案色彩的搭配和组合；新的盛放容器（如药瓶、药袋、药品瓶盖）；富有美感和特色的说明书、容器、包装盒等。

（三）医药专利的特征

与其他领域的专利一样，医药专利具有以下特征。

1. 专有性　也称排他性或独占性。它是指一项发明创造所产生的专利权只能授予一个独立的主体（即专利权人），并且非经专利权人许可，任何人不得实施和使用专利技术。专利权人对其完成的发明创造享有占有、使用、收益和处分的权利。

2. 时间性　是指专利权只在法律规定的保护期限内有效。在我国，发明专利权的期限为20年，实用新型专利权的期限为10年，外观设计专利权的期限为15年，均自申请日起计算。《中华人民共和国专利法》规定，为补偿新药上市审评审批占用的时间，对在中国获得上市许可的新药相关发明专利，国务院专利行政部门应专利权人的请求给予专利权期限补偿。补偿期限不超过五年，新药批准上市后总有效专利权期限不超过十四年。

3. 地域性　是指一个国家或一个地区所授予的专利权仅在该国或该地区有效，对其他国家和地区不发生法律效力。当然，同一发明可以同时在两个或两个以上的国家申请专利，获得批准后其发明便可以在所有申请国获得法律保护。

（四）专利权的取得

发明创造完成以后，必须依法申请并经过专利机关按照法定的条件和程序，审查批准以后方能够取得专利权。

1. 授予专利权的条件　发明创造要取得专利权，必须满足实质条件和形式条件。实质条件是指申请专利的发明创造自身必须具备的属性要求。形式条件则是指申请专利的发明创造在申请文件和手续等程序方面的要求。此处所讲的授予专利权的条件，仅指授予专利权的实质条件。

我国《中华人民共和国专利法》规定，授予专利权的发明和实用新型，应当具备新颖性、创造性和实用性；而授予外观设计专利的条件仅需具备新颖性即可。

（1）新颖性：新颖性是指该发明或者实用新型不属于现有技术；也没有任何单位或者个人就同样的发明或者实用新型在申请日以前向国务院专利行政部门提出过申请，并记载在申请日以后公布的专利申请文件或者公告的专利文件中。现有技术，是指申请日以前在国内外为公众所知的技术。

（2）创造性：创造性是指与现有技术相比，该发明具有突出的实质性特点和显著的进步，该实用新型具有实质性特点和进步。

（3）实用性：实用性是指该发明或者实用新型能够制造或者使用，并且能够产生积极效果。

2. 专利的申请原则

（1）书面原则：我国专利法及其实施细则规定的各种手续，每个具有法律意义的步骤都应以书面形式办理，不能以口头说明或提交实物来代替书面申请和对申请文件进行修改补正。

（2）先申请原则：我国《中华人民共和国专利法》规定，两个以上的申请人分别就同样的发明创造申请专利的，专利权授予最先申请的人。该原则有利于促使发明人在完成发明创造后尽早申请专利，以便公众能够尽早得到最新的技术，避免重复研究。

（3）单一性原则：这是专利申请及审批中的一项基本原则。狭义的单一性原则是指一件专利申请的内容只能包含一项发明创造；广义的单一性原则还包括同样的发明创造只能授予一次专利权，不能就同样的发明创造同时存在两项或两项以上的专利权。一项发明一件申请便于专利申请案的审查、登记、分类、检索。同时，有利于授权后一系列法律事务的运作。

（4）优先权原则：我国《中华人民共和国专利法》规定，申请人自发明或者实用新型在外国第一次提出专利申请之日起十二个月内，或者自外观设计在外国第一次提出专利申请之日起六个月内，又在中国就相同主题提出专利申请的，依照该外国同中国签订的协议或者共同参加的国际条约，或者依照相互承认优先权的原则，可以享有优先权。

申请人自发明或者实用新型在中国第一次提出专利申请之日起十二个月内，或者自外观设计在中国第一次提出专利申请之日起六个月内，又向国务院专利行政部门就相同主题提出专利申请的，可以享有优先权。

3. 专利的申请文件　申请发明或者实用新型专利的，应当提交请求书、说明书及其摘要和权利要求书等文件。请求书应当写明发明或者实用新型的名称，发明人或者设计人的姓名，申请人姓名或者名称、地址以及其他事项。说明书应当对发明或者实用新型做出清楚、完整的说明，以所属技术领域的技术人员能够实现为准；必要的时候，应当有附图。摘要应当简要说明发明或者实用新型的技术要点。权利要求书应当以说明书为依据，说明要求专利保护的范围。

申请外观设计专利的，应当提交请求书以及该外观设计的图片或者照片等文件，并且应当写明使用该外观设计的产品及其所属的类别。

4. 专利申请的审批　发明专利的审批程序包括：①初步审查；②早期公开；③实质审查；④授权登记公告。

实用新型和外观设计专利申请经初步审查没有发现驳回理由的，由专利局做出授予实用新型专利权或者外观设计专利权的决定，发给相应的专利证书，同时予以登记和公告。实用新型专利权和外观设计专利权自公告之日起生效。

（五）专利权的主体、客体和内容

1. 专利权的主体　专利权的主体为专利权人，是指依法享有专利权并承担相应义务的人。

2. 专利权的客体　专利权的客体也称为专利法保护的对象，是指依法应授予专利权的发明创造。如前文所述，包括发明、实用新型和外观设计三种。

3. 专利权的内容　专利权的内容即专利权人的主要权利，包括人身权和财产权两个方面内容。人身权主要是指发明人或设计人享有在专利文件中写明其姓名的权利。财产权包括以下权利：

（1）独占实施权：发明和实用新型专利权被授予后，除专利法另有规定的以外，任何单位或者个人未经专利权人许可，都不得实施其专利，即不得为生产经营目的的制造、使用、许诺销售、销售、进口其专利产品，或者使用其专利方法以及使用、许诺销售、销售、进口依照该专利方法直接获得的产品。因此，产品发明专利权人和实用新型专利权人独占实施权的内容具体包括对专利产品的制造权、使用权、许诺销售权、销售权和进口权；方法发明专利权人享有的独占实施权，除了指该专利方法的排他使用权外，还包括对依照该专利方法直接获得的产品享有的使用权、许诺销售权、销售权和进口权。这里的许诺销售，是指以做广告、在商店橱窗中陈列或者在展销会上展出等方式明确作出销售商品意愿的行为。

外观设计专利权被授予后，任何单位或者个人未经专利权人许可，都不得实施其专利，即不得为生产经营目的的制造、销售、进口其外观设计专利产品。可见，外观设计专利独占实施权的内容包括对外观设计专利产品的制造权、销售权和进口权。

（2）实施许可权：它是指专利权人可以许可他人实施其专利技术并收取专利使用费。许可他人实施专利的，当事人应当订立书面合同。

（3）转让权：专利权可以转让。转让专利权的，当事人应当订立书面合同，并向国务院专利行政部门登记，由国务院专利行政部门予以公告，专利权的转让自登记之日起生效。中国单位或者个人向外国人转让专利权的，必须经国务院有关主管部门批准。

（4）标示权：它是指专利权人享有在其专利产品或者该产品的包装上标明专利标记和专利号的权利。

三、医药商标权保护

商标（trademark）是现代经济的产物。文字、图形、字母、数字、三维标志和颜色以及上述要素的组合，均可作为商标申请注册。经国家核准注册的商标为"注册商标"，受法律保护。商标通过确保商标注册人享有用以标明商品或服务，或者许可他人使用以获取报酬的专用权，而使商标注册人受到保护。

（一）商标与医药商标

1. 商标的概念　根据有关规定，商标是指在商品或者服务项目上所使用的、用以识别不同经营者所生产、制造、加工、挑选、经销的商品或者提供的服务的，由显著的文字、图形或者其组合构成的标志。

2. 商标的特征　商标的主要特征为：显著性、可视性、独占性、依附性、价值性、竞争性。

3. 医药商标　医药商标是指医药产品的生产者、经营者或者医疗服务的提供者为了使自己生产、经营的医药产品或者提供的医疗服务，同他人生产、经营的同类医药产品或同类医疗服务相区别而使用的一种标记。

（二）商标权的内容

1. 商标权的主体　商标权的主体是指依法享有注册商标专用权的单位和个人。具体包括：①企事业单位、社会团体、个体工商户及合伙组织；②在中国通过申请注册或继承、转让等方式取得商标权的外国企业及团体。

2. 商标权的客体　商标权的客体，是指法律对商标权所保护的对象，包括注册商标和未经注册的驰名商标。

3. 商标专用权的内容　《中华人民共和国商标法》规定，经主管部门核准为注册商标后，其注册人享有商标的专用权，受到法律的保护，保护范围以核准注册的商标和核定使用的商品为限。商标专用权的内容包括以下几个方面。

（1）独占使用权：商标权人只能在核定使用的商品上使用核准注册商标的权利，同时可以禁止他人在未经许可的情况下在同一种商品或类似商品上使用该注册商标或相近似的商标，否则就构成侵权。

（2）禁止权：商标权人有权禁止他人未经许可使用其注册商标或以其他方式侵犯其商标专用权。但是，将受保护的注册商标或与其类似的易混淆商标使用到与商标权人不相类似的商品或服务项目上，不属于侵犯商标权。对于驰名商标，国家实行扩大保护，即商标权人有权禁止他人将驰名商标或与驰名商标相类似的商标使用到任何商品和服务项目上。

（3）转让权：商标权人在法律允许的范围内将其注册商标有偿或无偿转让的权利。商标权转让后，原商标注册人的一切权利丧失，转移给新的商标权人。

（4）许可权：商标权人有权通过签订许可使用合同，允许他人有偿或无偿使用其注册商标。

（5）续展权：商标权人对有效期届满的注册商标，有权在法定期间内申请续展。我国商标法规定，商标权有效期间为 10 年。有效期满后，需要继续使用的，应当在期满前 6 个月内申请续展注册；在此期间未能提出申请的，可以给予 6 个月的宽展期。每次续展注册的有效期为 10 年。有效期届满，商标权人未在法定期间办理续展，其注册商标将被依法注销。

四、医药著作权和商业秘密保护

（一）医药著作权保护

著作权（copyright）又称版权，是知识产权的一种。著作权自作品创作完成之日起产生，在我国实行自愿登记原则。

1. 著作权的概念　著作权是指作者及其他权利人对文学、艺术和科学作品享有的人身权和财产权的总称，是法律赋予文学艺术或科学作品的创作者对其作品的权利，包括署名、发表、出版、获得报酬等权利。它是知识产权的重要组成部分。

2. 著作权的种类　从法律意义上讲，著作权包括著作人身权和著作财产权。另外，著作权还有相关权利，即邻接权。

（1）著作人身权：著作人身权是指作者通过创作表现个人风格的作品而依法享有获得名誉、声望和维护作品完整性的权利。该权利由作者终身享有，不可转让、剥夺和限制。作者死后，一般由其继承人或者法定机构予以保护。根据《中华人民共和国著作权法》的规定，著作人身权的具体内容包括发表权、署名权、修改权和保护作品完整权。

（2）著作财产权：著作财产权是作者对其作品的自行使用和被他人使用而享有的以物质利益为内容的权利。著作财产权的内容具体包括复制权、发行权、出租权、展览权、表演权、放映权、广播权、信息网络传播权、摄制权、改编权、翻译权、汇编权以及应当由著作权人享有的其他权利。

（3）著作权的邻接权：邻接权是指作品传播者对在传播作品过程中产生的劳动成果依法享有的专有权利，又被称为作品传播者权或与著作权有关的权益。广义的著作权可以包括邻接权。狭义的著作权与邻接权的关系极为密切。邻接权以著作权为基础；对于著作权合理使用的限制，同样适用于对邻接权的限制；邻接权的保护期也为50年。

3. 著作权的保护期限

（1）著作人身权的保护期限：著作人身权中的署名权、修改权和保护作品完整权的保护期不受限制，可以获得永久性保护。但著作人身权中的发表权的保护有时间限制。

（2）自然人作品的发表权和财产权的保护期限：公民的作品，其发表权和使用权的保护期分别为作者终生及其去世后50年，截止于作者去世之后第50年的12月31日；如果是合作作者，截止于最后去世的作者去世后第50年的12月31日。

作者生前未发表的作品，如果作者未明确表示不发表，作者去世后50年内，其发表权可由继承人或者受遗赠人行使；没有继承人又无人受遗赠的，由作品原件的所有人行使。

（3）法人或其他组织的作品的发表权和财产权的保护期限：单位作品，著作权（署名权除外）由法人或者其他组织享有的职务作品，其发表权和使用权的保护期为50年，截止于作品发表后第50年的12月31日，但作品自创作完成后50年内未发表的，著作权不再保护。

（4）作者身份不明作品使用权的保护期限：作者身份不明的作品，其使用权的保护期截止于作品发表后第50年的12月31日。作者身份确定后，适用著作权法第21条的规定，按不同作品类型分别确定保护期。

（5）计算机软件著作权的期限：软件著作权的保护期为25年，截止于软件首次发表后第25年的12月31日。可对其加以续展，但保护期最长不超过50年。另外，软件开发者身份权的保护期不受时间限制。

（二）医药商业秘密保护

商业秘密是企业的财产权利，它关乎企业的竞争力，对企业的发展至关重要，有的甚至直接影响到企业的生存。因此，医药企业商业秘密的保护，也是十分重要的。

1. 商业秘密的概念与特征　按照我国《中华人民共和国反不正当竞争法》的规定，商业秘密（business secret）是指不为公众所知悉、能为权利人带来经济利益，具有实用性并经权利人采取保密措施的技术信息和经营信息。因此商业秘密包括两部分：技术信息和经营信息。具体如管理方法、产销策略、客户名单、货源情报等经营信息；生产配方、工艺流程、技术诀窍、设计图纸等技术信息。与其他知识产权（专利权、商标权、著作权等）相比，商业秘密有着以下特征。

（1）非公开性：商业秘密的前提是不为公众所知悉，而其他知识产权都是公开的，对专利权甚至有公开到相当程度的要求。

（2）非排他性：商业秘密是一项相对的权利。商业秘密的专有性不是绝对的，不具有排他性。如果其他人以合法方式取得了同一内容的商业秘密，他们就和第一个人有着同样的地位。商业秘密的拥有者既不能阻止在他之前已经开发掌握该信息的人使用、转让该信息，也不能阻止在他之后开发掌握该信息的人使用、转让该信息。

（3）利益相关：商业秘密能使经营者获得利益，获得竞争优势，或具有潜在的商业利益。

（4）期限保护：商业秘密的保护期不是法定的，取决于权利人的保密措施和其他人对此项秘密的公开。一项技术秘密可能由于权利人保密措施得力和技术本身的应用价值而延续很长时间，远远超过专利技术受保护的期限。

2. 医药商业秘密的内容　医药商业秘密，具有丰富的内涵和广泛的应用范围。它是所有者的重要财产，而且这种财产既可以是有形的，也可以是无形的。依据我国法律对商业秘密的界定，它所涉及的范围为两类：

（1）医药技术信息：医药技术信息是指凭经验或技能所产出的，在实际中尤其是医药工业中适用的技术情报、数据或知识。包括药品配方、工艺流程、未申请专利的设计、技术秘诀等。

（2）医药企业经营信息：医药企业经营信息是指具有秘密性质的医药企业经营管理方法及与经营管理方法密切相关的信息和情报。包括管理方法、企业营销战略、客户名单、货源情报等。

本章小结

1. 广义的药品管理法是指由国家制定或认可的，调整药品监督管理、确保药品质量、保障用药安全、维护人体健康活动中产生的各种社会关系的法律规范的总和。狭义的药品管理法指的是《药品管理法》这一部法律。

2. 药品管理法律体系是指由我国现行的药品管理的法律、法规、规章等一系列规范性法律文件构成的，反映我国药品管理法实施状况的一个呈体系化的有机联系的统一整体。

3. 现行《药品管理法》为2019年修订，共分为十二章155条，包括总则、药品研制与注册、药品上市许可持有人、药品生产、药品经营、医疗机构药事管理、药品上市后管理、药品价格和广告的管理、药品储备与供应、药品监督、法律责任及附则等内容。

4. 我国的《疫苗管理法》为2019年制定，共十一章100条，对疫苗的研制、生产、流通、预防接种、监管等作了全过程全链条的规定，将疫苗有关活动纳入法治轨道。

5. 医药知识产权是指一切与医药行业有关的发明创造和智力劳动成果所产生的财产权。概括起来，医药知识产权主要包括医药专利权、医药商标权、医药著作权和医药商业秘密等类别。

思考题

1. 根据《药品管理法》，深刻理解假药、劣药的内涵。

2.《药品管理法》规定的药品管理的制度有哪些？（举出5个即可）

3.《中华人民共和国疫苗管理法》对疫苗不予批签发、免予批签发分别是怎么规定的？

4. 医药知识产权的种类包括哪些？

（颜久兴）

第六章　药品管理的经济学理论基础与运用

本章重点介绍管理经济学相关理论基础及其在医药行业经济实践中的运用，包括药品管理经济分析、药物经济学评价、药品市场营销管理等内容。通过本章的学习，了解经济学的基本理论，理解经济理论在规范市场竞争行为、合理配置药品资源、促进医药经济健康发展中的作用和重要性，探索经典理论在医药经济实践中的特色应用。

第一节　管理经济学相关理论基础

管理经济学是基于经济学和管理学的理论基础，借用微观经济学中的原理和结论，特别是运用推导这些原理和结论时所使用的经济分析方法，解决现实中管理问题的一门科学，是沟通经济学理论与企业管理决策的桥梁。管理经济学的主要理论包括市场供求机制、生产决策、成本利润分析、企业定价策略、市场结构分析、政府调控等。

一、市场供求机制

（一）基本概念

1.市场　指买者和卖者的集合，通过双方的互动决定一种或一系列商品的价格。市场是经济活动的中心，提供了买者和卖者间交易的可能，核心作用是决定商品价格。

2.价格　商品的货币价值，代表了不同商品可以被交换的条件。价格在市场机制中起平衡作用，协调生产者和消费者的决策。较高的价格趋向于抑制消费者购买，同时会刺激生产；而较低的价格则趋向于鼓励消费者购买，同时会抑制生产。

3.需求　指一定时期内在各种可能的价格水平下，消费者愿意并能够购买的商品数量。经济学上的需求强调必须同时具备购买意愿和购买能力。

（1）影响需求量的主要因素：①商品的价格，商品价格一般与需求量成反方向变动，即价格越高，需求量越少。②相关商品的价格，当一种商品本身价格不变，而其他相关商品价格发生变化时，这种商品的需求量也可能会发生变化。例如：在其他条件不变时，汽车价格下降，人们往往会增加汽车的购买量，进而导致汽油需求量的增加。③消费者的收入水平，对多数商品而言，消费者收入水平提高时，会倾向于购买更多数量的商品。④消费者的偏好，当消费者对某种商品的偏好程度增强时，该商品的需求量会相应增加。⑤消费者对商品未来价格的预期，理性的人会倾向于在价格上升以前购买产品，当消费者预期某种商品的价格即将上升时，则极有可能会增加当下对该商品的需求量。⑥消费者规模，当消费者的数量增加时，需求一般也随之增加。

（2）需求弹性理论：需求弹性可分为价格弹性、收入弹性、交叉弹性等。需求弹性分析工具可应用于药品需求发展趋势预测、保险方案设计、政府价格政策制定以及企业生产经营决策等方面。

1）需求的价格弹性（price elasticity of demand）：指在一定时期内，当一种商品的价格发生变动时，引起该商品需求量变动的反应程度，度量了需求量对价格变化的敏感程度，计算公式为：

$$需求价格弹性（Ep）= \frac{需求变动\%\left(\dfrac{\triangle Q}{Q}\right)}{价格变动\%\left(\dfrac{\triangle P}{P}\right)}$$

需求的价格弹性主要有五种情况：$|Ep|>1$，富有弹性，例如某些高档奢侈品；$|Ep|<1$，缺乏弹性，例如多数生活必需品；$|Ep|=1$，单位弹性；$|Ep|=\infty$，完全弹性，价格的微小变化，会引起需求量无限大的变化；$|Ep|=0$，完全无弹性，无论价格怎样变化，都不会引起需求量的变化，例如某些具有刚性需求的药品。

2）需求的收入弹性（income elasticity of demand）：指在一定时期内，当消费者收入发生变动时，引起该商品需求量变动的反应程度，度量了需求量对消费者收入变化的敏感程度，计算公式为：

$$需求收入弹性（Ei）= \frac{需求变动\%\left(\dfrac{\triangle Q}{Q}\right)}{收入变动\%\left(\dfrac{\triangle I}{I}\right)}$$

需求的收入弹性主要有三种情况：$Ei>1$，富有弹性，一般为奢侈品；$1>Ei>0$，缺乏弹性，一般为必需品；$Ei<0$，负收入弹性，一般为低档品。

3）需求的交叉弹性（cross elasticity of demand）：指在一定时期内，其他相关商品价格发生变动引起该商品需求量变动的反应程度，即商品需求变动的百分比与其相关商品价格变动的百分比之比，度量了需求量对其相关商品价格变化的敏感程度，计算公式为：

$$需求交叉弹性（E_{xy}）= \frac{Y商品需求变动\%\left(\dfrac{\triangle Q_y}{Q_y}\right)}{X商品价格变动\%\left(\dfrac{\triangle P_x}{P_x}\right)}$$

需求的交叉弹性主要有三种情况：$E_{xy}>0$，两种商品互为替代品，例如适应证相同的不同药品；$E_{xy}<0$，两种商品互为互补品，例如生产某种制剂的原料药和辅料；$E_{xy}=0$，两种商品互相独立，不存在相关关系。

4. 供给　指一定时期内在各种可能的价格水平下，生产者愿意并且能够出售的产品数量。经济学上的供给要求生产者同时具备生产和出售的愿望以及供应能力。

（1）影响供给量的主要因素：①商品的价格，一般商品价格越高，生产者愿意供给的商品数量越多。②其他商品的价格，当一种商品本身价格不变，而其他相关商品价格发生变化时，这种商品的供给量也可能会发生变化。例如：如果某类药品的价格下降，制造商往往会倾向于生产更多的其他类别的药品，导致供给量增多。③生产成本，在商品价格不变的情况下，生产成本上升会导致利润减少，进而使供给量减少。④技术进步和生产要素的价格，技术进步以及由于各种原因引起的生产要素价格下降，将导致单位产品的生产成本下降，在既定价格水平下，成本的下降又会增加利润，从而使商品的供给量增加。⑤生产者对未来的预期，如果生产者对未来市场价格、销量等持乐观态度，则极有可能会增加生产和供给。⑥生产者规模，市场上生产者数量增加一般会使市场上该产品的供给量增加。

（二）供求规律

供给和需求是市场中两个紧密相连的方面，供求关系决定价格，价格又影响供求关系。一方面，供求关系的变化会调节产生新的价格，供大于求时，价格下降；供不应求时，价格提高；另一方面，价格变化也会引起市场供求的变化，价格提高，供给量增加，需求量减少；价格下降，需求量增加，供给量减少。达到均衡状态时，需求量与供给量（Qa）相等，实现了供求平衡，此时的价格即为均衡价格（Pa）（图6-1）。

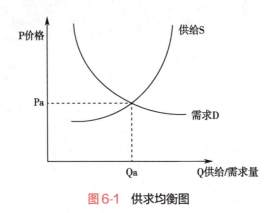

图6-1　供求均衡图

二、生产决策

（一）基本概念

1. 生产和生产函数　生产是指把投入要素转变为产出的过程。生产过程中要素的投入量和产出量之间的关系，可用生产函数表示。生产函数是指在一定的技术水平下，一定时期内，各种生产要素的投入组合与所能生产的最大产量之间的关系。

2. 产量　总产量是指在一定技术条件下，一定数量的要素投入所能生产的最大产量；平均产量是指平均每一单位可变要素投入所产生的产量，即总产量除以某种投入要素的数量；边际产量是指增加一个单位的可变要素投入引起的总产量的变化。

（二）单一可变要素的最优利用

在短期决策中经常遇到单一可变投入要素的最优利用问题：假定只有一种要素的投入数量可变，其他要素投入固定不变，研究该可变要素的最优使用量。

1. 边际报酬递减规律　指在一定的生产技术条件下，其他生产要素的投入量不变，增加一种要素的投入量，开始时会使该要素的边际产量增加，待增加到一定量之后，再增加要素的投入量则边际产量减少。

2. 生产三阶段　基于边际报酬递减规律，根据可变要素的投入数量不同，可以把生产划分为三个阶段：

第一阶段：边际产量先递增，后递减，总产量、平均产量均呈上升趋势。

第二阶段：边际产量递减，小于平均产量，但为正值。平均产量呈递减趋势，总产量仍呈递增趋势。

第三阶段：边际产量为负值，总产量和平均产量均呈递减趋势。

第一和第三阶段在经济上是不合理的：在第一阶段，生产者增加可变要素的投入量可以增加总产量，理性的生产者会在这一阶段持续增加可变要素投入将生产扩大到第二阶段；在第三阶段，生产者继续增加可变要素的投入量将减少总产量，理性的生产者会减少可变要素投入量。因此，最优可变投入要素的投入量在第二阶段（A1-A2）（图6-2）。

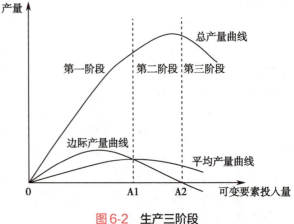

图6-2　生产三阶段

三、成本利润分析

（一）基本概念

1. 成本 成本是企业为获得所需资源而付出的代价,成本函数反映成本与产量之间的变化关系。

（1）相关成本和非相关成本:相关成本指与决策有关的成本,非相关成本则是与决策无关的成本,准确区分二者关乎管理决策的准确性。

（2）固定成本和变动成本:固定成本一般是企业在固定投入要素上的支出,不受产量增减变动影响;变动成本是企业在可变投入要素上的支出,随产量的变化而变化。

（3）增量成本和沉没成本:增量成本是指由于某项决策引起的总成本变化,沉没成本则是指过去已经发生的各种成本。一般增量成本属于决策的相关成本,沉没成本则属于决策的非相关成本。

（4）会计成本和机会成本:会计成本是企业在会计账户上记录的成本。机会成本(opportunity cost)指在成本值一定和有多种选择方案的情况下,相对于选择的方案,所放弃方案的最大潜在收益。资源是有限的,当决定选择某一方案时,必然要放弃其他一些方案,被放弃方案的最大效益被看作是选择某一方案时所付出的代价。

（5）边际成本:指是在一定的产量水平上,产量增加一单位给总成本带来的变化。

2. 利润 利润是收入与成本的差额。会计利润是收入与会计成本的差额;经济利润则是收入与机会成本的差额,是决策的基础。

3. 范围经济 企业同时生产多种产品的总成本低于每种产品分别生产所需的成本总和,一般认为存在范围经济。

（二）盈亏平衡分析

盈亏平衡分析也称量本利分析、保本分析,旨在综合分析企业的产量(销售量)、成本、利润三者之间的相互关系,用以提高企业的经济效益。寻找盈亏平衡点是盈亏平衡分析的关键,盈亏平衡点是指销售收入与总成本相等的点。盈亏平衡点利润为零,是盈利与亏损的分界线,对管理决策非常重要。

假设产量与销售收入和总成本均呈线性关系,盈亏平衡点如图 6-3 所示,销售收入与总成本相交于 A 点,它所对应的产量 Qa 为盈亏平衡点。在此产量点以下,总成本大于收入,企业亏损;在此产量点以上,总收入大于总成本,企业盈利。

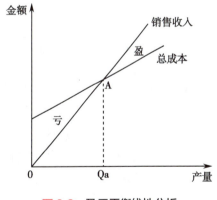

图 6-3 盈亏平衡线性分析

四、企业定价分析

根据定价所需达到的目标不同,企业定价方法主要有三种:①以成本为中心定价。商品定价以成本和利润为基础,在价格中首先反映商品的投入成本,然后考虑一定的利润收益。②以需求为中心定价。以消费者为导向的定价方法,强调商品的价格不应以生产者的成本为依据,而应以消费者对商品价值的认知为依据。③以竞争为中心定价。依据竞争者的价格来制定本企业价格的一种定价方法,一般在竞争激烈的市场上,企业为了有效应对竞争往往会采取这种定价方法。

五、市场结构分析

（一）市场结构

市场结构反映竞争程度不同的市场状态。划分市场结构的标准主要有四个方面：①买者和卖者数量，企业数量是影响市场竞争程度的最基本因素，一般处于平等地位的企业越多，市场竞争程度越大；②商品的同质性，即不同企业生产的商品的差别化程度；③进入市场的障碍；④信息的完全性，即买方与卖方能否获得市场上的全部信息，如果信息不完全，市场的竞争程度就会降低。

根据上述标准，市场结构包括四种主要类型：完全竞争市场、垄断竞争市场、寡头垄断市场和完全垄断市场。具体如表6-1。

表6-1　市场结构的类型及特征

	完全竞争	垄断竞争	寡头垄断	完全垄断
企业数量	大量	大量	少数	唯一
商品同质性	无差别	有差别	无差别或有差别	无替代品
进入障碍	小	比较小	大	很大
信息完全性	完全	不完全	不完全	不完全

（二）企业行为

不同的市场结构运行方式不同，市场主体的行为特点也不同。

1. 完全竞争市场　每家企业都按市场价格出售产品，任何一家企业的决策都不会影响其他企业的经营。由于不同企业的产品是同质的，成本越低的企业竞争优势就越大，低成本策略往往是最优竞争策略。

2. 垄断竞争市场　由于不同企业生产的同种产品之间存在差异，为取得竞争优势，除降低成本外，还会采用价格竞争、产品差异化、促销等多种竞争策略。

3. 寡头垄断市场　寡头垄断企业之间往往会勾结抬高价格，损害消费者利益，例如：价格领导，即寡头垄断企业为避免价格竞争，有时会形成一种暗中的默契，由行业中的某一家领导企业决定产品价格，其他企业相应跟随定价或变价。卡特尔（cartel），为了垄断市场从而获取高额利润，生产或销售某一同类商品的厂商通过在价格、产量、市场份额分配等方面达成协定，从而形成的垄断性组织和关系。

4. 完全垄断市场　由于缺少竞争对手，垄断企业为了获取垄断利润，一般会将价格定在较高的水平，产量不足且未达到最优，缺乏推进技术创新和加强管理的动力和积极性，往往需要政府进行反垄断干预。

六、政府调控

（一）基本概念

1. 市场效率　指市场在配置资源方面的效率，衡量市场效率最常用的标准是帕累托最优（Pareto optimal）。

2. 帕累托最优　指对于某种既定的资源状态，任意改变都不能使至少一个人的状况变好而又不使任何人的状况变坏，则这种资源配置状态为帕累托最优。如果某种资源配置状态的改变使得至少一个人的状况变好，而没有使得任何人的状况变坏，意味着资源配置还没有达到帕累托最优状态，这种改变是好的、可取的，一般称之为帕累托改进。

（二）市场失灵与调控措施

市场机制本身也存在缺陷，不能充分发挥作用而导致的资源配置缺乏效率等情况统称为市场失灵，市场失灵表现在多个方面。

1．垄断　市场竞争过程中的集中趋势很难避免，特别是强调规模经济的行业，可能会导致垄断。基于垄断的弊端，政府往往会采取相应的调控措施来加以避免，例如：推进反垄断立法、拆分垄断企业、控制企业兼并重组、遏制不正当竞争行为等等。

2．外部性　指交易双方产生的经济活动给其他人带来的影响，包括正的外部性（有利影响）和负的外部性（不利影响）。企业的生产决策多基于企业自身的利润最大化目标，往往不会主动控制负的外部性，并缺少生产对社会有益的具有正外部性产品的动机。存在负外部性的情况下，政府可以通过对企业征税或罚款等方式提升私人成本；存在正外部性的情况下，则可以通过对企业进行补贴、奖励等方式提升收益。

3．公共物品供给　公共物品具有非竞争性（即任何人对某一产品的消费都不会导致其他人消费的减少）和非排他性（即不可能把特定个人排除在公共物品的消费之外），例如：国防、道路等。公共物品的上述特性导致极易产生供给和需求失衡的情况，一般公共物品由政府部门提供，供所有人共同消费。

4．信息不完全　生产者和消费者很难拥有作出正确决策所需要的全部信息，掌握信息多的一方可能利用信息优势侵犯另一方的权利，破坏市场运作机制。政府的介入可有效避免上述缺陷，例如：制定广告相关的法律以避免虚假宣传误导消费者，制定标签说明书等管理制度增加信息的透明度等。

5．社会公平问题　市场机制很难同时兼顾公平和效率，不能解决贫富差距等问题，需要政府通过税收、再分配等措施进行调控。

第二节　药品管理经济分析与政策

一、药品需求分析

（一）药品需求的含义

药品需求是指某一特定时期内、一定价格水平上，人们期望并能够购买的某种药品的数量，药品需求本质上来源于人们对健康的需求。

（二）药品需求的特征

1．不确定性　药品需求的产生一般基于缓解和预防疾病等原因，就个体而言，何时患病、患何种病、患病的严重程度等往往是不可预知的，药品需求多数情况下也是不稳定且难以预知的。

2．优先满足性　对药品需求的满足往往关系到人的健康和生命安全，在某些特定情况下，药品需求的满足还特别强调时间因素，要求在短时间内尽快使用相应的药品。因此，不管是消费者所做的个人消费选择决策，还是国家层面的药物政策制定，药品（特别是治疗药品）需求的满足一般均优先于其他商品。

3．不可代替性　虽然同一适应证的不同药品之间具有一定的替代性，但就个体而言，多数药品往往是不可完全替代的，特别是在创新药、罕见病等特定市场领域，替代品更少。

4．外部性　人们在接受药物治疗时，也会使其他社会成员受益。例如：传染病患者用药需求的及时满足，可有效避免社会上其他人群感染而带来的负外部性；患者及时用药后尽快康复，解除了患者家属及相关人员的精神负担,具有明显的正外部性。

5. 缺乏弹性　就个人消费者而言,药品的需求价格弹性和需求收入弹性均较小,有时甚至完全无弹性。当人们出现健康问题时,药品属于必需品,对价格相对不敏感,甚至即使药品价格超出了患者的当前支付能力,通常也会产生购买行为;当人们处于健康状态时,药品价格再便宜也是无用的,一般健康公众不会因为药品价格下降而多购买。

6. 限制性　患者作为药品的直接消费者一般不具备药学专业知识,药品消费的决策主体是医师或药师,后者承担了药品消费的代理人角色。多数情况下,医生或药师处于主导和决定地位,作为消费者的患者则处于被动和被支配的地位。此外,世界上大多数国家都建立了医疗保险制度,医疗保险机构成为药品费用的主要支付方,往往通过药品目录管理、药品报销政策等手段限制医生的处方行为和患者的药品消费行为,进而对药品需求施加影响。

(三)药品需求的影响因素

1. 社会经济发展水平　社会经济发展水平会影响居民个人和家庭的收入,进而影响药品需求。

2. 药品价格水平　广义价格包括药品本身的价格、药品的相关价格和药品的相对价格三种形式。药品的相关价格是指与药品相关商品(或服务)的价格,主要是指医疗服务。大多数情况下,药品作为医疗服务的重要组成部分,与医疗服务之间形成一种互补关系,但在有些特定情况下,药品与医疗服务之间也会呈现互相替代的关系。例如:在某些情况下,药物治疗与手术治疗或理疗服务之间是可以互相替代的。在互补关系下,药品需求量与医疗服务价格之间是一种反向变动的关系;在替代关系下,药品需求量与医疗服务价格之间是一种正向变动关系。

药品的相对价格是指在扣除了医疗保险(或保障)付款后,由消费者个人支付的那部分药品价格。影响药品相对价格的因素包括是否实施医疗保障制度、保障范围、自付比例等。

3. 社会人口状况　人口数量、性别、年龄以及患病状况等因素会直接或间接影响用药需求的总量和结构。例如:老年人用药需求量相对较大,特别是高血压、糖尿病等慢性病的治疗药物,人口老龄化会增加用药需求。

4. 流行病学因素　对药品需求产生影响的流行病学因素主要指疾病谱的变化。例如:肿瘤发病率持续上升将会引起抗肿瘤药物需求的增长。

5. 医药技术发展　技术发展对药品消费需求的影响是双向的。在某些情况下,医药技术进步可以使某些疾病迅速治愈或缓解,进而减少用药需求;而在另一些情况下,医药技术的进步可以使某些过去无有效治疗手段的疾病得到治愈或缓解,增加这类疾病治疗过程中的药品需求。

6. 用药偏好　包括医师、药师用药偏好和患者用药偏好。大多数情况下,患者不能自主作出科学合理的用药选择,而是由专业医师(药师)为其制定用药方案或提供用药咨询。因此,专业医师(药师)的决策是影响药品需求量的重要因素。此外,患者也会在主观上对某种(类)药品有偏爱心理。

7. 药物政策　制药行业受政府监管,例如:公立医疗机构药品招标采购制度、医保用药制度等药物政策通过对药品销售渠道的管理,将会间接影响药品市场需求。

二、药品供给分析

(一)药品供给的概念

药品供给是指一定时期内药品生产者在一定价格水平上,愿意并能够提供某种药品的数量,涉及药品研制、生产、流通等多个环节。

(二)药品供给的特征

1. 高质量性　药品质量关乎人的生命安全和身体健康,对质量水平及质量稳定性要求较高。

2．高技术性　医药行业是典型的高新技术领域,制药产业发展的重要基础是新药的研究和开发(R&D)。

3．高投入性　由于药品的高质量和高技术要求,以及国家的严格监管措施,围绕药品的每个环节都需要投入大量的资金,尤其是药品的研发。

4．高风险性　药物注册上市是一个漫长的过程,要经历临床前实验、临床试验等一系列环节,且每一环节都有很大的失败概率,即使成功上市,如在后续监测中发现较大的安全隐患,也可能随时被终止应用。

5．高回报性　新药一旦成功上市,一般可在专利期内享有市场独占权,由于可替代性较低,制药企业往往可以利用高昂的垄断售价获取高额利润回报。

(三)药品供给的影响因素

1．药品供给者的数量　拥有药品注册证书的上市许可人数量越多,则供给能力越强。

2．药品价格和预期市场规模　当某种药品价格较低,市场规模较小,预期利润较低时,供给意愿往往会大大降低。例如:小品种低价药的短缺现象。

3．知识产权保护和技术进步　知识产权保护和技术进步对供给的影响是复杂的。完善的知识产权保护制度有助于激励研发,增加药品供给,新药研发成功后,专利保护期内专利持有者享有市场独占权,垄断会导致药品供给的不确定性大大增加。此外,由于新药研发成本高、风险大,药品供给者基于风险和收益的权衡,在进行研发项目选择时会有规避风险的动机,例如:罕见病治疗药品的研发动机不足,导致很多罕见病缺少有效的治疗药品供给。

4．药品监管和产业经济政策　政策是影响药品供给的重要外部因素,能够对药品供给产生较大影响。例如:国家大力发展中医药产业,出台系列扶持性政策,中药产品预期市场较大,供给者可能倾向于供给此类产品。药品注册上市的审批周期过长,上市速度延缓,也将在一定程度上影响药品供给。

三、药品价格政策

(一)药品价格的决定因素

1．市场因素　根据一般价格决定理论,在国家政策、法律等市场外部因素不变的情况下,药品价格主要受商品价值和供需双方竞争状况的影响。

2．政府因素　政府为了达到控制药品费用过快增长、保障药品可及性等社会政治经济目标,往往通过制定相应的价格政策对药品价格进行干预和管理。实践中各国政府对药品价格的管制强度不同,厂商定价的自由度也不同。因此,政府制定的政策和法规等是决定药品价格的重要因素。

(二)药品价格管制的主要方式

药品价格管制是药物政策的核心内容之一,管制手段主要包括直接定价管制以及通过制度设计间接调控价格等。各国政府对药品价格进行管制的方式主要有如下几种。

1．成本加成定价　企业不能自由定价,政府对新药定价以及对已生产上市药品的价格上涨实施严格管制。政府基于药品的生产成本,同时综合考量临床价值、替代疗法的成本、市场供求状况、社会承受能力、药品在其他国家的售价等因素确定药品价格。

2．比较定价(comparison pricing)　政府根据经济发展水平、政策环境、人口情况、地理环境等因素选取一些参考国家,把本国的药品价格与这些国家的药品价格相联系,按照药品在这些国家的价格水平,确定在本国销售的价格。

3．价格冻结或消减(price freeze and cut)　政府强制规定某些药品在一段时间内不能涨价或下调价格。

4．参考定价（reference pricing） 药品的上市价格由企业自主决定。保险机构在一组药品（一般是疗效相同或相近的药品）中选择一种参考药品（一般为价格较低的药品），将价格作为报销标准，保险机构按照参考药品的价格支付该组所有药品的费用，药品实际价格高出参考价格的部分由患者自付。参考定价的目标是通过消除疗效相似的不同药品之间的价格差异，提高药品市场透明度。本质上是一种药品费用的补偿或保险报销办法，间接影响厂商对药品的定价。

5．利润控制（profit control） 允许厂商自行设定药品销售价格，但厂商的利润率必须保持在规定的范围内，利润控制是对药品价格管制的间接措施。

6．政府采购（government procurement） 公立医疗机构、政府部门等借助招标等方式购买药品。比如：药品集中带量采购。

（三）我国的药品价格管制政策

2015 年 5 月，国家发展和改革委员会等七部门联合发布了《关于印发推进药品价格改革意见的通知》，明确提出了我国药品价格改革的政策导向：按照使市场在资源配置中起决定性作用和更好发挥政府作用的要求，逐步建立以市场为主导的药品价格形成机制，最大限度减少政府对药品价格的直接干预。坚持放管结合，强化价格、医保、招标采购等政策的衔接，充分发挥市场机制作用，同步强化医药费用和价格行为综合监管，有效规范药品市场价格行为，促进药品市场价格保持合理水平。2019 年 12 月 1 日，修订后的《药品管理法》正式实施，进一步明确了我国药品价格管制的相关法律问题。

1．药品价格监测与监督检查 国家对药品价格进行监测，开展成本价格调查，加强药品价格监督检查，依法查处价格垄断、哄抬价格等药品价格违法行为，维护药品价格秩序。

2．市场调节价的定价原则 按照公平、合理和诚实信用、质价相符的原则制定价格，为用药者提供价格合理的药品。

3．药品价格相关信息管理 在特定条件下，药品上市许可持有人、药品生产企业、药品经营企业和医疗机构应当履行价格相关信息的公开义务，主要体现在：遵守国务院药品价格主管部门关于药品价格管理的规定，制定和标明药品零售价格，禁止暴利、价格垄断和价格欺诈等行为。依法向药品价格主管部门提供其药品的实际购销价格和购销数量等资料。医疗机构应当向患者提供所用药品的价格清单，按照规定如实公布其常用药品的价格。

四、政府对药品市场的干预

（一）政府对药品市场干预的必要性

政府之所以对药品市场实施较强的政策干预，源于药品市场的固有特征以及市场机制本身的缺陷，上述问题会导致一系列市场失灵，影响药品可及性、公平性等社会性目标。药品市场的特征主要表现为：

1．市场结构的垄断性 药品供给的高技术性、高投入性、高风险性等特征使大企业更容易成为竞争的主导者，药品市场结构具有很强的垄断性趋势，特别是处于专利保护期的新药，往往可以形成绝对的排他性垄断，如果没有有效的政府干预，垄断厂商极有可能采取价格控制等市场行为。

2．健康和生命相关性 药品是健康和生命相关产品，为了降低质量风险，各国政府普遍采取了严格的质量监管措施，对药品质量的监管涵盖了从研制至使用的全过程。

3．信息的高度不对称性 由于医药领域相关知识的专业性，普通患者很难全面掌握药品相关知识，信息不对称成为一种必然。掌控专业知识的医师、药师在经济利益驱使下，有可能做出对患者并非最优的用药方案选择或建议，损害患者利益。此外，患者的药品费用大部分由药品供需双方之外的第三方（医疗保险机构等）支付，药品供需双方在药品使用上可能存在控制费用动机不足的情况，因此需要政府作为第三方机构发挥监督和约束作用。

（二）政府对药品市场干预的主要措施

1. 政府对药品供方的干预措施 政府对药品市场供方的干预涉及研制、生产、流通、使用等多个环节。

（1）政府在药品研制和生产领域的主要干预措施：①通过创新政策鼓励对药品研发的投入。例如，药品的专利保护制度、某些罕用药的优先审评等。②通过严格的市场准入和监管来保证药品生产质量和控制供给。例如，临床试验的审批和备案管理、药品上市注册制度、上市许可人和药品生产企业的生产许可制度、药品上市后再评价制度等。③通过鼓励仿制药生产来推进产业内竞争。例如，制定鼓励仿制药品目录，改革完善仿制药供应保障及使用政策，以削弱专利药品的垄断地位，促进竞争，降低药价和药品费用等。

（2）政府在流通与使用环节的主要干预措施：①通过市场准入保证流通环节符合规范性的质量要求，同时避免盲目发展。例如，药品批发和零售企业的许可制度、某些特殊药品销售渠道的限制制度等。②通过药品采购政策降低药品使用环节购进药品的价格。例如，公立医疗机构药品集中招标采购制度，国家谈判采购等。③通过规范临床用药相关管理政策，提高合理用药水平。例如，实施处方药与非处方药的分类管理制度，提高用药的安全性，通过处方点评制度减少医生不合理用药行为等。④通过税收政策提升药品的可及性。例如，部分进口抗癌药的零关税政策等。

2. 政府对药品需方的干预措施 政府对药品需方的主要干预思路为促进患者形成合理的药品消费观念。例如，对患者进行合理用药相关知识的健康教育、制定国家基本药物目录，医疗保险药品报销目录等。

第三节　药物经济学评价

一、药物经济学评价概述

药物经济学（pharmacoeconomics）是为应对医药资源配置问题而发展起来的新兴交叉学科。药物经济学应用经济学的理论基础，主要研究如何充分利用有限的药物资源，获得最大的健康产出，旨在提高资源使用的总效率。

（一）药物经济学评价的基本概念

药物经济学通常从成本和收益两个方面进行评价和分析。

1. 成本 根据不同的分类标准，药物经济学的成本有不同的体现形式。

（1）医疗成本与非医疗成本：医疗成本是指预防、治疗、诊断项目消耗的医疗产品和服务，非医疗成本是指消耗的医疗资源以外的其他资源，例如：患者就医的交通成本等。

（2）直接成本与间接成本：直接成本是指与获得或提供医疗服务直接相关的成本，无需分摊，可直接计入预防、治疗、诊断项目，例如：药品成本、检查成本等。间接成本是指与获得或提供医疗服务间接相关的成本，需要按照一定的标准分摊后计入项目的成本，例如：医疗设备的折旧等。

（3）有形成本与无形成本：有形成本是指实施或接受医疗项目过程中所消耗的资源。无形成本，是指因疾病引起的或因实施医疗项目而引起的患者及其他相关群体和组织的肉体或精神上的痛苦、忧虑、紧张、声誉受损等，是不伴随资源耗费的隐性成本。

除上述典型成本外，药物经济学中也常用到本章第一节中介绍的其他成本概念。

2. 收益 指有利的或有益的结果，药物经济学评价中常用效果、效用和效益作为收益的计量指标。

（1）效果：药物经济学中的效果指的是健康产出，即所关注的特定药物治疗方案的临床结果，常用非货币单位表示，一般为某些特定的治疗目标。例如，治愈的病例数、血压的下降数值等。

（2）效用：指人们对不同健康水平和生活质量的满意程度。效用是一种主观评价，药物经济学常用来表示生命质量的指标有质量调整生命年（quality adjusted life years，QALYs）和失能调整生命年（disability adjusted life years，DALYs），且前者应用更广泛。

质量调整生命年：非完全健康的生命质量评价一般总会低于完全健康的生命质量，质量调整生命年是指以生命质量作为权重调整后的生存年数，即将不同生活质量的生存年数换算成相当于完全健康的生存年数。

失能调整生命年：指从发病到死亡所损失的全部健康寿命年，包括因早逝所致的寿命损失年（years of life lost，YLL）和疾病所致失能（伤残）引起的健康寿命损失年（years lived with disability，YLD）两部分，是对疾病引起的非致死性健康结果与早逝的复合评价指标。

（3）效益：效果的货币表现，即对方案的结果以货币单位进行测量。

（二）药物经济学评价的基本步骤

1.确定评价目的和评价角度 研究目的不同，采用的评价方法和评价角度也不同，会测算出不同的成本和结果。从什么观点和角度进行分析对理解一项研究的结果非常重要，药物经济学评价可以从不同的立场和角度进行，例如：全社会角度、卫生体系角度、医疗保障支付方角度、医疗机构角度以及患者角度等。

2.确定备选方案 要实现预期目标，可以采用不同的实施方案及具体措施，评价者应该考虑到一切可能方案，并对每个方案有一个全面的认识，这是药物经济学评价工作的重要前提之一，备选方案应由可用于解决医疗问题的所有可能药物和非药物治疗或干预措施构成。

3.排除明显不可行的方案 在多方案选择时，应该遵循以下几条标准：①在政治上能得到支持或承诺的方案；②对若干相似的方案进行归类，选择有代表性的方案进行评价；③对具有高度成本效益的方案应该优先予以考虑，反之则予以排除；④具有严重约束条件，不可能进行操作的方案应予以排除。

4.确定分析方法 根据所要解决的问题，结合不同评价方法的特点和适用条件，选择相适宜的评价方法和评价指标。

5.测量方案的成本和收益 成本和收益数据是后续评价的基础，数据的准确性和合理性直接关乎评价结果的科学性，应基于所确定的研究与评价角度识别成本和收益，评价角度不同，同一方案的成本和收益的可能是不同的。

6.贴现和贴现率 一个方案的实施往往不止一年，不同年份的货币时间价值不同。贴现是将不同时间所发生的成本和效益，换算成同一时间点上的成本和效益的过程。贴现使用的利率称为贴现率，对方案的成本和效益进行贴现便于各方案之间进行比较。

7.比较方案并做出科学决策 应用相应的药物经济学评价方法对不同方案进行分析、比较和评价，并结合可行性分析和政策分析做出科学的决策。

8.敏感性分析 许多用以建立成本和收益的资料都是不确定的，敏感性分析是审慎地变化这些不确定因素，用决策原则去检验它们对评价结果影响程度的过程，主要变量应加以变动分析，以判断对分析结果的影响。如果最终的结论没有被有关不确定因素的不同估计值所影响，那么这个因素就是决策相对自信因素；另一方面，如果决策受不确定因素的影响很大，那么在推荐这一项目时就需要加以权衡。

（三）药物经济学评价的基本方法

1.最小成本分析（cost-minimization analysis，CMA） 指在项目的产出或效果、效益和效用没有差别的情况下（如某项目的治愈人数完全相同）来比较不同措施的成本，选择其中成本最小的措施。

2．成本效果分析（cost effectiveness analysis，CEA）　主要评价使用一定量的资源（成本）后的个人健康产出，这些产出表现为健康结果，用非货币单位表示，例如发病率的下降、治愈率等。成本效果分析的结果往往以产生单位健康效果所需的成本值（即成本和效果的比值）来表示。

成本效果分析将成本和效果有机地联系在一起，成本 - 效果比较后得到的最佳方案不一定是特定治疗目标费用最小的，但却是每单位疗效花费最经济的，结果易于为临床医务人员和公众接受，是药品经济学评价的常用手段。

3．成本效用分析（cost utility analysis，CUA）　通过比较项目投入成本和经质量调整的健康效用产出，来评价项目或治疗方案的效率。成本效用分析是成本效果分析的发展，从某种程度上说，两者均用货币来衡量成本，并且衡量结果也都采用临床指标作为最终结果的衡量参数。所不同的是成本效果分析只是使用某种单纯的生物指标来衡量效果，如延长寿命时间、增加体重、降低血压数等。而成本效用分析的结果和质量密切相关，兼顾到患者对生活质量的要求。

成本效用分析可以用来进行不同疾病药物治疗措施的比较，常用于评价那些延长生命但伴有严重不良反应的医疗计划（如癌症患者的治疗方案），只降低发病率而不是死亡率的医疗计划（如关节炎的治疗方案）等。

4．成本效益分析（cost benefit analysis，CBA）　一种成本和产出均以货币单位测量的经济学分析方法。与成本效果分析不同，成本效益分析结果以货币形式表现出来，它不仅具有直观易懂的优点，还具有普遍性，既可比较不同药物对同一疾病的治疗效益，也可以进行不同疾病治疗措施之间的比较，甚至疾病治疗与其他公共投资项目间（如公共教育投资）的比较，适用于全面的卫生以及公共投资决策。然而，许多中短期临床效果变化（如患病率、死亡率、残疾状态）难以用货币单位衡量，有关长期效果的数据资料往往很少或者不全面，经济学家以外的临床医务人员和公众很难接受以货币单位衡量生命和健康的价值。因此，在卫生领域中，成本效益分析方法的应用还有许多需要完善和发展的地方。

（四）药物经济学评价指南

药物经济学评价指南（guidelines of pharmacoeconomic evaluation）是应用药物经济学理论制定的，开展药物经济学评价工作应该遵循的一般规范，用于指导和规范药物经济学评价与研究，确保可操作性和结果的可靠性。目前，世界上已有三十多个国家或地区制定了药物经济学评价准则或指南。2006 年，中国医师协会牵头制定并完成了第一版《中国药物经济学评价指南》，后续又陆续更新完成了 2011 版、2020 版等多版指南。

二、药物经济学评价的应用

（一）为新药研制与生产提供指导

在市场经济中，商品的需求取决于使用价值和质量。药品虽是一种特殊商品，仍具有一般商品的特征，药品需求同样取决于使用价值和质量（效果）。药品的成本 - 效果（效用、效益）越经济合理，需求量也越大。对研制生产药品的厂商来说，尽可能研制生产出成本 - 效果（效用、效益）评价较好的药品，从而获取利润。由于新药研发成本高，如果能在临床研究阶段甚至临床研究前期获得经济学评价信息，对新药研发决策具有重大指导意义，即使研发失败，也可减少损失。药品厂商也可以根据药品经济学评价结果，决定是否生产某种药品，或在遵循药品价格制定原则的前提下适当降低某些药品的价格，以提高成本效果。

（二）为临床合理用药提供依据

通过在临床用药中开展药物经济学评价，促进临床合理用药，保障患者健康，同时也节约有限的医药资源。运用药物经济学理论和方法，以"安全、有效、经济、适当"为原则，对临床用药进行分析评价，指导临床用药，以尽量少的药品消耗达到最好的医疗效果，维护患者的身心健康，减轻患者的经济负担,节约卫生资源,提高经济效益和社会效益。

（三）为药物上市审批、定价等政策提供决策依据

药物及卫生政策的制定和实施直接关系到国家卫生资源的配置和利用效率,药物经济学评价可为政策制定提供科学合理的依据。主要体现在如下几个方面:①为监管部门的药物上市审批提供参考。②为药品价格管理提供决策参考。药物经济学评价综合考察药品的疗效和经济性,更能体现药品的实际价值。在药品价格管制中将经济学评价结果作为依据,基于经济学评价结果制定价格政策,有助于将效果和价格建立一种对应关系,将药品价格建立在效果的基础上,更好地引导行业发展,服务公众健康需求。

（四）为药品管理目录遴选提供论证依据

药物经济学评价方法已被众多国家运用于制定用药目录、报销目录等领域。

1. 基本药物目录遴选中的药物经济学评价 根据《国家基本药物目录管理办法》(国卫药政发〔2015〕52 号),我国基本药物遴选过程中,要建立健全循证医学、药物经济学评价标准和工作机制,科学合理地制定目录。药物经济学评价的作用主要体现在如下几个方面:①参与组成遴选专家库。药物专家库主要由医学、药学、药物经济学、药品监管、药品生产供应管理、医疗保险管理、卫生管理和价格管理等方面专家组成,负责国家基本药物的咨询和评审工作。②形成备选目录。专家组根据循证医学、药物经济学对纳入遴选范围的药品进行技术评价,提出遴选意见,形成备选目录。③调整品种的依据。国家基本药物目录在保持数量相对稳定的基础上,实行动态管理,必要时,可适时组织调整。已上市药品的循证医学、药物经济学评价是调整品种和数量依据的重要因素之一。根据药物经济学评价,可被风险效益比或成本效益比更优的品种所替代的品种,应当从国家基本药物目录中调出。

2. 医保目录遴选中的药物经济学评价 药物经济学评价方法先后被美国、澳大利亚、加拿大等国家应用于药品报销目录管理。这些国家在确定药品能否进入药品报销目录时,均采用了药物经济学评价作为技术支持,要求提供候选药品的药物经济学研究报告。我国药物经济学评价研究开展的相对较晚,2009 年 4 月,《中共中央国务院关于深化医药卫生体制改革的意见》提出,建立科学合理的医药价格形成机制,对新药和专利药逐步实行定价前药物经济性评价制度,应用药物经济学来指导药品价格相关政策的制定成为新一轮医改的重要思路导向。基本医疗保险用药范围通过制定《国家基本医疗保险、工伤保险和生育保险药品目录》(以下简称《药品目录》)进行管理,符合《药品目录》的药品费用,按照国家规定由基本医疗保险基金支付。2020 年7 月,《基本医疗保险用药管理暂行办法》(国家医疗保障局令第 1 号)发布实施,要求国务院医疗保障行政部门建立完善医保目录动态调整机制,原则上每年调整一次,进一步明确了药物经济学评价对医保目录管理的作用,主要体现在:①目录评审,国家医疗保障经办机构按规定组织医学、药学、药物经济学、医保管理等方面的专家,对符合当年《药品目录》调整条件的全部申报药品进行评审;②药品谈判,国家医疗保障经办机构按规定组织药物经济学、医保管理等领域专家开展谈判或准入竞价。

第四节　药品市场营销管理

一、药品市场营销概述

（一）药品市场营销的概念

药品市场营销指为了满足人们的健康需求,实现药品价值,在生产者与消费者之间建立交换关系、创造交换条件和完成交换过程的活动。

药品市场营销交换的对象是药品，在药品市场营销中，药品的价值是关键性影响因素，交换过程能否顺利实现，最终取决于药品满足健康需求的程度。药品市场营销受到法律法规的严格管理，具体参见第五章、第十章等章节内容。

（二）药品市场营销环境

1. 药品市场营销环境的含义　指存在于企业营销系统外部，影响药品市场供给与需求的各种不可控制或难以控制的因素和力量，是与药品市场营销活动相关的外界条件和内部因素的综合。

2. 药品市场营销环境的特征　主要表现在：①客观性。环境是外在的，一般不以营销者的意志为转移且无法摆脱和完全控制，尤其是政策法规、经济环境等宏观营销环境。②动态性。市场营销环境不是一成不变的，环境中的每个因素都可能随着社会经济的发展而不断变化，需要持续关注，例如：新的法律制度的出台、疾病谱的演变等。③复杂性。影响市场营销活动的外界环境因素是多方面且相互联系的，各因素之间也可能相互影响和制约，某一因素的变化可能会引起其他因素的变化，从而形成新的营销环境，例如：合理用药政策会影响医师的处方行为，间接影响消费者（患者）的药品消费结构。因此，营销环境的分析应基于综合性视角。

3. 药品市场营销环境的构成因素　营销环境一般分为宏观环境和微观环境：①微观营销环境。对企业的影响更为直接，也被称为直接营销环境。通常包括企业内部环境、供应商、竞争者、中间商、顾客、社会公众等。②宏观营销环境。一般以微观营销环境为媒介去影响和制约企业营销活动，也被称为间接营销环境。通常包括政治法律环境、经济环境、社会文化环境、技术环境、自然环境、人口环境等。由于药品的特殊性，受宏观环境（特别是政治法律环境等）的约束和影响更大，需要在营销活动中给予特别关注。

二、药品市场营销策略

（一）药品目标市场营销

目标市场（segmenting-targeting-positioning，STP）营销包括市场细分（market segmentation）、目标市场选择（market targeting）与市场定位（market positioning）三个要素。

1. 药品市场细分　指按照消费者的生理特征、健康意识、药品知识、经济状况以及心理特征等把一个总体市场划分成若干个具有共同特征的子市场的过程。

2. 目标市场选择　药品目标市场是企业准备进入的细分市场，或打算满足需求的顾客（患者）群。目标市场营销策略主要包括：①无差异性营销策略。只向市场推出一种产品和制定一种市场营销计划，为整个药品市场服务的策略。例如：原料药等具有广泛的大批量需求的药品以及温度计、血压计、听诊器等使用对象区别不大的产品可以采用这一策略。②差异性市场营销策略。例如：使用相同原料药生产不同剂型的产品、以某系列药品覆盖目标市场的适应证等针对多样化需求的营销策略。③集中性市场营销策略。以一个或少数几个细分市场作为目标市场，针对一部分特定的需求，实行专业化生产和经营的策略。例如：专注罕用药市场。

3. 市场定位　针对现有产品的创造性思维活动，以期在顾客心中树立独特形象。例如：疗效好、不良反应少、使用方便等。

（二）药品产品营销策略

市场营销中的产品是指能够提供给市场满足人们需求的任何东西，包括核心产品、形式产品和附加产品三个层次。核心产品是顾客真正所要购买的基本服务和利益，例如：顾客购买某种药品是为了缓解或解除某种疾病的痛苦。形式产品指核心产品所展示的全部外部特征，是实现核心利益的媒介。例如：药品包装、品牌、商标等。附加产品指顾客购买产品时，附带获得的各种服务和利益，能够给顾客带来更多的利益和更大的满足。例如：用药指导、中药代煎服务等。

1. 产品生命周期策略　药品生命周期是指药品获准注册上市到被淘汰退出市场的全过程，

主要包括导入期、成长期、成熟期、衰退期四个阶段。导入期营销重点在促销宣传和价格制定；成长期应抓好质量，梳理品牌形象；成熟期要注重采取有效措施，确保市场占有率；衰退期应针对实际情况在努力延长生命周期的同时采取应对性调整措施。

2．产品组合策略　出于利润和规避风险的考虑，医药企业会生产多种产品，常用的产品组合策略有：①扩大产品组合策略。拓展产品组合的宽度和加强产品组合的深度，例如：最初生产中药饮片，之后扩展到中药材、中成药等多条产品线。②缩减产品组合策略。从企业现有的产品组合中剔除某些产品线或产品项目，例如：当原辅料供应紧张时，企业剔除获利相对较低的产品，集中资源发展获利多的产品线和产品项目。③产品线现代化。把现代化科学技术应用到生产过程，对产品线实行现代化改造。例如：使用新的生产设备、先进的提取工艺以及检测仪器等。

3．品牌策略　品牌是企业重要的无形资产，典型的品牌策略主要有：①统一品牌。企业所有产品使用同一品牌。②个别品牌。企业每种药品分别采用不同的品牌。③扩展品牌。利用已有市场影响力的品牌推出改良药品或新药。

（三）药品价格营销策略

从市场营销的角度，药品的典型定价策略包括：①心理定价策略。以消费者心理状态为主要因素来进行定价的非理性定价策略，主要适用于药品零售价格的制定。②折扣定价策略。在原定价格基础上给予购买者一定的价格优惠，以扩大药品的销路。③差别定价策略。在销售商品时，基于交易对象、交易数量以及交货、付款方式等的不同，给予差别化的价格。药品价格营销策略的具体应用还应结合价格管制政策。

（四）药品分销渠道策略

药品分销是指药品从生产者向消费者转移的过程。分销渠道包括线下渠道和线上渠道，其中线上分销渠道主要有：①企业与消费者之间的电子商务，即 B2C（business to customer），包括医药企业自建平台、第三方医药电子商务平台等形式；②企业与企业之间的电子商务，即 B2B（business to business），包括政府部门建立的药品集中招标采购平台、企业自建平台、第三方平台等形式。

不同管理类别的药品，主要分销渠道具有一定的差异。

1．处方药分销渠道　处方药必须凭借医生处方才能购买使用，在某种意义上医生是实质上的消费者，渠道终端包括医院和零售药店，且以前者最为重要。分销渠道包括三种：①独家代理制。制药企业在全国或某一区域市场只选择一家代理经销商，市场开发、临床推广、实体分销及返款等全部流程均由其负责。②办事处＋区域分销制。制药企业设立办事处并进行市场开发、临床推广，经销商负责产品的实体分销等。③多家代理制。国内制药企业现阶段使用较多的渠道模式，即在各区域市场选择多家经销商，形成分销网络。

2．非处方药分销渠道　非处方药的渠道终端包括医院终端、零售药店终端和商场超市药品专柜等，零售药店是非处方药最主要的销售渠道。

药品分销渠道策略的实施还应结合法律法规和监管制度要求，具体参见第十章药品经营监督与管理。

（五）药品促销策略

药品促销是指将信息通过一定的方式传递给目标顾客，增进其对医药企业及药品的了解和信任，引发和刺激需求，从而促进消费者购买的活动。典型的促销方式主要有四种，实际应用需考虑行业特殊性，遵守药品经营管理相关法律法规和监管制度的具体要求。

1．人员推广　医药企业派出推广人员（医药代表或促销员等）直接与中间商或消费者等目标顾客进行面对面的人际沟通，促进购买行动，并且通过信息反馈来发现和进一步满足顾客需求的促销方式。

2．广告促销　广告是医药企业促销的有效方法和手段，在提高医药企业形象、促进药品销售等方面具有重要作用。

3. 销售促进　为刺激需求而采取的能够迅速激励购买行为的促销方式。一般属短期的战术性营销工具。

4. 公共关系　医药企业利用各种传播手段与社会公众进行沟通，增进公众对组织的认识、理解与支持，旨在树立良好形象和信誉，增进公众的信任和支持，为企业提供一个长期良好的外部环境的营销活动。公共关系是一种隐性的促销方式，是以医药企业长期营销目标为主的间接性药品促销手段。

三、管理部门在药品市场营销中的主要作用

宏观角度主要体现在管理制度建设，通过建立符合医药行业特点的营销管理制度，维持良好的市场竞争秩序。药品营销作为医药市场经济在流通领域的重要环节，管理部门基于医药行业特色和管理实践不断推动营销管理相关制度体系建设，规范市场营销活动，避免不正当竞争现象，引导医药经济的健康发展。例如：《药品、医疗器械、保健食品、特殊医学用途配方食品广告审查管理暂行办法》《药品网络销售监督管理办法》《医药代表备案管理办法（试行）》等。

微观角度主要体现在营销行为监督，通过规范市场营销行为，构建公众合理用药的良好市场环境。药品消费具有很强的专业性，患者作为药品的直接消费者一般不掌握医药专业知识，无法对企业营销宣传的专业性信息进行有效的甄别和判断。管理部门通过市场监督，可有效避免不当宣传误导消费者，营造有助于推进合理用药的良好环境。例如：对违法药品广告进行查处和公告，规范医药代表的学术推广行为等。

本章小结

1. 管理经济学相关理论主要包括市场供求机制、生产决策分析、成本利润分析、企业定价策略、市场结构分析、政府调控等。

2. 药品管理经济分析与政策主要涉及药品需求分析、药品供给分析、药品价格政策、政府对药品市场的干预等方面。

3. 药物经济学评价主要介绍概念、步骤和基本方法，其中基本方法主要包括：最小成本分析、成本效果分析、成本效用分析、成本效益分析四种。

4. 药品市场营销主要涉及药品市场营销的概念、环境、营销策略等内容。药品市场营销策略主要包括目标市场营销、药品产品营销策略、药品价格营销策略、药品分销渠道策略、药品促销策略等。

思考题

1. 药品需求与供给有哪些特征？
2. 影响药品需求和供给的主要因素有哪些？
3. 药物经济学评价的步骤是什么？基本方法有哪些？
4. 药品市场营销的典型策略有哪些？
5. 我国医药市场中典型的市场失灵有哪些？

（郭冬梅）

第七章　药品管理的信息理论基础与运用

药品信息关乎药品安全与公众的健康安全。药品信息管理包括药品信息活动的管理和对药品信息的监督管理,是信息管理理论在药品管理中的重要运用。本章在介绍信息管理基本理论与方法基础上,重点介绍药品信息管理概述、药品标识物及广告管理、互联网药品信息服务和药品追溯管理。

第一节　信息管理基本理论与方法

信息是客观世界中各种事物的运动和变化的反映,具有客观性、普遍性、不完全性、依附性、价值性、时效性、可传递性、可存储性、可扩散性、可分享性等特征。信息管理不仅是信息工作的一部分,而且已被认为是现代管理的重要组成部分。本节重点介绍信息管理概述、信息管理科学基本理论与方法。

一、信息管理概述

(一)信息管理的概念与对象

1. 信息管理的概念　信息管理(information management,IM)是人类为了有效地开发和利用信息资源,以现代信息技术为手段,对信息资源进行计划、组织、领导和控制的社会活动。这一概念概括了信息管理的三个要素:人员、技术、信息;体现了信息管理的两个方面:信息资源和信息活动;反映了管理活动的基本特征:计划、控制、协调等。

信息管理本质上是一种组织管理活动。社会对信息作用的认识日益深化,组织和政府把信息管理作为管理活动的重要内容。信息作为个人、组织和社会生存与发展的战略资源的地位,正逐渐成为共识并指导人们的信息活动。一方面,信息管理的基本职能是计划、组织、领导与控制,与组织管理活动的基本职能相一致,信息管理是组织管理活动的一种;另一方面,信息资源与组织的人、财、物类似,都是组织经营与发展的重要资源,组织的管理活动又包括信息管理活动。

同时,信息管理是一种社会规模的活动。信息管理反映了信息管理活动的普遍性和社会性,是涉及广泛的社会个体、群体、国家参与的,普遍性的信息获取、控制和利用的活动。

2. 信息管理的对象　从目前的发展情况来说,可以认为信息管理就是对信息资源和信息活动的管理。信息活动本质上是为了生产、传递和利用信息资源,信息资源是信息活动的对象和结果之一。因此,信息管理就是一种以信息资源和信息活动为对象的管理。

(1)信息资源:是信息生产者、信息、信息技术的有机结合体。信息管理的根本目的是控制信息流向,实现信息的效用与价值。但是,要使信息成为资源并实现效用和价值,就必须借助人的智力和信息技术等手段。因此,人是控制信息资源、协调信息活动的主体,而信息的收集、存储、传递、处理和利用等信息活动过程都离不开信息技术的支持。信息生产者、信息、信息技术三个要素形成一个有机整体——信息资源,它是信息管理的主要研究对象。

(2)信息活动:是指人类社会围绕信息资源形成、传递和利用而开展的管理活动与服务活动。从过程上看，信息活动可以分为两个阶段：①信息资源形成阶段。其活动特点以信息的产生、记录、传播、收集、加工、处理、存储为展开过程，目的在于形成可利用的信息资源。②信息资源的开发利用阶段。以对信息资源的检索、传递、吸收、分析、选择、评价、利用等活动为特征，目的是实现信息资源的价值，达到信息管理的目标。

（二）信息管理的特征与分类

1. 信息管理的特征

（1）管理特征：信息管理是管理的一种，因此具有管理的一般特征。同时，信息管理作为一个专门的管理类型，又有自己的独有特征。第一，管理的对象是信息资源和信息活动；第二，信息管理贯穿于整个管理过程之中，有自身的管理，也支持其他管理活动。

（2）时代特征：首先，随着经济全球化，世界各国和地区之间的政治、经济、文化交往日益频繁，信息量迅速增长。同时，信息组织与存储技术迅速发展，使得信息储存积累可靠便捷。其次，由于信息技术的飞速发展，信息处理和传播的速度越来越快。再次，信息处理的方法日趋复杂。随着管理工作对信息需求的提高，信息处理的方法也就更加复杂。早期的信息加工，多为一种经验性加工或简单的计算。现在的处理方法不仅需要一般的数学方法，还要运用数理统计、运筹学和人工智能等方法。最后，信息管理所涉及的研究领域不断扩大，从学科角度看，信息管理涉及管理学、社会科学、行为科学、经济学、心理学、计算机科学等；从技术角度看，信息管理涉及计算机技术、通信技术、办公自动化技术、测试技术、缩微技术等。

2. 信息管理的分类

（1）按管理层次分类：可分为宏观信息管理、中观信息管理、微观信息管理。

（2）按管理内容分类：可分为信息生产管理、信息组织管理、信息系统管理、信息产业管理、信息市场管理等。

（3）按应用范围分类：可分为企业信息管理、商业信息管理、政府信息管理、公共事业信息管理等。

（4）按管理手段分类：可分为手工信息管理、信息技术管理、信息资源管理等。

（5）按信息内容分类：可分为经济信息管理、科技信息管理、教育信息管理、军事信息管理等。

（三）信息管理的模式与职能

1. 信息管理的模式 信息管理分为技术管理、经济管理和人文管理三种模式。技术管理就是用技术的手段从事信息资源的收集、整理、存储和传播工作，从而更有效地开发和利用信息资源。经济管理是指运用经济手段，按照客观经济规律的要求，管理信息资源，确保合理地开发和利用信息资源。人文管理就是通过信息政策、信息法律以及信息道德等人文手段，从不同的角度对信息资源进行管理。三者目标一致，功能协调，相辅相成。

2. 信息管理的职能 信息管理是管理活动的一种，同样兼具计划、组织、领导和控制四种职能，作用于信息资源和信息活动，形成信息管理计划、信息管理组织、信息管理领导和信息管理控制四大职能（图7-1），它们彼此联系、相互牵制、协同作用构成一个完整的体系，共同目的是实现组织预定的信息管理目标。

（四）信息管理的过程

了解和掌握信息管理的全过程，有利于为今后有效地开展信息管理工作奠定坚实基础。信息管理的过程没有统一的、固定的模式，可从以下几方面了解信息管理的过程。

1. 信息采集 实质是信息的选择过程，是根据不断变化的用户信息需求从已确定的信息源体系中连续地选择、提取和收集信息的过程。信息采集的渠道主要包括：大众传媒渠道、出版发行渠道、信息系统渠道、人际关系渠道、文献情报机构渠道、专业学会渠道、行业协会渠道、社会中介机构渠道、信息发布机构渠道、互联网渠道、各类会议渠道、邮政部门渠道等。

2. 信息检索 是指根据一定的检索目的，从信息源中获取符合特定需要的信息的过程。根

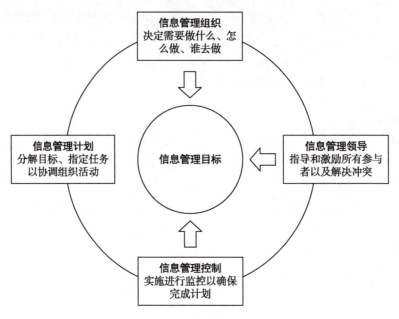

图 7-1　信息管理的职能体系

据信息检索目的的不同,信息检索可分为:数据检索(包括数值形式和非数值形式的数据)、事实检索(以事实为检索目的的检索)、文献检索(以文献为检索目的的检索,包括文献出处、摘要或全文的检索)。

3.信息分析　也称情报研究,是信息组织过程中必不可少的重要环节。信息分析是通过已知信息揭示客观事物运动规律的过程。信息分析的主要任务就是运用科学的理论、方法和手段,在对大量的(通常是零散、杂乱无章的)信息进行搜集、加工整理与价值评价的基础上,透过由各种关系交织而成的错综复杂的表面现象,把握内容本质,从而获取对客观事物运动规律的认识。信息分析主要包括:分析选题、信息搜集、信息整理、分析加工、结果输出、评价与利用等过程。

4.信息评价　贯穿于信息分析的全过程,具有辨真伪、判虚实、权优劣、估价值的作用。信息评价就是评估信息价值(真假、有无、多少、先后)的活动。信息评价和信息分析活动紧密相连,分析的过程中也包含对信息的评价。

5.信息服务　狭义的信息服务,指信息提供服务,是信息提供者根据用户需要,运用一定的技术手段和方法,向用户提供特定信息产品的活动。广义的信息服务,泛指以产品或劳务形式向用户提供和传播信息的各种信息劳动,包括信息传播、信息咨询、信息提供、信息技术培训等。

二、信息管理科学的基本理论与方法

20 世纪以来,信息管理现象的广泛性和复杂性要求进行系统和综合的研究。信息科学与管理科学的综合,构成了新的交叉学科——信息管理科学。信息管理科学是研究广义信息资源和信息活动管理的学科。它吸收信息论、系统论和控制论的理论和方法,借鉴现代管理学的基本原理,在信息管理实践中逐步发展形成。在当下,又通过吸收经济学、社会学、传播学、心理学、组织行为学和法学等相关学科的理论和方法,使信息管理科学综合发展日渐完善。

(一)信息管理科学的理论基础

1.信息论　是信息科学的主要理论基础,也是信息科学的前导。信息论是一门用数理统计方法研究信息的度量、传递和交换规律的科学,主要研究通信和控制系统中普遍存在着的信息传递的共同规律以及最佳地解决信息的获取、度量、变换、存储、传递等问题的基础理论。

20世纪40年代,美国数学家香农(Claude Elwood Shannon)完成了"通信的数学理论"的研究,奠定了信息论的基础,将人类对信息现象的认识推进到一个新的发展阶段。通信系统就是信息传递过程。香农提出通信系统的模型,定义了信源(信息的源泉、发信者)、信道(信息传输通道)和信宿(信息的归宿、收信者),科学地模拟了通信系统的结构和功能。信息论是专门利用数学方法来研究如何计量、提取、变换、传递、存贮和控制各种系统信息的一般规律的科学。

2. 系统论　是以一般系统为研究对象的理论,创始人是美籍奥地利生物学家贝塔朗菲(Ludwig Von Bertalanffy)。系统论的核心思想是系统的整体观念,强调整体与局部、局部与局部、整体与外部环境之间的有机联系,具有整体性、动态性和目的性三大基本特征。

系统是指相互作用的并具有一定整体功能和整体目的的各个要素所组成的整体。要素是系统的内部组成部分。在内部,要素之间相互作用,形成一定的结构;在外部,要素所构成的整体与环境相互联系,表现出一定的功能,具有一定的目的。

"要素—结构—系统—功能—环境"构成了整体性的系统关系。系统各个要素间相互联系、相互作用的内在组织形式或内部秩序被称为系统的结构。与此相对应,关于系统与环境间相互联系、相互作用的外在活动形式或外部秩序,则被称为系统的功能。要素与要素之间、要素与系统之间、系统与环境之间通过信息相互联系与相互作用。

3. 控制论　是研究控制系统的理论,创始人是美国数学家维纳(Norbert Wiener)。控制论认为:控制是指事物之间的一种不对称的相互作用,系统事物之间构成控制关系,其间必然存在一个或多个主动施加作用的事物,被称为主控事物或控制者;同时也存在一个或多个被作用的事物,被称为被控事物或控制对象。

控制作为一种作用,至少要有作用者(主控事物或控制者)与被作用者(被控事物或控制对象)以及作用的传递者(控制媒介)三个要素。这三部分组成一个整体,相对于某种环境而言,具有控制的功能,被称为控制系统。控制论着眼于控制系统与特定环境的关系来考虑系统的控制功能。

4. 信息管理理论　信息管理理论主要研究信息管理活动的本质结构和发展规律等问题,注重信息系统理论与管理理论的结合。该理论起源于美国,形成于20世纪70年代后期。最初以信息资源管理思想为基础,形成信息资源管理理论。后将信息资源管理简化为"信息管理",逐步形成了"信息系统学派""记录管理学派"和"信息管理学派"等理论流派。信息管理理论是一种发展中的理论,不同理论流派体现了信息管理理论的多样化特征,逐渐丰富信息管理的理论体系。

(二)信息管理科学的研究方法

信息管理科学研究方法的种类很多,按药品管理领域运用的代表性介绍如下。

1. 系统方法　系统方法被广泛应用于信息管理中,特别是药品管理信息系统软件的开发中,主要包括:专家系统方法、系统模型方法、系统工程方法、可行性分析方法、成本—效益分析评价法、系统决策量化方法等。

2. 运筹学方法　运筹学是在管理领域,运用数学方法,对需要进行管理的问题统筹规划,从而做出决策的科学。在信息管理中,有线性规划法广泛运用于信息资源的合理配置,动态规划法运用于计算机检索、网络建设等。

3. 数学和统计方法　该类方法常用于信息的度量,香农在信息度量里引用了概率理论,创造性地将信息度量与不确定性的消除联系起来,从而促使信息度量理论发生质的飞跃。在信息管理中的典型应用还包括:利用数学模型对信息服务环境中用户与信息记录的交互作用建立一种信息度量方法,建立信息化指标体系,信息经济规模度量,知识经济度量等。

4. 技术实验方法　技术实验是技术活动中为了某种目的所进行的尝试、检验等探索性实践活动。该方法对信息管理领域发现问题、探究规律、优化技术起到重要作用。信息管理学是一门实践性很强的学科,在信息组织与检索技术领域,几乎每一项新理论或新技术的产生都要从技术实验开始。例如，文本词句检索、超文本检索、Web 信息检索、借助叙词表的文本检索等均是从技术实验开始的。

第二节　药品信息管理概述

一、药品信息

（一）药品信息的概念

药品信息（medicine information，MI）即所有与药品有关的信息，包括药品本身和药品活动两方面。药品本身的信息是指药品理化特性、构效关系、质量特征、药代特性及有效性、安全性等各方面的信息，如药品名称（化学名称、药品通用名称、非专利药名、商品名称）、药品类别、药品成分、给药途径、剂型、剂量规格、包装规格等。药品活动信息是指药品研制、生产、经营、使用、监督管理和药学教育等方面的信息，如药品广告、药品标准、药品标签、药品包装、临床研究、药品生产、药品市场、药品经济、药品不良反应、药品再评价信息等。

（二）药品信息的特征

1. 无限性和有限性　药品信息是无穷无尽的，它源于疾病的千差万别，治疗疾病的药物各有不同，科学的不断发现、新药的不断研究以及对现有药品的新认识，使得药品信息随着时间的变化，将不断被扩充、被认识，呈爆炸性的增长。同时，药品信息又是有限的，它源于人们对药品的有限认识，以及人们在一定时间内能够处理信息的有限性。

2. 动态性和时效性　药品信息的无限性，驱使着人们不断地探索和认知，决定了药品信息也在不断地更新，药品信息的动态变化又决定了药品信息的时效性，如新的药品不良反应的发现需要修改药品说明书、新的医药法规和政策的施行需要废除旧的法规。因此，在收集、利用药品信息时，必须要有动态和时间观念。

3. 完整性和片面性　药品信息是指有关药品及药品活动的全面信息，片面性的药品信息是指有关药品及药品活动的局部或某个角度反映出的信息。只有全面、系统、完整地反映事物及其变化规律的信息才是药品信息的全貌。片面的信息，只讲适应证和功能主治，回避不良反应和注意事项，就可能导致用药错误。

4. 真实性和虚伪性　药品信息是通过一定形式对药品和药品活动特征与变化的客观反映，药品信息在提供、整理、评价、传递和利用的过程中受到不同因素的影响，信息的提供和传播者站在不同的角度收集、利用、处理药品信息，使人们难辨药品的真伪优劣，信息发生失实的现象较为普遍。虚假的药品广告、失实的药品标签等，可能会导致用药错误甚至发生严重药害事件。因此，在收集、处理、利用药品信息时首先要区分真假，确保信息的真实性和准确性。

5. 严谨性和多样性　收集药品信息应尽可能使用多个信息来源，本着科学严谨的态度，基于循证或试验结果，互相验证内容的准确性、真实性。多个信息来源，不同的信息提供者，反映信息的多个方面，体现信息的多样性。

6. 目的性和价值性　药品信息活动都是有目的的，药品说明书、标签印有药品的通用名称、成分、规格等内容，能及时、广泛、准确无误地传递药品信息，利于减少医患之间用药信息的不对称，并最终促进合理的用药行为。药品信息的价值性体现在能够帮助人们实现各自的目的，如商标、广告等有利于生产企业的品牌建设。药品信息的收集、整理、储存、传递和利用也是有成本的，加以利用需要付出代价，从而形成价值。此外，药品信息的价值还取决于人们对它的认知和重视程度。

7. 依附性和传递性　药品信息反映了药品的特征和运动状态，但本身却不能独立存在，药品信息只有被各种符号系统组织成为某种形式的序列，并依附于一定的载体时才可能被表达、识别、传递、存储、显示与利用。因此，要根据信息的特点选择合适的、有效的载体和传递途径，如图书、磁盘、计算机网络等。

二、药品信息资源

药品信息资源丰富多样，主要包括如下种类。

1. 专业图书　指由专家、学者编写而成，服务于药学领域，供专业人士阅读的图书，主要包括：学术专著、教科书、参考工具书等（手册、年鉴、百科全书、辞典等）。如《中国药事法规解说》《中国药学年鉴》《新编药物学》《全医药学大词典》等。

2. 专业学术期刊　每种期刊都有固定的名称和版式，有连续的出版序号，有专门机构编辑出版，出版周期短，刊载速度快，数量大，内容较新颖、丰富。如《中国药学杂志》《中国新药杂志》《中国药房》《中国医药工业杂志》《中国药事》《中国药业》《中国药师》《药学教育》《药学实践杂志》等。

3. 专利文献　指包含已经申请或被确认为发现、发明、实用新型和工业品外观设计的研究、设计、开发和试验成果的有关资料，以及保护发明人、专利所有人及工业品外观设计和实用新型注册证书持有人权利的有关资料的已出版或未出版的文件（或其摘要）的总称。特点是数量庞大、报道快、学科领域广阔、内容新颖、具有实用性和可靠性。包括专利申请书、专利说明书、专利公报、专利文摘以及与专利有关的法律文件与诉讼资料等，如医药产品专利、用途专利的专利文献等。

4. 科技报告　也称研究报告或技术报告，指科学技术工作者围绕某个课题研究所取得成果的正式报告，或对某个课题研究过程中各阶段进展情况的阶段性总结和实际记录。

5. 学位论文　通常是指高等学校、科研单位攻读学位人员为获取学位而撰写的学术论文，分为硕士论文和博士论文，特点是理论性、系统性较强，内容专一，阐述详细，具有一定的独创性。

6. 会议论文集　指在国内外各种会议上所产生的正式和非正式的资料汇总，是围绕会议的中心议题，在会前提供的发言预印本或发言预摘、会上发表或散发的论文集合。会议论文往往能够集中反映该学科或专业的学术水平、研究动态和发展趋势，特点是传播及时、论题集中、内容新颖、专业性强。

7. 政府出版物　指各国政府部门及其所属专门机构所发表或出版的各种文献总称，一般可分为行政性文件和科技文献两大类，其特点是内容可靠，但与其他信息资源有一定重复。

8. 标准文献　指技术标准、技术规格和技术规则等文献的总称，如《中国药典》《美国药典》及相关技术指导原则等。

9. 药品资料　指国内外各厂商为介绍及推销药品而印发的出版物，包括药品样品、药品目录、药品说明书等。

10. 科技档案　指单位在技术活动中所形成的技术文件、图纸、图片、原始技术记录等资料，生产记录具有专业性、种类和类型多样性、成套性、现实性等特点。

11. 记录与数据　从事药品研制、生产、经营、使用活动中产生的记录与数据是药品信息追溯的重要依据。数据是指在药品研制、生产、经营、使用活动中产生的反映活动执行情况的信息，包括文字、数值、符号、影像、音频、图片、图谱、条码等，如药品研发原始实验数据等；记录是指在上述活动中通过一个或多个数据记载形成的，反映相关活动执行过程与结果的凭证，如药品生产记录、购销记录等。

三、药品信息活动

药品信息活动是指对药品信息的收集、整理、评价、保管、传递、提供和利用的过程。存在于药品研制、生产、流通、使用等不同环节,上市前、注册中、上市后不同阶段,研发部门、生产企业、经营单位、监管机构、审批机关、医院药房等不同组织,医生、药师、患者、医药代表等不同人员,从不同的角度收集、利用、处理药品信息。目的是根据药品信息促进药物可及、合理使用、保证安全用药等。以下主要介绍药品信息的收集活动。

（一）药品信息收集

1.学习医药政策、药事法律法规　通过政府出版物、政府网站、学习药品管理的法律法规以及国家药品监督管理部门下发的药品行政规章。

2.查找权威的参考书　权威的参考书通常能够较为全面、深入地反映药品各方面的理论、现象、观点和评价。其中定期再版的参考书中含有大量新的信息,对药品活动有重要的指导价值,如《新编临床用药速查手册》《实用药物临床治疗学》等。

3.订阅专业期刊　专业期刊能够及时反映药学学科的最新发现和理论,订阅本专业领域期刊,是全面掌握最新药品信息的有效途径,如《中国新药杂志》和 *Journal of the American Pharmacist Association* 等。

4.利用文献检索平台　利用医药文献检索数据库,如 MEDLINE、PubMed、Cochrane、国际药学文摘（International Pharmaceutical Abstract, IPA）数据库、中国生物医学文献数据库等,可以查询到相关信息的一次文献,是收集药品信息的重要手段。

5.参加继续教育讲座和学术会议　可以了解某个专业领域前沿和专家对某个问题的深刻理解。将这些信息收集起来,可以弥补参考书、专业期刊的不足,如中国药学会会议、中国药师大会等。

6.咨询药物信息机构　一些政府机构、药物研究机构、大学或医院的药物信息中心和专门从事药学信息开发和服务的机构,如国家药品监督管理局南方医药经济研究所、广东医药情报研究所、上海医药工业研究院等,可以提供各种有针对性的药品信息。

7.调研药品研发、生产、经营、使用单位　深入药品研发、生产、经营、使用单位实地调研,从而获得研发、生产、经营的具体药品品种的相关信息。

8.深入药学实践　药学工作者在药学实践中可以通过观察和实践获取药品信息,同时通过与其他药学工作者交流,也可以学习到很多他们所掌握的药品信息。

9.现场监督、检查　药品监督管理部门根据法律规定通过现场核查、抽样检查、日常的监督检查和跟踪检查,确定有关药品信息的真实性、可靠性,这是药事行政监管部门获取药品信息的主要方法。

10.登录政府网站　登录政府官方网站,如国家市场监督管理总局、国家药品监督管理局等,可以了解药事法规和监管信息。

11.搜索互联网络　渠道主要包括三种:一是药品生产企业提供的非经营性互联网药品信息服务网站,即制药企业的官方网站。二是中立的第三方医药、健康类平台,汇总了制药企业、药品代理、批发企业、药品零售药店、医院的药品信息,是进行二次开发后的药品信息。这类信息更多的是药品市场的信息,包括药品的市场分析、招商代理、行业动态、供求信息、全国各地与药品相关的展会信息等。三是医药行业社团的网站,如中国药学会、中国执业药师协会等。

（二）药品信息咨询

药品信息咨询是为药品信息的有效使用提供帮助。根据咨询对象的不同可将药品信息咨询分为药品研发单位、生产企业、经营企业、使用人员（医师、患者等）、教学人员等信息咨询。根据咨询业务的内容和范围可以分为政策咨询、管理咨询、工程咨询、技术咨询和专业咨询五种类型。药品信息咨询的方式主要包括四种。

1.计算机药物信息咨询系统　主要为医务人员服务,能在最短的时间内为医务人员和人民群众提供全面详细权威的药学资料,亦可帮助临床医生根据病情选择安全、合理的药物治疗方案。好的药物信息咨询系统还具有"计算机处方分析"和"计算机临床用药监控"等特别应用功能,大大提高了临床药学服务水平,促进了临床药学的发展。

2．药品市场调查　是制药企业发展、医药科研机构新药研发和政府决策的重要依据。药品市场调查对我国医药行业的需求状况、发展状况、国民消费变化等进行分析,同时也分析药品及同类药品的销售情况,综合化学制药、中药、中药材、生物制药以及医药零售等重要内容,还可对国家医药政策进行政策趋向研究,是医药企业、科研单位、药品零售企业等单位准确了解目前药品行业发展动态,把握企业定位和发展机会的重要信息咨询来源。

3．医药行业管理咨询　是为了解决医药领域企业和事业单位以及个人在医药行业知识管理中产生的问题而进行的一种咨询活动。通过信息咨询了解世界上先进、成熟、实用的管理理念和工具方法,并运用于医药行业,变成对医药行业管理实践有指导意义的可操作、可执行的方案。

4．药学咨询(pharmaceutical consulting)　药学服务人员要承接患者和医护人员与用药相关的咨询,药师运用所掌握的药学知识和药品信息,包括药理学、药效学、药动学、毒理学、商品学、药物不良反应、安全信息等,对药物治疗和合理用药进行咨询服务。根据药品咨询对象的不同,可以分为患者、医师、护士和公众用药咨询。

四、药品信息管理

药品信息管理是指政府对药品信息的监督管理和药事组织对药品信息活动的管理,是对药品信息活动的各种相关因素(主要是人、信息、技术和机构)进行科学的计划、组织、控制和协调,以实现信息资源的合理开发与有效利用的过程。国家对药品信息监督管理的基本目标,是保证药品信息的真实性、准确性、全面性,以完成保障人们用药安全有效、维护人们健康的基本任务。

药品信息管理方法包括:①药品信息的法制管理,各国药事法律法规中,对药品包装、标签、说明书和药品广告、药品注册商标等药品信息的管理均作了明确、严格的规定,对违法行为给予相应的惩罚;②药品信息的标准化管理,由国家政府机关组织制定、颁布药品标准,核发药品说明书,审查药品广告;③药品信息的监督管理,要求各药事组织提供真实、准确、全面的药品信息,对药品信息实施监管;④药品信息的追溯管理,通过信息化手段建立药品追溯系统,及时准确记录、保存药品追溯数据,正向追踪和逆向溯源药品的研制、生产、流通和使用情况,获得药品全生命周期追溯信息。

第三节　药品标识物管理

一、药品标识物概述

(一)药品标识物的概念和作用

1．药品的整体概念　药品是一个整体概念,包括核心药品、形式药品和附加药品三个层次(图7-2)。核心药品反映的是药品的有效性、安全性等核心利益;形式药品表现为药品的包装、品牌、剂型、规格等,是核心药品价值得以实现的各种形式;附加药品是顾客购买形式药品时所获得的全部附加服务和利益,如使用指导、免费送货等。

2．药品标识物的概念　作为药品整体概念

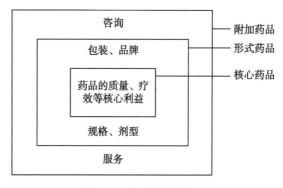

图7-2　药品整体概念

的重要组成部分,也是药品外在质量的主要体现,同时是医师、药师决定和指导用药以及患者选择购买药品的重要药品信息来源之一。

药品标识物为药品包装、药品说明书和药品标签的总称。药品包装、标签、说明书三者的关系,是药品包装必须按照规定印有或者贴有标签,且必须附有说明书。

药品标识物属于形式药品的范畴,药品标识物内容的真实性、科学性会直接影响到公众的生命健康。因而,对药品标识物的管理,是各国药事行政管理部门对药品监督管理的重要内容之一。

(1)药品包装(package):药品包装是为了保护药品的价值和形态,采用适当的包装材料或包装容器,施以一定的科技手段,把药品包封和标志的状态。

药品包装按由里向外可分为三个层次:内包装、中包装、大包装。内包装又称为直接包装,中包装又称为销售包装,大包装又称为储运包装。中包装和大包装统称为外包装;内包装是直接与药品接触的包装,如安瓿、大输液瓶、片剂或胶囊剂的泡罩铝箔等;外包装根据药品特性选用不易破损的包装,以保证药品在使用、保管、运输和销售过程中的质量。

(2)药品说明书(package insert):药品说明书是指药品生产企业印制并提供的,包含药理学、毒理学、药效学、医学等药品安全性、有效性重要科学数据和结论的,用以指导临床正确使用药品的技术性资料。

(3)药品标签(medicine labeling):药品标签是指药品包装上印有或者贴有的内容,分为内标签和外标签。药品内标签指直接接触药品包装的标签,外标签指内标签以外的其他包装的标签。

3. 药品标识物的作用　自药品生产出厂、储存、运输,到药品使用的全过程中,在药品有效期内,药品标识物发挥着保护药品质量、方便医疗使用、传递药品信息、增加药品价值、提升企业品牌形象的功能。药品包装材料质量的优劣,药品说明书、标签的真实性、完整性程度,会影响到人们用药的安全性和有效性。

(二)药品标识物的法制化管理

为加强药品标识物管理,维护广大消费者的合法权益,保证人民群众用药安全,我国相继出台了一系列的法律法规(表7-1)。

表7-1　药品标识物管理相关的法律、法规、规章、规定

名称	颁布或修订时间	施行时间
《中华人民共和国药品管理法》	1984年9月颁布	1985年7月
	2001年2月修订	2001年12月
	2019年8月修订	2019年12月
《中华人民共和国药品管理法实施条例》	2002年8月颁布	2002年9月
	2016年2月修订	2016年2月
	2019年3月修订	2019年3月
《药品包装管理办法》	1988年2月颁布	1988年9月
《药品包装用材料、容器管理办法》(暂行)	2000年4月颁布	2000年10月
《非处方药专有标识管理规定》(暂行)	1999年11月颁布	1999年11月
《互联网药品信息服务管理办法》	2004年7月颁布	2004年7月
《直接接触药品的包装材料和容器管理办法》	2004年7月颁布	2004年7月
《药品说明书和标签管理规定》	2006年3月颁布	2006年6月
《化学药品和治疗用生物制品说明书规范细则》	2006年5月颁布	2006年5月
《预防用生物制品说明书规范细则》		

续表

名称	颁布或修订时间	施行时间
《中药、天然药物处方药说明书格式》	2006年6月颁布	2006年6月
《中药、天然药物处方药说明书内容书写要求》		
《中药、天然药物处方药说明书撰写指导原则》		
《化学药品非处方药说明书规范细则》	2006年10月颁布	2006年10月
《中成药非处方药说明书规范细则》		

二、药品标识物管理原则

（一）国家行政审批制度

在中华人民共和国境内上市销售的药品，说明书和标签由国务院药品监督管理部门予以核准。

国务院药品监督管理部门在审批药品时，对化学原料药一并审评审批，对相关辅料、直接接触药品的包装材料和容器一并审评，对药品的质量标准、生产工艺、标签和说明书一并核准。

（二）药品包装要求

药品包装必须按照规定印有或者贴有标签，药品生产企业生产供上市销售的最小包装必须附有说明书。药品包装必须符合国家标准、专业标准或地方、企业标准的规定。

发运中药材必须有包装。在每件包装上，必须注明品名、产地、日期、调出单位，并附有质量合格的标志。

（三）文字要求

凡在中国境内销售、使用的药品，其包装、说明书及标签所用文字必须以中文为主并使用国家语言文字工作委员会公布的规范化汉字。增加其他文字对照的，应当以汉字表述为准。

（四）内容要求

药品标签或者说明书应当注明药品的通用名称、成分、规格、上市许可持有人及其地址、生产企业及其地址、批准文号、产品批号、生产日期、有效期、适应证或者功能主治、用法、用量、禁忌、不良反应和注意事项。标签、说明书中的文字应当清晰，生产日期、有效期等事项应当显著标注，容易辨识。

药品说明书内容应当以国务院药品监督管理部门核准或获准修改的药品说明书为准，不得擅自增加和删改原批准的内容。药品标签应当以说明书为依据，内容不得超出说明书的范围。

（五）用语要求

药品说明书和标签的语言表述应当科学、规范、准确。非处方药说明书还应使用容易理解的文字表述，以便患者自行判断、选择和使用。

（六）标识要求

1. 特殊管理药品、外用药品和非处方药品　对麻醉药品、精神药品、医疗用毒性药品、放射性药品、外用药品和非处方药品的说明书和标签必须印有特殊管理的药品、外用药或非处方药等专有标识。

2. 含有兴奋剂目录所列禁用物质的药品　根据《反兴奋剂条例》，药品中含有兴奋剂目录所列禁用物质的，说明书或者标签应当注明"运动员慎用"字样。

3. 储运图示标志　药品运输包装的储运图示标志、危险货物的包装标志等，必须符合国家标准和有关规定。

（七）禁止性规定

1．药品标签不得印有暗示疗效、误导使用和不适当宣传产品的文字和标志。

2．药品包装不得夹带其他任何介绍或者宣传产品、企业的文字、音像及其他资料。

3．药品包装不得有印字脱落或粘贴不牢等现象，并不得用粘贴、剪切的方式进行修改或补充。

三、药品说明书管理

药品说明书是医疗的重要文件，是药品审批的重要资料，由国务院药品监督管理部门在药品注册审批时一并审核，具有科学上、医学上及法律上的意义。药品说明书记载着最基本、最重要的药品信息，可以指导人们正确销售、储藏、保管和使用药品；是医师、药师、护士和患者合理用药的科学依据；是宣传合理用药和普及医药知识的指南。

（一）药品说明书管理规定

1．药品说明书使用的药品名称，必须符合国务院药品监督管理部门公布的药品通用名称和商品名称的命名原则，并与药品批准证明文件的相应内容一致。禁止使用未经国务院药品监督管理部门批准的药品名称和未经注册的商标。

2．药品说明书应当包含药品安全性、有效性的重要科学数据、结论和信息，用以指导安全、合理使用药品。

3．药品说明书对疾病名称、药学专业名词、药品名称、临床检验名称和结果的表述，应当采用国家统一颁布或规范的专用词汇，度量衡单位应当符合国家标准的规定。

4．出于保护公众健康和指导正确合理用药的目的，药品生产企业可以主动提出在药品说明书或者标签上加注警示语，国务院药品监督管理部门也可以要求药品生产企业在说明书或者标签上加注警示语。

相应的警示语或忠告语如下。

处方药：凭医师处方销售、购买和使用！

非处方药：请仔细阅读药品使用说明书并按说明使用或在药师指导下购买和使用！

5．在中华人民共和国境内上市销售的药品，其说明书和标签由国务院药品监督管理部门予以核准。

（二）药品说明书的修改

1．药品上市许可持有人应当主动跟踪药品上市后的安全性、有效性情况，需要对药品说明书进行修改的，应当及时提出申请。

2．根据药品不良反应监测、药品再评价结果等信息，国务院药品监督管理部门也可以要求药品上市许可持有人修改药品说明书。

3．药品说明书应当充分包含药品不良反应信息，详细注明药品不良反应。药品上市许可持有人未根据药品上市后的安全性、有效性情况及时修改说明书或者未将药品不良反应在说明书中充分说明的，由此引起的不良后果由该药品上市许可持有人承担。

4．药品说明书获准修改后，药品上市许可持有人应当将修改的内容立即通知相关药品生产、经营企业、使用单位及其他部门，并按要求及时使用修改后的说明书和标签。

5．药品说明书核准日期和修改日期应当在说明书中醒目标示。

6．药品说明书的核准和修改需要经过国务院药品监督管理部门批准。

（三）药品说明书内容格式及书写要求

药品说明书是指导人们正确经销、保管和使用药品的重要信息情报来源，不同类别、不同品种、不同剂型的药品说明书的具体格式、内容和书写内容不尽相同，但具体要求均由国务院药品监督管理部门制定并发布。药品说明书应当包含核准和修改日期、特殊药品、非处方药、外用药品标识、说明书标题、忠告语、警示语、药品名称、成分、性状、适应证／功能主治／作用与用途、规格、用法用量／免疫程序和计量、不良反应、禁忌、注意事项、特殊人群用药（孕妇及哺乳期妇女、儿童、老年）、药物相互作用、药物过量、临床试验、药理毒理、药代动力学、贮藏、包装、有效期、执行标准、批准文号、药品上市许可持有人、生产企业等信息，参见《化学药品和生物制品说明书规范细则》和《中药、天然药物处方药说明书格式、内容书写要求及撰写指导原则》。

四、药品标签管理

药品标签是药品信息的重要来源之一，不仅是广大医护人员和患者治疗用药的依据，也是药品生产、经营部门向公众介绍药品特性、指导合理用药和普及医药知识的主要媒介。

（一）药品标签的分类和内容

1. 药品标签的分类　药品标签分为内标签和外标签。药品内标签指直接接触药品包装的标签，外标签指内标签以外的其他包装的标签，包括用于运输、储存包装的标签和原料药标签。

2. 内、外标签标示的内容

（1）药品内标签：应当包含药品通用名称、适应证或者功能主治、规格、用法用量、生产日期、产品批号、有效期、生产企业等内容。包装尺寸过小无法全部标明上述内容的，至少应当标注药品通用名称、规格、产品批号、有效期等内容。

（2）药品外标签：应当注明药品通用名称、成分、性状、适应证或者功能主治、规格、用法用量、不良反应、禁忌、注意事项、贮藏、生产日期、产品批号、有效期、批准文号、生产企业等内容。适应证或者功能主治、用法用量、不良反应、禁忌、注意事项不能全部注明的，应当标出主要内容并注明"详见说明书"字样。

3. 用于运输、储藏的包装和原料药标签标示的内容

（1）用于运输、储藏的包装标签：标示的内容至少应当注明药品通用名称、规格、贮藏、生产日期、产品批号、有效期、批准文号、生产企业，也可以根据需要注明包装数量、运输注意事项或者其他标记等必要内容。

（2）原料药的标签：应当注明药品名称、贮藏、生产日期、产品批号、有效期、执行标准、批准文号、生产企业，同时还需注明包装数量以及运输注意事项等必要内容。

（二）药品标签的书写印制要求

1. 药品名称

（1）标注名称：药品标签中标注的药品名称为通用名和商品名。①药品的商品名称是指经国务院药品监督管理部门批准的特定企业使用的专用商品名称。通用名称是指列入国家药品标准之中的药品名称。②已经作为药品通用名称的，不得作为药品商标使用。③标注通用名和商品名必须符合国务院药品监督管理部门公布的药品命名原则，并与药品批准证明文件的相应内容一致。④禁止使用未经国务院药品监督管理部门批准的药品名称。

（2）药品通用名称印刷要求：药品通用名称应当显著、突出，字体、字号和颜色必须一致，并符合以下要求：①对于横版标签，必须在上三分之一范围内显著位置标出；②对于竖版标签，必须在右三分之一范围内显著位置标出；③不得选用草书、篆书等不易识别的字体，不得使用斜体、中空、阴影等形式对字体进行修饰；④字体颜色应当使用黑色或者白色，与相应的浅色或者深色背景形成强烈反差；⑤除因包装尺寸的限制而无法同行书写的，不得分行书写。

（3）药品商品名称印刷要求：药品商品名称不得与通用名称同行书写，字体和颜色不得比通用名称更突出和显著，字体以单字面积计不得大于通用名称所用字体的二分之一。

2. 注册商标

（1）药品说明书和标签中禁止使用未经注册的商标以及其他未经国务院药品监督管理部门

批准的药品名称。

（2）药品标签使用注册商标的，应当印刷在药品标签的边角，含文字的，字体以单字面积计不得大于通用名称所用字体的四分之一。"注册商标"字样或注册标记应当印制在商标附近。

3. 专有标识 麻醉药品、精神药品、医疗用毒性药品、放射性药品、外用药品和非处方药的标签、说明书，应当印有规定的标志。

4. 贮藏 对贮藏有特殊要求的药品，应当在标签的醒目位置注明。

5. 同一药品生产企业的同一药品的标签规定

（1）同一药品生产企业生产的同一药品，药品规格和包装规格均相同的，标签的内容、格式及颜色必须一致；药品规格或者包装规格不同的，标签应当明显区别或者在规格项目明显标注。

（2）同一药品生产企业生产的同一药品，分别按处方药与非处方药管理的，两者的包装颜色应当明显区别。对贮藏有特殊要求的药品，应当在标签的醒目位置注明。

6. 有效期表述形式

（1）药品标签中的有效期应当按照年、月、日的顺序标注，年份用四位数字表示，月、日用两位数表示。

（2）具体标注格式为"有效期至××××年××月"或者"有效期至××××年××月××日"。

（3）有效期也可以用数字和其他符号表示为"有效期至××××.××.××"或者"有效期至××××/××/××"等。

（4）有效期若标注到日，应当为起算日期对应年月日的前一天，若标注到月，应当为起算月份对应年月的前一月。

（5）预防用生物制品有效期的标注按照国务院药品监督管理部门批准的注册标准执行。

（6）治疗用生物制品有效期的标注自分装日期计算，其他药品有效期的标注自生产日期计算。

第四节　药品广告管理

药品广告行业发展迅速，但虚假药品广告、擅自篡改审批内容发布药品广告、未经审查擅自发布药品广告、在大众媒介上违法发布处方药广告和非法经营药品广告的现象也十分突出，严重侵害了消费者合法权益，扰乱了药品市场秩序，影响了患者用药安全，危害了公众的生命健康，社会危害程度远超一般商品虚假广告。2015年《中华人民共和国广告法》施行，并于2018年、2021年再次修正。2019年《药品、医疗器械、保健食品、特殊医学用途配方食品广告审查管理暂行办法》颁布，对"三品一械"广告审查管理工作进行了严格规范。

一、药品广告及相关概念

（一）广告与广告媒介

1. 广告 广告（advertising）是指商品经营者或者服务提供者承担费用，通过一定媒介和形式直接或者间接地介绍所推销的商品或者所提供的服务的商业活动。

广告是传递商品信息的一种经济、迅速和有效的方式。在商品经济中，具有不可忽视的沟通产销的媒介作用。

2. 广告媒介及分类 广告媒介（media of advertising）是广告信息的传播工具，众媒介各具特征及其局限性。

（1）按表现形式分类：印刷媒体和电子媒体等。前者包括报纸、杂志、产品说明书、挂历等；后者包括电视、广播、电动广告牌等。

（2）按广告媒体分类：大众化媒体和专业性媒体。前者包括报纸、杂志、广播、电视等；后者包括专业报纸、杂志等。

（3）按广告工具或载体分类：主体媒介和非主体媒介。前者主要有报纸、广播、电视和杂志等。杂志可分为专业性杂志和一般杂志。后者即上述 4 种之外的其他媒介，包括橱窗广告、书籍广告、展销广告、文艺演出、户外广告牌、招贴广告、包装广告、邮寄宣传资料、灯光广告等。

（二）广告相关主体

广告是一项复杂的工作，需要推销、设计、制作、发布等多方面的参与和协调，《中华人民共和国广告法》中涉及的广告活动的法律主体主要包括以下几类。

1. 广告主　指为推销商品或者服务，自行或者委托他人设计、制作、发布广告的自然人、法人或者其他组织。

2. 广告经营者　指接受委托提供广告设计、制作、代理服务的自然人、法人或者其他组织。

3. 广告发布者　指为广告主或者广告主委托的广告经营者发布广告的自然人、法人或者其他组织。

4. 广告代言人　指广告主以外的，在广告中以自己的名义或者形象对商品、服务作推荐、证明的自然人、法人或者其他组织。

（三）药品广告

凡利用各种媒介或者形式发布的广告含有药品名称、药品适应证（功能主治）或者与药品有关的其他内容的，为药品广告（medicine advertisement）。

药品广告属于广告的一种，通过传递药品信息，树立或加深企业形象，最终目的在于促进药品销售。因而，药品广告是由药品上市许可人、药品生产企业或药品经营企业承担费用，通过一定的媒介和形式介绍具体药品品种，直接或间接地进行以药品销售为目的的商业广告。

二、药品广告的申请与审查

（一）药品广告的申请

1. 申请人的资格　药品注册证明文件持有人及经过其授权的药品生产、药品经营企业为广告申请人。申请人可以委托代理人办理药品广告审查申请。

2. 申请程序

（1）提出申请：药品广告审查申请应当依法向生产企业或者进口代理人等广告主所在地广告审查机关提出。申请人可以到广告审查机关受理窗口提出申请，也可以通过信函、传真、电子邮件或者电子政务平台提交药品广告申请。

（2）提交文件：申请药品广告审查，应当依法提交《广告审查表》与发布内容一致的广告样件，以及下列合法有效的材料：①申请人的主体资格相关材料，或者合法有效的登记文件；②药品注册证明文件、注册的药品标签和说明书，以及生产许可文件；③广告中涉及的知识产权相关有效证明材料。经授权同意作为申请人的生产、经营企业，还应当提交合法的授权文件；委托代理人进行申请的，还应当提交委托书和代理人的主体资格相关材料。

（二）药品广告的审查

1. 无需审查的情形　药品广告中只宣传药品名称（含药品通用名称和药品商品名称）的，不再对内容进行审查。

2. 审查部门　国家市场监督管理总局负责组织指导药品广告审查工作。各省级市场监督管理部门、药品监督管理部门负责药品广告审查，依法可以委托其他行政机关具体实施广告审查。

3. 审查程序

（1）受理：未经审查不得发布药品广告。广告审查机关收到申请人提交的申请后，应当在

5 个工作日内作出受理或者不予受理决定。申请材料齐全、符合法定形式的,应当予以受理,出具《广告审查受理通知书》。申请材料不齐全、不符合法定形式的,应当一次性告知申请人需要补正的全部内容。

(2)审查:广告审查机关应当对申请人提交的材料进行审查,自受理之日起 10 个工作日内完成审查工作。

(3)批复:经审查,对符合法律、行政法规和规定的广告,应当作出审查批准的决定,编发广告批准文号。经审查批准的药品广告,广告审查机关应当通过本部门网站以及其他方便公众查询的方式,在 10 个工作日内向社会公开。公开的信息应当包括广告批准文号、申请人名称、广告发布内容、广告批准文号有效期、广告类别、药品名称、药品注册证明文件或者备案凭证编号等内容。

对不符合法律、行政法规和规定的广告,应当作出不予批准的决定,送达申请人并说明理由,同时告知其享有依法申请行政复议或者提起行政诉讼的权利。

4.药品广告批准文号　药品广告批准文号的格式是"×药广审(视/声/文)第 000000-00000号",结构组成的具体内容如图 7-3。

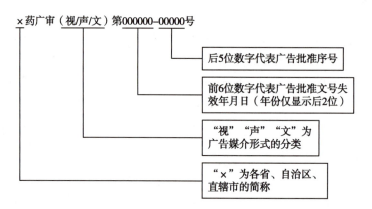

图 7-3　药品广告批准文号格式

药品广告批准文号的有效期与药品注册证明文件或者生产许可文件最短的有效期一致。药品注册证明文件或者生产许可文件未规定有效期的,广告批准文号有效期为 2 年。

三、药品广告的内容和发布要求

(一)药品广告的内容要求

1.原则性规定

(1)药品广告应当真实、合法,不得含有虚假或者引人误解的内容。广告主应当对药品广告内容的真实性和合法性负责。

(2)药品广告的内容应当以国务院药品监督管理部门核准的说明书为准。药品广告涉及药品名称、药品适应证或者功能主治、药理作用等内容的,不得超出说明书范围。

(3)药品广告应当显著标明禁忌、不良反应,处方药广告还应当显著标明"本广告仅供医学药学专业人士阅读",非处方药广告还应当显著标明非处方药标识(over the counter,OTC)和"请按药品说明书或者在药师指导下购买和使用"。

2.禁止性规定　药品广告不得违反《中华人民共和国广告法》第九条、第十六条、第十七条、第十八条、第十九条规定,不得包含下列情形:①使用或者变相使用国家机关、国家机关工作人员、军队单位或者军队人员的名义或者形象，或者利用军队装备、设施等从事广告宣传；②使用科研单位、学术机构、行业协会或者专家、学者、医师、药师、临床营养师、患者等的名义或者形象作推荐、证明；③违反科学规律，明示或者暗示可以治疗所有疾病、适应所有症状、适应所有人群，或者正常生活和治疗病症所必需等内容；④引起公众对所处健康状况和所患疾病产生不必要的担忧和恐惧，或者使公众误解不使用该药品会患某种疾病或者加重病情的内容；⑤含有"安全""安全无毒副作用""毒副作用小"；明示或者暗示成分为"天然"，因而安全性有保证等内容；⑥含有"热销、抢购、试用""家庭必备、免费治疗、赠送"等诱导性内容，"评比、排序、推荐、指定、选用、获奖"等综合性评价内容，"无效退款、保险公司保险"等保证性内容，怂恿消费者任意、过量使用药品的内容；⑦含有医疗机构的名称、地址、联系方式、诊疗项目、诊疗方法以及有关义诊、医疗咨询电话、开设特约门诊等医疗服务的内容；⑧法律、行政法规规定不得含有的其他内容。

（二）药品广告的发布要求

1. 原则性规定

（1）经广告审查机关审查通过并向社会公开的药品广告，可以依法在全国范围内发布。

（2）广告主、广告经营者、广告发布者应当严格按照审查通过的内容发布药品广告，不得进行剪辑、拼接、修改。已经审查通过的广告内容需要改动的，应当重新申请广告审查。

（3）药品广告应当显著标明广告批准文号。药品广告中应当显著标明的内容，字体和颜色必须清晰可见、易于辨认，在视频广告中应当持续显示，在音频类广告中应当予以播报。

2. 禁止性规定　申请人有下列情形的，不得继续发布审查批准的广告，并应当主动申请注销药品广告批准文号：①主体资格证照被吊销、撤销、注销的；②药品注册证明文件或者生产许可文件被撤销、注销的；③法律、行政法规规定应当注销的其他情形。广告审查机关发现申请人有前款情形的，应当依法注销相应的药品广告批准文号。

3. 不得发布广告的药品

（1）麻醉药品、精神药品、医疗用毒性药品、放射性药品、药品类易制毒化学品，以及戒毒治疗的药品。

（2）军队特需药品、军队医疗机构配制的制剂。

（3）医疗机构配制的制剂。

（4）依法停止或者禁止生产、销售或者使用的药品。

（5）法律、行政法规禁止发布广告的情形。

4. 处方药广告发布　处方药广告只能在国务院卫生行政部门和国务院药品监督管理部门共同指定的医学、药学专业刊物上发布。

不得利用处方药的名称为各种活动冠名进行广告宣传。不得使用与处方药名称相同的商标、企业字号在医学、药学专业刊物以外的媒介变相发布广告，也不得利用该商标、企业字号为各种活动冠名进行广告宣传。

四、药品广告的违法责任

违反药品广告的规定，应承担相应的法律责任。依据《中华人民共和国广告法》第五章规定，下列药品广告违法行为应作出相应行政处罚。

1. 违反《中华人民共和国广告法》规定，发布虚假广告的，由市场监督管理部门责令停止发布广告，责令广告主在相应范围内消除影响，处广告费用三倍以上五倍以下的罚款，广告费用无法计算或者明显偏低的，处二十万元以上一百万元以下的罚款；两年内有三次以上违法行为或者有其他严重情节的，处广告费用五倍以上十倍以下的罚款，广告费用无法计算或者明显偏低的，处一百万元以上二百万元以下的罚款,可以吊销营业执照,并由广告审查机关撤销广告审查批准文件、一年内不受理其广告审查申请。

2. 药品虚假广告造成消费者损害的,其广告经营者、广告发布者、广告代言人应当与广告主承担连带责任。

3. 违法发布药品广告的,由市场监督管理部门责令停止发布广告,责令广告主在相应范围内消除影响,处广告费用一倍以上三倍以下的罚款,广告费用无法计算或者明显偏低的,处十万元以上二十万元以下的罚款;情节严重的,处广告费用三倍以上五倍以下的罚款,广告费用无法计算或者明显偏低的,处二十万元以上一百万元以下的罚款,可以吊销营业执照,并由广告审查机关撤销广告审查批准文件、一年内不受理其广告审查申请。

4. 违法发布处方药广告、药品类易制毒化学品广告、或在针对未成年人的大众传播媒介上发布药品广告的,由市场监督管理部门责令停止发布广告,对广告主处二十万元以上一百万元以下的罚款,情节严重的,可以吊销营业执照,由广告审查机关撤销广告审查批准文件、一年内不受理其广告审查申请;对广告经营者、广告发布者,由市场监督管理部门没收广告费用,处二十万元以上一百万元以下的罚款,情节严重的,可以吊销营业执照。

5. 变相发布药品广告的,由市场监督管理部门责令改正,对广告发布者处十万元以下的罚款。

6. 在药品广告中作推荐、证明的,由市场监督管理部门没收违法所得,并处违法所得一倍以上二倍以下的罚款。

7. 广播电台、电视台、报刊音像出版单位发布违法广告,或者以新闻报道形式变相发布广告,或者以介绍健康、养生知识等形式变相发布药品广告,市场监督管理部门依照本法给予处罚的,应当通报新闻出版、广播电视主管部门以及其他有关部门。新闻出版、广播电视主管部门以及其他有关部门应当依法对负有责任的主管人员和直接责任人员给予处分;情节严重的,可以暂停媒体的广告发布业务。

依据《药品、医疗器械、保健食品、特殊医学用途配方食品广告审查管理暂行办法》,市场监督管理部门对药品广告违法行为作出行政处罚后,应当依法通过国家企业信用信息公示系统向社会公示。主要违法行为包括:未显著、清晰表示药品广告中应当显著标明内容;未经审查发布药品广告;广告批准文号已超过有效期,仍继续发布药品广告;未按照审查通过的内容发布药品广告;未按规定发布药品广告或构成虚假广告;隐瞒真实情况或者提供虚假材料申请药品广告审查;以欺骗、贿赂等不正当手段取得药品广告批准文号等。

第五节　互联网药品信息服务管理

为加强药品监督管理,规范互联网药品信息服务活动,保证互联网药品信息的真实、准确,2004 年,国家食品药品监督管理局根据《药品管理法》《互联网信息服务管理办法》及 2001 年出台的《互联网药品信息服务管理暂行规定》,颁布了《互联网药品信息服务管理办法》。

近年来,国家相关部委陆续出台文件,鼓励和扶持现代物流、电子商务等新兴产业发展,保护互联网信息服务提供者和使用者的合法权益。当前药品网络销售的环境发生变化,互联网药品销售与信息服务不断交叉融合。因此,互联网药品信息监管的范围和方式亟待进一步完善。

一、互联网药品信息服务概述

(一)互联网药品信息服务的概念

互联网药品信息服务,是指通过互联网向上网用户提供药品信息的服务活动。

（二）互联网药品信息服务的分类

互联网药品信息服务可分为经营性和非经营性两类。经营性互联网药品信息服务是指通过互联网向上网用户有偿提供药品信息等服务的活动。非经营性互联网药品信息服务则是指通过互联网向上网用户无偿提供公开的、共享性药品信息等服务的活动。

（三）互联网药品信息服务的管理机构

国务院药品监督管理部门对全国提供互联网药品信息服务活动的网站实施监督管理，对各省级药品监督管理部门的审核工作进行监督。省级药品监督管理部门对本行政区域内提供互联网药品信息服务活动的网站实施监督管理，进行监督检查，并将检查情况向社会公告。

二、互联网药品信息服务的申请与审批

（一）申请者应具备的条件

申请提供互联网药品信息服务，除应当符合《互联网信息服务管理办法》规定的要求外，应当具备下列条件。

1. 互联网药品信息服务的提供者应当为依法设立的企事业单位或者其他组织。
2. 具有与开展互联网药品信息服务活动相适应的专业人员、设施及相关制度。
3. 有两名以上熟悉药品管理法律法规和药品专业知识，或者依法经资格认定的药学技术人员。

（二）申请与审批程序

1. 申请 提供互联网药品信息服务的申请，应当以一个网站为基本单元。拟提供互联网药品信息服务的网站，应当在向国务院信息产业主管部门或者省级电信管理机构申请办理经营许可证或者办理备案手续之前，按照属地监督管理的原则，向该网站主办单位所在地省级药品监督管理部门提出申请，经审核同意后取得提供互联网药品信息服务的资格。

2. 受理 省级药品监督管理部门在收到申请材料之日起5日内作出受理与否的决定。受理的，发给受理通知书；不受理的，书面通知申请人并说明理由，同时告知申请人享有依法申请行政复议或者提起行政诉讼的权利。对于申请材料不规范、不完整的，省级药品监督管理部门自申请之日起5日内应一次告知申请人需要补正的全部内容。

3. 审批 省级药品监督管理部门自受理之日起20日内对申请提供互联网药品信息服务的材料进行审核，并作出同意或者不同意的决定。同意的，由省级药品监督管理部门核发《互联网药品信息服务资格证书》，同时报国务院药品监督管理部门备案并发布公告；不同意的，应当书面通知申请人并说明理由，同时告知申请人享有依法申请行政复议或者提起行政诉讼的权利。

对申请人的申请进行审查时，应当公示审批过程和审批结果。申请人和利害关系人可以对直接关系其重大利益的事项提交书面意见进行陈述和申辩。依法应当听证的，按照法定程序举行听证。

三、互联网药品信息服务的发布要求

（一）互联网药品信息服务资格证书

1. 有效期 互联网药品信息服务资格证书有效期为5年。有效期届满，需要继续提供互联网药品信息服务的，持证单位应当在有效期届满前6个月内，向原发证机关申请换发互联网药品信息服务资格证书。

2. 标注 提供互联网药品信息服务的网站，应当在其网站主页显著位置标注互联网药品信息服务资格证书的证书编号。

（二）基本要求

提供互联网药品信息服务网站所登载的药品信息必须科学、准确,必须符合国家的法律法规和国家有关药品管理的相关规定。

（三）不得发布的信息

提供互联网药品信息服务的网站不得发布麻醉药品、精神药品、医疗用毒性药品、放射性药品、戒毒药品和医疗机构制剂的药品信息。

（四）获得审查批准

1. 提供互联网药品信息服务的网站发布的药品广告,必须经过药品监督管理部门审查批准。
2. 提供互联网药品信息服务的网站发布的药品广告要注明广告审查批准文号。

第六节　药品追溯管理

《药品管理法》强化药品全过程信息要求,保证药品研制、生产、经营、使用全过程信息真实、准确、完整和可追溯。明确指出药品上市许可持有人、药品生产企业、药品经营企业和医疗机构应当建立并实施药品追溯制度,按照规定提供追溯信息,保证药品可追溯。《中华人民共和国疫苗管理法》强调国家实行疫苗全程电子追溯制度,保证疫苗管理全过程信息真实、准确、完整和可追溯。药品追溯管理是药品信息管理的重要组成部分,是保证药品全过程信息监管的关键环节。

一、药品追溯管理概述

（一）药品追溯及相关概念

1. 药品追溯（medicine traceability）　是指通过记录和标识,正向追踪和逆向溯源药品的研制、生产、流通和使用情况,获得药品全生命周期追溯信息的活动。

2. 药品信息化追溯体系（medicine traceability information system）　是指药品上市许可持有人、生产企业、经营企业、使用单位、监管部门、消费者等药品追溯参与方,通过信息化手段,对药品生产、流通、使用等各环节的信息进行追踪、溯源的有机整体。

3. 药品追溯码（medicine traceability code）　是指用于唯一标识药品各级销售包装单元的代码,由一列数字、字母和/或符号组成。

（二）药品追溯管理法律法规

为了建立药品可追溯制度,国家药品监督管理部门自2006年开始实施药品电子监管工作,不断完善相关规定和要求,不断加强药品电子监管,建立全国药品监督管理网络,逐步实施药品"电子身份证"监管制度,实现对药品生产、流通、使用等环节的全过程电子监管。

近年来,我国在药品电子监管制度实践基础上,运用信息管理科学技术与方法,全面落实药品科学监管。国家推进建设药品追溯体系,并发布了一系列法律法规及标准规范（表7-2）,以规范药品追溯体系的建设及管理过程。以保障公众用药安全为目标,以落实企业主体责任为基础,以实现"一物一码,物码同追"为方向,加快推进药品信息化追溯体系建设,强化追溯信息互通共享,实现全品种、全过程追溯,促进药品质量安全综合治理,提升药品质量安全保障水平。通过制定药品追溯标准规范,统一药品追溯码编码要求,规范药品追溯系统基本技术要求,有助于打通各环节、企业独立系统之间的壁垒,有利于构建药品追溯数据链条,有利于实现全品种、全过程药品追溯。

表7-2　药品追溯管理相关法律法规及标准规范的主要内容

名称	发布时间	主要内容
《国务院办公厅关于加快推进重要产品追溯体系建设的意见》（国办发〔2015〕95号）	2015年12月	应用现代信息技术建设药品等重要产品追溯体系
《关于推动食品药品生产经营者完善追溯体系的意见》（食药监科〔2016〕122号）	2016年9月	食品药品追溯体系是食品药品生产经营者质量安全管理体系的重要组成部分；食品生产经营者应当按照有关法律法规要求分别对其原辅料购进、生产过程、产品检验和销售去向等如实记录，保证数据的真实、准确、完整和可追溯
《关于推进重要产品信息化追溯体系建设的指导意见》（商秩发〔2017〕53号）	2017年2月	以保障民生为核心，以落实主体责任为基础，以信息化追溯和互通共享为方向，突出可操作性，提出了药品等重要产品信息化追溯体系建设基本原则、建设目标、主要任务和保障措施
《国家药监局关于药品信息化追溯体系建设的指导意见》（国药监药管〔2018〕35号）	2018年11月	药品生产、流通和使用等环节共同建成覆盖全过程的药品追溯系统；药品上市许可持有人、生产企业、经营企业、使用单位通过信息化手段建立药品追溯系统，及时准确记录、保存药品追溯数据，形成互联互通药品追溯数据链，实现药品生产、流通和使用全过程来源可查、去向可追；有效防范非法药品进入合法渠道；确保发生质量安全风险的药品可召回、责任可追究
《中华人民共和国疫苗管理法》（主席令第30号）	2019年6月	国家实行疫苗全程电子追溯制度，保证疫苗全过程信息真实、准确、完整和可追溯
《中华人民共和国药品管理法》（主席令第31号）	2019年8月	国家建立健全药品追溯制度，保证药品全过程信息可追溯
《药品信息化追溯体系建设导则》《药品追溯码编码要求》《药品追溯码标识规范》等药品追溯标准	2019年4月—2022年6月	明确药品信息化追溯体系建设总体要求，统一药品追溯码编码要求，规范药品追溯系统基本技术要求，提出追溯过程中需要企业记录信息的内容和格式，以及数据交换要求等，指导相关方共同建设药品信息化追溯体系

二、药品追溯管理主要规定

（一）药品信息化追溯体系主要规定

1. 责任主体及监管部门　药品上市许可持有人、生产企业、经营企业、使用单位是药品质量安全的责任主体，负有追溯义务。药品上市许可持有人和生产企业承担药品追溯系统建设的主要责任，药品经营企业和使用单位应当配合药品上市许可持有人和生产企业，建成完整药品追溯系统，履行各自追溯责任。

药品监督管理部门根据有关法规与技术标准，监督药品上市许可持有人、生产企业、经营企业、使用单位建立药品追溯系统，指导行业协会在药品信息化追溯体系建设中发挥积极作用。

2. 分类分步实施　充分考虑药品上市许可持有人、生产企业、经营企业、使用单位的数量、规模和管理水平以及行业发展实际，坚持企业建立的原则，逐步有序推进。各省（区、市）药品监督管理部门可结合监管实际制定实施规划，按药品剂型、类别分步推进药品信息化追溯体系建设。疫苗、麻醉药品、精神药品、药品类易制毒化学品、血液制品等重点药品应率先建立药品信息化追溯体系;基本药物、医保报销药物等消费者普遍关注的药品尽快建立药品信息化追溯体系;其他药品逐步纳入药品信息化追溯体系。

3．基本构成及功能　药品信息化追溯体系应包含药品追溯系统、药品追溯协同服务平台和药品追溯监管系统(图7-4)。

药品追溯系统应包含药品在生产、流通及使用等全过程追溯信息,并具有对追溯信息的采集、存储和共享功能,可分为企业自建追溯系统和第三方机构提供的追溯系统两大类。

药品追溯协同服务平台应包含追溯协同模块和监管协同模块,追溯协同模块服务企业和消费者,监管协同模块服务监管工作。药品追溯协同服务平台应可提供准确的药品品种及企业基本信息、药品追溯码编码规则的备案和管理服务以及不同药品追溯系统的地址服务,辅助实现不同药品追溯系统互联互通。

药品追溯监管系统包括国家和各省药品追溯监管系统,根据各自监管需求采集数据,监控药品流向,应包含追溯数据获取、数据统计、数据分析、智能预警、召回管理、信息发布等功能。

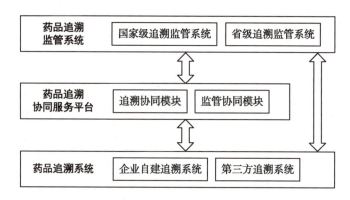

图7-4　药品信息化追溯体系基本构成

4．参与方构成及基本要求　药品信息化追溯体系参与方主要包括:药品上市许可持有人、生产企业、经营企业(药品批发企业/药品零售企业)、使用单位、监管部门和社会参与方(如信息技术企业、行业组织等)。

药品信息化追溯体系参与方要按照有关法规和标准,积极参与药品信息化追溯体系的建设和维护。药品上市许可持有人和生产企业承担药品追溯系统建设的主要责任,可以自建药品追溯系统,也可以采用第三方技术机构提供的药品追溯系统。药品经营企业和药品使用单位应配合药品上市许可持有人和生产企业建设追溯系统,并将相应追溯信息上传到追溯系统。药品上市许可持有人、生产企业、经营企业和使用单位应当按照质量管理规范要求对相关活动进行记录,记录应当真实、准确、完整、防篡改和可追溯,并应按照监管要求,向监管部门提供相关数据,追溯数据字段应符合追溯基本数据集相关技术标准的规定。药品追溯数据记录和凭证保存期限应不少于五年。

(二)药品追溯标准规范主要规定

药品追溯标准规范是药品信息化追溯体系建设的重要组成部分,是强化追溯信息互通共享的重要基础。《药品管理法》明确要求"国务院药品监督管理部门应当制定统一的药品追溯标准和规范"。

1．制定依据及意义　药品追溯标准规范的制定严格依据药品追溯管理相关法律法规,遵循追溯相关国家标准和行业标准,紧密结合当前药品追溯系统的建设和使用情况以及各追溯参与方工作现状和实际需求。

统一的药品追溯标准规范有助于打通各环节、企业独立系统之间的壁垒,有利于构建药品追溯数据链条,有利于实现全品种、全过程药品追溯。

2. 分类及构成　国家现已发布《药品信息化追溯体系建设导则》《药品追溯码编码要求》等药品追溯标准规范,可分为药品追溯基础通用标准、疫苗追溯数据及交换标准、药品(不含疫苗)追溯数据及交换标准三大类。

(1)基础通用标准:从药品追溯统筹指导、夯实基础角度出发,提出了药品信息化追溯体系建设总体要求、药品追溯码编码要求和药品追溯系统基本技术要求,包括《药品信息化追溯体系建设导则》《药品追溯码编码要求》《药品追溯系统基本技术要求》3 个标准。

(2)疫苗追溯数据及交换标准:考虑到疫苗单独立法的情况及其管理的特殊性,从疫苗生产、流通到接种等环节,提出了追溯数据采集、存储及交换的具体要求,包括《疫苗追溯基本数据集》《疫苗追溯数据交换基本技术要求》2 个标准。

(3)药品(不含疫苗)追溯数据及交换标准:从药品(不含疫苗)生产、经营、使用和消费者查询等环节,提出了追溯数据采集、存储和交换的具体要求,包括《药品上市许可持有人和生产企业追溯基本数据集》《药品经营企业追溯基本数据集》《药品使用单位追溯基本数据集》《药品追溯消费者查询基本数据集》《药品追溯数据交换基本技术要求》5 个标准。

(三)药品追溯码管理主要规定

药品追溯码如同药品的电子身份证号码,是实现"一物一码,物码同追"的必要前提和重要基础。

1. 基本要求　药品追溯码应关联药品上市许可持有人名称、药品生产企业名称、药品通用名、药品批准文号、药品本位码、剂型、制剂规格、包装规格、生产日期、药品生产批号、有效期和单品序列号等信息。根据实际需要,药品追溯码的载体可以选择一维条码、二维条码或无线电射频识别(radio frequency identification, RFID)标签等,药品追溯码应可被设备和人眼识读。

2. 构成要求　药品追溯码的构成应满足以下要求:①可由数字、字母和 / 或符号组成,包括 GB/T 1988—1998 表 2 中的所有字符;②包含药品标识码,并确保药品标识码在各级别的药品销售包装上保持唯一;③包含生产标识码:生产标识码应包含单品序列号,并可根据实际需求,包含药品生产批号、生产日期、有效期或失效期等;④包含校验位,以验证药品追溯码的正确性。

3. 编码原则

(1)实用性:药品追溯码应保证其科学合理,满足药品追溯业务实际需求和监管要求。

(2)唯一性:药品追溯码的唯一性应指向单个药品销售包装单元;药品标识码的唯一性应指向特定于某种与药品上市许可持有人、生产企业、药品通用名、剂型、制剂规格、包装规格和 / 或包装级别对应的药品。

(3)可扩展性:药品追溯码应可根据实际使用需求进行容量扩充。

(4)通用性:药品追溯码应基于药品上市许可持有人、生产企业、经营企业、使用单位广泛使用的编码规则进行设计或选择,并充分考虑与之相关的上下游企业、第三方或监管部门信息系统对接的技术需求。

4. 药品上市许可持有人、生产企业及发码机构的要求　药品上市许可持有人、生产企业应选择符合本标准要求的发码机构,根据其编码规则编制或获取药品追溯码,对所生产药品的各级销售包装单元赋码,并做好各级销售包装单元药品追溯码之间的关联。在赋码前,应向协同平台进行备案,服从协同平台统筹,保证药品追溯码的唯一性。

发码机构应有明确的编码规则,并应配合药品上市许可持有人和生产企业将本发码机构的基本信息、编码规则和药品标识码相关信息向协同平台备案,确保药品追溯码的唯一性。

本章小结

本章主要包括信息管理基本理论与方法、药品信息管理概述、药品标识物管理、药品广告管理、互联网药品信息服务管理和药品追溯管理等内容。重点难点为掌握药品说明书、药品标签、药品广告、药品追溯的概念，药品说明书及药品标签管理规定以及药品广告的内容和发布要求。

思考题

1. 简述信息管理的理论基础。
2. 简述药品说明书和标签管理的主要内容。
3. 如何加强互联网药品信息服务的监管？
4. 简述药品追溯管理的主要规定。
5. 目前药品市场中虚假、违法药品广告屡见不鲜。试结合实例判断、辨析常见的违法药品广告的行为，并以"诚信"价值观为引领，讨论如何加强药品信息管理，助力合理用药，保障公众健康。

（刘兰茹　朱　虹）

第八章 新药研究与药品注册管理

药品注册管理是控制药品市场准入的前置性管理制度，是药品上市的事前管理，是世界各国通用的药品管理模式之一。尽管各国可能采用不同的药品注册管理模式，但是模式的出发点与核心是一致的，即采用规范的法定程序控制药品准入，从而保障人体用药安全性、有效性和质量可控性。药品上市后的再评价，是药品注册管理的延续。

第一节 概 述

一、新药的概念

为了对新药（new medicine）进行管理，许多国家都对其含义和范畴作出明确的法律规定。在我国，新药的概念也随着法律法规的调整不断变化。我国《中华人民共和国药品管理法实施条例》（2002年9月15日）规定："新药，是指未曾在中国境内上市销售的药品"。2015年，《国务院关于改革药品医疗器械审评审批制度的意见（国发〔2015〕44号）》中，将新药概念由"未曾在中国境内上市销售的药品"调整为"未在中国境内外上市销售的药品"。根据物质基础的原创性和新颖性，将新药分为创新药和改良型新药。

新药的研发过程大体上可以分为临床前研究、临床研究、生产上市后研究等三个阶段。从药品注册管理的角度来讲，就是对一个申请新药的物质能否进入人体试验以及能否作为药品生产上市销售的评价、审核和批准。根据原料来源不同，新药分为中药与天然药物、化学药物和生物制品。

二、新药研究的特点

新药研究涉及人才、市场、资金、技术、管理、政策、环境等多种因素，就其基本特点可以概括为以下几个方面。

（一）多学科交叉渗透

新药研究是一项多学科相互渗透的技术密集型系统工程，其过程经历发现与筛选、合成与改造、工艺与制剂、质量检测与控制、药效学与药动学研究、安全性与临床评价、注册审批和上市监测等诸多环节，涉及化学、生物学、医学、药学及管理学等多门学科的协同创新。

（二）研究投入巨大

创新药物在研制过程中需要利用诸多资源，并且为此投入巨大的资金。一般来说，制药公司销售额的10%～25%要用于新药研究，一个拥有知识产权的新药研发在美国平均耗资约10亿美元，且制药公司创新潜力的持续需要每两年1亿美元以上的经费投入。

（三）研发周期长

新药从实验室发现到上市应用是一个复杂而漫长的过程。新药研制复杂性及市场准入标准的不断提高使得新药研制的周期不断延长，一个新药从实验室到上市，平均需要10～15年的时间。

（四）研发风险高

新药在研究过程中会出现许多令人无法预测的情况，每一个阶段都有失败的可能，导致了新药研制的成功率较低。统计资料表明，所有候选药物中只有不到5%能够进入临床前研究，然后又只有2%能进入临床试验阶段，开展Ⅰ期试验的临床候选药物有80%会在上市前淘汰出局。即在新药审批完成之前的研究过程中，新药的留存率约在1/5 000。此外，新药即使能够上市应用，但仍存在退市的风险。

（五）政府严格监管

为了提升新药研发的水平和质量，各国从新药设计到研发上市各个环节均实施科学、严格的质量管理，整个药物研发全程在严格法规体系下实施。我国颁布实施了《中华人民共和国药品管理法》《药物临床试验质量管理规范》（GCP）、《药物非临床研究质量管理规范》（GLP）、《药品注册管理办法》等一系列的法律法规。我国在药品研发全过程监管力度的增强，审评过程也越来越科学严谨，均标志着国家新药研发管理逐步趋于规范化、体系化。

三、新药研发的概况和趋势

医药产业是全世界竞争最为激烈的行业之一，不断研发各种新药是医药行业及其市场快速发展的主动力，目前国际上新药研发策略和研究模式不断变化，呈现多样化趋势，推动新药研发水平不断进步。

新药研发策略上，首先需要关注的是社会对医药的需求。如人口结构的变化以及疾病谱的演进，使得在社会发展不同阶段新药研发的重点不同。20世纪70年代，感染性疾病、消化系统疾病和抗高血压药物是各大药厂研发的重点。到20世纪90年代，高血脂、糖尿病、抑郁症为患病率较高的疾病，在此期间问世的阿伐他汀、罗格列酮、帕罗西汀分别达到较高销售规模。至21世纪初期，恶性肿瘤、慢性疾病的治疗药物备受关注。近年来，美国等发达国家新药研发重心开始逐渐转向生物制药领域，并且随着单克隆抗体、新型蛋白药物、治疗性疫苗、基因治疗、免疫细胞治疗和细胞再编程诱导多能干细胞等前沿领域的发展与突破，生物制药行业将进入新一轮快速发展期。21世纪见证了一些世界范围内病毒性流行病的大暴发，特别是随着新冠疫情出现以来，在全球研发管线中，疫苗和抗感染类药物的数目大幅上升。

随着生命科学及相关基础学科的迅速发展，新药研究的技术与手段也日趋成熟，逐渐形成了较独立和系统的研究体系。目前国际上新药研发主要有五大模式：突破性新药研究开发（创新新颖的分子结构模型）、模仿性新药研究开发（创制"me-too"新药）、延伸性新药研究开发（已知药物的进一步研究开发）、发展制剂新产品（现有药物的药剂学研究开发）和新适应证药物的开发（现有药物的新用途研究）。

四、药品注册管理的发展

药物安全性是各国药物在研发与应用中面临的重要问题之一，历史上药品安全事件时有发生，造成的社会影响巨大，曾严重威胁患者健康甚至生命安全。而药品注册管理即是国家设立的一大药品市场重要准入机制，对进入市场的药品数量和质量都起到了关键调控作用。因此，世界各国的药品注册管理都在实践中不断探索和发展，以寻求获得新药和保障群众安全用药的平衡点。

（一）美国注册管理发展

1906年美国国会颁布了《纯净食品和药品法》（Pure Food And Drug Act），此法案主要是为了遏制当时市场伪劣及虚假标识的食品和药品现象，但并未对上市药品的安全性、有效性论证给予规定。在 1937 年发生磺胺酏剂事件后，美国国会于 1938 年通过了《联邦食品、药品和化妆品法》(Federal Food，Drug，and Cosmetic Act)，在全球第一次明确规定新药上市前，必须完成临床前毒理试验并提供证明材料，以保障新药的安全性。20 世纪 60 年代初，西欧国家发生了"反应停事件"，让世界各国都开始深思药品进入市场的准入标准，美国亦于 1962 年修订了《联邦食品、药品、化妆品法》要求新药在保证安全性的同时还要确证有效性，同时将新药上市审批分为两个阶段：新药临床试验申请(investigational new drug，IND)和新药上市申请(new drug application，NDA)。从 20 世纪 80 年代以来，为了加快药品上市，解决未满足的医疗需求，美国陆续出台了一系列法案，如 1983 年《孤儿药法案》(Orphan Drug Act，ODA)，1992 年《处方药使用者付费法》(the Prescription Drug User Fee Act，PDUFA)，1997 年《FDA 现代化法案》(Food and Drug Administration Modernization Act，FDAMA)，2012 年《FDA 安全与创新法案》(Food and Drug Administration Safety and Innovation Act，FDASIA)等，进一步改革药品监管流程，加速药品上市。

（二）我国注册管理发展

新中国成立以来，我国先后制定了一系列药品注册管理规定、办法等。如表 8-1 所示。

表 8-1　药品注册管理主要法律制度历史沿革

年份	法律制度
1978	《药政管理条例（试行）》（废止）
1979	《新药管理办法（试行）》（废止）
1984	《中华人民共和国药品管理法》（已修订）
1985	《新药审批办法》（废止）、《新生物制品审批办法》（废止）
1987	《新药保护和技术转让规定》（废止）
1989	《中华人民共和国药品管理法实施办法》（废止）
1990	《仿制药品审批办法》（废止）、《进口药品管理办法》（废止）
1999	《新药审批办法》《新生物制品审批办法》《仿制药品审批办法》《进口药品管理办法》《新药保护和技术转让的规定》（全部废止）
2001	《药品管理法》（已修订）
2002	《中华人民共和国药品管理法实施条例》（已修订）《药品注册管理办法（试行）》（废止）
2005	《药品注册管理办法》（失效）
2007	《药品注册管理办法》（已修订）
2015	《国务院关于改革药品医疗器械审评审批制度的意见》
2017	《关于深化审评审批制度改革鼓励药品医疗器械创新的意见》
2019	《中华人民共和国药品管理法》（现行）
2020	《药品注册管理办法》（现行）

现行《药品注册管理办法》引入了众多全新理念和制度设计。一是固化了近些年药品审评审批制度改革推出的新的改革举措，将药品监管中一些比较核心的新制度在新修订的《药品注册管理办法》中体现。比如：药品上市许可持有人制度、药物临床试验默示许可、优先审评审批、原辅包和制剂关联审评审批、沟通交流、专家咨询等新制度。二是进一步优化审评审批程序。比如：药品注册检验可以在受理前启动、药品注册现场核查和上市前药品生产质量管理规范检查同步实施等新理念。与此同时，《药品注册管理办法》结合我国医药产业发展和临床实际需求，参考国际经验，设立了特别审批、突破性治疗药物、附条件批准、优先审评审批四个药品加快上市程序。

特别是在面对突发传染病时，依法依规对疫情防控所需药物实行特殊的注册管理模式，对于加快临床急需、临床价值突出、公共卫生急需等药物的上市具有重要推动作用。

（三）药品注册管理国际协调

ICH 是在全球具有广泛影响力的人用药品注册技术协调机构。我国国家药品监管部门 2017 年 6 月加入 ICH，2018 年 6 月当选为 ICH 管委会成员，并在 2021 年获得连任。ICH 的工作实质是审评标准的国际化。中国加入 ICH 以来，国家药监部门推动我国充分实施多个 ICH 指导原则，借鉴国际经验深化药审改革，给本土新药"出海"申报提供了巨大便利，同时吸引全球创新资源加速流向中国。

第二节　新药研究的质量管理

新药研发是从实验室发现活性物质后不断优化改进和评价直至发展成为安全有效的药物的过程，其包含了发现和开发两大阶段。新药研发是一项长期、复杂和分阶段的系统工程，其中涉及 GLP 和 GCP 等法规要求。

一、新药研究的过程

新药研究是指新药从实验室发现到上市应用的整个过程，包括新药发现研究和新药开发研究。新药发现研究即以现代化手段构建新药发现平台，在发现先导化合物后，选择出最佳化合物作为新化合物实体（new chemical entities，NCEs），是创制新药的关键阶段和起始点。新药开发研究需验证候选药物的安全性、有效性和质量稳定可控性，是一项需要多学科、多部门协作的复杂性系统工程。新药研究过程主要包括临床前研究、临床研究和上市后监测，如图 8-1 所示。

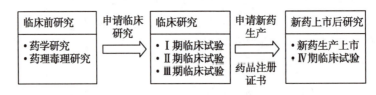

图 8-1　新药的研究过程

（一）药物的临床前研究

药物的临床前研究可以概括为新药的药学研究和药理毒理学研究两个方面，包括：药物的合成工艺、提取方法、理化性质及纯度、剂型选择、处方筛选、制备工艺、检验方法、质量指标、稳定性、药理、毒理、动物药代动力学研究等。中药制剂还包括原药材的来源、加工及炮制等研究；生物制品还包括菌毒种、细胞株、生物组织等起始原材料的来源、质量标准、保存条件、生物学特征、遗传稳定性及免疫学的研究等研究。

1. 新药的药学研究　药物的理化性质、工艺流程或剂型的选择，均可能对药品上市后的临床应用产生重大影响。药学研究的主要任务有：①研究新药的化学结构、理化性质、鉴别、检查和含量测定方法等；②研制出安全、有效、可控、稳定和使用方便的剂型；③研制出适合于工业生产的技术工艺路线；④研究原料和制剂的稳定性；⑤制订原料药及其制剂的质量标准；⑥提供临床前评价和临床试验所需要的试制药品。

（1）新药的选题立项：新药研究的选题是源头，既涉及伦理问题，也存在方法学问题，必须符合科学性、可行性、需要性、创新性和效益性的一般原则。新药的选题立项注重从以下三个方面来考虑：①应在国内用药需求的社会调研及信息调研的基础上，充分考虑疾病谱变化来选择研究方向和领域。②药物在适应证或功能主治、疗效、安全性、使用方法等方面与现有同类产品相比是否有独到之处；研究选题依据是否充分，是否具有特殊的市场针对性或广阔的市场前景。③研究内容是否涉及知识产权问题：创制新药应拥有自主知识产权，但一些专利或行政保护即将到期，或是未在我国申请专利保护，不构成侵犯知识产权的也可以是立项的重要方向。另外还需要考虑适合企业产品结构，能够形成系列产品。

（2）新药的药物化学研究：新药的药物化学研究是新药研究的首要任务，包括药物的理化性质、工艺流程等研究。

1）理化性质。化学结构决定了药物的理化性质，理化性质影响药物在体内的吸收、分布、排泄及其他代谢过程。药物新药剂型设计与药物理化性质密切关联，研究新药的理化性质是药学评价的一项基础工作。理化性质的研究包括：性状、物理常数、溶解度、油水分配系数、解离度（pKa值）、晶型、立体异构现象等。

2）工艺流程。一个化合物往往有多种合成路线。在实验室合成时并不要求是最佳合成路线，但是随着研究的进展，需要考虑到工业生产的特点，对原来的实验室合成路线进行优选。为了找到最佳的合成路线，应该从以下几个方面考虑：①要求合成步骤短，每步产率高；②要求采用的设备、技术条件和工艺流程简单，尽可能采用一般的技术和定型的常规设备；③原材料供应应该充足，立足国内和价格低廉的原材料，尽量采用化工原料和工业级溶剂，既便宜又可保证大量供应；④应考虑生产安全和环境保护，尽量不使用有害气体、有毒物质的工艺和合成路线，尽量避免易燃易爆的危险操作，同时兼顾"三废"处理；⑤注意原料、溶剂的回收和再利用。当然，不可能各方面同时都达到最佳，但是在研究过程中应从以上几个方面努力去进行优选。改变生产工艺时，必须重新报批，并提供确切的理由和实验数据。

3）中试生产阶段。中试生产是药物从实验室过渡到工业生产必不可少的环节。中试生产的主要任务是：①考核小试提供的合成工艺路线，在工艺条件、设备、原材料等方面是否有特殊要求，是否适合于工业生产；②验证小试提供的合成路线，是否成熟合理，主要经济技术指标是否接近生产要求；③在放大中试研究过程中，进一步考验和完善工艺路线，对每一反应步骤和单元操作，均应取得基本稳定的数据；④根据中试研究资料制订或修订中间体和成品的质量标准，以及分析鉴定方法；⑤制备的中间体及成品批次一般不少于五批，以便积累数据，完善中试生产资料；⑥根据原材料、动力的消耗和工时等初步进行经济技术指标核算，总结产品生产的成本；⑦对各步物料进行初步规划，提出回收利用和"三废"处理的措施；⑧提出整个合成路线的工艺流程，各个单元操作的工艺规程，安全操作要求及制度。

（3）新药质量标准的研究：药品质量的内涵包括三个方面：鉴别、含量测定及杂质检查。①鉴别即为定性试验，即鉴别药物的真伪。鉴别试验应根据药物的化学结构和理化性质，采用化学的或物理的方法。②含量测定要求测定药品中有效成分的含量，应尽可能选择针对新药结构中主要基团（或有效基团）专属性的分析方法。测定方法要求准确性好、精密度高。③杂质检查及其限度控制是新药研究的一个重要方面。杂质包括生产中使用的原料、试剂、残留溶剂、中间体、反应副产物以及外来杂质（如生产中使用的金属器皿、管道和不耐酸碱工具的带入），由贮存过程中药品分解产生的杂质等。

药品标准应结合实验研究、临床实践和生产实际制定或修订。当生产工艺路线改变，所用试剂、原辅材料改变时，药品质量标准需要重新修订。

（4）新药的剂型研究：任何药物在供给临床使用前，必须制成适合于医疗和预防应用的形式，这种形式称为药物的剂型，简称药剂。例如按照给药途径分类，可分为颗粒剂、胶囊剂、注射剂、气雾剂、贴剂、软膏剂、滴丸剂等。药物效用不仅取决于理化性质，也会受到剂型的影响。

选择新药剂型应依据临床医疗、预防的需要，依据药物本身的性质（理化性质、作用部位、生物利用度、作用持续时间、给药途径等），选择合理的处方，优质的辅料和合适的工艺，经过处方筛选比较来确定。确立新药剂型的一般考量：①作用部位。选用何种剂型，关键要看药物作用于什么部位，应尽可能采取便于用药部位吸收的剂型。②药物性质。根据药物性质制定合适的剂型。③生物利用度。由于药物生物利用度变化而引发药理效应和毒性反应波动较大时，应适当考虑控制剂型。④给药途径。最好是患者乐于接受的给药途径。

影响制剂稳定性的因素除原料药本身的稳定性外（如理化性质、对光、热、湿度的敏感程度等），还受到辅料、处方、工艺以及复方制剂各成分间的影响，因此制剂的稳定性显得更复杂一些。制剂稳定性试验包括影响因素试验、加速试验和留样观察试验等。

2. 新药的药理、毒理学研究 新药药理、毒理学研究是新药临床前研究的核心内容，为新药申报临床试验提供可靠的实验药理学和毒理学资料，也为新药临床应用中选择合适的适应证和治疗人群、有效安全剂量和给药途径提供可靠的实验依据。

（1）新药的药理学研究：包括药效学研究和药代动力学研究。其目的是：了解新药是否具有防治和诊断疾病的作用，与目前临床应用公认的已知有效药物的差别和特色；观察新药在有效剂量范围内对机体其他系统生理功能的影响，如：神经系统、心血管系统和呼吸系统等；了解新药在体内的生物转化规律，如：血药达峰浓度和时间、半衰期、生物利用度等；探索和确定新药的作用靶点和机制。

（2）新药的毒理学研究：新药研发中，通过不断改变化学结构产生各种药理学特征，这个转变过程往往超出了凭借现有知识、经验和研究手段所能达到的预测程度。因此新药毒理学研究着眼于发现药物对生命有机体可能存在的有害作用，主要用于新药临床前安全性评价。新药包括急性毒性试验、长期毒性试验、特殊毒理研究等。

1）急性毒性试验：观察一次给药后，动物所产生的毒性反应，并测定其半数致死量（LD50）。

2）长期毒性试验：观察动物在连续用药后产生的毒性反应、中毒时首先出现的症状及停药后组织和功能损害的发展和恢复情况。

3）特殊毒理研究包括致突变试验、生殖毒性试验、致癌试验等。

（二）药物的临床研究

药物临床试验，指以药品上市注册为目的，为确定药物安全性与有效性在人体开展的药物研究。药物临床试验分为Ⅰ期临床试验、Ⅱ期临床试验、Ⅲ期临床试验、Ⅳ期临床试验以及生物等效性试验。根据药物特点和研究目的，研究内容包括临床药理学研究、探索性临床试验、确证性临床试验和上市后研究。

1. 药物的临床试验的分期 临床试验分为Ⅰ、Ⅱ、Ⅲ、Ⅳ期，各期临床试验的目的和设计是不相同的。

Ⅰ期临床试验是初步的临床药理学及人体安全性评价试验。观察人体对于新药的耐受程度和药代动力学，为制定给药方案提供依据。病例数一般为20～30例。

Ⅱ期临床试验是治疗作用初步评价阶段。其目的是初步评价药物对目标适应证患者的治疗作用和安全性，也包括为Ⅲ期临床试验研究设计和给药剂量方案的确定提供依据。此阶段的研究设计可以根据具体的研究目的，采用多种形式，包括随机盲法对照临床试验。病例数一般不少于100例。

Ⅲ期临床试验是治疗作用确证阶段。其目的是进一步验证药物对目标适应证的治疗作用和安全性，评价获益与风险关系，最终为药物注册申请的审批提供充分依据。试验设计一般应为具有足够样本量的随机盲法对照试验。病例数一般不得少于300例。

Ⅳ期临床试验是新药上市后的应用研究阶段。其目的在于考察广泛使用条件下药物的疗效和不良反应，评价在普通或者特殊人群中使用的获益与风险关系以及改进给药剂量等。病例数一般不少于2 000例。

2. 药物的生物等效性试验　生物等效性试验（bioequivalence trial）指用生物利用度研究的方法，以药代动力学参数为指标，比较同一种药物的相同或者不同剂型的制剂，在相同的试验条件下，其活性成分吸收程度和速度有无统计学差异的人体试验。病例数一般为18～24例。

（三）新药上市后研究

药品上市后研究（post-marketing study，PMS）是指新药经过药品监管机构审批上市以后对其所进行的评价。药品上市前的安全性和有效性等数据非常有限，批准上市扩大临床使用范围后，其安全性尚存在不确定性。因此，对于药品上市持有人应当主动开展药品上市后研究，对药品的安全性、有效性和质量可控性进一步确证，加强对已上市药品的持续管理。上市后研究主要包括工艺开发和质量控制研究、生物利用度研究和上市后的Ⅳ期临床试验等。

二、药物研究质量管理规范

（一）药物非临床研究质量管理规范

为了确保新药研究在试验设计、施行、总结过程的客观性，最终得出正确、可信的结果，国家依法推进药物非临床研究质量管理规范和药物临床试验质量管理规范。这是推动我国新药研发走向规范化、科学化、国际化的重要举措。

药物临床前研究的安全性评价必须执行《药物非临床研究质量管理规范》（Good Laboratory Practice for Non-clinical Laboratory Studies 或 Non-clinical Good Laboratory Practice，GLP）。GLP是进行药效、毒性动物试验的研究准则，适用于为申请药品注册而进行的非临床研究，是指导科研机构研制安全、有效药物的指令性文件，旨在确保临床前研究的实验质量和数据的可靠以及实验的安全性。非临床安全性评价研究，指为评价药物安全性，在实验室条件下用实验系统进行的试验，包括安全药理学试验、单次给药毒性试验、重复给药毒性试验、生殖毒性试验、遗传毒性试验、致癌性试验、局部毒性试验、免疫原性试验、依赖性试验、毒代动力学试验以及与评价药物安全性有关的其他试验。

1. 实施 GLP 的国内外现状及重要意义　世界各国都从药害事件中认识到，药物毒性试验质量是保证新药安全性的关键。20 世纪 70 年代初，美国食品药品监督管理局（food and drug administration，FDA）在对新药临床前毒性试验情况全面调查的基础上，为了制止毒性试验中存在的严重缺陷和不良后果，于 1976 年颁布了 GLP 法规草案，并于 1979 年正式实施，明确不符合 GLP 标准实验室出具的药物非临床安全性研究资料，FDA 不予承认。GLP 逐渐成为国际通行的确保药物非临床安全性研究质量的规范。

我国自 1994 年 1 月 1 日起施行《药品非临床研究质量管理规定（试行）》。同年，原国家科委经过论证，由军事医学科学院药物毒物研究所、上海医药工业研究院、卫生部药品生物制品研究所三个单位筹建 GLP 中心。1997 年，又启动了由广州医工所承担的以大动物安全评价为主的 GLP 实验室，由浙江省医学科学院承担的以皮肤毒理、缓释制剂毒理、毒代动力学为主的 GLP 实验室，和以沈阳药科大学和化工研究院联合承担的以小动物为主的 GLP 实验室。迄今为止，各中心都参照国家 GLP 的规定，相继建立起自己的一套管理规范，如：质量保证部门的建立、标准操作规程的制定，加强了实验动物的规范化管理和使用，开展了相关人员的培训工作，使新药安全性评价工作的质量和水平有了较大提高，但距国际标准尚有较大差距。

国家药品监督管理局成立以后，为了提高药物非临床研究质量，确保实验材料的真实性和可靠性，确保受试者用药安全，先后于 1999 年、2003 年、2017 年制定或修订了 GLP。现行《药物非临床研究质量管理规范》于 2017 年 6 月 20 日经国家食品药品监督管理总局局务会议审议通过，自 2017 年 9 月 1 日起施行。

2. 我国 GLP 的主要内容　GLP 的基本精神是尽可能避免和降低实验中的各种误差，提高生物实验数据的质量,提高国际安全性实验数据的相互利用率。虽然世界各国的 GLP 条款各异,但基本原则是一致的。我国现行 GLP 的主要内容如下。

(1)明确了我国制定 GLP 的目的、依据和适用范围:制定 GLP 的目的是保证药物非临床安全性评价研究的质量,保障公众用药安全。依据是《中华人民共和国药品管理法》和《中华人民共和国药品管理法实施条例》。规范适用于为申请药品注册而进行的药物非临床安全性评价研究。药物非临床安全性评价研究的相关活动应当遵守本规范。以注册为目的的其他药物临床前相关研究活动参照本规范执行。

(2)规定了组织机构和人员要求:要求非临床安全性评价研究机构应建立完善的组织管理体系;配备机构负责人、质量保证部门和相应的工作人员;明确了工作人员以及机构负责人、专题负责人、质量保证人员等各类人员的职责和要求。

(3)实验设施、仪器设备和实验材料的要求:规定了非临床安全性评价研究机构应具备与研究任务相适应的不同实验设施。要求该研究机构应配备相应的仪器设备,并有完善的管理制度,并确保性能稳定可靠;对受试物和对照品管理作了具体明确的要求;制定实验室试剂和溶液等标准。

(4)实验系统:对实验动物的管理提出了具体要求,并规范了实验动物以外的其他实验系统管理。

(5)标准操作规程(standard operating procedure,SOP):规定研究机构应当制定与其业务相适应的标准操作规程,以确保数据的可靠性。

(6)研究工作实施要求:对研究方案的主要内容、实施以及研究工作结束后总结报告的主要内容等都作了详细具体的规定。

(7)质量保证:对质量保证部门和质量保证人员的工作做了具体规定。

(8)资料档案:要求在研究工作结束后,专题负责人按照标准操作规程,将有关材料、物件等整理存档,并按要求进行管理。

(9)委托方:规定了委托方的责任。

(二)药物临床试验质量管理规范

《药物临床试验质量管理规范》(Good Clinical Practice for Pharmaceutical Products,GCP)是药物临床试验全过程的质量标准,包括方案设计、组织实施、监查、稽查、记录、分析、总结和报告。目的在于保证药物临床试验过程规范,数据和结果的科学、真实、可靠,保护受试者的权益和安全。

1. GCP 的由来和发展 1964 年在芬兰赫尔辛基召开的第 18 届世界医学大会(world medical assembly,WMA)上,宣读指导医生进行人体生物医学研究的建议,即赫尔辛基宣言。随后被大会采纳并经多次修订和补充,成为指导人体试验权威性、纲领性的国际医德规范,也是全世界人体医学研究的伦理准则。1975 年世界卫生组织发表了"评价人用药物的指导原则",同年《临床药理学》杂志发表了《人体实验中伦理道德的考虑》,对人体试验中道德标准提出了要求。部分新药研发强度大的国家对新药临床研究管理制定了指南或规范,在世界各国中,美国最先把该原则定在国家药品管理法规中。1981 年 7 月首先实施了临床研究者指导原则,规定了对受试者利益的保护,后来经过多次修改,逐渐形成了美国的 GCP。日本于 1989 年 10 月颁布了《药品临床试验规范》,对经批准进入临床研究的新药(investigational new medicine)的临床研究做出了全面明确的法律界定。北欧国家、欧共体国家、澳大利亚、法国、加拿大、韩国等国也先后制定颁布了 GCP。经过一系列发展,在 1996 年 5 月,国际人用药品注册技术协调会颁布了 ICH GCP 指导原则,涵盖了药品注册的质量、安全性和有效性的技术要求,代表了国际最新的临床试验规范标准,获得了世界各国的广泛重视和认可。

我国 1995 年起草了《药品临床试验质量管理规范》并开始在全国范围内组织 GCP 知识培训。1998 年 3 月卫生部颁布了《药品临床试验质量管理规范》(试行)。国家药品监督管理局成立后,于 1999 年对该规范进行了修订。2003 年,国家食品药品监督管理局,对该试行规范进一步修订为《药物临床试验质量管理规范》，自 2003 年 9 月 1 日起施行。随着我国药品研发快速发展和药品审评审批制度改革深化，为了适应药品监管工作的需要，国家药品监督管理局于 2020 年 4 月 23 日印发新修订的《药物临床试验质量管理规范》（2020 年第 57 号），自 7 月 1 日起施行。新版《药物临床试验质量管理规范》主要有以下特点。

（1）细化明确参与方责任。伦理委员会作为单独章节，明确其组成和运行、伦理审查、程序文件等要求。突出申办者主体责任，明确申办者是临床试验数据质量和可靠性的最终责任人，加强对外包工作的监管。合同研究组织应当实施质量保证和质量控制。研究者具有临床试验分工授权及监督职责。临床试验机构应当设立相应的内部管理部门，承担临床试验相应的管理工作。

（2）强化受试者保护。伦理委员会应当特别关注弱势受试者，审查受试者是否受到不正当影响，受理并处理受试者的相关诉求。申办者制订方案时明确保护受试者的关键环节和数据，制订监查计划应强调保护受试者权益。研究者应当关注受试者的其他疾病及合并用药，收到申办者提供的安全性信息后应考虑受试者的治疗是否需要调整等。

（3）建立质量管理体系。申办者应当建立临床试验的质量管理体系，基于风险进行质量管理，加强质量保证和质量控制，可以建立独立数据监查委员会，开展基于风险评估的监查。研究者应当监管所有研究人员执行试验方案，并实施临床试验质量管理，确保源数据真实可靠。

（4）优化安全性信息报告。明确了研究者、申办者在临床试验期间安全性信息报告的标准、路径以及要求。研究者向申办者报告所有严重不良事件。伦理委员会要求研究者及时报告所有可疑且非预期严重不良反应。申办者对收集到的各类安全性信息进行分析评估，将可疑且非预期严重不良反应快速报告给所有参加临床试验的相关方。

（5）规范新技术的应用。电子数据管理系统应当通过可靠的系统验证，保证试验数据的完整、准确、可靠。临床试验机构的信息化系统具备建立临床试验电子病历条件时，研究者应首选使用，相应的计算机化系统应当具有完善的权限管理和稽查轨迹。

（6）参考国际临床监管经验。临床试验的实施应当遵守利益冲突回避原则；生物等效性试验的临床试验用药品应当进行抽样、保存等；病史记录中应该记录受试者知情同意的具体时间和人员；若违反试验方案或《药物临床试验质量管理规范》的问题严重时，申办者可追究相关人员的责任，并报告药品监督管理部门。

（7）体现卫生健康主管部门医疗管理的要求。伦理委员会的组成、备案管理应当符合卫生健康主管部门的要求；申办者应当向药品监管部门和卫生健康主管部门报告可疑且非预期严重不良反应。

2. 我国 GCP 的主要内容　《药物临床试验质量管理规范》是药物临床试验全过程的技术要求，也是药品监管部门、卫生健康主管部门对药物临床试验监督管理的主要依据。适用于为申请药品注册而进行的药物临床试验。药物临床试验的相关活动应当遵守本规范，其主要内容包括以下几个方面：

（1）药物临床试验基本要求：药物临床试验应当符合赫尔辛基宣言原则及相关伦理要求，受试者的权益和安全是首要考虑因素，优先于对科学和社会的获益。伦理审查与知情同意是保障受试者权益的重要措施。药物临床试验应当有充分的科学依据，需要权衡受试者和社会的预期风险和获益，只有当预期的获益大于风险时，方可实施或者继续临床试验。试验方案应当清晰、详细、可操作，试验药物的使用应当符合试验方案。研究者在临床试验过程中应当遵守试验方案，凡涉及医学判断或临床决策应当由临床医生作出。所有临床试验的纸质或电子资料应当被妥善地记录、处理和保存，能够准确地报告、解释和确认。应当保护受试者的隐私和其相关信息的保密性。试验药物的制备应当符合临床试验用药品生产质量管理相关要求。试验药物的使用应当符合试验方案。临床试验的质量管理体系应当覆盖临床试验的全过程，重点是受试者保护、试验结果可靠，以及遵守相关法律法规。临床试验的实施应当遵守利益冲突回避原则。

（2）伦理委员会：指由医学、药学及其他学科背景人员组成的委员会，职责是通过独立审查、同意、跟踪审查试验方案及相关文件、获得和记录受试者知情同意所用的方法和材料等工作，确保受试者的权益、安全受到保护。伦理委员会应当特别关注弱势受试者。

（3）研究者：指实施临床试验并对临床试验质量及受试者权益和安全负责的试验现场负责人。研究者应当具有在临床试验机构的执业资格；具备临床试验所需的专业知识、培训经历和能力；能够根据申办者、伦理委员会和药品监督管理部门的要求提供最新的工作履历和相关资格文件；熟悉申办者提供的试验方案、研究者手册、试验药物相关资料信息；熟悉并遵守本规范和临床试验相关的法律法规。研究者和临床试验机构应当具有完成临床试验所需的必要条件。研究者应当给予受试者适合的医疗处理。研究者应当遵守试验方案。研究者和临床试验机构对申办者提供的试验用药品有管理责任。研究者应当遵守临床试验的随机化程序。研究者实施知情同意，应当遵守赫尔辛基宣言的伦理原则。知情同意书、试验的记录和报告应该符合有关要求。研究者的安全性报告应当符合有关要求。提前终止或者暂停临床试验时，研究者应当及时通知受试者，并给予受试者适当的治疗和随访。研究者应当提供试验进展报告。

（4）申办者：指临床试验的发起、管理和提供临床试验经费的个人、组织或者机构。申办者应当把保护受试者的合法权益以及临床试验结果的真实、可靠作为临床试验的基本考量。申办者应当建立临床试验的质量管理体系，并基于风险进行质量管理。申办者的质量保证和质量控制应当符合有关要求。申办者委托合同研究组织应当符合有关要求。申办者应当指定有能力的医学专家及时对临床试验的相关医学问题进行咨询。申办者应当选用有资质的生物统计学家、临床药理学家和临床医师等参与试验。申办者在试验管理、数据处理与记录保存中应当符合有关要求。申办者应当采取适当方式保证给予受试者和研究者补偿或者赔偿。申办者与研究者和临床试验机构签订的合同，应当明确试验各方的责任、权利和利益以及各方应当避免的、可能的利益冲突。临床试验开始前，申办者应当向药品监督管理部门提交相关的临床试验资料，并获得临床试验的许可或者完成备案。申办者在拟定临床试验方案时，应当有足够的安全性和有效性数据支持其给药途径、给药剂量和持续用药时间。当获得重要的新信息时，申办者应当及时更新研究者手册。试验用药品的制备、包装、标签、编码、供给和管理应当符合有关要求。申办者应当按照要求和时限报告药物不良反应。申办者应当建立系统的、有优先顺序的、基于风险评估的方法，对临床试验实施监查。申办者为评估临床试验的实施和对法律法规的依从性，可以在常规监查之外开展稽查。申办者应当保证临床试验的依从性。临床试验完成或者提前终止，申办者应当按照相关法律法规要求向药品监督管理部门提交临床试验报告。

（5）试验方案：指说明临床试验目的、设计、方法学、统计学考虑及其组织实施的文件。试验方案通常包括基本信息、研究背景资料、试验目的、试验设计、实施方式（方法、内容、步骤）等内容。试验方案通常还包括临床和实验室检查的项目内容；实施临床试验质量控制和质量保证；试验相关伦理学问题的考量；试验数据的采集与管理流程、数据管理与采集所使用的系统、数据管理各步骤及任务以及数据管理的质量保障措施说明，制订明确的访视和随访计划，涵盖临床试验期间、临床试验终点、不良事件评估及试验结束后的随访和医疗处理。

（6）研究者手册：指与开展临床试验相关的试验用药品的临床和非临床研究资料汇编。申办者提供的《研究者手册》是关于试验药物的药学、非临床和临床资料的汇编，其内容包括试验药物的化学、药学、毒理学、药理学和临床的资料和数据。

（7）必备文件管理：指能够单独或者汇集后用于评价临床试验的实施过程和试验数据质量的文件。临床试验必备文件是评估临床试验实施和数据质量的文件，用于证明研究者、申办者和监查员在临床试验过程中遵守试验相关法律法规规范。必备文件是申办者稽查、药品监督管理部门检查临床试验的重要内容，并作为确认临床试验实施的真实性和所收集数据完整性的依据。用于申请药品注册的临床试验，必备文件应当至少保存至试验药物被批准上市后5年。

3. 药物临床试验机构管理 根据国家药品监督管理局会同国家卫生健康委员会制定的《药物临床试验机构管理规定》，药物临床试验机构是指具备相应条件，按照 GCP 和药物临床试验相关技术指导原则等要求，开展药物临床试验的机构。从事药品研制活动，在中华人民共和国境内开展经国家药品监督管理局批准的药物临床试验（包括备案后开展的生物等效性试验），应当在药物临床试验机构中进行。药物临床试验机构应当符合相应条件，实行备案管理。仅开展与药物临床试验相关的生物样本等分析的机构，则无需备案。

（1）药物临床试验机构应当具备的基本条件：①具有医疗机构执业许可证，且为二级甲等以上资质，试验场地应当符合所在区域卫生健康主管部门对院区（场地）的管理规定。开展以患者为受试者的药物临床试验的专业领域，应当与医疗机构执业许可的诊疗科目相一致。开展健康受试者的 I 期药物临床试验、生物等效性试验应当为 I 期临床试验研究室专业。②具有与开展药物临床试验相适应的诊疗技术能力。③具有与药物临床试验相适应的独立工作场所、独立临床试验用药房、独立资料室以及必要的设备设施。④具有掌握药物临床试验技术与相关法规，能承担药物临床试验的研究人员，其中主要研究者应当具有高级职称并参加过 3 个以上药物临床试验。⑤开展药物临床试验的专业具有与承担药物临床试验相适应的床位数、门急诊量。⑥具有紧急危重病症抢救的设施设备、人员与处置能力。⑦具有承担药物临床试验组织管理的专门部门。⑧具有与开展药物临床试验相适应的医技科室，委托医学检测的承担机构应当具备相应资质。⑨具有负责药物临床试验伦理审查的伦理委员会。⑩具有药物临床试验管理制度和标准操作规程。⑪具有防范和处理药物临床试验中突发事件的管理机制与措施。⑫卫生健康主管部门规定的医务人员管理、财务管理等其他条件。

（2）备案管理：国家药品监督管理部门负责建立"药物临床试验机构备案管理信息平台"，用于药物临床试验机构登记备案和运行管理以及药品监督管理部门和卫生健康主管部门监督检查工作的信息录入、共享和公开。药物临床试验机构对在备案平台所填写信息的真实性和准确性承担全部法律责任。

（3）运行管理：药物临床试验机构备案后，应当按照相关法律法规和 GCP 要求，在备案地址和相应专业内开展药物临床试验，确保研究的科学性和伦理性，确保研究资料的真实性、准确性、完整性，确保研究过程的可追溯性，并承担相应法律责任。药物临床试验机构是药物临床试验中受试者权益保护的责任主体。伦理委员会负责审查药物临床试验方案的科学性和伦理性，审核和监督药物临床试验研究者的资质，监督药物临床试验开展情况，保证伦理审查过程独立、客观、公正。新药 I 期临床试验或者临床风险较高，需要临床密切监测的药物临床试验，应当由三级医疗机构实施。

三、药物研究技术指导原则

药物研究技术指导原则是指导新药研发、药品生产、质量控制、上市监管等的重要文件，是药品监督管理部门、申请者和研究者对相关技术问题达成的共识，保证药物研究和开发过程的科学性、规范性的指导性技术文件，旨在帮助和指导新药研制单位用科学、规范的方法和程序开展新药研究工作。这些文件虽不是法规，但却是重要的科学实践经验，同时也是药品管理机构、药品审评机构审批审评新药的依据。经过多年实践与建设，我国药物技术指导原则主要有：中华人民共和国药典通则收录的指导原则、国家药品监督管理局发布的技术指导原则、药品审评中心发布的技术指导原则，行业协会发布的技术指导原则等。指导原则作为技术审评的重要支撑文件，是加强药品注册工作规范化，进一步提高注册申报质量和技术审评一致性的重要抓手。国家药品监督管理局持续推进指导原则制订工作，目前已发布 400 多项，目前已基本形成包括中药、化学药品和生物制品，涵盖药学、临床、统计、药理毒理等各领域的指导原则体系。

第三节　药品注册的申报与审批

一、药品注册概述

（一）药品注册

药品注册（medicine registration），是指药品注册申请人（以下简称申请人）依照法定程序和要求提出药物临床试验、药品上市许可、再注册等申请，药品监督管理部门基于法律法规和现有科学认知进行安全性、有效性和质量可控性等审查，并决定是否同意的活动。

（二）药品注册申请人

申请人应当为能够承担相应法律责任的企业或者药品研制机构等。境外申请人应当指定中国境内的企业法人办理相关药品注册事项。

（三）药品注册申请

药品注册包括药物临床试验申请、药品上市许可申请、补充申请、再注册申请等许可事项以及其他备案或者报告事项。

（四）非处方药注册

处方药和非处方药实行分类注册和转换管理。药品审评中心根据非处方药的特点，制定非处方药上市注册相关技术指导原则和程序，并向社会公布。药品评价中心制定处方药和非处方药上市后转换相关技术要求和程序，并向社会公布。可以直接提出非处方药上市许可申请的情况如下：①境内已有相同活性成分、适应证（或者功能主治）、剂型、规格的非处方药上市的药品；②经国家药品监督管理局确定的非处方药改变剂型或者规格，但不改变适应证（或者功能主治）、给药剂量以及给药途径的药品；③使用国家药品监督管理局确定的非处方药的活性成分成的新的复方制剂；④其他直接申报非处方药上市许可的情形。

（五）药品批准文号的格式

在中国境内上市的药品，应当经国务院药品监督管理部门批准，取得药品注册证书；但是，未实施审批管理的中药材和中药饮片除外。

药品注册证书载明药品批准文号、持有人、生产企业等信息；属于非处方药的，注明非处方药类别。

药品注册证书载明的药品批准文号的格式有以下几种。①境内生产药品：国药准字 H（Z、S）+四位年号 + 四位顺序号。中国香港、澳门和台湾地区生产药品批准文号格式为：国药准字 H（Z、S）C + 四位年号 + 四位顺序号。②境外生产药品：国药准字 H（Z、S）J + 四位年号 + 四位顺序号。其中，H 代表化学药，Z 代表中药，S 代表生物制品。药品批准文号，不因上市后的注册事项的变更而改变。中药另有规定的从其规定。

国家药品监督管理部门制作的药品注册批准证明电子文件及原料药批准文件电子文件与纸质文件具有同等法律效力。

药品注册证书有效期为五年，药品注册证书有效期内持有人应当持续保证上市药品的安全性、有效性和质量可控性，并在有效期届满前六个月申请药品再注册。

二、药品注册分类

我国《药品注册管理办法》根据药品性质及我国临床用药实际种类，药品注册（medicine registration）分类为：将药品分成中药、天然药物和化学药品及生物制品三大类别。各大类又再分别按照不同类型药物研发的成熟程度,即对所研制药品的药学特性、药理毒理性质及临床特性的认知状况,该类型药品在国内外上市销售情况以及是否已有国家药品标准作进一步分类。

(一)中药、天然药物的注册分类

中药是指在我国中医药理论指导下使用的药用物质及其制剂。中药注册按照中药创新药、中药改良型新药、古代经典名方中药复方制剂、同名同方药等进行分类,前三类均属于中药新药。中药注册分类不代表药物研制水平及药物疗效的高低,仅表明不同注册分类的注册申报资料要求不同。天然药物是指在现代医药理论指导下使用的天然药用物质及其制剂,天然药物参照中药注册分类。

(二)化学药品的注册分类

化学药品注册分类分为创新药、改良型新药、仿制药、境外已上市境内未上市化学药品等。

(三)生物制品的注册分类

生物制品是指以微生物、细胞、动物或人源组织和体液等为起始原材料,用生物学技术制成,用于预防、治疗和诊断人类疾病的制剂。生物制品分为预防用生物制品、治疗用生物制品和按生物制品管理的体外诊断试剂。预防用生物制品是指为预防、控制疾病的发生、流行,用于人体免疫接种的疫苗类生物制品,包括免疫规划疫苗和非免疫规划疫苗。治疗用生物制品是指用于人类疾病治疗的生物制品,如采用不同表达系统的工程细胞(如细菌、酵母、昆虫、植物和哺乳动物细胞)所制备的蛋白质、多肽及其衍生物;细胞治疗和基因治疗产品;变态反应原制品;微生态制品;人或者动物组织或者体液提取或者通过发酵制备的具有生物活性的制品等。生物制品类体内诊断试剂按照治疗用生物制品管理。按照生物制品管理的体外诊断试剂包括用于血源筛查的体外诊断试剂、采用放射性核素标记的体外诊断试剂等。生物制品按照生物制品创新药、生物制品改良型新药、已上市生物制品(含生物类似药)等进行分类。

药品注册分类具体情况见表8-2。

表8-2　药品注册分类

药品种类	注册管理规定
中药	1. 中药创新药:指处方未在国家药品标准、药品注册标准及国家中医药主管部门发布的《古代经典名方目录》中收载,具有临床价值,且未在境外上市的中药新处方制剂。一般包含以下情形: 1.1 中药复方制剂,系指由多味饮片、提取物等在中医药理论指导下组方而成的制剂 1.2 从单一植物、动物、矿物等物质中提取得到的提取物及其制剂 1.3 新药材及其制剂,即未被国家药品标准、药品注册标准以及省、自治区、直辖市药材标准收载的药材及其制剂以及具有上述标准药材的原动、植物新的药用部位及其制剂 2. 中药改良型新药:指改变已上市中药的给药途径、剂型,且具有临床应用优势和特点,或增加功能主治等的制剂。一般包含以下情形: 2.1 改变已上市中药给药途径的制剂,即不同给药途径或不同吸收部位之间相互改变的制剂 2.2 改变已上市中药剂型的制剂,即在给药途径不变的情况下改变剂型的制剂 2.3 中药增加功能主治 2.4 已上市中药生产工艺或辅料等改变,引起药用物质基础或药物吸收、利用明显改变的 3. 古代经典名方中药复方制剂:古代经典名方是指符合《中华人民共和国中医药法》规定的,至今仍广泛应用、疗效确切、具有明显特色与优势的古代中医典籍所记载的方剂。古代经典名方中药复方制剂是指来源于古代经典名方的中药复方制剂。包含以下情形: 3.1 按古代经典名方目录管理的中药复方制剂 3.2 其他来源于古代经典名方的中药复方制剂。包括未按古代经典名方目录管理的古代经典名方中药复方制剂和基于古代经典名方加减化裁的中药复方制剂 4. 同名同方药:指通用名称、处方、剂型、功能主治、用法及日用饮片量与已上市中药相同,且在安全性、有效性、质量可控性方面不低于该已上市中药的制剂

药品种类	注册管理规定
化学药	1 类：境内外均未上市的创新药。指含有新的结构明确的、具有药理作用的化合物，且具有临床价值的药品
	2 类：境内外均未上市的改良型新药。指在已知活性成分的基础上，对其结构、剂型、处方工艺、给药途径、适应证等进行优化，且具有明显临床优势的药品
	2.1 含有用拆分或者合成等方法制得的已知活性成分的光学异构体，或者对已知活性成分成酯，或者对已知活性成分成盐（包括含有氢键或配位键的盐），或者改变已知盐类活性成分的酸根、碱基或金属元素，或者形成其他非共价键衍生物（如络合物、螯合物或包合物），且具有明显临床优势的药品
	2.2 含有已知活性成分的新剂型（包括新的给药系统）、新处方工艺、新给药途径，且具有明显临床优势的药品
	2.3 含有已知活性成分的新复方制剂，且具有明显临床优势
	2.4 含有已知活性成分的新适应证的药品
	3 类：境内申请人仿制境外上市但境内未上市原研药品的药品。该类药品应与参比制剂的质量和疗效一致
	4 类：境内申请人仿制已在境内上市原研药品的药品。该类药品应与参比制剂的质量和疗效一致
	5 类：境外上市的药品申请在境内上市
	5.1 境外上市的原研药品和改良型药品申请在境内上市。改良型药品应具有明显临床优势
	5.2 境外上市的仿制药申请在境内上市
生物制品（预防用）	1 类：创新型疫苗，境内外均未上市的疫苗
	1.1 无有效预防手段疾病的疫苗
	1.2 在已上市疫苗基础上开发的新抗原形式，如新基因重组疫苗、新核酸疫苗、已上市多糖疫苗基础上制备的新的结合疫苗等
	1.3 含新佐剂或新佐剂系统的疫苗
	1.4 含新抗原或新抗原形式的多联/多价疫苗
	2 类：改良型疫苗，对境内或境外已上市疫苗产品进行改良，使新产品的安全性、有效性、质量可控性有改进，且具有明显优势的疫苗
	2.1 在境内或境外已上市产品基础上改变抗原谱或型别，且具有明显临床优势的疫苗
	2.2 具有重大技术改进的疫苗，包括对疫苗菌毒种/细胞基质/生产工艺/剂型等的改进
	2.3 已有同类产品上市的疫苗组成的新的多联/多价疫苗
	2.4 改变给药途径，且具有明显临床优势的疫苗
	2.5 改变免疫剂量或免疫程序，且新免疫剂量或免疫程序具有明显临床优势的疫苗
	2.6 改变适用人群的疫苗
	3 类：境内或境外已上市的疫苗
	3.1 境外生产的境外已上市、境内未上市的疫苗申报上市
	3.2 境外已上市、境内未上市的疫苗申报在境内生产上市
	3.3 境内已上市疫苗
生物制品（治疗用）	1 类：创新型生物制品：境内外均未上市的治疗用生物制品
	2 类：改良型生物制品：对境内或境外已上市制品进行改良，使新产品的安全性、有效性、质量可控性有改进，且具有明显优势的治疗用生物制品
	2.1 在已上市制品基础上，对其剂型、给药途径等进行优化，具有明显临床优势的生物制品
	2.2 增加境内外均未获批的新适应证和/或改变用药人群
	2.3 已有同类制品上市的生物制品组成新的复方制品
	2.4 在已上市制品基础上，具有重大技术改进的生物制品，如重组技术替代生物组织提取技术
	2.5 较已上市制品改变氨基酸位点或表达系统、宿主细胞后具有明显临床优势等

续表

药品种类	注册管理规定
	3类：境内或境外已上市生物制品 3.1 境外生产的境外已上市、境内未上市的生物制品申报上市 3.2 境外已上市、境内未上市的生物制品申报在境内生产上市 3.3 生物类似药 3.4 其他生物制品
按生物制品 管理的体外 诊断试剂	1类：创新型体外诊断试剂 2类：境内外已上市的体外诊断试剂

三、药品注册管理机构

（一）国家药品监督管理部门权限与职责

国家药品监督管理局主管全国药品注册管理工作，负责建立药品注册管理工作体系和制度，制定药品注册管理规范，依法组织药品注册审评审批以及相关的监督管理工作。国家药品监督管理局药品审评中心负责药物临床试验申请、药品上市许可申请、补充申请和境外生产药品再注册申请等的审评。中国食品药品检定研究院、国家药典委员会、国家药品监督管理局食品药品审核查验中心、国家药品监督管理局药品评价中心、国家药品监督管理局行政事项受理服务和投诉举报中心、国家药品监督管理局信息中心等药品专业技术机构，承担依法实施药品注册管理所需的药品注册检验、通用名称核准、核查、监测与评价、制证送达以及相应的信息化建设与管理等相关工作。

（二）省级药监部门权限与职责

省（区、市）药品监督管理部门负责本行政区域内药品注册相关管理工作，包括：①境内生产药品再注册申请的受理、审查和审批；②药品上市后变更的备案、报告事项管理；③组织对药物非临床安全性评价研究机构、药物临床试验机构的日常监管及违法行为的查处；④参与国家药品监督管理局组织的药品注册核查、检验等工作；⑤国家药品监督管理局委托实施的药品注册相关事项。

省（区、市）药品监督管理部门设置或者指定的药品专业技术机构，承担依法实施药品监督管理所需的审评、检验、核查、监测与评价等工作。

四、药品注册申报与审批程序

（一）新药申报与审批

从事药品研制活动，应当遵守药物非临床研究质量管理规范、药物临床试验质量管理规范，保证药品研制全过程持续符合法定要求。开展药物非临床研究，应当符合国家有关规定，有与研究项目相适应的人员、场地、设备、仪器和管理制度，保证有关数据、资料和样品的真实性。开展药物临床试验，应当在具备相应条件的临床试验机构进行。药物临床试验机构实行备案管理。开展药物临床试验，应当按照国务院药品监督管理部门的规定如实报送研制方法、质量指标、药理及毒理试验结果等有关数据、资料和样品，经国务院药品监督管理部门批准。开展生物等效性试验的，报国务院药品监督管理部门备案。

申请药品注册，应当提供真实、充分、可靠的数据、资料和样品，证明药品的安全性、有效性和质量可控性。使用境外研究资料和数据支持药品注册的，其来源、研究机构或者实验室条件、质量体系要求及其他管理条件等应当符合国际人用药品注册技术协调会通行原则，并符合我国药品注册管理的相关要求。《药品注册管理办法》建立了更加符合药物研制和监管实践的上市许可程序，明确了三条药品上市许可的路径：一是完成支持药品上市注册的药学、药理毒理学和药物临床试验等研究，确定质量标准，完成商业规模生产工艺验证后完整的申报路径。二是经申请人评估无需或不能开展药物临床试验，符合豁免药物临床试验条件的，申请人可以直接提出药品上市申请。三是非处方药可以直接提出上市申请。

1. 新药临床试验的申报与审批

（1）新药临床试验申报资料：不同注册分类的药品，所需进行的药学研究、药理与毒理学研究及临床试验各有不同要求。在《化学药品注册分类及申报资料要求》《中药注册分类及申报资料要求》和《生物制品注册分类及申报资料要求》中对上述差异化审批技术要求均有明确规定。

（2）新药临床试验的审批：申请人完成支持药物临床试验的药学、药理毒理学等研究后，提出药物临床试验申请的，应当按照要求提交相应申报资料。经形式审查，符合要求的，予以受理。

药品审评中心应当组织药学、医学和其他技术人员对已受理的药物临床试验申请进行审评。对药物临床试验申请应当自受理之日起六十日内决定是否同意开展，并通过药品审评中心网站通知申请人审批结果；逾期未通知的，视为同意，申请人可以按照提交的方案开展药物临床试验。

获准开展药物临床试验的药物拟增加适应证（或者功能主治）以及增加与其他药物联合用药的，申请人应当提出新的药物临床试验申请，经批准后方可开展新的药物临床试验。获准上市的药品增加适应证（或者功能主治）需要开展药物临床试验的，应当提出新的药物临床试验申请。

申办者应当定期在药品审评中心网站提交研发期间安全性更新报告。研发期间安全性更新报告应当每年提交一次，于药物临床试验获准后每满一年后的两个月内提交。药品审评中心可以根据审查情况，要求申办者调整报告周期。对于药物临床试验期间出现的可疑且非预期严重的不良反应和其他潜在的严重安全性风险信息，申办者应当按照相关要求及时向药品审评中心报告。根据安全性风险严重程度，可以要求申办者采取调整药物临床试验方案、知情同意书、研究者手册等加强风险控制的措施，必要时可以要求申办者暂停或者终止药物临床试验。

药物临床试验期间，发现存在安全性问题或者其他风险的，申办者应当及时调整临床试验方案、暂停或者终止临床试验，并向药品审评中心报告。药物临床试验中出现大范围、非预期的严重不良反应，或者有证据证明临床试验用药品存在严重质量问题时，申办者和药物临床试验机构应当立即停止药物临床试验。药品监督管理部门依职责可以责令调整临床试验方案、暂停或者终止药物临床试验。

申办者应当在开展药物临床试验前在药物临床试验登记与信息公示平台登记药物临床试验方案等信息。药物临床试验期间，申办者应当持续更新登记信息，并在药物临床试验结束后登记药物临床试验结果等信息。登记信息在平台进行公示，申办者对药物临床试验登记信息的真实性负责。

申请人拟开展生物等效性试验的，应当按照要求在药品审评中心网站完成生物等效性试验备案后，按照备案的方案开展相关研究工作。

2. 药品上市许可

（1）基本程序和要求：申请人在完成支持药品上市注册的药学、药理毒理学和药物临床试验等研究，确定质量标准，完成商业规模生产工艺验证，并做好接受药品注册核查检验的准备后，提出药品上市许可申请，按照申报资料要求提交相关研究资料。申请药品上市许可时，申请人和生产企业应当已取得相应的药品生产许可证。经对申报资料进行形式审查，符合要求的，予以受理。

药品审评中心应当组织药学、医学和其他技术人员，按要求对已受理的药品上市许可申请进行审评。审评过程中基于风险启动药品注册核查、检验，相关技术机构应当在规定时限内完成核查、检验工作。药品审评中心根据药品注册申报资料、核查结果、检验结果等，对药品的安全性、有效性和质量可控性等进行综合审评，非处方药还应当转药品评价中心进行非处方药适宜性审查。综合审评结论通过的，批准药品上市，发给药品注册证书。综合审评结论不通过的，作出不予批准决定。药品批准上市后，持有人应当按照国家药品监督管理局核准的生产工艺和质量标准生产药品，并按照药品生产质量管理规范要求进行细化和实施。

（2）关联审评审批：药品审评中心在审评药品制剂注册申请时，对药品制剂选用的原辅包进行关联审评。原辅包生产企业应当按照关联审评审批制度要求，在原辅包登记平台登记产品信息和研究资料。药品审评中心向社会公示登记号、产品名称、企业名称、生产地址等基本信息，供药品制剂注册申请人选择。

药品制剂申请人提出药品注册申请，可以直接选用已登记的原辅包；选用未登记的原辅包的，相关研究资料应当随药品制剂注册申请一并申报。仿制境内已上市药品所用的化学原料药的，可以申请单独审评审批。

（3）药品注册核查：指为核实申报资料的真实性、一致性以及药品上市商业化生产条件，检查药品研制的合规性、数据可靠性等，对研制现场和生产现场开展的核查活动以及必要时对药品注册申请所涉及的化学原料药、辅料及直接接触药品的包装材料和容器生产企业、供应商或者其他受托机构开展的延伸检查活动。

药品审评中心根据药物创新程度、药物研究机构既往接受核查情况等，基于风险决定是否开展药品注册研制现场核查。药品审评中心决定启动药品注册研制现场核查的，通知药品核查中心在审评期间组织实施核查，同时告知申请人。药品核查中心应当在规定时限内完成现场核查，并将核查情况、核查结论等相关材料反馈药品审评中心进行综合审评。

药品审评中心根据申报注册的品种、工艺、设施、既往接受核查情况等因素，基于风险决定是否启动药品注册生产现场核查。对于创新药、改良型新药以及生物制品等，应当进行药品注册生产现场核查和上市前药品生产质量管理规范检查。

需要进行上市前药品生产质量管理规范检查的，由药品核查中心协调相关省（区、市）药品监督管理部门与药品注册生产现场核查同步实施。上市前药品生产质量管理规范检查的管理要求，按照药品生产监管理办法的有关规定执行。申请人应当在规定时限内接受核查。

（4）药品注册检验：药品注册检验包括标准复核和样品检验。标准复核是指对申请人申报药品标准中设定项目的科学性、检验方法的可行性、质控指标的合理性等进行的实验室评估。样品检验是指按照申请人申报或者药品审评中心核定的药品质量标准对样品进行的实验室检验。

与国家药品标准收载的同品种药品使用的检验项目和检验方法一致的，可以不进行标准复核，只进行样品检验。其他情形应当进行标准复核和样品检验。

中国食品药品检定研究院或者经国家药品监督管理局指定的药品检验机构承担创新药、改良型新药（中药除外）、生物制品、放射性药品和按照药品管理的体外诊断试剂及国家药品监督管理局规定的其他药品的注册检验。境外生产药品的注册检验由中检院组织口岸药品检验机构实施。其他药品的注册检验，由申请人或者生产企业所在地省（区、市）药品检验机构承担。

（5）加快上市注册程序：《药品注册管理办法》结合我国医药产业发展和临床需求实际，参考国际经验，设立了突破性治疗药物、附条件批准、优先审评审批、特别审批四个药品加快上市程序。

1）突破性治疗药物程序。药物临床试验期间，用于防治严重危及生命或者严重影响生存质量的疾病，且尚无有效防治手段或者与现有治疗手段相比有足够证据表明具有明显临床优势的创新药或者改良型新药等，申请人可以申请适用突破性治疗药物程序。申请适用突破性治疗药物程序的，申请人应当向药品审评中心提出申请。符合条件的，药品审评中心按照程序公示后纳入。对纳入突破性治疗药物程序的药物临床试验，给予以下政策支持：①申请人可以在药物临床试验的关键阶段向药品审评中心提出沟通交流申请，药品审评中心安排审评人员进行沟通交流；

②申请人可以将阶段性研究资料提交给药品审评中心，药品审评中心基于已有研究资料，对下一步研究方案提出意见或者建议，并反馈给申请人。

2）附条件批准程序。药物临床试验期间，符合以下情形的药品，可以申请附条件批准：①治疗严重危及生命且尚无有效治疗手段的疾病的药品，药物临床试验已有数据证实疗效并能预测其临床价值的；②公共卫生方面急需的药品，药物临床试验已有数据显示疗效并能预测其临床价值的；③应对重大突发公共卫生事件急需的疫苗或者国家卫生健康委员会认定急需的其他疫苗，经评估获益大于风险的。附条件批准的，申请人应当就附条件批准上市的条件和上市后继续完成的研究工作等与药品审评中心沟通交流，经沟通交流确认后提出药品上市许可申请。经审评，符合附条件批准要求的，在药品注册证书中载明附条件批准药品注册证书的有效期、上市后需要继续完成的研究工作及完成时限等相关事项。对附条件批准的药品，持有人应当在药品上市后采取相应的风险管理措施，并在规定期限内按照要求完成药物临床试验等相关研究，以补充申请方式申报。对批准疫苗注册申请时提出进一步研究要求的，疫苗持有人应当在规定期限内完成研究。持有人逾期未按照要求完成研究或者不能证明其获益大于风险的，国家药品监督管理局应当依法处理，直至注销药品注册证书。

3）优先审评审批程序。药品上市许可申请时，以下具有明显临床价值的药品，可以申请适用优先审评审批程序：①临床急需的短缺药品、防治重大传染病和罕见病等疾病的创新药和改良型新药；②符合儿童生理特征的儿童用药品新品种、剂型和规格；③疾病预防、控制急需的疫苗和创新疫苗；④纳入突破性治疗药物程序的药品；⑤符合附条件批准的药品；⑥国家药品监督管理局规定其他优先审评审批的情形。申请人在提出药品上市许可申请前，应当与药品审评中心沟通交流，经沟通交流确认后，在提出药品上市许可申请的同时，向药品审评中心提出优先审评审批申请。符合条件的，药品审评中心按照程序公示后纳入优先审评审批程序。对纳入优先审评审批程序的药品上市许可申请，给予以下政策支持：①药品上市注册审评时限为130个工作日；②临床急需的境外已上市境内未上市的罕见病药品，审评时限为70个工作日；③需要核查、检验和核准药品通用名称的，予以优先安排；④经沟通交流确认后，可以补充提交技术资料。

4）特别审批程序：在发生突发公共卫生事件的威胁时以及突发公共卫生事件发生后，国家药品监督管理局可以依法决定对突发公共卫生事件应急所需防治药品实行特别审批。对实施特别审批的药品注册申请，国家药品监督管理局按照统一指挥、早期介入、快速高效、科学审批的原则，组织加快并同步开展药品注册受理、审评、核查、检验工作。特别审批的情形、程序、时限、要求等按照药品特别审批程序规定执行。对纳入特别审批程序的药品，可以根据疾病防控的特定需要，限定其在一定期限和范围内使用。

（二）仿制药申报与审批

仿制药（generic medicine）是指仿制已上市原研药的药品，分为两类：一是仿制境外已上市境内未上市原研药品；二是仿制境内已上市原研药品。仿制药的研制和生产，有利于降低医药费用，对保障民众获得基本医疗服务，有着十分重要的意义。

仿制药与原研药品应具有相同的活性成分、剂型、规格、适应证、给药途径和用法用量，虽不强调处方工艺的一致，但强调仿制药必须与原研药质量和疗效一致。申请注册的仿制药没有达到与原研药质量和疗效一致的，不予批准。

仿制药、按照药品管理的体外诊断试剂以及其他符合条件的情形，经申请人评估，认为无须或者不能开展药物临床试验，符合豁免药物临床试验条件的，申请人可以直接提出药品上市申请。申请人应当参照相关技术指导原则选择合理的参比制剂。

对于仿制药，药品监管部门将根据是否已获得相应生产范围药品生产许可证且已有同剂型品种上市等情况，基于风险决定是否进行药品注册生产现场核查、上市前药品生产质量管理规范检查。

（三）进口药品申报与审批

2020版《药品注册管理办法》不再提进口药品的概念，统一称为境外生产药品。在注册中不再区分进口或非进口，执行统一的审评标准和质量要求。境外生产药品的注册申请，按照药品的细化分类和相应的申报资料要求执行。

境外生产药品的药品注册检验由中检院组织口岸药品检验机构实施。境外生产药品的注册申请，申请人在药品注册申请受理前提出药品注册检验的，申请人应当按规定要求抽取样品，并将样品、检验所需资料及标准物质等送至中检院。

（四）药品变更管理、补充申请、药品再注册

1. 药品变更管理和补充申请　药品变更按风险大小分为审批类变更、备案类变更和报告类变更。其中审批类变更需要补充申请，备案类变更仅需备案，报告类变更在年度报告中予以反馈。按变更发生的时间可以分为药物临床试验期间的变更、药品审评期间的变更和药品上市后变更。

药物临床试验期间，发生药物临床试验方案变更、非临床或者药学的变化或者有新发现的，申办者应当按照规定，参照相关技术指导原则，充分评估对受试者安全的影响。申办者评估认为不影响受试者安全的，可以直接实施并在研发期间安全性更新报告中报告。可能增加受试者安全性风险的，应当提出补充申请。

药品上市许可申请审评期间，发生可能影响药品安全性、有效性和质量可控性的重大变更的，申请人应当撤回原注册申请，补充研究后重新申报。申请人名称变更、注册地址名称变更等不涉及技术审评内容的，应当及时书面告知药品审评中心并提交相关证明性资料。

药品上市许可持有人应当制订药品上市后风险管理计划，主动开展药品上市后研究，对药品的安全性、有效性和质量可控性进行进一步确证，加强对已上市药品的持续管理。药品注册证书及附件要求持有人在药品上市后开展相关研究工作的，持有人应当在规定时限内完成并按照要求提出补充申请、备案或者报告。药品批准上市后，持有人应当持续开展药品安全性和有效性研究，根据有关数据及时备案或者提出修订说明书的补充申请，不断更新完善说明书和标签。药品监督管理部门依职责可以根据药品不良反应监测和药品上市后评价结果等，要求持有人对说明书和标签进行修订。凡属于以下变更，应当以补充申请方式申报，经批准后实施：①药品生产过程中的重大变更；②药品说明书中涉及有效性内容以及增加安全性风险的其他内容的变更；③持有人转让药品上市许可；④国家药品监督管理局规定需要审批的其他变更。凡属于以下变更，应当在变更实施前，报所在地省（区、市）药品监督管理部门备案：①药品生产过程中的中等变更；②药品包装标签内容的变更；③药品分包装；④国家药品监督管理局规定需要备案的其他变更。境外生产药品发生上述变更的，应当在变更实施前报药品审评中心备案。凡属于以下变更，应当在年度报告中报告：①药品生产过程中的微小变更；②国家药品监督管理局规定需要报告的其他变更。

2. 药品再注册　持有人应当在药品注册证书有效期届满前6个月申请再注册。境内生产药品再注册申请由持有人向其所在地省（区、市）药品监督管理部门提出，境外生产药品再注册申请由持有人向药品审评中心提出。药品再注册申请受理后，省（区、市）药品监督管理部门或者药品审评中心根据持有人开展药品上市后评价和不良反应监测情况、按照药品批准证明文件和药品监督管理部门要求开展相关工作情况以及药品批准证明文件载明信息变化情况等进行审查，符合规定的，予以再注册，发给药品再注册批准通知书。不符合规定的，不予再注册，并报请国家药品监督管理局注销药品注册证书。

有下列情形之一的，不予再注册：①有效期届满前未提出再注册申请的；②药品注册证书有效期内持有人不能履行持续考察药品质量、疗效和不良反应责任的；③未在规定时限内完成药品批准证明文件和药品监督管理部门要求的研究工作且无合理理由的；④经上市后评价，属于疗效

不确切、不良反应大或者因其他原因危害人体健康的；⑤法律、行政法规规定的其他不予再注册情形。对不予再注册的药品，药品注册证书有效期届满时予以注销。

本章小结

本章主要介绍了药物研发过程；药物临床前研究与临床研究管理；药品注册管理等相关内容。

1. 新药是指未在中国境内外上市销售的药品。根据物质基础的原创性和新颖性，将新药分为创新药和改良型新药。

2. 仿制药（generic medicine）是指仿制已上市原研药的药品，分为两类：一是仿制境外已上市境内未上市原研药品；二是仿制境内已上市原研药品。仿制药的研制和生产，有利于降低医药费用，对保障民众获得基本医疗服务，有着十分重要的意义。

3. 新药研究包括新药发现研究和新药开发研究。新药研究一般可分为三个阶段：临床前研究与临床研究申请、临床研究与新药申请以及上市后研究与补充申请。

4. 生物等效性试验（bioequivalence trial）：指用生物利用度研究的方法，以药代动力学参数为指标，比较同一种药物的相同或者不同剂型的制剂，在相同的试验条件下，其活性成分吸收程度和速度有无统计学差异的人体试验。病例数一般为18～24例。

5. 药物临床前研究中的安全性评价研究必须执行《药物非临床研究质量管理规范》（GLP）；药物临床研究必须执行《药物临床试验质量管理规范》（GCP）。药物临床试验一般分为四期，新药在批准上市前，应当进行Ⅰ、Ⅱ、Ⅲ期临床试验。

6. 我国《药品注册管理办法》根据药品的性质及我国临床用药实际种类，将药品分成中药、天然药物，化学药品和生物制品三大类别。各大类药品又分别按照不同类型药物研究开发的成熟程度，即对所研制药品的药学特性、药理毒理性质及临床特性的认知状况，该类型药品在国内外上市销售情况以及是否已有国家药品标准作进一步分类。

7. 《药品注册管理办法》结合我国医药产业发展和临床需求实际，参考国际经验，设立了突破性治疗药物、附条件批准、优先审评审批、特别审批四个加快药品上市程序。

思考题

1. 新药研发过程包括哪些？
2. 药物临床试验的分期及要求是什么？
3. 药品注册分类情况如何？
4. 药品上市路径是什么？
5. 药品加快上市注册程序是什么？

（陈　敬）

第九章 药品生产监督与管理

药品生产在医药卫生事业和国民经济中有着特殊的、重要的地位。药品生产监督与管理是从生产源头确保药品质量的关键环节。实施药品生产质量管理规范，是全球制药产业的通行要求，也是不断提升我国制药工业发展水平，增强在国际医药市场竞争力的有力保证。本章将主要介绍药品生产质量管理的有关概念、药品生产质量管理规范的内涵与发展过程、药品生产监督管理的内容。

第一节 药品生产管理概述

一、药品生产的概念

药品生产（medicine manufacture）是指对原材料进行适宜加工或对药物原料加工制备成能供临床使用的各种剂型药品的过程。药品生产可分为原料药生产和制剂生产两个阶段。

1. 原料药的生产 原料药（active pharmaceutical ingredient），是指用于药品制造中的任何一种物质或物质的混合物。此种物质在疾病的预防、诊断、治疗中有药理活性或其他直接作用，或者能影响机体的功能和结构，为药品的一种活性成分。如乙酰水杨酸，就是用于生产各种剂型阿司匹林的原料药。根据原材料的性质和加工制造方法的不同，原料药生产大体可分为三种。

（1）生药的加工制造：主要是指对生药的加工处理，如晒干、阴干、晾干等；还包括使用一些特殊加工工艺，如蒸、炒、制、煅等，将生药加工成中药饮片。

（2）药用成分和化合物的加工制造：①从天然产物中分离提取，包括运用各种方法对植物或动物原材料中活性成分的分离提取，如从黄芩中提取黄芩苷等；②化学合成，包括合成自然界中尚未发现的活性化学成分以及合成或半合成早期以天然产物为来源的原料药，如合成吗啡、维生素类、激素等。

（3）生物制品的制备：利用基因工程、细胞工程、蛋白质工程、发酵工程等生物技术手段，对生物材料（如微生物、动物或人的细胞及体液等）进行处理，获得具有药理活性的生物分子，如干扰素的制备。

2. 药物制剂的生产 绝大多数原料药不能直接用于人体，必须进行加工处理，经过严格的质量检验，制成既适合原料药理化性质又适用于医疗用途的各种剂型。不同的治疗目的和给药途径，不同的原料药，适用不同的药物剂型，药物制剂生产的目的就是为方便临床用药对原料赋予适宜的剂型。

二、药品生产的特点

1. 生产准入门槛高 从事药品生产的企业必须符合药品生产的准入条件，并获得国家药品监督管理部门的批准，方可生产。药品生产的准入门槛之高，非一般商品所能比拟，体现了准入标准高，准备时间长，审核过程严，通过难度大的特点。

2. 生产过程消耗大 药物生产,特别是化学药物的生产,常涉及多个生产环节和合成步骤,往往最终产率甚低。因此,尽管最终制成品的重量体积很小,但整个生产过程中的物料和能源消耗,相较一般工业生产是巨大的。另外,药品生产过程中产生的废气、废液、废渣较多,也需要消耗大量的环保资源。

3. 生产技术水平高 制药工业是知识密集型产业,生产对象的复杂性和多样性,产品质量要求的高标准,使得制药工艺复杂而精细,药品生产的机械化、自动化程度普遍很高,且对生产相关的设施设备往往有特殊要求。

4. 生产质量要求严 为确保药品质量安全,监管部门对药品生产质量的监管要求非常严,包括采取强制性的国家药品标准,对生产场所、设备、人员的强制性认证,对生产产品的质量批次检验。药品只有合格药品和不合格药品,没有中间质量层次。同时对生产的卫生条件要求严格,对任何可能影响药品质量或污染药品的因素,都要有预防和控制的技术手段。

5. 质量追溯周期长 药品生产出厂后,在药品销售和使用的长期过程中,生产企业有义务对药品质量情况和渠道进行调查追溯,对发现存在质量安全隐患的,生产企业需要能及时准确地召回药品。药品质量追溯贯穿药品全生命周期。

三、药品生产管理的内容

1. 生产管理 生产管理是指以工厂生产系统为对象的管理,即从生产要素准备和输入开始,经过设计、制造、检验、包装等生产转换系统,直至产品、服务输出、收集产品信息等一系列管理工作。

生产管理主要研究以下方面的问题:①生产过程组织,包括生产过程和生产类型、生产过程的空间组织和时间组织、生产方式等;②生产计划,包括生产技术准备计划、生产计划与作业计划;③药品监督管理部门的规定,现代药品生产企业建立了药品质量管理体系。该体系涵盖影响药品质量的各方面因素,以及确保药品质量符合预定用途的有组织、有计划的全部活动。

2. 药品生产质量管理体系要素

(1) 质量目标:药品生产企业建立的质量目标,应当符合药品质量管理要求,将药品注册的有关安全、有效和质量可控的所有要求,系统地贯彻到药品生产、控制及产品放行、贮存、发运的全过程中,确保所生产的药品符合预定用途和注册要求。企业不同层次的人员以及供应商、经销商,应当共同参与质量目标的实现并承担各自的责任。同时,足够且符合要求的人员、厂房、设施和设备,也是实现质量目标的必要条件。

(2) 质量保证(quality assurance):质量保证是药品生产质量管理体系的一部分,药品生产企业的质量保证系统应当能够确保:药品的设计与研发体现质量管理的要求;生产管理和质量控制活动符合质量管理的要求;管理职责明确;采购和使用的原辅料和包装材料正确无误;中间产品得到有效控制;确认、验证规范实施;生产、检查、检验和复核符合操作规程要求;每批产品经质量受权人(qualified person or authorized person)批准后方可放行;在贮存、发运和随后的各种操作过程中有保证药品质量的适当措施;按照自检操作规程,定期检查评估质量保证系统的有效性和适用性。建立完整的文件体系,以保证系统有效运行。

(3) 质量控制(quality control):质量控制包括相应的组织机构、文件系统以及取样、检验等,确保物料或产品在放行前完成必要的检验,确认质量符合要求。药品生产企业的质量控制包括:配备适当的设施、设备、仪器和经过培训的人员,有效、可靠地完成所有质量控制的相关活动;有批准的操作规程,用于原辅料、包装材料、中间产品、待包装产品和成品的取样、检查、检验以及产品的稳定性考察;由经授权的人员按照规定的方法对原辅料、包装材料、中间产品、待包装产品和成品取样;检验方法经过验证或确认;取样、检查、检验有记录,偏差经过调查并记录;物料、中间产品、待包装产品和成品必须按照质量标准进行检查和检验，并有记录；物料和最终包装的成品有足够的留样，以备必要的检查或检验；除最终包装容器过大的成品外，成品的留样包装与最终包装相同。

（4）质量风险：质量风险管理是指在整个药品生命周期中采用前瞻或回顾的方式，对质量风险进行评估、控制、沟通、审核的系统过程。在生产过程中存在污染、交叉污染以及混淆、差错等风险，在临床应用过程中存在不良反应风险。质量风险评估需结合科学知识和经验，方能保证产品质量。质量风险管理过程所采用的方法、措施、形式及形成的文件，分别与存在风险的级别相适应。

3. 药品生产质量管理方法 药品生产质量管理的方法可以分为两类：第一类是建立在全面质量管理思想之上的组织性质量管理方法，第二类是以数理统计方法为基础的质量控制方法。

（1）组织性质量管理方法：是指从组织结构、业务流程和人员工作方式的角度进行质量管理的方法。建立在全面质量管理的基础上，主要内容有制定质量管理方针、建立质量保证体系、开展质量控制小组活动、各部门分担质量责任、质量检验等。

（2）质量控制方法：这些方法可大致分为以下两类：质量因素分析方法和工序质量控制方法。质量因素分析方法主要包括因果图、相关图、排列图等。运用这些工具，可以根据对质量参数的观察测量结果，分析产生各种质量问题的原因，从而确定一定时期内或某个具体部门的质量管理重点。工序质量控制方法包括控制图、直方图等。运用这些工具，可以从经常变化的生产过程中，系统地收集与药品质量有关的各种数据，并用统计方法对数据进行整理、加工和分析，进而画出各种图表，计算所需数据指标，从中找出质量变化的规律，实现对工序质量的控制。

此外，无论是质量因素分析还是工序质量控制，常常需要用到抽样调查方法、抽样检验方法、功能检查方法、试验计划法多变量解析法等。这些方法往往不被一般技术人员掌握，通常由专业人员和质量管理部门人员加以使用。

第二节 药品生产质量管理规范

《药品生产质量管理规范》（Good Manufacturing Practice for Pharmaceutical Products，GMP）是全球对药品生产全过程监督管理普遍采用的法定技术规范。产生于 20 世纪 70 年代，后由 WHO 向各国推荐，我国于 20 世纪 80 年代初实施。

一、《药品生产质量管理规范》概述

（一）指导思想、特点和内容

1. GMP 的指导思想 GMP 的中心指导思想是：任何药品的质量形成是设计和生产出来的，而不是检验出来的。监督实施 GMP 是药品生产监督管理工作的重要内容，是保证药品质量和用药安全有效的可靠措施。

2. GMP 的特点 纵观世界各国制定的 GMP，虽然条款不尽相同，但均具有以下几个共同点。

（1）GMP 仅指明了要求的目标，而没有列出达到目标的解决办法。因此企业必须将 GMP 法规要求转化为可执行的技术方案和文件化程序，建立企业自己的 GMP。例如，GMP 往往要求建筑物和设施必须有适合的结构、足够的大小，但并不规定所用的建筑材料。药品生产企业可以自由地选用建筑材料和方法，GMP 仅关心所建造的厂房是否满足药品的生产要求。

（2）GMP 仅规定那些有价值的、而且是可行的要求。GMP 是规范的、可行的，但有部分生产企业完全有可能在施行期间无法实现。药品生产和质量管理的实践与理论是在不断发展的，而制定 GMP 时无法将标准维持在当时药品生产企业所能达到的最低水平上。因此，每过一段时间,各种类型的 GMP 都要进行修订,使其具有时效性。

（3）GMP 强调药品生产和质量管理的法律责任。凡开办药品生产企业,必须达到 GMP 要求并得到药品监督管理部门的认可,并且要严格按照 GMP 要求组织生产,接受药品监督管理部门的监督。

（4）GMP 强调药品生产的全面质量管理。GMP 对凡能影响药品质量的诸因素均有严格要求,对药品生产的全过程实行质量管理,重视全体人员的素质和参与,强调防检结合、预防为主的质量管理。

（5）GMP 重视用户服务。GMP 均强调建立销售档案,收集药品上市后的不良反应信息,并做好用户信息反馈。

3. GMP 的主要内容　以 WHO 的 GMP 为例,包括了人员、厂房、设备、物料、文件、质量保证、质量控制、清洁与卫生、验证、用户投诉、产品收回、合同产生与合同分析、自检与质量审查等。从管理理论角度,这些内容可以分为质量控制和质量保证。前者指的是对原材料、中间品、产品的系统质量控制,主要办法是质量检验并随之产生一系列工作质量管理;后者指的是对影响药品质量的、生产过程中易产生的人为差错和污染异物引入,进行系统严格管理。从管理系统构成角度,GMP 可分为硬件系统和软件系统两部分。硬件系统主要包括人员、厂房、设施、设备等的目标要求,涉及生产要素投入以及标准化管理。软件系统主要包括组织机构、组织工作、生产工艺、记录、制度、方法和文件化程序、培训等。软件系统要求是 GMP 的重中之重,反映出质量管理和技术水平的高低。

（二）GMP 的类型与国际主要 GMP

1. GMP 的类型　根据 GMP 的分布和适用范围可分为四类。

（1）国际组织制定和推荐的 GMP:如 WHO 的 GMP,ICH 的 GMP 等。这种类型的 GMP 大多提出药品生产质量管理原则性和建议性要求,不具有法律效力,主要适用于国际间的药品生产贸易与交流合作。

（2）各国政府颁布的 GMP:如中国、美国、日本等许多国家均颁布了本国的 GMP。这种类型的 GMP 在发布之初往往是推荐性的,但经过几年的推行之后,转为强制性的、写入法律法规、具有法律效力的 GMP。欧盟 GMP 是各成员国统一的 GMP,这是 GMP 发展的一种新动向。

（3）行业组织制定的 GMP:如中国医药工业公司 1982 年制定的 GMP,瑞典工业协会制定的 GMP。此类 GMP 有的是发布在政府版本之前,在一定时期内起到协调规范国内药品生产质量的作用,随着政府 GMP 的颁布而退出舞台;有的是与政府颁布的 GMP 同行,但在内容规定上较政府 GMP 更加具体。

（4）制药企业制定的 GMP:企业 GMP 的重要特征是突出验证的规定与实施。企业的 GMP 指导思想很明确,那就是保证生产质量并通过行业和国家的认证。企业 GMP 的使用范围仅限于企业内部,是企业内部的质量规范。

2. 国外主要 GMP

（1）美国 GMP:自 1963 年后,美国 FDA 对 GMP 进行数次修订,并在不同领域不断地充实完善,使 GMP 成为美国药事法规的一个重要组成部分。GMP 的原则性条款都包含在联邦法规中的 CFR210 和 211 部分中。FDA 更多以行业指南（Guidance for Industry）的形式发布针对各种不同类型医药产品的 GMP 和具体 GMP 操作的规范,来应对科学技术及监管要求的快速变化要求,如化学原料药检查指导原则、药品工艺档案指南、清洁程序验证检查指南、药品质量控制实验室检查指南等。这些不断增补和修订的文件统称为现行的药品生产质量管理规范（current good manufacturing practice,CGMP）。

（2）日本 GMP:1974 年,日本推出了自己的 GMP。1976 年开始实施,1979 年成为法规条例,此后也进行了多次修订。日本 GMP 的显著特点是将 GMP 分成两个条例,即《关于药厂建筑物及设施条例》与《关于药品生产及质量管理条例》，分别对硬件和软件进行了规定与要求。1987 年，日本还颁布了《医疗用汉方制剂制造管理和品质管理标准》，适用于传统药生产。

（3）WHO 的 GMP：自 1969 年首次向成员国推荐 GMP，WHO 现行的 GMP 是 1992 年修订的，同时还发布了《关于实施国际贸易中药品质量证明制度的指导原则》和《关于对药品生产企业检查的自行指导原则》。

（4）欧盟 GMP：欧盟于 1989 年发布了第一版 GMP，其后进行了数次修订，为欧盟成员统一的 EUGMP。之前，芬兰等北欧七国曾于 1972 年发布了名为"药品生产检查互相承认公约"（PIC）的 GMP。1992 年，PIC 委员会制定了与欧盟相一致的 GMP，同年 EUGMP 也替代了著名的英国 GMP（橙色指南）。自此，EUGMP 在欧盟范围内统一实施并具有法律效力，极大地促进了成员国药品生产质量管理水平的提高和成员国之间的药品贸易。

（5）人用药品注册技术要求国际协调会的原料药 GMP：ICH 是由美国、日本和欧盟三方的政府药品注册部门和制药行业于 1990 年发起的，包括欧盟、欧洲制药工业协会联合会、日本厚生省、日本制药工业协会、美国 FDA、美国药物研究和生产联合会六方。ICH 专家工作组就药品的安全性、有效性、质量和综合学科制定了协调文件，其中关于质量（包括稳定性、验证、杂质、规格等）部分现已发布了 14 个文件，以"Q"表示，最著名的就是 Q7a——原料药的 GMP 指南。

二、《药品生产质量管理规范》及其发展

（一）我国 GMP 的发展

我国的医药行业在吸取了国际先进 GMP 经验的基础上，于 20 世纪 80 年代开始了相关资料的准备和草案起草工作。1982 年由中国医药工业公司率先发布了《药品生产管理规范》，开始在一些药品生产企业中试行。1985 年国家医药管理局对其进行了修订，定名为《药品生产质量管理规范》，在行业内推荐实施。1986 年，中国医药工业公司、中国化学制药工业协会还制定了《GMP 实施指南》，GMP 制度在化药企业全面推开。中国药材公司于 1986 年制定了《中成药生产管理规范》。1985 年《中华人民共和国药品管理法》正式实施，依据相关条款规定，卫生部开始 GMP 的起草工作，经过五次修改，1988 年由卫生部以行政规章的形式出台了我国第一个具有法律效力的 GMP。1992 年，卫生部对 GMP 进行了修订，将 GMP 与《GMP 实施细则》合并。此版 GMP 的章节与内容较前一版均做了大幅度的调整，可操作性更强。1998 年，随着我国药品监督管理体制的调整，原国家药品监督管理局对 1992 年版 GMP 进行了再次修订，并于 1999 年 8 月 1 日起正式实施。2010 年 10 月卫生部经 5 年修订、两次公开征求意见，审议通过了现行版本的《药品生产质量管理规范（2010 年修订）》。现行 GMP 于 2011 年 3 月 1 日起施行，对促进医药行业资源向优势企业集中，淘汰落后产能，调整医药经济结构，促进产业升级，培育具有国际竞争力的企业，加快医药产品进入国际市场发挥了积极作用。

2021 年 5 月 28 日，国家药品监督管理局印发了《药品检查管理办法（试行）》，明确取消了 GMP 认证。但取消 GMP 强制认证，并不是取消 GMP 制度。取而代之的是由省级药监部门开展的 GMP 符合性检查，由五年一次的认证检查改为 GMP 符合性检查，而且是随机性抽查，因此对企业持续符合 GMP 有更高的要求。

（二）我国现行的 GMP

我国现行 GMP 版本为 2010 年修订版。由国家食品药品监督管理局于 2006 年 9 月开始修订。修订的指导原则是：满足监管的现实需要，提升药品生产企业的国际竞争力，与 WHO 等国际药品生产质量管理规范接轨，以推动我国药品今后走向国际市场。修订的重点在于：细化软件要求，使我国的 GMP 更为系统、科学和全面，并对 1998 年修订版 GMP 中的一些原则性要求予以细化，使其更具有可操作性，并尽可能避免歧义。

1. GMP(2010 年修订)的主要特点和基本要求

(1)主要特点:①加强了药品生产质量管理体系建设,大幅提高对企业质量管理软件方面的要求。细化了对构建实用、有效质量管理体系的要求,强化药品生产关键环节的控制和管理,以促进企业质量管理水平的提高。②全面强化了从业人员的素质要求。增加了对从事药品生产质量管理人员素质要求的条款和内容,进一步明确职责。细化了操作规程、生产记录等文件管理规定,使其更具有指导性和可操作性。③进一步完善了药品安全保障措施。引入了质量风险管理的概念,对各个环节可能出现的风险进行管理和控制,主动防范质量事故的发生。提高了无菌制剂生产环境标准,增加了生产环境在线监测要求,提高无菌药品的质量保证水平。

(2)基本要求:要求企业建立全面的质量保证系统和质量风险管理体系;明确了委托生产和委托检验的要求内容;新增加了质量受权人、质量风险管理、产品质量回顾分析、持续稳定性考察计划、供应商的审计和批准等内容,要求每一个企业都有一个质量受权人,对企业最终产品放行负责。另外还增加了变更控制、偏差处理、超标调查、纠正和预防措施等内容。GMP(2010 年修订)更加注重科学性,强调指导性和可操作性,达到了与世界卫生组织 GMP 的一致性。

2. GMP(2010 年修订)的基本内容   我国现行 GMP(2010 年修订)内容分为:总则、质量管理、机构与人员、厂房与设施、设备、物料与产品、确认与验证、文件管理、生产管理、质量控制与质量保证、委托生产与委托检验、产品发运与召回、自检、附则。参照国际通用做法,GMP 将药品生产质量管理基本原则写入正文,而将不同类别药品的特殊要求作为补充条款列入 GMP 的附录。2010 年版的 GMP 已发布 12 个附录:无菌药品、原料药、生物制品、血液制品、中药制剂、放射性药品、中药饮片、医用氧、取样、计算机化系统、确认与验证、生化药品。

(1)GMP 制定的依据和目的:总则部分明确了 GMP 的制定依据是《中华人民共和国药品管理法》和《中华人民共和国药品管理法实施条例》。GMP 的目的是"最大限度地降低药品生产过程中污染、交叉污染以及混淆、差错等风险,确保持续稳定地生产出符合预定用途和注册要求的药品"。GMP 的覆盖范围是"影响药品质量的所有因素,包括确保药品质量符合预定用途的有组织、有计划的全部活动"。

(2)质量管理:第二章是 GMP 总的框架和纲领。阐述质量保证、生产质量管理、质量控制、质量风险管理的概念和关系。质量风险管理是新版 GMP 提出的新理念,强调质量保证、质量控制及质量风险管理的重要性。通过规定供应商的审计和批准、变更控制、偏差管理、超标调查、纠正和预防措施、持续稳定性考察计划、产品质量回顾分析等,分别从原辅料采购、生产工艺变更、操作中的偏差处理、发现问题的调查和纠正、上市后药品质量的持续监控等方面,对各个环节可能出现的风险进行管理和控制,促使生产企业从生产全链条建立相应的制度,及时发现影响药品质量的不安全因素,主动防范质量事故的发生,以最大限度保证产成品和上市药品的质量。

(3)机构与人员

1)机构:药品生产企业应当建立与药品生产相适应的管理机构,并且应当设立独立的质量管理部门,履行质量保证和质量控制的职责。质量管理部门可以分别设立质量保证(QA)部门和质量控制(QC)部门。

2)人员和培训:在药品生产中,人员是重要的污染来源之一。GMP 要求企业应当配备足够数量的具有适当资质(含学历、培训和实践经验)的管理和操作人员,且应当明确每个部门和岗位的职责分工,特别强调关键人员的基本要求和职责(表 9-1)。关键人员必须全职,至少包括企业负责人、生产管理负责人、质量管理负责人和质量受权人。质量受权人是指具有相应技术资格和工作经验的,经药品生产企业法定代表人授权,并经药品监督管理部门备案,全面负责药品质量管理的关键人员。质量受权人的主要职责包括:①参与企业质量体系建立、内部自检、外部质量审计、验证以及药品不良反应报告、产品召回等质量管理活动;②承担产品放行的职责,确保每批已放行产品的生产、检验均符合相关法规、药品注册要求和质量标准；③在产品放行前，质量受权人必须按照要求出具产品放行审核记录，并纳入批记录。

表 9-1　药品生产企业人员素质基本要求

人员类型	教育经历要求	履历要求	知识背景要求
企业负责人	具有医药或相关专业大专以上学历	有药品生产和质量管理经验	
生产管理负责人	具有药学或相关专业本科学历（或中级专业技术职称或执业药师资格）	具有 3 年从事药品生产和质量管理的实践经验，其中至少有 1 年的药品生产管理经验	接受过与所生产产品相关的专业知识培训
质量管理负责人	具有药学或相关专业本科学历（或中级专业技术职称或执业药师资格）	具有 5 年从事药品生产和质量管理的实践经验，其中至少 1 年的药品质量管理经验	接受过与所生产产品相关的专业知识培训
质量受权人	具有药学或相关专业本科学历（或中级专业技术职称或执业药师资格）	具有 5 年从事药品生产和质量管理的实践经验，从事过药品生产过程控制和质量检验工作	经过与产品放行有关的培训
与药品生产、质量有关的人员			接受必要的上岗前培训和继续培训。高风险操作区工作人员还应专门培训

3）卫生：直接接触药品的生产人员上岗前应当接受健康检查，以后每年至少进行一次健康检查。洁净生产区内的工作人员不得化妆和佩戴饰物，不得裸手直接接触药品。体表有伤口、患有传染病或其他可能污染药品疾病的人员不得从事直接接触药品的生产。GMP 还对工作服的选材、式样及穿戴方式进行了规定。

（4）厂房与设施：厂房与设施是组织药品生产的基础，对药品生产过程的质量、产品质量影响大，是药品生产企业建立质量管理体系，推行药品生产质量管理的基础。GMP 强调厂房设施的设计和布局的合理性，并按生产区、仓储区、质量控制区和辅助区分别细化要求。结合国外先进经验和我国实际情况，明确关键洁净设施和硬件要求，有效提升生产保证水平。

GMP 规定药品生产企业必须有整洁的生产环境；厂区的地面、路面及运输等不应对药品的生产造成污染；生产、行政、生活和辅助区的总体布局应合理；厂房应按生产工艺流程及所要求的空气洁净级别进行合理布局；应有防止昆虫和其他动物进入的设施和防尘、捕尘设施，且避免所使用的灭鼠药、杀虫剂、烟熏剂等对设备、物料、产品造成污染。厂房的设计和建设应充分考虑使用时便于进行清洁工作。生产特殊性质的药品的厂房必须符合特殊要求，如生产高致敏性药品（如青霉素类）或生物制品（如卡介苗或其他用活性微生物制备而成的药品），必须采用专用和独立的厂房、生产设施和设备。青霉素类药品产尘量大的操作区域应当保持相对负压，排至室外的废气应当经过净化处理并符合要求，排风口应当远离其他空气净化系统的进风口。性激素类避孕药品必须使用专用设施（如独立的空气净化系统）和设备，并与其他药品生产区严格分开。生产某些激素类、细胞毒性类、高活性化学药品应当使用专用设施（如独立的空气净化系统）和设备。GMP 还对仓储区、质量控制区、辅助区的房间、布局、设施做出规定。

（5）设备：设备的设计、选型、安装、改造和维护必须符合预定用途，应当尽可能降低产生污染、交叉污染、混淆和差错的风险，便于操作、清洁、维护，以及必要时进行的消毒或灭菌，并建有相关操作规程和操作记录，建立并保存设备采购、安装、确认的文件和记录。GMP 还对设备的设计和安装、维护和维修、使用、清洁及状态标识、校准等几个方面作出具体规定。如用于生产和检验的仪器、仪表、量具、衡器等，其适用范围和精密度应符合生产和检验要求，有明显的合格标志，并定期校验。纯化水、注射用水的制备、储存和分配应能防止微生物的滋生。纯化水可采用循环，注射用水可采用70℃以上保温循环。

（6）物料与产品：药品生产中的物料，指的是原辅料和与药品直接接触的包装材料；产品包括药品的中间产品、待包装产品和成品。物料和产品应当符合相应的质量标准，药品上直接印字所用油墨应当符合食用标准要求。物料管理的重点是建立物料和产品的操作规程，确保物料和产品的正确接收、贮存、发放、使用和发运，防止污染、交叉污染、混淆和差错。物料和产品的处理应当按照操作规程或工艺规程执行，并有记录，如药品印刷包装材料（标签、说明书、包装盒等）的印、存、发、销毁应有操作规程和操作记录。GMP还对产品的储存、回收、重新加工、返工和退货做出规定。

（7）确认与验证：企业应当确定需要进行的确认或验证工作，以证明有关操作的关键要素能够得到有效控制。确认是证明厂房、设施、设备能正确运行并可达到预期结果，验证（validation）是证明任何操作规程（或方法）、生产工艺或系统能够达到预期结果。确认或验证的范围和程度应当经过风险评估来确定，企业的厂房、设施、设备和检验仪器应当经过确认，应当采用经过验证的生产工艺、操作规程和检验方法进行生产、操作和检验，并保持持续的验证状态。

（8）文件管理：《质量管理体系基础和术语》（GB/T 19000—2008）对"文件"的定义是"信息及其承载媒介"。包括记录、规范、程序文件、图样、报告、标准等。GMP分门别类对主要文件（如质量标准、生产工艺规程、批生产和批包装记录等）的编写、复制以及发放提出了具体要求。企业应建立文件的起草、修订、审查、批准、撤销、印制及保管的管理制度。文件和制度一旦制定不得随意更改，更改需按规定程序进行。批记录（包括批生产记录、批包装记录、批检验记录和药品放行审核记录等与本批产品有关的记录）保存至药品有效期后1年。质量标准、工艺规程、操作规程、稳定性考察、确认、验证、变更等其他重要文件应当长期保存。使用电子数据处理系统、照相技术或其他可靠方式记录数据资料，应当有所用系统的操作规程；记录的准确性应当经过核对。

文件管理的重点是完善文件管理系统，保证文件的权威性、系统性；建立有效文件的管理流程，维护文件的有效性；文件编制要保证内容的适宜性和一致性；设计相关配套的记录文件，保证文件的执行有据可查。

（9）生产管理：第九章"生产管理"主要对生产管理原则、防止生产过程中的污染和交叉污染、生产操作、包装操作进行了规定。药品生产是产品的实现过程，为贯彻药品设计的安全、有效和质量可控，必须严格执行药品注册批准的要求和质量标准。企业的药品生产管理应覆盖生产全过程，能够确认、执行和控制药品制造过程的有效性和适宜性。在执行和监控过程中应设定关键控制参数和可接受的控制范围，实现生产条件可控和状态可重现。

GMP规定所有药品的生产和包装均应当按照批准的工艺规程和操作规程进行操作并有相关记录，以确保药品达到规定的质量标准，并符合药品生产许可和注册批准的要求。不得在同一生产操作间同时进行不同品种和规格药品的生产操作，除非没有发生混淆或交叉污染的可能。每次生产结束后应当进行清场，确保设备和工作场所没有遗留与本次生产有关的物料、产品和文件。下次生产开始前，应当对前次清场情况进行确认。应当尽可能避免出现任何偏离工艺规程或操作规程的偏差。一旦出现偏差，应当按照偏差处理操作规程执行。

（10）质量控制与质量保证：第十章"质量控制与质量保证"是对第二章"质量管理"的细化，分别对质量控制实验室管理、物料和产品放行、持续稳定性考察、变更控制、偏差处理、纠正措施与预防措施、供应商的评估与批准、产品质量回顾分析、投诉与不良反应报告作出规定。质量控制包括相应的组织机构、文件系统以及取样、检验等，确保物料或产品在放行前完成必要及相关的检验，确认其质量符合要求后，方可使用或发运。质量保证是质量管理体系的一部分，企业必须建立质量保证系统,应以完整的文件形式明确规定,并监控其有效性。

(11)委托生产和委托检验:第十一章"委托生产和委托检验"强调委托生产和委托检验的所有活动,均应符合 GMP 和药品注册、安全监管的要求。从技术监督提出委托生产和委托检验的基本控制原则,对委托方和受托方双方责任、技术事项作出规范。委托生产和委托检验管的要点是委托合同。委托方与受托方之间签订的合同应当详细规定各自的产品生产和控制职责,合同应当详细规定:①质量受权人批准放行每批药品的程序,确保每批产品都已按照药品注册的要求完成生产和检验;②何方负责物料的采购、检验、放行、生产和质量控制(包括中间控制),还应当规定何方负责取样和检验;③在委托检验的情况下受托方是否在委托方的厂房内取样;④由受托方保存的生产、检验和发运记录及样品,委托方应当能够随时调阅或检查;出现投诉、怀疑产品有质量缺陷或召回时,委托方应当能够方便地查阅所有与评价产品质量相关的记录;⑤委托方可以对受托方进行检查或现场质量审计。

(12)产品的发运与召回:企业应当建立产品召回系统,必要时可迅速、有效地从市场召回任何一批存在安全隐患的产品。因质量原因退货和召回的产品,均应当按照规定监督销毁,有证据证明退货产品质量未受影响的除外。每批产品均应当有发运记录,发运记录内容应当包括:产品名称、规格、批号、数量、收货单位和地址、联系方式、发货日期、运输方式等。发运记录应当至少保存至药品有效期后 1 年。

(13)自检:自检是指药品生产企业内部对药品生产实行 GMP 的检查,检查内容包括机构与人员、厂房与设施、设备、物料与产品、确认与验证、文件管理、生产管理、质量控制与质量保证、委托生产与委托检验、产品发运与召回等项目。自检是企业自我改进、预防为主管理思想的体现,是促使各职能部门更有效地执行 GMP 的重要手段。企业必须明确自检的程序、范围与频率、自检人员的要求、自检的主旨与实施、自检的文件化要求、自检的纠正措施与预防控制措施要求等。

(14)附则:第十四章"附则"除对正文进行补充说明外,还对 GMP 中出现的 42 个术语进行了定义。

第三节　药品生产监督管理

一、药品生产监督管理概述

(一)药品生产监督管理的概念

药品生产监督管理是指药品监督管理部门依法对药品生产条件和生产过程进行审查、许可、认证、检查的监督管理的活动,包括开办药品生产企业的申请与审批、药品生产许可证管理、药品委托生产管理及监督检查管理等。

(二)药品生产监督管理的分工

依据 2020 年发布的《药品生产监督管理办法》,我国药品生产监督管理责任分工明确。国家药品监督管理局主管全国药品生产监督管理工作,对省、自治区、直辖市药品监督管理部门的药品生产监督管理工作进行监督和指导。省、自治区、直辖市药品监督管理部门负责本行政区域内的药品生产监督管理,承担药品生产环节的许可、检查和处罚等工作。

国家药品监督管理局食品药品审核查验中心(以下简称核查中心)组织制定药品检查技术规范和文件,承担境外检查以及组织疫苗巡查等,分析评估检查发现风险、作出检查结论并提出处置建议,负责各省、自治区、直辖市药品检查机构质量管理体系的指导和评估。国家药品监督管理局信息中心负责药品追溯协同服务平台、药品安全信用档案建设和管理,对药品生产场地进行统一编码。药品监督管理部门依法设置或者指定的药品审评、检验、核查、监测与评价等专业技术机构,依职责承担相关技术工作并出具技术结论,为药品生产监督管理提供技术支撑。

(三)药品生产监督管理的内容

药品是关系到人类健康和生命安全的特殊商品。尽管经过严格的动物实验和临床研究后,药品的安全性和有效性得到了一定程度的确认,但能否找到稳定的生产工艺,特定企业是否有生产某种药品的能力,则需要药品监督管理部门的准入审批。即便是获取批准文号后,工业生产过程中是否按照批准的制备工艺和国家标准进行生产,是否控制了各影响因素对生产过程和药品质量的干扰,仍需要进行持续性监督,以保证药品在进入流通领域之前不存在因不合规生产导致的安全隐患。

药品生产监督检查的主要内容包括:①药品上市许可持有人、药品生产企业执行有关法律、法规及实施药品生产质量管理规范、药物警戒质量管理规范以及有关技术规范等情况;②药品生产活动是否与药品品种档案载明的相关内容一致;③疫苗储存、运输管理规范执行情况;④药品委托生产质量协议及委托协议;⑤风险管理计划实施情况;⑥变更管理情况。监督检查包括许可检查、常规检查、有因检查和其他检查。

(四)我国现行药品生产监督管理法规体系

为加强药品生产监督管理,我国相继出台了一系列的法律法规,并不断完善修订(表9-2)。药品生产监督管理法规囊括化学药品、中药材、中药配方颗粒、生物制品、疫苗、麻醉药品和精神药品、医疗机构制剂等不同药品管理分类,覆盖药品生产、质控、批签发、不良反应监测、召回等生产相关流程。伴随我国医药工业的快速崛起与长足发展,经过多年的法制化建设,我国药品生产监督管理法规体系日趋完善。

表9-2 药品生产监督管理相关的法律法规及管理办法

名称	颁布或修订时间	施行时间
药品生产监督管理办法	2020年1月	
药品生产质量管理规范	2011年1月	2011年3月
中药材生产质量管理规范	2022年3月	
中药配方颗粒质量控制与标准制定技术要求	2021年1月	2021年1月
生物制品批签发管理办法	2020年12月	2021年3月
疫苗生产流通管理规定	2022年7月	2022年7月
疫苗生产检验电子化记录技术指南(试行)	2022年6月	
麻醉药品和精神药品生产管理办法(试行)	2005年10月	2005年10月
医疗机构制剂配制监督管理办法(试行)	2005年4月	2005年6月
医疗机构制剂配制质量管理规范(试行)	2001年3月	
药品召回管理办法	2007年12月	2007年12月
药品不良反应报告和监测管理办法	2011年5月	2011年7月

二、药品生产许可管理

(一)从事药品生产的条件

1. 必须具备的基本条件 从事药品生产应当符合以下条件。

(1)有依法经过资格认定的药学技术人员、工程技术人员及技术工人,企业法定代表人、企业负责人、生产管理负责人、质量管理负责人、质量受权人及其他相关人员符合《药品管理法》《中华人民共和国疫苗管理法》规定的条件。"依法经过资格认定"是指国家正式大专院校毕业及经过国家有关部门考试考核合格后发给执业药师证书或专业技术职务证书的药学技术人员、工程技术人员和技术工人。人是管理的核心,药品生产全面质量管理离不开全体人员的参与,制药业是知识密集型行业,只有配备胜任药品生产要求的一线技术工人和质量管理人员,才能确保药品生产质量得到有效的控制和保证。药品生产企业必须按照 GMP 有关要求配备人员。

（2）有与药品生产相适应的厂房、设施、设备和卫生环境。这是对生产企业硬件方面的要求。厂房方面,厂址选择、厂区及厂房的设计应符合工艺要求及空气净化级别、合理布局等;设施方面,厂区功能设施应配套并有辅助建筑设施、动力输送系统及处理设施等;卫生条件方面,应保持空气清新,远离污染排放源,场地、水质符合要求等。

（3）有能对所生产药品进行质量管理和质量检验的机构、人员以及必要的仪器设备。药品生产企业的质量管理是以确定和达到药品质量所必需的全部职能和活动作为对象进行管理的。能够对自己生产的药品进行质量管理和质量检验,是国家对药品生产企业生产药品的最基本的要求。目的在于防范事故发生,尽一切可能将差错消灭在药品生产完成之前。药品生产企业必须对生产药品的原辅材料、中间产品、环境状况、空气洁净度等级、水质情况等都要进行测试和监控,同时在药品出厂前必须进行质量检验,符合法定标准后方可出厂销售。为此,开办药品生产企业必须建立能够实施质量管理和质量检验机构,受企业负责人直接领导,对产品质量负责,对药品生产中的质量管理方面所出现的问题能够做出正确的判断和处理,保证放行上市药品的质量均符合国家法定标准。

（4）有保证药品质量的规章制度,并符合药品生产质量管理规范要求。开办药品生产企业必须重视各个生产环节的全过程管理,制订保证药品质量管理（包括技术标准、产品标准和卫生标准等）的各项规章制度,如工艺规程、验证规程;管理标准,如物料管理、留样管理;各项卫生要求等管理制度,并且做到实施标准时都要有相应的原始记录和凭证,同时要加强日常监督检查,以求实效。

2. 补充条件 从事疫苗生产活动的,还应当具备以下条件:①具备适度规模和足够的产能储备;②具有保证生物安全的制度和设施、设备;③符合疾病预防、控制需要。

（二）药品生产许可的申请与审批

1. 取得药品生产许可证 取得药品生产许可证（medicine manufacturing certificate）是开办药品生产企业的必备条件。根据《药品生产监督管理办法》（2020 版）第一章第三条规定,"从事药品生产活动,应当经所在地省、自治区、直辖市药品监督管理部门批准,依法取得药品生产许可证,严格遵守药品生产质量管理规范,确保生产过程持续符合法定要求。"

从 2013 年开始,国家药品监督管理部门在机构改革和职能转变工作中明确,决定将药品生产行政许可与药品生产质量管理规范认证两项行政许可逐步整合为一项行政许可。在 2019 年新《药品管理法》中明确取消药品 GMP 认证,实现生产许可证和 GMP 认证证书两证合一,要求将药品生产质量管理规范作为生产许可证核发和日常监管工作中的标准内容。但取消 GMP 认证,并不是取消 GMP 要求,反而是要求保证药品生产全过程持续符合和遵守 GMP,GMP 现场检查相关内容将合并到生产许可证常态化管理的各个环节中。比如,企业在换证、新建、改扩建时,仍然需要进行 GMP 检查。

GMP 实施可分成药品生产许可检查、产品检查和飞行检查三部分。在取消 GMP 认证的背景下,为加强 GMP 监督管理,2019 年 7 月 18 日,国务院办公厅发布文件《关于建立职业化专业化药品检查员队伍的意见》,正式建立职业化专业化药品检查员队伍,作为加强药品监督管理的专业力量。职业化、专业化药品（含医疗器械、化妆品）检查员是指经药品监管部门认定,依法对管理相对人从事药品研制、生产等场所、活动进行合规确认和风险研判的人员,是加强药品监管、保障药品安全的重要支撑力量。由此可见,取消 GMP 认证,不仅没有降低 GMP 监管要求,反而是加大了对企业实施 GMP 的监管力度。

根据《药品生产监督管理办法》(2020 版)取得药品生产许可具体流程如图 9-1 所示:

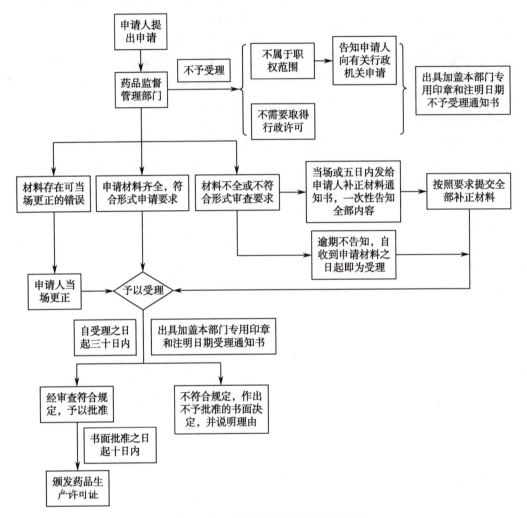

图 9-1　药品生产许可证申报及核发流程

2.取得药品上市许可　对申请注册的药品,国务院药品监督管理部门组织药学、医学和其他技术人员进行审评,对药品的安全性、有效性和质量可控性以及申请人的质量管理、风险防控和责任赔偿等能力进行审查,符合条件的,颁发药品注册证书。申请人取得药品注册证书后,为药品上市许可持有人(以下简称持有人)。持有人可以自行生产药品,也可以委托药品生产企业生产。因此,生产药品的另一必要条件是获取新药注册证书/药品批准文号。

(三)药品生产许可证的管理

《药品管理法》明确了药品生产许可证的法律效力。药品生产许可证是对药品生产企业生产能力、生产条件的要求和认可。药品生产许可证管理的主体单位是省、自治区、直辖市药品监督管理部门。

1.有效期管理　药品生产许可证有效期为 5 年,分为正本和副本。药品生产许可证样式由国家药品监督管理局统一制定,药品生产许可证电子证书与纸质证书具有同等法律效力。在有效期届满前 6 个月,需要继续生产药品的企业应向原发证机关申请重新发放药品生产许可证。

2.许可/登记事项管理　药品生产企业不断发展,生产能力和生产条件并非一成不变,必须实行动态管理。药品生产许可证的载明项目包括许可证编号、分类码、企业名称、统一社会信用代码、住所(经营场所)、法定代表人、企业负责人、生产负责人、质量负责人、质量受权人、生产地址和生产范围、发证机关、发证日期、有效期限等项目。

药品生产许可证载明事项分为许可事项和登记事项。其中,许可事项是指生产地址和生产范围等。登记事项是指企业名称、住所(经营场所)、法定代表人、企业负责人、生产负责人、质量负责人、质量受权人等。

变更药品生产许可证许可事项的,向原发证机关提出药品生产许可证变更申请。未经批准,不得擅自变更许可事项。其中:①变更生产地址或者生产范围,药品生产企业应当按照相关变更技术要求及规定,提交涉及变更内容的有关材料,并报经所在地省、自治区、直辖市药品监督管理部门审查决定。②原址或者异地新建、改建、扩建车间或者生产线的,应当符合相关规定和技术要求,提交涉及变更内容的有关材料,并报经所在地省、自治区、直辖市药品监督管理部门进行药品生产质量管理规范符合性检查,检查结果应当通知企业。检查结果符合规定,产品符合放行要求的可以上市销售。有关变更情况,应当在药品生产许可证副本中载明。③上述许可变更事项涉及药品注册证书及其附件载明内容的,由省、自治区、直辖市药品监督管理部门批准后,报国家药品监督管理局药品审评中心更新药品注册证书及其附件相关内容。

变更药品生产许可证登记事项的,应当在市场监督管理部门核准变更或者企业完成变更后三十日内,向原发证机关申请药品生产许可证变更登记。原发证机关应当自收到企业变更申请之日起十日内办理变更手续。

3.注销管理　有下列情形之一的,药品生产许可证由原发证机关注销,并予以公告:主动申请注销药品生产许可证的;药品生产许可证有效期届满未重新发证的;营业执照依法被吊销或者注销的;药品生产许可证依法被吊销或者撤销的;法律、法规规定应当注销行政许可的其他情形。

三、药品生产质量管理与风险管理

药品上市许可持有人应当确保生产全过程持续符合法定要求,履行药品上市放行责任,对其持有的药品质量负责。其他从事药品生产活动的单位和个人依法承担相应责任。药品生产企业的法定代表人、主要负责人对本企业的药品生产活动全面负责。

(一)药品放行和药品追溯要求

1.药品放行　药品上市许可持有人应当建立药品质量保证体系,履行药品上市放行责任,对其取得药品注册证书的药品质量负责。中药饮片生产企业应当履行药品上市许可持有人的相关义务,确保中药饮片生产过程持续符合法定要求。原料药生产企业应当按照核准的生产工艺组织生产,严格遵守药品生产质量管理规范,确保生产过程持续符合法定要求。经关联审评的辅料、直接接触药品的包装材料和容器的生产企业以及其他从事与药品相关生产活动的单位和个人,依法承担相应责任。

药品生产企业应当建立药品出厂放行规程,明确出厂放行的标准、条件,并对药品质量检验结果、关键生产记录和偏差控制情况进行审核,对药品进行质量检验,符合标准、条件的,经质量受权人签字后方可出厂放行。

药品上市许可持有人应当建立药品上市放行规程,对药品生产企业出厂放行的药品检验结果和放行文件进行审核,经质量受权人签字后方可上市放行。

中药饮片符合国家药品标准或者省、自治区、直辖市药品监督管理部门制定的炮制规范的,方可出厂、销售。

2.药品追溯　药品上市许可持有人、药品生产企业应当建立并实施药品追溯制度,按照规定赋予药品各级销售包装单元追溯标识,通过信息化手段实施药品追溯,及时准确记录、保存药品追溯数据,并向药品追溯协同服务平台提供追溯信息。

（二）供应商审核

从事药品生产活动,应当对使用的原料药、辅料、直接接触药品的包装材料和容器等相关物料供应商或者生产企业进行审核,保证购进、使用符合法规要求。

生产药品所需的原料、辅料,应当符合药用要求以及相应的生产质量管理规范的有关要求。直接接触药品的包装材料和容器,应当符合药用要求,符合保障人体健康、安全的标准。

经批准或者通过关联审评审批的原料药、辅料、直接接触药品的包装材料和容器的生产企业,应当遵守国家药品监督管理局制定的质量管理规范以及关联审评审批有关要求,确保质量保证体系持续合规,接受药品上市许可持有人的质量审核,接受药品监督管理部门的监督检查或者延伸检查。

（三）药品安全风险管理与报告制度

药品上市许可持有人应当持续开展药品风险获益评估和控制,对已识别的严重风险信号制订上市后药品风险管理计划,以及开展必要的上市后研究。药品上市许可持有人应当建立年度报告制度,按照国家药品监督管理局的规定每年向省、自治区、直辖市药品监督管理部门报告药品生产销售、上市后研究、风险管理等情况。疫苗上市许可持有人应当按照规定向国家药品监督管理局进行年度报告。

药品上市许可持有人应当建立药物警戒体系,按照国家药品监督管理局制定的药物警戒质量管理规范开展药物警戒工作。药品上市许可持有人、药品生产企业应当经常考察本单位的药品质量、疗效和不良反应。发现疑似不良反应的,应当及时按照要求报告。

药监部门通过监督检查发现药品生产管理缺陷的,应当责令企业整改,并对企业整改情况及时跟踪,督促企业问题整改到位;发现存在药品质量安全风险隐患的,应当根据风险级别依法采取相应的风险控制措施。风险消除后,原作出风险控制措施的药品监督管理部门解除风险控制措施。

（四）短缺药品报告制度

列入国家实施停产报告的短缺药品清单的药品,药品上市许可持有人停止生产的,应当在计划停产实施6个月前向所在地省、自治区、直辖市药品监督管理部门报告;发生非预期停产的,在三日内报告所在地省、自治区、直辖市药品监督管理部门;必要时,向国家药品监督管理局报告。药品监督管理部门接到报告后,应当及时通报同级短缺药品供应保障工作会商联动机制牵头单位。

四、药品委托生产的管理

药品委托生产（production of medicine by entrustment）,也称委托加工,是指持有药品证明文件的委托方委托其他药品生产企业进行药品生产的行为。委托药品生产,在国际上已被广泛接受和认可,也是我国市场经济发展的必然产物。1999年10月,国家药品监督管理局印发了"关于药品异地生产和委托加工有关规定的通知",对药品委托加工做出了十六条暂行规定。2019年修订的《药品管理法》以及2020年实施的《药品生产监督管理办法》对委托生产药品做出了明确规定和新的要求。

（一）委托生产的审批

根据《药品生产监督管理办法》（2020年7月1日实施）规定,已取得药品生产许可证的药品上市许可持有人委托生产制剂的,按照有关变更生产地址或者生产范围的规定办理,委托双方的企业名称、品种名称、批准文号、有效期等有关变更情况,应当在药品生产许可证副本中载明。

委托双方在同一个省的,持有人应当向所在地省级药品监管部门提交相关申请材料,受托方应当配合持有人提供相关材料。省级药品监管部门应当对持有人提交的申请材料进行审查,并对受托方生产药品的车间和生产线开展现场检查,作出持有人变更生产地址或者生产范围的决定。委托双方不在同一个省的,受托方应当通过所在地省级药品监管部门对受托方生产药品的车间和生产线的现场检查,配合持有人提供相关申请材料。持有人所在地省级药品监管部门应当对持有人提交的申请材料进行审查,并结合受托方所在地省级药品监管部门出具的现场检查结论,作出持有人变更生产地址或者生产范围的决定。委托生产涉及的车间或者生产线没有经过药品生产质量管理规范符合性检查(以下简称"GMP 符合性检查"),所在地省级药品监管部门应当进行 GMP 符合性检查。

（二）委托方

委托方可以是取得该药品批准文号的药品生产企业或药品上市许可持有人。委托方应对受托方的质量保证能力和风险管理能力进行评估,根据国家药品监督管理局制定的药品委托生产质量协议指南要求,与其签订质量协议以及委托协议,监督受托方履行有关协议约定的义务;应向受托方提供委托生产药品的技术和质量文件,对生产全过程进行指导和监督。药品上市许可持有人委托符合条件的药品生产企业生产药品的,应当对受托方的质量保证能力和风险管理能力进行评估,根据国家药品监督管理局制定的药品委托生产质量协议指南要求,与其签订质量协议以及委托协议,监督受托方履行有关协议约定的义务。

（三）受托方

受托方应持有与生产该药品相符的药品生产许可证,且具有与生产该药品相适应的生产与质量保证条件。受托方必须按照药品生产质量管理规范进行生产,并按规定保存所有受托生产文件和记录。受托方不得将接受委托生产的药品再次委托第三方生产。

（四）委托生产的药品品种管理

委托生产药品的质量标准应当执行国家药品质量标准,处方、生产工艺、包装规格、标签、使用说明书、批准文号等应当与原批准的内容相同。在委托生产的药品包装、标签和说明书上,应当标明委托方企业名称和注册地址、受托方企业名称和生产地址。

麻醉药品、精神药品、药品类易制毒化学品及其复方制剂;医疗用毒性药品,生物制品,多组分生化药品,中药注射剂和原料药不得委托生产;国家药品监督管理局可以根据监督管理工作需要调整不得委托生产的药品;放射性药品的委托生产按照有关法律法规规定办理。

五、药品定点生产的管理

定点生产是指生产的主管部门同有关部门协商,指定某一个或若干个企业生产某一种或若干种产品供应市场。定点生产可以保证产品质量,避免生产的盲目性,有利于缓解产销矛盾,提高经济效益。

药品定点生产是指由政府主管部门根据某些特定药品的需求总量,确定定点生产企业数量和布局,调整药品生产总量和布局的制度。

（一）定点生产的药品

国家对两类药品实行定点生产制度。一类是麻醉药品、精神药品和药品类易制毒化学品等特殊药品。通过药品定点生产该类药品可确保质量和管理安全,且防止流入非法渠道。另一类是临床必需、用量小、市场供应短缺药品。通过定点生产来解决因利润低、市场需求少、企业没有生产积极性等原因导致的供给紧张问题,满足患者的用药需求。

1. 定点生产的特殊药品　包括麻醉药品、精神药品和药品类易制毒化学品的原料药及其制剂。2013 年 11 月 11 日,国家食品药品监督管理总局、公安部、国家卫计委,联合公布的《麻醉药品品种目录（2013 年版）》共 121 个品种，其中我国生产及使用的品种及包括的制剂、提取物、提取物粉共有 27 个品种。国家食品药品监督管理总局、公安部、原国家卫计委，于 2013 年 11 月 11 日联合公布的《精神药品品种目录（2013 年版）》共有 149 个品种，其中第一类精神药品有 68 个品种，第二类精神药品有 81 个品种。目前，我国生产及使用的第一类精神药品有 7 个品种，第二类精神药品有 29 个品种。

2005 年，国家食品药品监督管理局对麻醉药品和精神药品的生产企业数量控制作了详细规定：麻醉药品主要品种原料药同品种定点生产企业 1～2 家，麻醉药品主要品种单方制剂同品种（含不同规格）定点生产企业 1～3 家，含麻醉药品主要品种的复方制剂同品种（含不同规格）定点生产企业 1～7 家；精神药品原料药同品种定点生产企业 1～5 家，第一类精神药品单方制剂同品种（含不同规格）定点生产企业家 1～5 家，第二类精神药品单方制剂同品种（含不同规格）定点生产企业 1～10 家。其中，麻醉药品主要品种指吗啡、可待因、二氢可待因、福尔可定、乙基吗啡、蒂巴因、羟考酮、氢可酮、右丙氧酚、地酚诺酯、美沙酮、哌替啶、芬太尼等 13 个品种。

从 2020 年公布的我国区域性麻醉药品、精神药品和药品类易制毒化学品生产定点数量情况看，麻醉药品定点生产企业数量最多的是北京、天津、江苏，均为 4 家；精神药品定点生产企业数量最多的是河南，有 26 家；第一类定点生产企业数量最多的是山西、江苏、陕西，各为 3 家；第二类定点生产企业数量最多的是河南，有 25 家；药品类易制毒化学品定点生产企业数量最多的是内蒙古和广东，各有 3 家。

2. 定点生产的短缺药品　短缺药品是指经我国药品监督管理部门批准上市，临床必需且不可替代或者不可完全替代，在一定时间或一定区域内供应不足或不稳定的药品。国家对临床必需易短缺药品进行重点监测，重点关注基本药物和急（抢）救、重大疾病、公共卫生及特殊人群等用药。

国家有关部门高度重视短缺药品造成的各种问题，并采取相应措施缓解市场供需矛盾，解决群众用药必需，降低社会危害影响。2007 年国家食品药品监督管理局确定了首批定点生产"城市社区、农村基本用药"的 10 家企业和 18 个最常用药的品种。这些药品都是基层临床常用的安全价廉的药品。国家食品药品监督管理局根据国务院医疗卫生体制改革的总体部署，发挥政府职能部门的监督、调控作用，选择一些安全有效、价格合理、广泛使用、市场紧缺的药品进行定点生产，促进"看病贵、看病难"问题的解决。目前，由短缺药品造成的部分临床用药供应保障问题仍长期存在。据监测数据显示，2018 年我国短缺药品就超过 2 000 个（不包括一些地方发布的短缺药品），药品短缺已成为相关部门及社会高度关注的问题。

（二）定点生产药品的管理

1. 定点生产特殊药品的管理

（1）监督管理制度：国家对麻醉药品和精神药品实行定点生产制度。国务院药品监督管理部门根据麻醉药品和精神药品的市场需求总量，确定麻醉药品和精神药品定点生产企业的数量和布局，并根据年度需求总量对数量和布局进行调整、公布。

省级药品监督管理部门主管麻醉药品、第一类精神药品、第二类精神药品原料药、第一类中的药品类易制毒化学品的定点生产行政审批工作。省级药品监督管理部门按照《麻醉药品和精神药品生产管理办法（试行）》和《药品类易制毒化学品管理办法》的规定，组织对企业申报材料进行审查，对生产现场进行检查。对符合规定予以批准的，在药品生产许可证正本上标注类别，副本上在类别后标注药品名称。

省级药品监督管理部门对麻醉药品、精神药品和药品类易制毒化学品定点生产企业实施监管，建立巡查制度，完善非法流失追溯机制，严肃查处违法生产经营行为，确保麻醉药品、精神药品和药品类易制毒化学品质量和管理安全，防止流入非法渠道。

（2）定点生产企业：国家明确规定了麻醉药品和精神药品的定点生产企业的准入条件，包括：药品生产许可证；麻醉药品和精神药品实验研究批准文件；符合规定的麻醉药品和精神药品生产设施、储存条件和相应的安全管理设施；通过网络实施企业安全生产管理和向药品监督管理部门报告生产信息的能力；保证麻醉药品和精神药品安全生产的管理制度；与麻醉药品和精神药品安全生产要求相适应的管理水平和经营规模。同时，麻醉药品和精神药品生产管理、质量管理部门的人员应当熟悉麻醉药品和精神药品管理以及有关禁毒的法律、行政法规；没有生产、销售假药、劣药或者违反有关禁毒的法律、行政法规规定的行为；符合国务院药品监督管理部门公布的麻醉药品和精神药品定点生产企业数量和布局的要求。

2. 定点生产短缺药品的管理

（1）监督管理制度：由于药品生产、销售、使用过程监管的复杂性，我国定点生产短缺药品涉及的监管部门较多，主要有国家工业和信息化部、国家卫生健康委员会、国家发展和改革委员会、国家药品监督管理局等。

为有效解决短缺药品生产供应监管过程中的跨部门管理问题，2012年底，针对部分基本药物市场供应不足或供应不稳定问题，工业和信息化部、卫生部、国家发展和改革委员会、国家食品药品监督管理局共同组成"基本药物定点生产试点协调机制"，负责确定基本药物定点生产试点实施方案，确定定点生产品种，确定招标选择定点生产企业的标准和规则，协调解决试点工作中出现的问题。自此启动了多部门协同监管短缺药品生产供应的机制。

2017年9月7日，国务院正式启动国家短缺药品供应保障工作会商联动机制。由国家卫生计生委作为牵头单位，国家发展改革委、工业和信息化部、财政部、人力资源社会保障部、商务部、国务院国资委、工商总局、食品药品监管总局等8部门作为成员单位，共同形成了《短缺药品供应保障工作国家会商联动机制工作规则》《国家短缺药品清单管理办法（暂行）》等文件。联动机制作为协调监管短缺药品供应保障的联合办事协调机制，负责包括短缺药品定点生产在内的监管工作。

（2）短缺药品目录管理：随着市场供需关系的变化，短缺药品品类会不断改变。为了对短缺药品实施精准有效的监管，我国采取短缺药品目录管理制度，即根据市场供需实际对短缺药品目录实行动态调整。为了指导医疗机构实施机构内短缺药品管理以及短缺药品上报制度，2019年7月12日国家卫生健康委出台了《医疗机构短缺药品分类分级与替代使用技术指南》。2020年国家卫生健康委等11部门和军队主管部门联合印发了《国家短缺药品清单管理办法（试行）》，进一步明确了国家短缺药品清单和临床必需易短缺药品重点监测清单的制定原则和程序，包括形成基础清单、专家论证、组织复核、审核发布等重点环节以及纳入短缺药品清单和临床必需易短缺药品重点监测清单药品的采购政策和价格监管政策。

（3）短缺药品定点生产企业：针对企业因生产积极性低造成药品短缺的问题，国家采取遴选定点生产企业、按统一价格集中采购的方式。

对定点生产企业条件方面，提出的要求包括：应具有综合实力强、生产技术和质量管理水平高、既往生产销售情况好、原料药配套能力强等条件，能够保障品种稳定供应。2007年初，国家食品药品监督管理局公布了首批10家定点生产企业，对18个企业不愿意生产但基层临床常用的安全价廉药品进行定点生产。2015年和2016年，国家有关部门对用量小、临床必需的基本药物品种定点生产进行试点，先后完成7个品种的定点生产企业招标。

对于部分临床必需、用量少的品种，定点生产企业依然没有生产积极性。为了进一步激发药品生产企业生产短缺药品的积极性，有关部门着手推进将零散品种定点生产转变为集中定点生产。2018年2月，国家工业和信息化部、卫生健康委、发展改革委、药品监督管理局联合发布《关于组织开展小品种药（短缺药）集中生产基地建设的通知》，针对小品种药市场用量小、企业生产动力不足的实际情况联合下发通知，共同组织开展短缺药集中生产基地建设。其中，对申请建设集中生产基地的条件要求包括：建设小品种药集中生产基地的企业应是医药工业百强企业，拥有

20 种以上小品种药生产文号和原料药配套生产能力,符合在产药品(疫苗)剂型全、质量控制能力强、配送网络覆盖广等要求,能够履行稳定生产和保障供应的责任义务。国家部门在集中生产基地建设方面给予政策支持,包括支持企业加强集中生产基地建设,优先审评审批小品种药,实施小品种药集中采购,加强小品种药供需信息对接。

本章小结

本章围绕药品生产监督与管理,介绍了质量管理在药品生产监督管理中的地位和作用、GMP 制度的发展与我国 GMP 核心内容,归纳了我国药品生产监督管理相关法律法规和政策文件以及我国在短缺药品定点生产管理方面的相关政策。本章特别强调:优良的药品质量不是检验出来的,而是源于设计并通过合规生产出来的;药品生产监督管理不能依赖道德规范和行业自律性,而必须强调立法和政府主导的行政监督。

思考题

1. GMP 的指导思想、目的和适用范围是什么?
2. 开办药品生产企业的条件有哪些?
3. 请研读我国 GMP(2010 修订),论述如何构建和运行药品生产质量管理体系。

(栾智鹏 侯 洁)

第十章 药品经营监督与管理

药品是与人们生命健康密切相关的一种特殊商品。药品的这一特点决定了药品质量及其监督与管理的重要性。药品质量的监督与管理涉及生产、经营、使用等环节，本书有专门章节介绍生产和终端使用过程中的质量监督与管理，本章主要围绕与质量有关的药品经营过程中的监督与管理进行介绍，包括经营质量的规范、药品流通中的监督与管理、处方药和非处方药的分类管理等。

药品经营中的监督与管理在引导药品经营企业获得经济效益的同时，必须重视社会责任，必须将保护生命安全、促进人类健康作为企业根本性的经营目标。实行严格的药品经营监督管理是国际上的通行做法，目的在于保障用药安全、可及、经济。

第一节 药品经营监督管理概述

医药行业涉及的产业链很长，从供应链视角来看，广义的医药行业可以分为医药工业和医药商业两大部分，其上下游关联了第一、第二、第三产业的诸多不同行业。医药工业是生产端，医药商业包括医药流通、医疗服务、医疗保险等。医药流通包括了药品采购、物流配送、销售和使用等环节。本章所指药品经营是企业在药品购销和流转的过程中将药品从生产端转移到消费端，是企业为获得合理收益而采取的有计划的管理活动。

与药品生产相比，药品经营更容易产生违法违规问题。根据2021年国家药品监督管理局发布的《药品监督管理统计报告》，查处的药品违法案件中超过70%属于经营违法，这一定程度上反映出对经营开展监督管理任重道远。规范我国药品经营行为的主要法律法规包括《中华人民共和国药品管理法》《中华人民共和国疫苗管理法》《中华人民共和国反不正当竞争法》和《中华人民共和国中医药法》等法律，也包括《中华人民共和国药品管理法实施条例》和《麻醉药品和精神药品管理条例》以及《药品流通监督管理办法》等部门规章等。

一、药品经营企业开办

药品经营企业的开办必须符合相关标准，并依法进行申报且取得行政许可；对于麻醉药品、精神药品、医疗用毒性药品、放射性药品、疫苗等特殊管理药品的经营企业，其开办资质及经营中的监管更为严格。

（一）药品经营企业分类

按照我国药品监督管理部门核准的药品经营方式，可将药品经营企业划分为药品批发企业（medicine wholesaler）和药品零售企业（medicine retailer）。

药品批发企业是指将购进的药品销售给药品生产企业、药品经营企业、医疗机构的药品经营企业，其经营特点是批量采购和销售药品，但销售对象不包括消费者。药品批发企业通过发挥"先集中后分散"的市场调配功能，降低药品流通中的交易次数，节约交易成本。

药品零售企业是指将购进的药品直接销售给消费者的药品经营企业。药品零售企业包括零售药房（retail pharmacy）和经法定程序批准的销售乙类非处方药普通商业企业（一般设置非处方药专柜）。零售药房也称社会药房（community pharmacy），按组织形式又可分为零售连锁药店和单体零售药店。其中，药品零售连锁企业是指经营同类药品、使用统一商号的若干个门店，在同一总部管理下，实施统一的企业标识、管理制度、计算机系统、人员培训、采购配送、票据管理、药学服务标准规范的前提下，实现规模化、集团化管理经营的药品经营企业。药品零售连锁企业通常由总部、配送中心和若干个门店构成，否则即为单体零售药店。药品零售企业申办时应先核定经营类别，确定经营处方药和／或甲类非处方药、乙类非处方药的资格。医疗机构内设药房虽然是我国目前最重要的药品零售机构之一，但在药品经营管理中与计生服务机构、疾病预防机构、康复保健机构等一起被视为药品使用单位，而非药品经营企业。

（二）药品经营企业的资质条件

《药品管理法》规定，开办药品经营企业必须具备相应的基本条件，具体包括有资质的药师或者其他药学技术人员、符合标准的营业场所及其软硬件设施、符合要求的质量管理机构或人员及规章制度等。

《中华人民共和国药品管理法实施条例》和《药品经营许可证管理办法》对零售企业药学人员的配备作出了规范，经营处方药、甲类非处方药的应配备执业药师或其他具有资质的药学技术人员，经营乙类非处方药的应配备经设区的市级药品监督管理机构或省级药品监督管理部门直接设置的县级药品监督管理机构组织考核合格的业务人员。

（三）药品经营企业的开办

根据《药品管理法》规定，取得《药品经营许可证》是开展药品经营活动的前提条件。药品批发企业应从所在地省级药品监督管理部门取得《药品经营许可证》；药品零售企业应从所在地县级以上药品监督管理部门取得《药品经营许可证》，2022年《中华人民共和国药品管理法实施条例修订草案（征求意见稿）》中对此描述修订为"从事药品零售活动，应当向所在地设区的市级人民政府药品监督管理部门或者县级人民政府药品监督管理部门申请经营许可"。

《中华人民共和国药品管理法实施条例》《药品经营许可证管理办法》等法律法规对申领流程作出了规定。有关部门收到申请之日起30个工作日内作出是否同意筹建的决定。申办人完成拟办企业筹建后，应当向原审批机构申请验收。原审批机构应在15个工作日内组织验收评价，符合条件的发给《药品经营许可证》。药品经营许可证应标明经营范围、方式、地点、主要部门负责人、有效期等内容以及监管机构和监督电话，便于落实监管责任、接受社会监督。按照《药品经营许可证管理办法》中经营范围分类，依据药品的药学性质可分为化学药（含原料药及其制剂、药品类易制毒化学品）、中药（中药材、中药饮片、中成药）、生物制品（血清、疫苗、血液制品等）三个大类以及体外诊断试剂（药品）等。其中，麻醉药品、精神类药品、药品类易制毒化学品、医疗用毒性药品等经营范围的核定，按照国家有关规定执行；经营冷藏或冷冻药品、血液制品、细胞治疗类生物制品或者蛋白同化制剂、肽类激素的，应当在经营范围中予以明确；从事放射性药品经营活动的，应当按照国家有关规定申领《放射性药品经营许可证》。此外，零售企业经营范围中不含体外诊断试剂（药品）、麻醉药品、第一类精神药品、放射性药品、药品类易制毒化学品等。

二、药品经营企业管理原则

药品经营是药品从生产企业向最终用户流通的重要环节，一方面经营行为是一种市场行为，遵循市场规律；另一方面，由于药品的特殊性，药品经营企业在保证药品质量安全、保障药品供应、获取合理利润等方面有比一般商品经营企业更大的责任和义务。因此，对药品经营企业的管理要求更高。

（一）质量第一原则

《药品管理法》规定药品经营企业必须按照《药品经营质量管理规范》（Good Supply Practice for Pharmaceutical Products，GSP）经营。"质量第一"是 GSP 的核心思想，实施 GSP 的根本目的就是要求药品经营企业进行任何经营活动时都必须以质量为核心，确保药品质量。对于药品经营企业来说，质量不仅是企业的生命，更关系到成千上万人的生命和健康，企业需要承担更大的社会责任，坚持"质量第一"的经营管理原则是企业完成社会责任的前提和基础。

（二）依法管理原则

药品经营企业在经营活动中必须遵守国家相关法律法规，一方面是保证药品经营质量的强制性要求，另一方面也是保障企业生存和发展前提条件。违反相关规定可能会威胁消费者的生命健康权，也会给企业带来严重的法律后果。

（三）全面质量管理原则

全面质量管理（total quality management，TQM）是药品经营企业管理的重要原则。药品经营企业的质量管理是全方位的，涉及企业经营活动的各个方面。既有对企业设施与设备的硬件要求，又有对企业员工素质及岗位职责等软件要求。因此，既要抓好硬件建设又要抓好员工的质量意识教育。设施建设与设备购置必须符合《药品经营质量管理规范》要求的标准，这是保证企业经营质量的基本前提。企业各层级员工、各工作岗位都与经营质量密切相关，全员参与、各司其职是保证药品经营质量管理的基础。

（四）系统管理原则

药品经营企业管理具有高度的系统性，这种系统性又与药品、医学的专业性紧密联系。药品的采购、验收、储存、销售、出库与运输、售后管理等环节是紧密相连的，其中包含了众多与药学、临床医学相关的专业要求。提供给消费者的药品质量综合反映了所有这些环节工作质量管理的状况和效果。任何一个工作环节出现问题都将影响药品的质量，因此，药品经营企业管理的系统性是药品经营管理的重要原则。

（五）以患者为中心原则

现代市场营销理论中的 4C 营销模式，要求关注消费者（consumer），提供满足消费者需求的产品；关注消费者为满足自己需求所可能支付的成本（cost）；关注消费者购买的便利性（convenience）；注重和消费者的有效沟通（communication）。

按照 4C 模式，要求药品经营企业以患者为中心，以满足患者临床用药需求、提高患者购药的便捷性为核心开展日常经营管理活动及其质量管理；经营活动中应以适度利润为目标，以实现患者和医院、医保经办方、药品经营企业等多方利益的平衡与可持续发展，这也是实现药品公平、可及的重要一环；与患者的有效沟通，树立良好的企业形象是企业的管理目标。

三、药品经营企业质量方针与目标的管理

药品经营企业的质量方针与目标管理是指在全面质量管理思想指导下，对制定和实施企业质量方针和目标的一系列组织、计划、协调、控制等活动过程的管理，首要的就是落实质量第一的原则。

（一）药品经营企业质量方针与目标的制定

质量方针是企业质量管理的宗旨和方向，是企业质量管理的最高纲领，是企业构建质量管理评价体系的依据和基础。质量目标是企业贯彻落实质量方针所要达到的质量管理效果。

质量方针与目标虽然由企业决策管理层制定，但制定过程必须充分发扬民主，广泛听取企业各级各类员工的意见，使质量方针与目标成为企业全体员工集体意志的表达，为质量方针的贯彻落实和质量目标的高质量实现奠定基础。今后在实施的过程中，员工们才能够在各自工作岗位

实现"自我控制"，有效实现质量管理的各项目标。

（二）药品经营企业质量方针与目标的实施

第一，为高质量地实现企业质量方针与目标，企业要进行各种形式的有效宣传，强化全体员工的质量意识，树立"质量第一"的经营理念与思想。药品经营企业可以组织与质量方针和目标管理有关的专题培训，使全体员工充分认识实施质量方针与目标管理的重要性，明确自己的工作对质量方针与目标实现所起的重要作用。

第二，质量目标的科学分解。企业的质量目标得以落实的基础条件是要具有层次性。首先要制定体现企业质量方针执行效果的总体质量目标；然后按照企业组织结构以及各级质量管理职责，将总体质量目标展开，制定各职能部门（工作环节）的质量目标；最后将各职能部门（工作环节）质量目标进一步分解，确定各岗位的具体质量目标，做到责任到人。将企业总体质量目标分解，有利于提高企业质量方针与目标管理的可操作性、实效性和目标管理的质量。

（三）药品经营企业质量方针与目标实施效果的检查与评价

企业质量方针与目标实施过程中应对实施效果进行检查与评价，主要包括以下三个方面的工作。

第一，归口管理。对企业质量方针与目标实施效果的检查与评价工作，切勿"多部门参与、多部门负责"。这种方式最终可能导致"谁都参与、谁都不负责、工作流于形式"的现象。因此，企业要明确质量方针与目标实施效果检查与评价工作的归口管理部门，并赋予责权相应的职能，以提高该项工作的质量和效率，真正促进企业质量方针与目标管理水平的提高。

第二，科学评价。企业要建立"质量方针与目标实施情况检查与评价指标体系"，检查与评价指标体系要体现"定量与定性"相结合的原则，提高检查与评价工作的科学化水平。

第三，落实结果。企业要制定切实可行的"质量方针与目标管理检查与评价制度"，采取有效措施保证制度的贯彻和落实。检查与评价制度要对奖励与惩罚标准作出明确规定。

四、药品经营企业质量管理体系

质量管理体系（quality management system）指企业为保证产品质量和服务质量满足规定的或潜在的要求，由企业内部组织机构依据管理职责、程序、活动和资源等构成的有机整体，以便有效地开展各项质量管理活动。

（一）药品经营企业质量管理体系的构建要求

药品经营企业质量管理体系的构建包括以下六项重要环节。

第一，分析质量环节，确定各环节的质量职能。根据本企业经营的实际情况，分析药品或流通服务的质量产生、形成和实现的过程，从中找出能够影响药品质量和流通服务质量的各个环节，研究确定每个环节的质量职能。

第二，研究质量管理体系结构。依据对质量环（quality loop）的分析结果，构建药品经营质量管理体系的结构，确定包含的具体要素以及对每个要素进行控制的要求、措施和所需的人力和物质资源。

第三，形成质量管理体系文件。在对药品经营的质量管理体系结构充分分析的基础上，形成质量管理体系文件，作为企业的内部法规，正式颁布施行。

第四，建立定期的内部审核机制。目的在于督促、保证药品经营企业内部各部门和各岗位人员对质量管理体系文件的各项规定认真贯彻执行，保证药品经营质量管理体系有效运行，发挥保障药品经营质量的作用。

第五，建立独立的质量管理体系评审和评价机制。为推动执行药品经营质量管理体系文件和保持体系文件的现实有效性而进行的必要的活动，使得质量管理活动形成闭环，不断改进。

第六，质量管理体系文件的考核(考察)标准与国家有关法律法规及行政规章一致。当国家有关法律法规及行政规章修订时，企业质量管理体系文件的考核(考察)标准也要随之调整。

（二）药品经营企业质量管理体系的主要内容

药品经营企业构建质量管理体系，开展经营质量管理的过程中，GSP 是其指导原则。不同类型药品经营企业，企业经营不同类别药品时的质量管理内容需要结合实际，以企业质量方针与目标为核心进行构建，质量管理体系中各项制度、工作程序、职责等的制定必须体现企业质量方针与目标的要求。

1. 质量管理制度 指企业按照 GSP 与国家相关法律法规及企业质量管理工作实际需要制定的质量管理规则。作为实施 GSP 的首要支持性文件，质量管理制度是在确定企业质量方针后，对企业各部门、各工作环节质量管理工作的强制性规定。有关药品经营企业的质量管理制度体系的详细内容将在本章第二节中详述。

2. 质量管理工作程序 指企业针对某项质量管理活动所规定的工作步骤，是对企业各项质量管理活动所采取方法的具体描述。质量管理工作程序一般包括活动的目的、范围、时间、地点及方法等。质量管理工作程序也是实施 GSP 的重要支持性文件。

3. 质量职责 指企业按照 GSP 要求和企业质量管理工作实际需要，对质量管理相关部门和岗位的工作目标、内容、效果等提出的明确要求。

4. 质量记录 GSP 要求药品经营企业对药品流通过程中的采购、储存、销售各环节，建立相应的质量记录，作为所取得的结果或提供已完成活动的证据性文件。质量记录既可提供药品流转情况，也可作为追溯药品质量相关信息的证据。

第二节 药品经营质量管理规范

一、《药品经营质量管理规范》的发展历程

20 世纪 90 年代，改革开放前计划经济体制下形成的药品三级批发、逐级调拨的供应体系和销售模式逐渐解体，药品经营的市场竞争日趋激烈，国家制定的保证药品经营秩序和质量的政策法规和规章制度已不能满足新形势下药品经营质量管理的要求。为加强药品经营质量管理，保证人民群众安全用药和生命健康，统一规范各药品经营企业的质量管理行为，1992 年国家医药管理局发布了《医药商品质量管理规范》，1993 年 6 月，受国家医药管理局委托，中国医药商业协会组织编写了《医药商品质量管理规范实施指南》，拉开了我国医药行业实施药品经营质量管理的序幕。

通过总结以往药品经营质量管理的经验，2000 年国家药品监督管理局在《医药商品质量管理规范》的基础上修订形成了《药品经营质量管理规范》，同年又发布了《药品经营质量管理规范实施细则》和《药品经营质量管理规范认证管理办法(试行)》。这是我国实施药品经营质量管理规范的里程碑。其后，随着我国医药行业治理体制机制改革、配套法律法规变化等因素，此后《药品经营质量管理规范》在 2012 年、2015 年和 2016 年经历了 3 次修订。

二、《药品经营质量管理规范》的目的

《药品经营质量管理规范》是药品经营企业质量管理的基本准则，是对药品经营企业在药品采购、验收、储存与养护、销售、出库与运输、售后管理等流通环节制定的质量管理与控制的标准和准则。

实施GSP的重要目的在于。

第一，有效规范药品经营企业的经营行为，促使其依法经营、依法管理，保证所经营药品的质量，保护消费者合法权益，保证人民群众安全用药和生命健康。

第二，提高药品经营企业全面质量管理水平。"质量第一"是GSP最本质的要求，实施GSP的核心目的是要求药品经营企业的任何经营活动都必须以确保药品质量为核心。GSP对药品经营企业的采购、验收等全链条工作环节均作出了明确的质量管理要求。实现"确保药品质量"这一目的最有效做法就是实行全面质量管理，而要实行全面质量管理，就必须要求企业实现经营组织结构向有利于提升质量进行转化。

第三，规范药品经营的市场竞争秩序。GSP作为我国药品经营企业质量工作的基础规范，对药品经营质量管理与质量保证措施作了具体而统一的规定，这为药品经营企业提供了平等的竞争环境。实施GSP提高了药品经营市场的准入"门槛"，达不到GSP规范性检查标准的经营企业将无法进入药品流通市场，质量信誉将成为药品经营企业开展市场竞争的主要手段。

第四，提高我国药品经营企业参与国际市场竞争的能力。我国在2000年制定GSP时就充分引进和吸收了国际药品经营质量管理的先进经验和要求（标准），基本达到了国际通行的标准。其后的修订也保持了与国际水平的接轨，这为我国药品经营企业实现药品经营质量管理与质量保证标准国际化奠定了基础。

三、《药品经营质量管理规范》对机构与人员有关质量管理的规定

《药品经营质量管理规范》及《药品经营质量管理规范实施细则》《药品经营质量管理规范现场检查指导原则》等配套文件共同构成了我国药品经营质量管理的规范体系。

（一）对药品经营企业质量管理组织机构及职责的要求

1. 批发企业

（1）设立与经营活动和质量管理相适应的组织机构或岗位，明确职责、权限及相互关系。

（2）企业负责人是药品质量的主要责任人，全面负责企业日常管理，提供必要条件以保证质量管理部门和人员有效履职，确保实现质量目标并按照规范要求经营药品。

（3）企业质量负责人为高层管理人员，全面负责质量管理工作，独立履职，在企业内部对质量管理具有裁决权。

（4）应设立质量管理部门，有效开展质量管理工作，质量管理部门的职责不得由其他部门及人员履行。

2. 零售企业

（1）应按有关法律法规及GSP要求制定质量管理文件，开展质量管理活动，确保药品质量。

（2）应具有与经营范围和规模相适应的经营条件，包括组织机构、人员、设施设备、质量管理文件。

（3）企业负责人是药品质量的主要责任人，负责企业日常管理，提供必要条件以保证质量管理部门和人员有效履职，确保企业按照规范要求经营药品。

（4）设置质量管理部门或者配备质量管理人员，并履行相应职责。

（二）对药品经营企业质量管理岗位人员的要求

1. 批发企业　GSP对药品批发企业质量管理人员的具体岗位要求见表10-1。

此外，GSP对药品批发企业质量管理人员的要求还包括：①从事质量管理、验收工作的人员应在职在岗，不得兼职其他工作；②从事特殊管理药品和冷藏冷冻药品的储存、运输等工作的人员，应接受相关法律法规和专业知识培训并经考核合格后方可上岗；③质量管理、验收、养护、储存等直接接触药品岗位的人员应进行岗前及年度健康检查，并建立健康档案。

表 10-1 GSP 对药品批发企业质量管理相关人员要求一览表

工作岗位	岗位要求（专业、技术职称或职责）
企业负责人	应当具有大学专科以上学历或者中级以上专业技术职称，经过基本的药学专业知识培训，熟悉有关药品管理的法律法规及本规范
质量管理负责人	应当具有大学本科以上学历、执业药师资格和 3 年以上药品经营质量管理工作经历，在质量管理工作中具备正确判断和保障实施的能力
质量管理部门负责人	应当具有执业药师资格和 3 年以上药品经营质量管理工作经历，能独立解决经营过程中的质量问题
质量管理人员	应当具有药学中专或者医学、生物、化学等相关专业大学专科以上学历或者具有药学初级以上专业技术职称
采购人员	应当具有药学或者医学、生物、化学等相关专业中专以上学历，从事销售、储存等工作的人员应当具有高中以上文化程度
验收、养护人员	应当具有药学或者医学、生物、化学等相关专业中专以上学历或者具有药学初级以上专业技术职称
中药材、中药饮片验收人员	应当具有中药学专业中专以上学历或者具有中药学中级以上专业技术职称；从事中药材、中药饮片养护工作的，应当具有中药学专业中专以上学历或者具有中药学初级以上专业技术职称；直接收购地产中药材的，验收人员应当具有中药学中级以上专业技术职称
疫苗配送人员	从事疫苗配送的，还应当配备 2 名以上专业技术人员专门负责疫苗质量管理和验收工作。专业技术人员应当具有预防医学、药学、微生物学或者医学等专业本科以上学历及中级以上专业技术职称，并有 3 年以上从事疫苗管理或者技术工作经历

2. 零售企业 具体岗位要求见表 10-2。

表 10-2 GSP 对药品零售企业质量管理相关人员要求一览表

工作岗位	岗位要求（专业、技术职称或职责）
企业负责人	应当具备执业药师资格
质量管理、验收、采购人员	应当具有药学或者医学、生物、化学等相关专业学历或者具有药学专业技术职称；从事中药饮片质量管理、验收、采购人员应当具有中药学中专以上学历或者具有中药学专业初级以上专业技术职称
营业员	应当具有高中以上文化程度或者符合省级药品监督管理部门规定的条件；中药饮片调剂人员应当具有中药学中专以上学历或者具备中药调剂员资格

此外，GSP 对药品零售企业质量管理人员的要求还包括：①企业应按照国家规定配备执业药师，负责处方审核、指导合理用药；②企业各岗位人员应当接受相关法律法规及药品专业知识与技能的岗前培训和继续教育；③企业应为销售特殊管理药品、国家有专门管理要求的药品、冷藏药品的人员接受相应培训提供条件，使其掌握相关法律法规和专业知识；④营业场所内，工作人员应当穿着整洁、卫生的工作服。

四、《药品经营质量管理规范》对经营企业的硬件要求

硬件条件主要指便于药品流通、储存、运输以及信息化的设施和设备。

（一）药品批发企业设施设备

1. 药品经营场所基本要求

（1）与经营范围、规模相适应的场所和库房。

（2）库房的选址、设计、布局、建造、改造和维护应符合药品储存要求，防止药品污染、交叉污染、混淆和差错。

（3）药品储存作业区、辅助作业区应当与办公区和生活区分开一定距离或有隔离措施。

2. 库房设置

（1）库房环境：①内外环境整洁，无污染源，库区地面硬化或绿化；②库房内墙和顶光洁，地面平整，门窗结构严密；③库房安全防护措施可靠，能对无关人员进入实行可控管理，防止药品被盗、替换或混入假药；④有防止室外装卸、搬运、接收、发运等作业受异常天气影响的措施。

（2）库房设施设备：①药品与地面之间有效隔离设备；②避光、通风、防潮、防虫、防鼠等设备；③调控温湿度及室内外空气交换设备；④自动监测、记录库房温湿度设备；⑤符合储存作业要求的照明设备；⑥用于零货拣选、拼箱发货操作及复核的作业区域和设备；⑦包装物料存放场所；⑧验收、发货、退货专用场所；⑨不合格药品专用存放场所；⑩经营特殊管理的药品，符合国家规定的储存设施。

3. 信息系统　应建立符合经营全过程管理及质量控制要求的信息系统，实现药品质量可追溯，并满足药品电子监管的条件。

4. 其他设施设备

（1）经营中药材、中药饮片的，应有专用库房和养护场所，直接收购地产中药材的应设置样品室（柜）。

（2）经营冷藏、冷冻药品，应配备相应设施设备。

（3）运输药品应使用封闭式货运工具。

（4）运输冷藏、冷冻药品的冷藏车及车载冷藏箱、保温箱应符合药品运输过程中的温控要求。

（5）专人负责储存、运送设施设备的定期检查、清洁和维护，并记录。

（二）药品零售企业设施设备

1. 经营场所的基本要求　与对于批发企业的要求基本一致。

2. 设备　营业场所应有以下设备：①货架和柜台；②监测、调温设备；③经营中药饮片的，有存放饮片和处方调配设备；④经营冷藏药品的，有专用冷藏设备；⑤经营第二类精神药品、毒性中药品种和罂粟壳的，有符合安全规定的专用存放设备；⑥药品拆零销售所需的调配工具、包装用品。

药品零售企业设置库房的，对库房环境的基本要求与批发企业一致。对于设备的要求，与批发企业相比，仅第8、第9项未做要求，其他项目基本一致。

3. 信息系统　应建立符合经营和质量管理要求的信息系统，满足药品追溯的要求。

4. 其他设施设备

（1）经营特殊管理药品应有符合国家规定的储存设施。

（2）储存中药饮片应设立专用库房。

（3）企业应按照国家规定，对计量器具、温湿度监测设备等定期进行校准或检定。

五、《药品经营质量管理规范》对质量管理制度的要求

（一）药品经营企业质量管理制度体系

为保证药品经营质量，GSP 对影响药品经营质量的企业内部经营质量管理制度体系提出了要求——企业应确定质量方针，制定质量管理体系文件，开展质量策划、质量控制、质量保证、质

量改进和质量风险管理等活动。具体见表10-3和表10-4。

表10-3　药品批发企业的质量管理制度体系

制度名称	制度内容
药品质量控制制度	①质量管理体系内审规定；②质量否决权的规定；③质量管理文件的管理；④供货单位、购货单位、供货单位销售人员及购货单位采购人员等资格审核的规定；⑤特殊管理药品的规定；⑥药品有效期管理规定；⑦不合格药品、药品销毁的管理规定
药品流通与销售管理制度	①药品采购、收货、验收、储存、养护、销售、出库、运输的管理规定；②药品退货管理规定；③记录和凭证管理
药品质量信息管理制度	①质量信息管理；②药品不良反应报告的规定；③质量查询管理；④药品召回管理；⑤质量事故、质量投诉管理；⑥药品追溯的规定
设施设备管理制度	①设施设备保管和维护管理；②设施设备验证和校准管理
其他	①环境卫生、人员健康规定；②质量教育、培训及考核规定；③信息系统管理规定；④其他应当规定的内容

　　此外，《药品经营质量管理规范》要求药品批发企业制定各部门及岗位的管理职责以及药品采购至出库复核、运输等全环节的信息系统操作规程。

表10-4　药品零售企业的质量管理制度体系

制度名称	制度内容
药品质量控制制度	①供货单位和采购品种审核；②特殊管理药品和国家专门管理要求药品的管理；③中药饮片处方审核、调配、核对的管理；④药品有效期管理；⑤不合格药品管理、药品销毁管理
药品流通与销售管理制度	①药品采购、验收、陈列、销售等的管理，库房的储存、养护管理；②处方药销售管理；③药品拆零管理；④记录和凭证管理
药品质量信息管理制度	①收集和查询质量信息的管理；②质量事故、质量投诉管理；③药品不良反应报告的规定
其他	①环境卫生、人员健康规定；②提供用药咨询、指导合理用药等药学服务的管理；③人员培训及考核规定；④信息系统管理；⑤药品追溯规定；⑥其他应当规定的内容

　　《药品经营质量管理规范》要求药品零售企业应制定企业负责人、质量管理、采购、验收、营业员以及处方审核、调配等的具体岗位职责及工作规程。

（二）药品采购要求

　　药品经营企业要把确保药品质量作为选择药品供货单位的首要条件，需制定确保采购药品符合质量要求的进货程序。药品采购的基本要求：①供货单位具有合法资格；②所购药品合法；③供货单位销售人员具有合法资格；④与供货单位签订质量保证协议。

　　1. 首营企业和首营品种审核　首营企业指采购药品时与本企业首次发生供需关系的药品生产或经营企业，首营品种指本企业首次采购的品种。

　　企业应建立首营企业与首营品种审核制度，首营业务中采购部门应提交申请，由质量管理部门及其负责人审批。必要时应实地考察，对供货单位质量管理体系进行评价。

　　首营企业审核应查验加盖公章的以下资料：①《药品生产许可证》或《药品经营许可证》复印

件；②营业执照、税务登记、组织机构代码的复印件及上一年度企业年度报告公示情况；③《药品生产质量管理规范》认证证书或《药品经营质量管理规范》认证证书复印件；④相关印章、随货同行单（票）样式；⑤开户户名、开户银行及账号。

首营品种审核的主要内容包括：①药品合法性；②加盖供货单位公章的药品生产或进口批准证明文件复印件。

2．签订进货合同，明确质量条款 药品经营企业与供货单位应签订质量保证协议，至少包括以下内容：①明确双方质量责任；②供货单位应提供符合规定的资料且对其真实性、有效性负责；③供货单位应按照国家规定开具发票；④药品质量符合药品标准等要求；⑤药品包装、标签、说明书符合规定；⑥药品运输的质量保证及责任；⑦质量保证协议有效期。

3．建立完整的采购记录 采购药品时，企业应建立完整的采购记录，并定期对采购整体情况进行综合质量评审，建立药品质量评审和供货单位质量档案，并动态跟踪管理。

（三）药品收货与验收要求

企业制定药品收货与验收的管理规定，既要体现 GSP 的精神，又要细化这些要求，增加可操作性。

1．按规定程序和要求对到货药品逐批收货、验收。

2．核对运输方式的合规性，随货同行单（票）与采购记录的一致性，做到票、账、货相符。

3．冷藏、冷冻药品运输方式及运输过程的温度记录、运输时间等质量控制状况的合规性。

4．收货人员对符合收货要求的药品，应按品种特性放于相应待验区域，或设置状态标志，通知验收，冷藏、冷冻药品应当在冷库内待验。

5．按照药品批号查验同批号的检验报告书。

6．企业应按照验收规定，对每次到货药品逐批抽样验收，样品应具有代表性：①同批号药品应至少检查一个最小包装，但生产企业有特殊质量控制要求或打开最小包装可能影响药品质量的，可不打开最小包装；②破损、污染、渗液、封条损坏等包装异常以及零货、拼箱的，应开箱检查至最小包装；③外包装及封签完整的原料药、实施批签发管理的生物制品，可不开箱检查。

7．验收药品应做好验收记录。

8．企业应建立库存记录，验收合格的药品应及时入库登记；验收不合格的不得入库，并由质量管理部门处理。

（四）药品储存要求

1．GSP 对药品批发企业药品储存与养护的基本要求

（1）企业应根据药品质量特性对药品合理储存：按标识或规定温度、湿度储存，按质量状态实行色标管理，采取避光遮光、通风、防潮、防虫防鼠等措施，搬运和堆码药品应严格按外包装标示规范操作，药品与非药品、外用药与其他药品分开存放，中药材和中药饮片分库存放等。

（2）养护人员应根据库房条件、外部环境、药品质量特性等对药品进行养护，包括检查并改善储存条件、防护措施、卫生环境，对库房温湿度有效监测、调控，对特殊储存或有效期较短的品种应重点养护，发现问题药品及时在信息系统锁定、记录并通知质量管理部门处理，定期汇总、分析养护信息等。

（3）企业应采用信息系统对库存药品有效期自动跟踪和控制，采取近效期预警及超期自动锁定等措施，防止销售过期药品。

（4）药品因破损而导致液体、气体、粉末泄漏时，应迅速采取安全处理措施，防止对储存环境和其他药品造成污染。

（5）对质量可疑药品应立即停售，并在信息系统中锁定，同时报告质量管理部门确认。

（6）企业应对库存药品定期盘点，做到账、货相符。

2. GSP对药品零售企业药品陈列与储存的基本要求

（1）应监测和调控营业场所温度，使之符合常温要求。

（2）应定期进行卫生检查，保持环境整洁。药品存放、陈列设备不得放置与销售无关的物品，并采取防虫防鼠等措施，防止污染药品。

（3）应定期检查陈列、存放药品，重点检查拆零药品和易变质、近效期、摆放时间较长的药品及中药饮片。有质量疑问的药品应及时撤柜、停止销售，由质量管理人员确认和处理，并保留记录。

（4）应跟踪管理药品有效期，防止近效期药品售出后发生过期使用。

（5）库房药品储存与养护管理按批发企业库房管理要求进行。

（6）药品陈列应符合：①按剂型、用途及储存要求分类陈列，并设置醒目标志，类别标签字迹清晰、放置准确；②处方药、非处方药分区陈列，并有专用标识，处方药不得开架自选；③外用药与其他药品分开摆放，拆零销售药品集中于拆零专区，冷藏药品按规定监测记录温度并保证温度符合要求；④中药饮片柜斗谱的书写应正名正字，装斗前应复核，定期清斗，防止饮片生虫、发霉、变质，不同批号饮片装斗前应清斗并记录；⑤第二类精神药品、毒性中药品种和罂粟壳不得陈列。

（五）药品销售与售后服务的要求

1. GSP对药品批发企业的销售、出库（运输）与售后管理的基本要求

（1）销售的基本要求：①应将药品销售给合法购货单位，核实购货单位的证明文件、采购人员及提货人员的身份证明，保证药品销售流向真实、合法；②应严格审核购货单位的生产、经营或诊疗范围，并据此销售药品；③销售药品应如实开具发票，做到票、账、货、款一致；④做好药品销售记录；⑤销售特殊管理药品及国家有专门管理要求的药品，应严格按照国家规定执行。

（2）药品出库与运输（配送）基本要求：①出库时应对照销售记录进行复核——药品包装破损、污染、封口不牢、衬垫不实、封条损坏等，包装内有异常响动或液体渗漏，标签脱落、字迹模糊不清或标识内容与实物不符，药品已超过有效期等不得出库；②药品出库复核应建立记录；③药品出库时应附加盖出库专用章的随货同行单（票）；④特殊管理药品出库应按相应规定复核，拼箱发货用包装箱应有醒目的拼箱标志，冷藏、冷冻药品装箱、装车应由专人负责并按相应要求执行；⑤选用适宜运输工具，采取相应措施防止破损、污染等；⑥企业委托运输药品应与承运方签订协议，明确药品质量责任、遵守运输操作规程和在途时限等内容，并应有记录，实现运输过程的质量追溯。

（3）药品售后服务基本要求：①加强退货管理，保证退货环节药品质量和安全，防止混入假冒药品；②按质量管理制度要求，制定投诉管理规程；③配备专兼职售后投诉管理人员，及时处理和反馈，做好记录，以便查询跟踪；④发现已售药品有严重质量问题，应立即通知购货单位停售、追回并做好记录，同时向药品监督管理部门报告；⑤协助药品生产企业履行召回义务，建立药品召回记录；⑥配备专兼职人员，按国家规定承担药品不良反应监测和报告工作。

2. GSP对药品零售企业的销售与售后管理的基本要求

（1）药品销售的基本要求：①在营业场所显著位置悬挂《药品经营许可证》、营业执照、执业药师注册证等；②营业人员应佩戴有照片、姓名、岗位等内容的工作牌；③处方经执业药师审核后方可调配，处方审核、调配、核对人员应在处方上签字或盖章；④近效期药品应向顾客告知有效期；⑤按要求销售拆零药品，销售特殊管理药品和国家有专门管理要求的药品应严格执行国家规定；⑥药品广告宣传应严格执行国家有关规定。

（2）药品售后服务基本要求：①除药品质量原因外一经售出，不得退换；②在营业场所公布药品监督管理部门电话，设置意见簿，及时处理药品质量投诉；其他要求与对药品批发企业售后服务要求第4至第6项相同。

第三节　药品流通监督管理

流通是商品经济社会中物质运动和流动变化的总和，包括商品流通和资本流通。药品流通（distribution of medicine）是药品这一商品从生产端流转到消费者手中的过程。药品只有通过流通才能转移到使用者手中，实现使用价值；没有畅通的流通渠道，企业无法回收再生产所需资金，患者无法获得医疗保健所需药品，因此，药品流通是连接药品生产者和消费者的桥梁。在药品流通的过程中，企业经营活动中的质量监督与管理是实现药品顺利流通的保障。

一、药品流通相关理论

药品是一种商品，而且是一种有特殊作用、特殊使用方式、特殊管理要求的商品；药品流通既要满足一般商品流通的普通规律，也有着药品流通的特殊规律。

（一）商品流通的一般理论

马克思主义经济学理论将流通置于整个经济运行过程中来进行分析，剖析流通在生产与再生产各个环节中的相对地位和相互作用关系；并指出流通总体受生产支配，但流通自身也有其所固有的运动规律，流通的运动规律反过来也会对生产产生影响。马克思主义商品流通理论主要包括以下几个方面。

1. 等价交换规律　等价交换是商品流通最重要的规律之一，也是价值规律的两点重要内容之一，是其在商品流通过程中的表现。

2. 商品供求规律　商品的供给与需求是流通中的一对基本矛盾，是在流通领域运用价值规律来调节生产与消费的矛盾的规律。供求关系的不断变动形成了商品流通中各要素相互联系和相互作用的运动过程，供求机制成为商品供求双方矛盾运动的平衡机制，通过供求关系来调节整个商品流通的运行。

3. 商品竞争规律　竞争性是商品经济的一般规律，有商品流通就有商品经营者之间的竞争。价值规律在流通领域只有通过商品经营者之间的竞争，进而通过商品价格的波动才能得以实现。竞争规律发挥作用是有条件的，包括防止垄断、纠正非正当竞争，为竞争创造良好的流通环境和流通秩序等。

4. 商品自愿让渡规律　商品自愿让渡规律是指商品交换活动必须符合交换双方的意愿。它有两层含义，一是商品流通要按照等量原则实现商品的价值，二是要取得与消费需求相适应的使用价值。

5. 商品流向规律　商品流向规律是指商品的流通受到需求、价格和物流条件影响，表现为商品从生产地向消费地流动，从价格低的地方向价格高的地方流动，倾向于近产近销等。

6. 面向消费规律　商品流通始终围绕实现商品价值这一使命进行，是建立在满足消费者需求的基础之上的。在商品经济社会，面向消费、适应消费、服务于消费是商品流通中的一条客观规律。

7. 规模化规律　现代商品经济活动中，规模大的企业将逐步占据主导地位。流通领域也是如此。

（二）药品流通的理论

药品作为特殊商品，使得一般商品的流通理论在药品流通中存在一些特殊现象。其原因包括，与一般商品从批发商、零售商到消费者的流通路径不同，药品的流通过程中，存在各类医疗卫生服务机构会决定药品的最终消费。

1. 等价交换规律　由于药品的最终消费者,即患者,对于药品的选购并没有太多决定权,在药品流通中,医疗机构和医生具有更大选择权;在药品选购中,信息不对称使得同样的药品在不同地区、不同机构间差异很大,这种交换实质上是一种不等价交换,而且这是药品流通领域的一种常态。

2. 商品供求规律　由于人们对药品的消费产出——健康的关注度远超一般商品的消费产出,供求关系波动导致价格变迁对最终消费的影响在药品领域经常是失灵的。也就是说,药品价格的上涨并不一定导致需求下降。

3. 自愿让渡规律　自愿让渡的基础是药品的性价比符合预期。由于患者常常不清楚药品的实际疗效,也缺乏相关药品的比价知识,对药品的选购也缺乏充分的决定权,可以认为某种程度上,药品流通领域存在强制消费的现象。

二、药品流通过程的监督管理

药品经营企业构建药品经营质量管理体系,是开展药品经营质量管理的基础,开展有效的经营质量监督管理才能保障药品使用中的有效和安全。为了规范并提高药品经营企业在质量管理方面的水平,我国政府有关部门根据国家药品管理法律法规对药品流通过程中相关行为进行监督管理。

(一) 药品流通渠道构成

在商品流通中,流通渠道是指流通所经过的各个环节的流通机构(流通主体)构成的纵向组织体系,包括生产者、批发商、零售商、代理商、储运组织和消费者。按照产销关系可将商品流通渠道分为直接流通渠道和间接流通渠道。直接流通渠道没有中间商,商品直接从生产者转移到消费者,如直销。间接流通渠道有中间商,是商品流通的主要方式。根据中间商类型和环节可分为以下几种形式:一是由生产者、零售商、消费者构成,如零售连锁店、便利店、零售网站等;二是生产者、批发商、零售商、消费者构成,批发环节又有一次批发、二次批发等。主要是生产分散、品种繁多、消费分散的商品采取这种流通形式,如食品、日用品、药品等。三是生产者、批发商、消费者构成,生产资料中的设备和通用性较好的原材料常采取这种形式等。

在生产者、批发商、零售商、消费者构成的流通渠道中,按照药品流通渠道(distribution channels of medicine)销售主体的性质可分为四种类型:一是生产企业组建的销售系统;二是具有企业法人资格的药品专营企业;三是非专营药品的企业法人下属的药品经营体;四是医疗机构统一管理的内部药房。

(二) 药品上市许可持有人和药品经营企业购销药品的监督管理

我国药品流通监管体系中,《药品经营质量管理规范》主要规范药品经营企业硬件设施、从业人员及内部质量管理规范。重点规范药品生产企业和经营企业购销药品过程中的商业行为。根据 2019 年 12 月生效的《中华人民共和国药品管理法》,我国实施药品上市许可持有人制度,以往在药品流通中的生产企业概念随之转换为药品上市许可持有人(marketing authorization holder,MAH)。

《药品流通监督管理办法》对药品上市许可持有人和药品经营企业进行的监管内容包括。

1. 药品上市许可持有人和经营企业不得在经药品监督管理部门核准的地址以外储存或现货销售药品;不得以展示会、博览会、交易会、订货会、产品宣传会等方式现货销售药品;知道或应当知道他人从事无证生产、经营药品行为的,不得为其提供药品;不得为他人以本企业的名义经营药品提供场所或资质证明文件、票据等便利条件。

2. 药品上市许可持有人和批发企业销售、采购药品时,提供资料是否符合有关规定,详见本章第二节"药品采购要求"。

3. 药品经营企业不得采购和销售医疗机构配制的制剂。

4. 药品经营企业须按《药品经营许可证》中的范围经营药品,未经药品监督管理部门审核,不得改变经营方式。其中,药品零售企业须凭处方销售处方药。经营处方药和甲类非处方药的,执业药师或其他经资格认定的药学技术人员不在岗时,应挂牌告知并停止销售处方药和甲类非处方药。

5. 药品上市许可持有人和经营企业不得以搭售、买药品赠药品、买商品赠药品等方式向公众赠送处方药或者甲类非处方药。

6. 药品上市许可持有人和经营企业不得采用邮售、互联网交易等方式直接向公众销售处方药。

7. 药品上市许可持有人和经营企业对其药品购销行为负责,对其销售人员或设立的办事机构以本企业名义从事的药品购销行为承担法律责任。

此外,药品上市许可持有人和经营企业应对其购销人员进行药品相关的法律法规、专业知识培训,建立培训档案。药品上市许可持有人和批发企业销售人员,工作中须持加盖本企业印章、法人章(或签名)的授权书复印件供药品采购方核实;授权书原件应载明授权销售的品种、地域、期限,销售人员身份证号码。

(三)医疗机构采购与存储药品的监督管理

各级医疗机构是我国药品流通渠道中最重要的采购主体,《药品流通监督管理办法》对其采购与存储药品作出明确要求。具体如下。

1. 医疗机构设置的药房,应具有与所用药品相适应的场所、设备、仓储设施和卫生环境,配备相应药学技术人员,配备药品质量管理机构、制度和人员。

2. 医疗机构采购药品时,应索取、查验、保存供货企业有关证件、资料、票据;建立并执行进货查验制度,建立真实完整的采购记录,且保存至超过药品有效期1年,但不得少于3年。

3. 医疗机构储存药品的要求与对零售企业储存药品的要求基本一致。

4. 医疗机构和计划生育技术服务机构不得未经诊疗直接向患者提供药品。

5. 医疗机构不得采用邮售、互联网交易等方式直接向公众销售处方药。

二、药品网络交易管理

药品网络交易指通过网络从事药品销售(包括医疗器械、直接接触药品的包装材料和容器)、提供药品网络交易服务及监督管理的电子商务活动。它包括为药品上市许可持有人、经营企业与医疗机构之间的网络药品交易服务,药品上市许可持有人、药品批发企业通过自身网站与本企业成员之外的其他企业进行的网络药品交易以及向个人消费者提供的网络药品交易服务。按照网络药品交易主体的性质,药品电子商务可分为两种模式:一是"B to B"(business to business)模式,即企业间或企业与医疗机构间的网络药品交易;二是"B to C"(business to custom)模式,即企业与消费者间的网络药品交易,参与网络药品交易的医疗机构只能购买药品,不得上网销售药品。从事药品网络交易的企业既有依托于实体药品经营企业开展网络交易服务的企业,也有第三方交易平台的法人或非法人组织,旨在提供网络经营场所、交易撮合、信息发布等服务。

为了规范网络药品购销行为,提高网络药品交易服务的质量,保障公众用药安全,2005年9月国家食品药品监督管理局颁布了《互联网药品交易服务审批暂行规定》,2022年5月国家药品监督管理局又发布了《中华人民共和国药品管理法实施条例(修订草案征求意见稿)》,同年8月国家市场监督管理总局发布了《药品网络销售监督管理办法》对网络药品交易的监管进行了规范。

(一)药品网络交易企业的资质

《互联网药品交易服务审批暂行规定》规定,网络药品交易服务企业必须经过审查验收并取得网络药品交易服务机构资格证书。

1. 为药品上市许可持有人、经营企业和医疗机构间网络药品交易提供服务的企业应具备以下条件：①依法设立的企业法人；②已获得从事网络药品信息服务的资格；③拥有与开展业务相适应的场所、设施、设备，具备自我管理和维护能力；④有健全的网络与交易安全保障措施及完整管理制度；⑤有完整保存交易记录的能力、设施和设备；⑥具备网上查询、生成订单、电子合同、网上支付等交易服务功能；⑦有保证上网交易资料和信息合法、真实的完善管理制度、设备与技术措施；⑧有保证网络正常运营和日常维护的计算机技术人员，有健全的企业管理机构和技术保障机构；⑨有药学或相关专业本科学历，熟悉药品、医疗器械法规的专职专业人员组成的审核部门负责网上交易审查工作。

2. 通过自身网站与本企业成员之外的其他企业进行网络药品交易的药品上市许可持有人和药品批发企业需具备为药品上市许可持有人、经营企业和医疗机构间开展网络药品交易所需资质中的第2条至第7条的资质条件。

3. 向个人消费者提供网络药品交易服务的企业　除需具备为药品上市许可持有人、经营企业和医疗机构间网络药品交易提供服务的企业所需资质中的第2条、第4条、第5条和第6条资质条件之外，还需具备：①依法设立药品连锁零售企业；②上网交易品种有完整的管理制度与措施和配送系统；③有执业药师负责网上实时咨询，有保存完整咨询内容的设施、设备及管理制度；④从事医疗器械交易服务，应配备拥有医疗器械相关专业学历、熟悉相关法规的专职专业人员。

（二）网络药品交易服务企业的申报与审批

2017年之前，国家药品监督管理局负责对药品上市许可持有人、药品经营企业和医疗机构之间网络药品交易提供服务的企业进行审批。省级药品监督管理部门负责对本行政区域内通过自身网站与本企业成员之外的其他企业进行网络药品交易的企业及向个人提供网络药品交易服务的企业进行审批。2017年，国务院取消了省级药品监督管理部门除对第三方网络交易平台进行审批之外的网络交易企业审批。同时要求药品监督管理部门取消审批后，强化"药品生产企业许可""药品批发企业许可""药品零售企业许可"，对互联网药品交易服务企业严格把关；建立网上信息发布系统，方便公众查询，指导公众安全用药，建立网上售药监测机制，加强监督检查，依法查处违法行为。

为药品上市许可持有人、药品经营企业和医疗机构之间的网络药品交易提供服务的企业的审批流程如下：①拟开办企业填写《从事网络药品交易服务申请表》，向所在地省级药品监督管理部门提出申请，按要求报送申请材料。②省级药品监督管理部门收到申请后5日内进行形式审查，决定是否受理并发放通知书；不予受理者书面通知申请人并说明理由。申请材料不符合要求的，应当在收到申请材料之日起5日内一次性告知申请人需要补正的资料；逾期不告知的即为受理。③省级药品监督管理部门受理申请后，应在10个工作日内向国家药品监督管理部门报送申请材料，由国家药品监督管理部门进行审批。④国家药品监督管理部门应在20个工作日内作出同意或不同意现场验收的决定，书面通知申请人。同意现场验收的，应在20个工作日内组织现场验收。验收合格者，应在10个工作日内核发并送达《网络药品交易服务机构资格证书》。验收不合格者，书面通知申请人并说明理由。

（三）网络药品交易服务企业的行为规范及监管

网络药品交易行为首先须符合本章第二节《药品经营质量管理规范》中的一般要求，同时考虑到网络药品交易的特殊性，还有一些特定要求。

1. 药品网络交易行为规范　为药品上市许可持有人、药品经营企业和医疗机构间的网络药品交易提供服务的企业不得参与药品生产、经营；不得与行政机关、医疗机构和药品生产、经营企业存在隶属关系、产权关系和其他经济利益关系。通过自身网站与本企业成员之外的其他企业进行网络药品交易的药品生产企业和药品批发企业只能交易本企业生产或者经营的药品，不得利用自身网站提供其他药品网络交易服务。

提供网络药品交易服务的企业须在网站首页显著位置标明网络药品交易服务机构资格证书号码；不得提供超出审核范围的药品交易服务；严格审核参与网络药品交易的药品上市许可持有人、药品经营企业、医疗机构从事药品交易的资格及其交易药品的合法性。网上交易的药品上市许可持有人、药品经营企业和医疗机构须通过经药品监督管理部门和电信业务主管部门审核同意的网络药品交易服务企业进行交易。

向个人消费者提供网络药品交易服务的企业只能在网上销售本企业经营的非处方药，不得向其他企业或者医疗机构销售药品。药品零售企业通过网络销售处方药的，应确保电子处方真实、可靠，按照要求调剂审核处方，对已使用处方进行电子标记。疫苗、血液制品、麻醉药品、精神药品、医疗用毒性药品、放射性药品、药品类易制毒化学品等国家实行特殊管理的药品，不得通过网络销售。

2. 药品网络交易行为的监管　根据《药品网络销售监督管理办法》，国家药品监督管理局负责指导全国药品网络销售、药品网络交易服务的监督管理；省级药品监督管理部门负责药品网络交易第三方平台的监督管理；县级以上地方负责药品监督管理的部门按照职责分工，负责本行政区域内药品网络销售的监督管理。

（四）药品网络交易第三方平台的行为规范及监管

省级药品监督管理部门负责药品网络交易第三方平台（以下简称"第三方平台"）的监督管理。第三方平台应是具备合法资质的法人或非法人组织，有满足业务开展要求的应用软件、网络安全措施和数据库，平台有网上查询、生成订单、网上支付、配送管理等交易服务功能；应在省级药品监督管理部门对企业名称、法定代表人、统一社会信用代码、网站名称或者网络客户端应用程序名、域名等信息进行备案，取得备案凭证后在省级平台公示备案信息。

第三方平台在药品网络交易中应履行下列义务：①建立并实施保证药品质量安全的制度；②建立药品质量管理机构，承担药品质量管理工作；③建立交易记录保存、投诉管理和争议解决、药品不良反应信息收集等制度，应当保存药品展示信息、交易记录、销售凭证、评价与投诉举报信息，保存期限不少于3年，且不少于药品有效期后1年，应当采取电子签名、数据备份、故障恢复等技术手段，确保资料、信息和数据的真实、完整和安全，并为入驻的药品网络销售者自行保存上述数据提供便利；④建立并实施配送质量管理制度。

第三方平台提供者应当依法对申请进入平台经营的药品上市许可持有人、药品经营企业的资质等进行审核；对发布的药品信息进行检查，保证符合法定要求；管理平台药品经营行为，保存药品展示和交易管理信息。发现药品交易行为存在问题的，应及时主动制止，涉及药品质量安全的重大问题的，应当及时报告药品监督管理部门。

为保证经营质量，第三方平台开展药品网络交易时，有下列情形之一的，应禁止展示药品信息，并向县级药品监督管理部门报告，必要时协助召回或者追回所售药品：①药品监督管理部门发布药品撤市、注销批准证明文件等决定的；②药品监督管理部门、持有人公布药品存在质量安全问题或要求召回的；③药品经营企业要求追回药品的；④药品存在质量安全问题或安全隐患的。有下列情形之一，应立即停止药品网络交易服务：①销售违禁药品、超经营范围药品的；②不具备药品网络销售资质的；③其他严重违法违规行为。

第三方平台提供者应建立药品网络销售质量管理体系，设置专门机构，并配备药学技术人员，建立并实施药品质量管理、配送管理等制度。第三方平台提供者不得直接参与药品网络销售活动。

第四节 处方药和非处方药销售的分类管理

处方药（prescription medicine，Rx）是指必须凭执业医师和执业助理医师处方才可以购买、调配和使用的药品。非处方药（over-the-counter medicine，OTC medicine）是指不需要凭执业医师和执业助理医师处方即可自行判断、购买和使用的药品。

一、处方药与非处方药分类管理概述

处方药和非处方药分类管理是目前全球大多数国家和地区的通行做法，分类主要依据药品品种、规格、适应证、剂量及给药途径等，分类管理涉及药品分发、销售、使用、广告、价格等，目标是保证用药安全、合理、有效。

（一）我国处方药与非处方药的分类管理

1995年，卫生部启动我国药品分类管理工作；1999年，国家药品监督管理局颁布《处方药与非处方药分类管理办法（试行）》，由国家药品监督管理局负责非处方药目录遴选、审批、发布和调整，其他各级药品监督管理部门负责辖区内处方药与非处方药分类管理的组织实施和监督管理。2000年至2004年，国家食品药品监督管理局遴选公布了第一批至第六批《国家非处方药目录》，涉及4 326个品种的化学药和中成药，并将非处方药分为甲、乙两类。《国家非处方药目录》主要由医学和药学专家遴选并参与修订非处方药说明书。所有该品种非处方药均须按非处方药说明书范本重新设计包装、标签和说明书，并由省级药品监督管理部门备案。

我国处方药与非处方药分类管理中，某些同一成分或组方的药品同时具备处方药和非处方药两种管理身份，被称为"双跨"药品。"双跨"药品是在非处方药遴选与转换过程中，基于对消费者自我用药安全的考虑，将适宜自我药疗、缩小了药品治疗范围的部分作为非处方药管理，原有批准事项仍作为处方药管理的一种管理模式。第一批《国家非处方药目录》中"双跨"药品在目录中以注解为"受限"的形式出现在公众视野，第二批非处方药目录相关文件中，明确提出"双跨"品种的概念。我国目前约有1 400个"双跨"药品，80%以上产生于2003年之前。常用药中"双跨"药品并不少见；例如，阿司匹林用途广泛，包括解热、镇痛、抗风湿、抗血小板聚集等；作为非处方药其适应证是解热、镇痛，解热限3天内使用、止痛限5天内使用；作为处方药其适应证包括风湿、类风湿性关节炎以及心血管疾病等，可在医生指导下长期服用。中成药中的复方感冒灵片、清开灵滴丸、急支糖浆等常用药也都是"双跨"药品。

根据《处方药与非处方药分类管理办法》，经营甲类非处方药的零售企业必须具有《药品经营许可证》；经省级药品监督管理部门或其授权的药品监督管理部门批准的其他商业企业可以零售乙类非处方药。处方药只能在专业性医药报刊进行广告宣传，非处方药经审批可以在大众传播媒介进行广告宣传；中药处方药与非处方药的管理有专门规定；处方药与非处方药除在上市申请阶段予以确定之外，也可以在上市后遵循一定程序，进行双向转换。此外，《药品管理法》《中华人民共和国药品管理法实施条例》《处方药与非处方药流通管理暂行规定》和《药品经营质量管理规范》等诸多法律法规对处方药、非处方药管理的各个方面进行了规范，相关法律法规见表10-5。

（二）国际处方药与非处方药分类管理的规范

国际上处方药与非处方药的区分主要集中在化学药领域。

1. 美国 1951年，美国颁布实施《达勒姆-汉弗莱修正案》（the durham-humphrey amendment），从法律层面区分Rx和OTC，成为全球最早实施药品分类管理的国家。FDA认为OTC药品通常

表10-5　我国药品分类管理制度的发展历程

发布时间	发布单位	文件名称	主要内容
1984年9月 2001年2月 2019年8月*	全国人大常委会	药品管理法	第五十四条　国家对药品实行处方药与非处方药分类管理制度。具体办法由国务院药品监督管理部门会同国务院卫生健康主管部门制定
1997年1月	国务院	关于卫生改革与发展的决定	国家建立并完善处方药和非处方药分类管理制度
1999年4月	国家药品监督管理局、卫生部、劳动和社会保障部等五部委	关于我国实施处方药与非处方药分类管理若干意见的通知	明确分类管理目标和原则；明确"应用安全、疗效确切、质量稳定、使用方便"的非处方药遴选原则
1999年6月	国家药品监督管理局	处方药与非处方药分类管理办法	分类原则和依据、所分类别、标识规定、广告管理、监管规定等
1999年11月	国家药品监督管理局	非处方药专有标识及管理规定	专有标识特征及管理规定
2000年1月	国家药品监督管理局	处方药与非处方药流通管理暂行规定	生产企业、批发企业、零售企业、医院、商业企业销售处方药和非处方药的管理规范
2000年3月 2012年11月 2016年7月*	国家食品药品监督管理总局	药品经营质量管理规范	经营企业需指定处方药与非处方药销售管理规范，对处方药与非处方药标识和陈列的具体要求
2002年8月	国务院	中华人民共和国药品管理法实施条例	根据安全性将非处方药分为甲类和乙类
2004年2月 2017年11月*	国家食品药品监督管理总局	药品经营许可证管理办法	经营范围核定，经营人员资质
2004年4月 2016年2月 2019年3月*	国家食品药品监督管理局	关于开展处方药与非处方药转换评价工作的通知	处方药与非处方药双向转换的范围、申请流程等
2006年12月	国家食品药品监督管理局	药品流通监督管理办法	处方药与非处方药的经营资质、经营形式与监管
2022年8月	国家药品监督管理局	药品网络销售监督管理办法	网络销售处方药的资质及销售行为管理，对电子处方的管理等
2023年9月	国家市场监督管理总局	药品经营和使用质量监督管理办法	规范处方药、非处方药经营资质、条件、监督等。如凭处方销售处方药，处方保留不少于五年。处方药不得开架销售

注：第一个时间为首次发布时间，其后为历次修订时间，主要内容依据最后修订版。

应具备如下特征：有可接受的治疗相关安全剂量范围，获益大于风险；在广泛使用的情况下，误用和滥用的可能性低；适用于消费者可自我诊断的情况；消费者基于充分、易理解的标签信息能够自我诊断、自我选择、自我治疗，不需要专业人士的指导即可安全有效地使用。

2.欧盟　欧洲议会和理事会1992年（92/26/EEC）和2001年（2001/83/EC）分别以指令的形式制定和修订了欧盟的处方药和非处方药分类原则和标准。原则和标准主要考虑3个要素，即安全性、用药错误的可能性及特殊成分影响。安全性是指正确使用的情况下，出现安全性问题的可能性，安全性较低者应该列入处方药；非处方药"一般毒性低，无相关生殖毒性，遗传毒性和致癌性；一般人群中严重不良反应风险较低或极低，与常用药物无相互作用或产生不良反应"。用药错误的可能性以用药错误的频率和范围来衡量，如易与酒精作用的药品，使用风险较高，应归为处方药。药品中特殊成分的影响是指某一物质或成分对药物安全性的影响，若该物质或成分获批时间短，临床经验有限，或由于其他原因需进一步研究，应归为处方药。

3. 英国　英国药品分类管理依据《英国药品法（1968）》和《欧盟2001/83/EC指令修正案》。英国药监局（medicine and healthcare products regulatory agency，MHRA）将药品分为三类进行管理，即处方药（prescription only medicine，POM）、药房药（pharmacy，P）和普通销售药（general sale list，GSL），其中药房药和普通销售药与我国的甲类和乙类非处方药非常相似。每种药品都可以在三个管理分类之间进行转换。改变法律分类状态的申请称为药品再分类申请，其指导原则对不同的法律分类状态进行了详尽解释，明确普通销售药为减少不适当使用所造成的伤害，应采用小包装规格，提供2~3天的短期治疗，并建议在病情没有改善或恶化时及时向专业人员寻求帮助，普通销售药只用于治疗有限范围的疾病，当该药品作为药房药和处方药时可以用于更广泛范围的疾病。因此，处方药和药房药可以比普通销售药使用更大的剂量和更长的治疗时间。此外，普通销售药不能用于特殊人群，如儿童或孕妇等。

由此可见，基于患者安全考虑，在英国同一药品依据治疗范围不同、剂量不同、包装规格不同、治疗持续时间不同以及治疗人群不同等，可以采用不同的法律分类状态管理。由于每个药品上市许可只针对一个法律状态，使得这种分类管理不容易混淆同一通用名药品的管理性质。

二、非处方药专有标识及管理规定

实施处方药和非处方药药品分类管理，客观上有助于患者了解药品分类知识，方便患者在购买、使用药品时提高自我保护意识，减少消费者的不合理用药行为，进一步保障公众用药安全。

为方便消费者识别、购买、使用非处方药，《处方药与非处方药分类管理办法（试行）》中规定非处方药的包装必须印有国家指定的非处方药专有标识。非处方药专有标识图案分为红色和绿色，红色用于甲类非处方药，绿色用于乙类非处方药。药品说明书和大包装可以单色印刷，但专有标识下方必须标示"甲类"或"乙类"字样；标签和其他包装必须按照有关色标和坐标比例印刷，保证醒目、清晰。非处方药专有标签的位置在销售基本单元包装印有中文药品通用名或商品名的一面，应位于此面的右上角。非处方药自药监部门核发《非处方药药品审核登记证书》之日起12个月后，药品标签、使用说明书、内包装、外包装上必须印有非处方药专有标识，否则不得出厂。

《处方药与非处方药流通管理暂行规定》中还要求非处方药在药品包装或药品使用说明书上醒目位置须印刷警示语或忠告语，内容如下：请仔细阅读药品使用说明书并按说明使用或在药师指导下购买和使用。而处方药则需要注明"凭医师处方销售、购买和使用！"。

每个销售基本单元包装必须附有标签和说明书；非处方药的标签和说明书除符合规定外，用语应当科学、易懂，便于消费者自行判断、选择和使用；非处方药说明书必须经国家药品监督管理局批准。

国家通过药品标识在生产、经营、使用各个环节的管理中做到了全面监控；非处方药标识在客观上还起到了提醒患者了解药品分类知识，提高自我保护意识的作用；提倡消费者进行负责任的自我药疗，减少常见轻微疾病的门诊量，进一步节约医疗资源，使有限的医药卫生资源得到了更合理的使用。

三、处方药与非处方药流通管理

2000年，国家药品监督管理局出台了《处方药与非处方药流通管理暂行规定》；2006年，国家食品药品监督管理局出台《药品流通监督管理办法》；2022年8月，国家药品监督管理局发布《药品网络销售监督管理办法》等法律文件；这些法规对于处方药和非处方药的流通管理进行了规范。

（一）处方药与非处方药流通管理的法律法规

2006年颁布的《处方药与非处方药流通管理暂行规定》中依据《药品管理法》《药品流通监督管理办法》和《处方药与非处方药分类管理办法（试行）》等法律法规对处方药与非处方药的生产和经营资质、经营形式与监管进行规范；普通商业企业销售乙类非处方药时须从有资质的生产或批发企业采购，普通商业连锁超市销售乙类非处方药须由连锁总部统一从合法渠道采购、配送，分店不得独自采购；麻醉药品、精神药品、医疗用毒性药品、放射性药品等特殊管理处方药按相关法律法规进行流通管理。

2022年的《药品网络销售监督管理办法》中对于既往处方药和非处方药管理中有关网络销售的一些禁止性规定作了突破。包括：药品零售企业通过网络销售处方药应确保电子处方来源真实、可靠，并按有关要求进行处方调剂审核，对已使用的处方进行电子标记。但是，麻醉药品、精神药品、医疗用毒性药品、放射性药品等特殊管制处方药仍禁止网络销售；网络销售时不得以买赠形式向公众赠送处方药和甲类非处方药。

（二）零售药店药品流通监管的新政策

近些年来，随着国家医保药品目录准入谈判、特药补充医疗保险、门诊统筹等政策的实施，为配合上述政策，更好地让相关药品进入使用环节，药品流通领域陆续出台了"双通道"政策、处方外流等配套政策措施，药店渠道在药品流通中的重要性逐渐凸显。药店渠道销售占比的逐渐增长将为最终实现医药分开创造条件。

这些药物政策所涉及的零售药店均有准入要求，多地在实施中，提出了定点药店合理布局、适度竞争、动态调整等设置原则。执行相关药物政策时多有"三定"（定医疗机构、定医师、定药品），乃至"六定"（定医疗机构、定医师、定药品、定处方、定药店、定患者）等限制性管理措施。对于药店经营相关处方药或非处方药的总数量、销售价格、药品总销售金额，医保待遇与支付方式均要进行严格的年度审计。为顺利实现在定点药店的购药流程，药店需对信息系统进行改造，与统一的电子处方流转中心实现信息联通后，与医保经办机构签订服务协议并按规定提供处方流转外购药品结算服务。如果药品为冷链品种，药店还需要按照国家有关规定做到"进、销、存"全链条的实时监控。部分地区还限制此类定点药店销售除政策所涉之外的药品。

四、处方药与非处方药转换管理

已上市的处方药经评价后转换为非处方药，或者非处方药经评价后转换为处方药，即为处方药与非处方药的转换。从全球主流药品监管机构的管理规定和管理实践来看，处方药转换为非处方药是转换的常见形式，也是非处方药上市的重要途径之一。2004年我国颁布了《关于开展处方药与非处方药转换评价工作的通知》（国食药监安〔2004〕101号），开始进行处方药与非处方药转换评价工作。

（一）处方药转换为非处方药

转换申请采取了负面清单管理的方式，除规定情况外，企业可对生产或代理的处方药提出转换评价为非处方药的申请。

1. 除外情况　以下情况不能申请处方药转换为非处方药：①新药监测期内；②急救和其他患者不宜自我药疗的疾病，如肿瘤、青光眼、消化道溃疡、精神病、糖尿病、肝病、肾病、心脑血管疾病、性传播疾病等；③消费者不便自我使用的剂型，如注射剂、埋植剂等；④用药期间需专业人员监护和指导；⑤需特殊保存条件；⑥全身抗菌药、激素（避孕药除外）；⑦含毒性中药材且不能证明其安全性；⑧原料药、药用辅料、中药材、饮片；⑨国家规定的医疗用毒性药品、麻醉药品、精神药品和放射性药品及其他特殊管理药品；⑩其他不符合非处方药要求的。

2. 转换评价流程　经国家药品监督管理局批准上市的处方药，符合申请范围的，国内生产企业或进口药品代理商可向所在地省级药品监督管理部门提出申请，并提供相关资料。省级药品监督管理部门对申请资格、证明文件、申报资料的完整性和真实性进行初审，通过后集中并行文报送至国家药品监督管理局；否则予以退审。国家药品监督管理局对报送资料进行审查，符合条件的组织有关单位和专家按照"应用安全、疗效确切、质量稳定、使用方便"的原则进行医学和药学评价，并定期公布处方药转换为非处方药的品种名单及其说明书。

（二）非处方药转换为处方药

与处方药转换为非处方药由企业自主申报不同，非处方药转换为处方药的主动权不在企业。国家药品监督管理局对已批准为非处方药品种开展监测和评价，对存在安全隐患或不适宜按非处方药管理的品种将及时转换为处方药管理。

各省、自治区、直辖市药品监督管理局及时收集汇总非处方药品种的意见，特别是药品安全性情况，及时向国家药品监督管理局反馈；同时，其他药品生产、经营、使用、监管单位认为非处方药存在安全隐患或不适宜按非处方药管理的情况，也可向所在地省级药品监督管理部门或国家药品监督管理局提出转换申请或意见。

本章小结

1. 按照药品经营方式划分，可将药品经营企业划分为批发企业和零售企业。开办药品经营企业需要具备一定的资质条件，必须执行严格的申报与审批程序。

2. GSP 是加强药品经营质量管理的主要法律依据。GSP 对药品经营机构与人员、经营设备设施等硬件条件以及经营管理制度等软件条件均有具体的要求与规定。

3. 药品流通中的监督管理是指政府有关部门根据国家药品管理法律法规对药品流通过程中相关主体各种行为进行监督管理活动的总称。其主要工作内容包括：药品生产企业和经营企业购销药品的监督管理、医疗机构采购与存储药品的监督管理和药品销售人员监督管理。

4. 互联网药品交易服务是指通过互联网提供药品交易服务的电子商务活动。提供互联网药品交易服务企业必须具备一定的资质条件，并经过审查验收并取得相应的资格证书，方可从事经营活动。

5. 处方药和非处方药在经营、流通中管理的依据、内容等均不相同，但是二者在符合条件的情况下，可以相互转变分类。

思考题

1. 根据国家药品监督管理局统计，截至 2021 年 6 月底，全国共有《药品经营许可证》持证企业 59.89 万家。其中，批发企业 1.33 万家，零售连锁总部 6 619 家，零售连锁门店 32.96 万家，单体药店 24.94 万家。药品经营企业数量多、规模参差不齐、市场竞争形式复杂。请思考实施药品经营质量管理规范对促进我国药品经营行业发展的重要意义。

2. 从我国的法律法规的历史变迁出发，思考我国药品经营质量监管的变化趋势及变化原因。

3. 对药品经营质量开展监管的重要性有哪些？

（崔　丹　毛宗福）

第十一章　医疗机构药事管理

本章主要介绍医疗机构药事和药事管理的概念,医疗机构药学服务的由来,医疗机构药学部门工作的主要内容、组织机构、人员编制及要求,医疗机构药品采购管理、库存管理、经营管理、医疗机构制剂的概念、门(急)诊调剂工作、住院部调剂工作的特点和组织形式,处方的格式、管理制度、审查、调配和点评,静脉药物集中调配业务的工作内容,医疗机构不合理用药的主要表现、后果、因素及药物临床应用管理的措施,临床药学和药学保健的概念和主要内容。通过本章的学习,学生应熟悉医疗机构药事管理的主要工作内容和相关法律法规,了解加强医疗机构药事管理,促进合理用药,进行临床药学服务的重要性。

第一节　医疗机构药事管理概述

近年来,我国卫生健康事业迅猛发展,医疗卫生机构的服务体系总体规模、宏观与微观管理均发生了重大变化,逐步建成了具有中国特色的医疗服务体系。

一、医疗机构药事管理相关概念

(一)医疗机构的药学服务

医疗机构药学服务是指围绕提高患者生命质量的目标,在预防保健、医疗服务过程中为公众提供直接的、负责任的与药物治疗有关的服务。药学服务作为医疗服务的一部分,具有重要地位。

20世纪,医疗机构药学服务经历了成长、发展和变革的漫长历史过程。20世纪中叶,医院药房实行以"药品为中心"的制度,提供以保障临床药品供应为主的服务。主要任务由单纯的调配药剂和药品保管,拓展到药物调剂、制剂、质量检验、药品供应与管理四项基本任务。随着医学模式从生物医学向生物心理社会医学模式转化,"以患者为中心"的观念成为医疗机构医疗服务的中心思想。自20世纪80年代初开始,城市大中型医院药剂科纷纷设立临床药学室,或者选派业务水平高、医药知识和临床经验丰富的药师参与临床诊疗,参加病区查房、会诊,开展治疗药物监测(therapy drug monitoring,TDM)和药物不良反应监测,编印药讯,开展面向医务人员和患者的用药咨询,协助指导患者合理用药等。

20世纪90年代,"以患者为中心"的医疗机构药学服务模式率先在美国诞生,即临床药学服务(clinical pharmacy services)。在临床药学服务过程中,药师直接对患者药物治疗过程和结果负责。药师在病区面对面地直接接触住院患者,参与患者药物治疗方案的制订、实施、监控和结果评价,与医生共同承担与患者用药有关的医疗服务,并对药物治疗结果负责任。

(二)医疗机构药事的概念及药事管理

1. 医疗机构药事(medical institutional pharmacy affairs)　泛指在以医院为代表的医疗机构中,一切与药品和药学服务有关的事务。涉及医疗机构中从药品的监督管理、采购供应、储存保管、调剂制剂、质量管理、临床应用、经济核算到临床药学、药学信息和科技开发;从药学部内部的组织机构、人员配备、设施设备、规章制度到与外部的沟通联系、信息交流等一切与药品和药学服务有关的事项。

2. 医疗机构药事管理（institutional pharmacy administration） 是指医疗机构以患者为中心，以临床药学为基础，对临床用药全过程进行有效的组织实施与管理，促进临床科学、合理用药的药学技术服务和相关的药品管理工作。

医疗机构药事管理的特点：专业性、实践性和服务性。专业性是指医疗机构药事管理具有明显的药学专业技术的特征，只有专业技术人员才可以胜任。实践性是指医疗机构药事管理是各种管理职能和方法在医疗机构药事活动中的实际运用。服务性，即为医疗机构药学服务工作的正常运行和不断发展提供保障，围绕医疗机构医疗服务的总目标，高质高效地向患者和社会提供医疗卫生保健的综合服务。

（三）医疗机构的药学部门

随着现代医药学的发展，特别是随着新药临床研究和临床药学的发展，医院药房已经从传统的医技型科室逐步向临床职能型科室过渡，形成集药品供应、采购、制剂、调剂、临床药学、药学服务、科研、管理于一体的综合型科室。

《医疗机构药事管理规定》明确指出，医疗机构应当根据本机构功能、任务、规模设置相应的药学部门，配备和提供与药学部门工作任务相适应的专业技术人员、设备和设施。三级医院设置药学部，并可根据实际情况设置二级科室；二级医院设置药剂科；其他医疗机构设置药房。为统一起见，以下统称为药学部门。

二、医疗机构药学部门的组织结构

为实现新医药卫生体制改革下药事工作职能的转变，《医疗机构药事管理规定》要求医疗机构应当根据本机构功能、任务、规模设置相应的药学部门，配备和提供药学部门工作任务相适应的专业技术人员、设备和设施。三级医院设置药学部，并根据实际情况设置二级科室（如药剂科或临床药学科、制剂科、静脉配置中心等）；二级医院设置药学部（科）；其他医疗机构设置药房。通常三级医院药学部门设置的科室主要包括以下五个部门。

1. 药品科 负责药品采购、验收、养护、库存管理、药品价格管理、医疗保险药品信息匹配及医疗机构药品网络信息管理工作。

2. 调剂科 下设门诊药房（中药房、西药房、急诊药房）和住院药房，可根据医院的需求设立麻醉药房、儿科药房，负责门诊患者、住院患者的用药调配工作，提供药学咨询和其他药学技术服务。

3. 临床药学科 开展临床药学服务工作，参与临床药物治疗决策，开展药学查房，参与会诊，参与抗菌药物管理，承担药品不良反应报告与药物警戒、药学信息咨询、临床用药评价、治疗药物监测、药学信息编辑，协助开展药物临床试验等工作，承担药学实习生及进修人员的教学指导工作。

4. 制剂室 下设制剂室、药检室、制剂研发室、静脉药物配置中心等，负责本医疗机构的生产、检验、质量监督、制剂开发研究及静脉药物配置等工作。

5. 办公室 负责贯彻执行各项国家药事管理法律法规、部门规章，起草本医疗机构药事管理规章制度、工作计划，并监督医疗机构各项药事管理制度的实施和执行；协调药学部门各个部门工作及医院其他部门的工作，组织对药学部人员进行绩效考核、人员培训；并负责各部门的设备维修、请领办公用品等后勤保障工作。

图 11-1 为我国综合性三级医院药学部可设置的组织机构示意图。各医院可以参照并结合自身实际设置必需的部门。

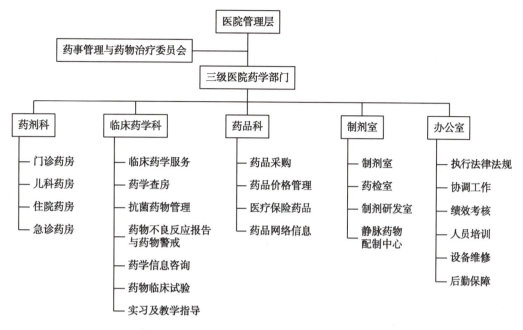

图 11-1　我国综合性三级医院药学部可设置的组织机构图

药学部的组织机构属于直线型组织结构类型。其特点是：组织中的各级机构按垂直系统直线排列，各级主管人员对所属下级拥有直接的领导职权，组织中的每个成员只对直接上级负责。

（一）管理层次的划分

合理的组织结构应当构建严格的权力等级与管理幅度。药学部主任对医疗机构负责人负责，药学部内各科的主管对药学部主任负责。药学部主任通过科室负责人（或部门主管）组织、协调和指挥各具体岗位的工作人员，其管理幅度比较小，有利于药学部主任集中更多的精力促进药学部的提高和发展。

（二）部门职责的划分

药学部的各部门基本上是按职能划分的，即根据产出专业化的原则，以工作或任务的性质为基础来划分部门。直接从事药品供应和药学服务的科室（如门、急诊药房，住院药房，中药房，静脉用药配制中心，临床药学室等）为药学部的基本职能部门；保障药品供应和支撑药学服务的科室（如药品物流中心、制剂室、药品检验室、药学研究室等）为派生的职能部门。

（三）职权与责任的划分

药学部的各部门是根据业务活动的职能和目标设计的。组织中的每个部门和岗位具有基本职责。例如，负责药品供应的药师必须履行药品购入、保管、发放的职责，有权拒绝不符合规定的药品采购和请领要求。

三、医疗机构药学部门的人员管理

医疗机构药学部门的人员配备是指在合理的组织结构基础上为不同的岗位选配合适的人员。人员配备的目标是：紧密结合组织中岗位与人员的特点，实现人员与功能的最佳组合，促进人员与医疗机构药学事业的不断发展。

（一）人员配备的基本原则

1. 功能需要原则　人员配备是为各个职位配备合适的人员，首先要满足组织功能的需要，因事择人。药学部是多功能的组织，既有供应药品和指导临床合理用药的服务功能，也有医疗机构制剂配制、静脉药物配制、药品质量控制、临床药学研究等功能，应根据任务量及各项任务的具体要求配备具有相应知识技能和工作能力的人力资源。

2．能级对应原则　不同的岗位赋予人员不同的权力和责任，因而对人员的要求也不相同。各级人员的学历、资历、工作能力、素质都应与其所占据的职位相称，各个岗位配置称职的人员。唯有如此，才能做到人尽其才、各尽所能。

3．比例合理原则　为了保证医院药学部门工作的正常开展，各类药学专业技术人员的比例应当合理。首先，医院临床医务人员与药学专业技术人员之间的比例应合理；其次，医院药学部内部不同层次人员的比例应适当。

4．动态发展原则　医院药学部的人员配备应当随着医院药学工作范围的扩大、药学业务技术含量的提高而不断调整。医院药学部人才结构调整可以通过自己培养或引进复合型人才实现，如既有药学专业技术背景，又具备信息科学技术的信息药师；也可以通过吸纳其他学科和专业的人才实现，如生物统计、大数据信息技术和生物医学工程等非药学专业人才。

（二）医院药学部门的人员编制及要求

根据 2010 年 12 月我国卫生部颁布的《二、三级综合医院药学部门基本标准（试行）》及由卫生部、国家中医药管理局、中国人民解放军总后勤部卫生部于 2011 年 1 月 30 日发布的《医疗机构药事管理规定》规定，医疗机构药学部门的人员编制及要求如下。

1. 三级医院药学部、二级医院药剂科的药学专业技术人员数量均不得少于医院卫生专业技术人员总数的 8%；设置静脉用药调配中心、对静脉用药实行集中调配的药学部（药剂科），所需的人员以及药学部（药剂科）的药品会计、运送药品的工人，应当按照实际需要另行配备。

2. 三级医院药学部的药学人员中具有高等医药院校临床药学专业或者药学专业全日制本科毕业以上学历的人员，应当不低于药学专业技术人员总数的 30%，二级医院药剂科的比例则不得低于 20%。

3. 三级医院药学部的药学专业技术人员中具有副高级以上药学专业技术职务任职资格的应当不低于 13%，教学医院应当不低于 15%，二级医院药剂科则不得低于 6%。

4. 医疗机构应当根据本机构性质、任务、规模配备适当数量的临床药师，三级医院临床药师不少于 5 名，二级医院临床药师不少于 3 名。

5. 三级医院药学部负责人应由具有药学专业或药学管理专业本科以上学历并具有本专业高级技术职务任职资格者担任；二级医院药剂科负责人应由具有药学专业或药学管理专业专科以上学历并具有本专业中级以上技术职务任职资格者担任；一级医院和其他医疗机构药房负责人应由具有药学专业中专以上学历并具有药师以上药学专业技术职务任职资格者担任。

（三）医院药学部人员的职责分工

药学部的人员分为行政管理人员、专业技术人员和辅助人员 3 大类。药学部各类人员都必须接受过必要的教育或培训，取得与所从事业务相应的资格。行政管理人员指药学部的正副主任、各专业科室的主管（药学部的各专业科室应设科主任），全面负责药学部的行政和业务技术管理工作，制定本医疗机构药学发展规划和各项管理制度并组织实施，对所属各业务科室进行检查、指导、监督、考核和必要的奖惩。

专业技术人员，即具有中专以上学历和专业技术职称的人员，是医疗机构药学工作的主体，主要是药士、药师、主管药师、副主任药师和主任药师系列的药学专业技术人员，也包括负责配置制剂、计算机系统维护和仪器设备维护的工程技术人员。他们承担着药学部各项关键性专业技术工作。

辅助人员是药学部通过合同方式聘用的非药学专业技术人员，如财会人员、配制制剂人员、勤杂人员等，在专业技术人员的指导下完成各项具体操作。

四、药事管理与药物治疗学委员会

（一）药事管理与药物治疗学委员会的性质和组成

《医疗机构药事管理规定》明确规定：二级以上医院应当设立药事管理与药物治疗学委员会（Pharmacy Administration and Medicine Therapeutics Committee），其他医疗机构应当成立药事管理与药物治疗学组。

药事管理与药物治疗学委员会（组）是医疗机构药品管理的监督机构，也是对医疗机构各项重要药事工作作出专门决定的专业技术组织。医疗机构负责人任药事管理与药物治疗学委员会（组）主任委员，药学和医务部门负责人任药事管理与药物治疗学委员会（组）副主任委员。

二级以上医院药事管理与药物治疗学委员会委员由具有高级技术职务任职资格的药学、临床医学、护理和医院感染管理、医疗行政管理等人员组成。

成立医疗机构药事管理与药物治疗学组的医疗机构由药学、医务、护理、医院感染、临床科室等部门负责人和具有药师、医师以上专业技术职务任职资格的人员组成。药事管理与药物治疗学委员会（组）应当建立健全相应的工作制度，日常工作由药学部门负责。

（二）药事管理与药物治疗学委员会的职责和作用

1. 药事管理与药物治疗学委员会的职责

（1）贯彻执行医疗卫生及药事管理等有关法律、法规、规章。审核制定本机构药事管理和药学工作规章制度，并监督实施。

（2）制定本机构药品处方集和基本用药供应目录。

（3）推动药物治疗相关临床诊疗指南和药物临床应用指导原则的制定与实施，监测、评估本机构药物使用情况，提出干预和改进措施，指导临床合理用药。

（4）分析、评估用药风险和药品不良反应、药品损害事件，提供咨询与指导。

（5）建立药品遴选制度，审核本机构临床科室申请的新购入药品、调整药品品种或者供应企业和申报医院制剂等事宜。

（6）监督、指导麻醉药品、精神药品、医疗用毒性药品及放射性药品的临床使用与规范化管理。

（7）对医务人员进行有关药事管理法律法规、规章制度和合理用药知识的教育培训；向公众宣传安全用药知识。

2. 药事管理与药物治疗学委员会的主要作用　药事管理与药物治疗学委员会根据国家法律和政策制定医院药品使用的方针政策，统一认识，协商解决各种用药问题。通过监督、指导本医疗机构科学管理药品和合理用药，加强医疗机构的药品管理、提高药物治疗水平、推动合理用药，具体而言，有以下作用。

（1）监督管理：药事管理与药物治疗学委员会组织监督检查全院药品的使用情况，审查和批准院内基本药品目录和处方集，对重大医疗事故中涉及药品使用的部分进行组织调查和进行裁决，及时纠正药品管理失当和不合理用药现象。

（2）信息沟通：药事管理与药物治疗学委员会的人员组成有医院用药科室的负责人，医院内部的重大的药事必须经过该委员会研究讨论，无形中构成一条药物供需的信息渠道。医院药学部门可以通过药事管理与药物治疗学委员会向全院发布最新消息，各临床科室的反馈意见也能及时和比较准确地传达到药学部门，有利于及时发现问题和解决问题。

（3）咨询指导：医院药事管理与药物治疗学委员会具有综合性质的管理型团体，汇集了本院临床医学、药学的专家，在临床药物治疗学领域具有较高的学术权威性。尤其是专家熟悉本院的临床用药情况和需求，可以在新药遴选，制剂审定，淘汰疗效不确切、毒副作用大的药品品种，审查药学部门提出的药品消耗预算方面发挥着重要作用；而且能解答临床用药过程中遇到的各种问题,由他们整体协同全院的合理用药教学的科研工作,对全院医务人员的用药行为会产生积极影响。

第二节 医疗机构药品的供应管理

一、药品采购管理及集中招标采购

(一)药品采购管理

药品采购工作是医疗机构药品供应的重要原则,是为了满足医疗服务的需要而获得必需药品的过程,其工作质量的优劣直接影响医疗机构医疗质量和经济效益。采购药品管理的主要目标是依法、适时购进质量优良、价格合适的药品。

1.医疗机构采购药品的原则 遵守国家法律、法规,依法购药,《药品管理法》和国家药品监督管理部门、卫生健康部门、医疗保障部门的规章的有关条款,对医疗机构购药作出了明确规定。

(1)《药品管理法》规定:①医疗机构必须从具有药品生产、经营资格的企业购进药品。②医疗机构购进药品,必须建立并执行进货检查验收制度,验明药品合格证明和其他标识;不符合规定要求的,不得购进和使用。③医疗机构购进药品,必须有真实、完整的药品购进记录。④个人设置的门诊部、诊所等医疗机构不得配备常用药品和急救药品以外的其他药品。

(2)医疗机构应当根据《国家基本药物目录》《处方管理办法》《药品采购供应质量管理规范》、本机构《药品处方集》和《基本用药供应目录》,制订药品采购计划,购入药品:①药学部门应基于新药动态和市场信息制订药品采购计划,加速周转,减少库存,保证药品供应。同时,做好药品成本核算和账务管理。②医疗机构必须从政府药品集中招标采购网上进行药品采购。药学部门要制定和规范药品采购工作程序,建立并执行药品进货检查验收制度,验明药品合格证明和其他标识;不符合规定要求的,不得购进和使用。药学部门对购入药品质量有异议时,医疗机构可委托国家认定资格的药品检验部门进行抽检。经药事管理与药物治疗学委员会审核批准,除核医学科可购售本专业所需的放射性药品外,其他科室不得从事药物配制或药品购售工作。

2.药品采购的程序 药品采购形式有集中招标采购、邀请招标采购、询价采购等。不同的采购形式其运作程序不尽相同,但一般都包括了以下几个环节。

(1)制订药品采购计划:由药学部门依据临床需要和库存情况,确定拟采购的药品品种规格和数量。由医疗机构药事管理与药物治疗委员会审核并确定采购计划。

(2)确定采购方式:参加招标采购的,根据需要委托招标代理机构,编制和发送采购工作文件。竞争性谈判采购或询价采购的,应按照质量价格比优化的原则进行采购。

(3)选择供应企业:选择供应企业的首要条件是企业必须具备药品生产或经营的合法资格,即药品生产企业需持有效的《药品生产许可证》和与所采购药品相对应的质量管理证明文件,药品经营企业需持有效的《药品经营许可证》和相应的药品经营质量管理证明文件。

(4)进行评审和谈判:仔细评审企业提交的资料,综合评价企业资质、企业信誉、企业供货能力、药品质量、药品价格等因素,依据一定的程序与企业进行谈判,确定供货企业按一定方式供货。

(5)签订购销合同:购销合同应符合《中华人民共和国合同法》的规定,明确供货企业和供应药品品种品牌、规格、数量、价格、供应方式、质量条款以及违约责任等其他需要约定的事项。值得注意的是提供药品与失效期之间的时限也应加以约定。

(6)配送与验收工作:企业按合同约定配送药品后,医疗机构药学部门应按规定验明药品合格证明,建立购进记录,做到票、账、货相符。根据原始凭证,严格按照有关规定逐批验收并记录。

必要时应抽样送检验机构检验。验收药品质量时,应按照规定同时检查包装、标签、说明书等内容。

(二)集中带量采购

1. 集中带量采购的含义与作用 药品带量采购是指在药品集中采购过程中开展招投标或谈判议价时,明确采购数量,厂家进行报价及议价,针对具体的数量报价,价低者中标。其核心为"以量换价",即采购时以合同形式承诺在采购周期内完成约定采购量,通过以量换价确保使用,明确医药企业的预期市场份额,使其不必再为药品进入医疗机构使用而开展临床促销工作,真正挤掉药品虚高的空间,引导药品价格回归合理水平。带量采购可以理解为大型"团购"或"拼团"。目前从采购方,很多医疗机构组成采购集团进行"拼团"采购。我国实行带量采购的区域,采购产品需要占到总使用量的60%~70%,相当于一个大的"团购"。

首批国家组织的药品集中采购试点于2019年4月全面落地实施,针对"4+7"11个地区包括北京、上海、天津、重庆4个直辖市和广州、深圳、沈阳、大连、西安、成都、厦门7个城市。首批集中采购中选品种共计25个,按通用名明确具体采购数量,合并剂型,仅区分口服和注射,规定一年采购周期。随后"4+7城市扩围"将集中采购试点推广到除福建、河北以外的其他25个省份,增加了中选企业数量,延长了采购周期。

2021年1月,国务院办公厅印发《关于推动药品集中带量采购工作常态化制度化开展的意见》,标志着药品集中带量采购工作进入常态化、制度化、规范化的新阶段。对明确覆盖范围、完善采购规则、强化保障措施、优化配套政策、健全运行机制、强化组织保障等方面作了部署,成为开展集中带量采购工作的纲领。

药品带量采购首先将通过一致性评价的仿制药纳入遴选范围,使质量和疗效类似的药品"同台竞争",避免了"劣币驱逐良币"的现象。中标企业通过降低药品价格,换来销量上的提升,以价格换市场,有效地抵消了降价对企业利润的影响。其次,药品招标采购方、配送方和生产企业销售方签订三方购货合同,生产企业与配送企业实行捆绑,统一集中配送,通过招标和采购环节挂钩,巧妙实现招采合一,从制度层面改变了以前只招不采、中标价格形同虚设、药价虚高的局面。第三,带量采购将保障、支付、价格和采购职能整合于一体。医保部门作为采购主体,在采购合同中明确预定预付比例。医疗机构可以提前收到医保基金的预付款,规定医疗机构在30天内将药款及时结算给药企,医院和企业的资金流能够得到有力保障,减轻了医院和药企的后顾之忧。

2. 集中带量采购的原则 药品带量采购包括以下基本原则。

(1)坚持需求导向,质量优先。根据临床用药需求,结合医保基金和患者承受能力,合理确定集中带量采购药品范围,保障药品质量和供应,满足人民群众基本医疗用药需求。

(2)坚持市场主导,促进竞争。建立公开透明的市场竞争机制,引导企业以成本和质量为基础开展公平竞争,完善市场发现价格的机制。

(3)坚持招采合一,量价挂钩。明确采购量,以量换价、确保使用,畅通采购、使用、结算等环节,有效治理药品回扣。

(4)坚持政策衔接,部门协同。完善药品质量监管、生产供应、流通配送、医疗服务、医保支付、市场监管等配套政策,加强部门联动,注重改革系统集成、协同高效,与药品集中带量采购制度相互支持、相互促进。

3. 集中带量采购的规则

(1)药品采购量基数。根据医疗机构报送的需求量,结合上年度使用量、临床使用状况和医疗技术进步等因素核定药品采购量的基数。约定采购比例根据药品临床使用特征、市场竞争格局和中选企业数量等合理确定,并在保障质量和供应、防范垄断的前提下尽可能提高。约定采购量根据采购量基数和约定采购比例确定,在采购文书中公开。

(2)竞争规则。对通过一致性评价的仿制药、原研药和参比制剂不设置质量分组,直接以通用名为竞争单元开展集中带量采购，不得设置保护性或歧视性条款。对一致性评价尚未覆盖的药品品种，要明确采购质量要求，同通用名药品分组原则上不超过 2 个。按照合理差比价关系，将临床功效类似的同通用名药品同一给药途径的不同剂型、规格、包装及其采购量合并，促进竞争。探索对适应证或功能主治相似的不同通用名药品合并开展集中带量采购。挂网药品通过一致性评价的仿制药数量超过 3 个的，在确保供应的前提下，集中带量采购不再选用未通过一致性评价的产品。

（3）中选规则。基于现有市场价格确定采购药品最高有效申报价等入围条件。根据市场竞争格局、供应能力确定可中选企业数量，体现规模效应和有效竞争。企业自愿参与、自主报价。通过质量和价格竞争产生中选企业和中选价格。中选结果应体现量价挂钩原则，明确各家中选企业的约定采购量。同通用名药品有多家中选企业的，价格差异应公允合理。根据中选企业数量合理确定采购协议期。

（4）集中带量采购药品的使用。医疗机构应根据临床用药需求优先使用中选药品，并按采购合同完成约定采购量。医疗机构在处方信息系统中设定优先推荐选用集中带量采购品种的程序，临床医师按通用名开具处方，药学人员加强处方审核和调配。将医疗机构采购和使用中选药品情况纳入公立医疗机构绩效考核、医疗机构负责人目标责任考核范围，并作为医保总额指标制订的重要依据。

二、药品的库存管理

《药品管理法》规定："医疗机构应当有与所使用药品相适应的场所、设备、仓储设施和卫生环境，制定和执行药品保管制度，采取必要的冷藏、防冻、防潮、防虫、防鼠等措施，保证药品质量。"《医疗机构药事管理规定》规定："医疗机构应当制订和执行药品保管制度，定期对库存药品进行养护与质量检查。药品库的仓储条件和管理应符合药品采购供应质量管理规范的有关规定。""化学药品、生物制品、中成药和中药饮片应当分别储存，分类定位存放。易燃、易爆、强腐蚀性等危险性药品应当另设仓库单独储存，并设置必要的安全设施，制订相关的工作制度和应急预案。"

（一）药品保管的主要措施

1. 分类储存　按药品的自然属性分类，按区、排、号进行科学储存。做到以下几点：①"六分开"：处方药与非处方药分开；基本医疗保险药品目录的药品与其他药品分开；内用药与外用药分开；性能相互影响、容易串味的品种与其他药品分开；新药、贵重药品与其他药品分开；配制的制剂与外购药品分开。②麻醉药品、第一类精神药品、医疗用毒性药品、放射性药品专库或专柜存放。③危险性药品、易燃、易爆物专库存放。④准备退货药品、过期、霉变等不合格药品单独存放。

2. 针对影响药品质量的因素采取措施　①对易受光线影响变质的药品，存放室门窗可悬挂黑色布、纸遮光，或者存放在柜、箱内；②易受湿度影响变质的药品，应控制药库湿度，一般保持在 45%～75%；③易受温度影响变质的药品，应分库控制药库温度，冷库 2～8℃，阴凉库＜20℃，常温库 0～30℃；④采取防虫、防鼠措施。

3. 定期检查、养护，发现问题及时处理。

（二）建立并执行药品保管的制度

为保管好药品、制剂，药学部应建立以下制度：①药库人员岗位责任制；②入库验收、出库验发制度；③在库药品检查养护制度；④有效期药品管理制度；⑤病区药柜管理制度；⑥不合格药品处理制度；⑦记录；⑧药品档案制度。

（三）有效期药品管理

药品有效期是指在一定贮藏条件下，能够保证药品质量合格的期限。《药品管理法》规定，超过有效期的药品按照劣药论处。

1. 我国药品有效期的表示方法　原国家食品药品监督管理局发布的《药品说明书和标签管理规定》中规定了药品有效期应当按年月日的顺序标注，年份用四位数字表示，月、日用两位数字表示。其具体标注格式为"有效期至 ×××× 年 ×× 月"，或者"有效期至 ×××× 年 ×× 月 ×× 日"；也可以用数字和其他符号表示为"有效期至 ××××.××."或者"××××/××/××"等。有效期若标注到日，应当为起算日期对应年月日的前一天；若标注到月，应当为起算月份对应年月的前一月。

2. 世界各国对年、月、日的表示方法

（1）欧洲国家大部分是按"日月年"排列。如"10/09/2020"，或"10th Sept.2020"，即 2020 年 9 月 10 日。

（2）美国产品大多是按"月日年"排列。如上例则表示为"09/10/2020"，或"Sept.10th 2020"。

（3）日本产品按"年月日"排列。如上例表示为"20200910"。

3. 有效期药品的管理　购进药品验收时应注意该药品入库要按批号堆放或上架，出库必须贯彻"先产先出、近期先出，按批号发货"的原则。若库存药品或病区小药柜药品过期，必须按制度单独存放、销毁，绝不能发给患者使用。

4. 危险药品的管理　危险药品指受光、热、空气、水分、撞击等外界因素的影响可引起燃烧、爆炸或具有腐蚀性、刺激性和放射性的药用物质。危险药品应单独存放在合乎消防规定的危险品库房，远离病房和其他建筑物。危险品库房应指派专人负责，严格验收和领发制度。有专家根据危险药品的特性和长期的实践经验，总结归纳出 10 项管理措施：①熟悉性质；②分类保管；③堆放稳固；④包装严密；⑤通风降温；⑥严禁明火；⑦防爆装置；⑧安全操作；⑨耐火建筑；⑩消防措施。

5. 高危药物的管理　根据美国的医疗安全协会（institute for safe medication practices，ISMP）的定义，高危药物（high alert medication）亦称高警讯药物，指使用不当会对患者造成严重伤害或死亡的药物。2001 年，ISMP 最先确定的前 5 位高危药物分别是：胰岛素；安眠药及麻醉剂；注射用浓氯化钾或磷酸钾；静脉用抗凝药（肝素）；高浓度氯化钠注射液（>0.9%）。2003 年，ISMP 公布了包含 19 类及 13 项特定药物的高危药物目录，并逐年更新。2008 年 ISMP 公布的 19 类高危险药物种类为：①静脉用肾上腺素能受体激动剂；②静脉用肾上腺素能受体拮抗剂；③麻醉剂，全身、吸入或静脉给药；④静脉用抗心律失常药；⑤抗凝血药（抗血栓药），溶栓剂；⑥心脏停搏液；⑦化疗药物，注射或口服；⑧ 20% 以上浓度的葡萄糖注射液；⑨腹膜透析液或血透析液；⑩硬膜外或鞘内给药；⑪口服降糖药；⑫影响肌收缩力药物；⑬脂质体剂型；⑭中等作用强度镇静剂，静脉给药（如：咪达唑仑）；⑮中等作用强度镇静剂，小儿口服（如：水合氯醛）；⑯阿片类麻醉剂，静脉、经皮给药或口服剂型；⑰骨骼肌松弛剂；⑱静脉放射性造影剂；⑲全胃肠外营养。

目前国内对高危药物的概念还没有一个明确的定义：高危药物（high risk medication）即药物本身毒性大、不良反应严重，或因使用不当极易发生严重后果甚至危及生命的药物。也有定义称高危药物是指药理作用显著且迅速、易危害人体的药品。2008 年，国家食品药品监督管理局药品评价中心（药品不良反应监测中心）发出了"高风险品种'风险管理计划'推进行动"。医疗机构应参照国家有关规定列出医院高风险品种——"化学药品注射剂高风险品种""中药注射剂高风险品种""有严重不良反应报告的注射剂品种"目录。医疗机构应实行高危药品三级管理。中国药学会医院药学专业委员会用药安全专家组 2015 年发布了《我国高警示药品推荐目录 2015 版》，该目录借鉴了美国的医疗安全协会高警示药品目录，在国内采用德尔菲法在用药安全专家组共识基础上制定的。目录在中国药学会医院药学专业委员会网站发布后，被全国各地医疗机构广泛采用。

三、药品经营管理

（一）药品分级管理制度

医院对药品的管理实行"金额管理，重点统计，实耗实销，账物相符"的管理办法。所谓"金额管理"是指用金额控制药品在医疗机构流通的全过程，按 2012 年卫生部规划财务司《医院财务与会计实务》中相关药品管理要求进行管理。药品入库、出库、消耗、销售、库存都要按购进价或零售价进行金额核算，库存的总金额应按周转金定额加以控制。"重点统计"是指药剂科对各种医疗用毒性药品、麻醉药品、精神药品、贵重药品的领退、销售、结存都必须按数量进行统计。"实耗实销"是指药剂科和临床各科室销售、消耗的药品，按进价金额列报支出。我国医疗机构在上述管理办法的基础上，根据药品的特点，普遍实行三级管理制度。

1. 一级管理

（1）范围：麻醉药品、第一类精神药品、终止妊娠的药品和医疗用毒性药品等的药品和原料药。如吗啡缓释片、吗啡注射液、硫酸阿托品粉等。

（2）管理办法：处方要求单独存放，每日清点，必须做到账物相符，如发现药品短少，要及时追查原因，并上报领导。

2. 二级管理

（1）范围：第二类精神药品、贵重药品、高危药品。

（2）管理办法：专柜存放，专账登记。贵重药品要每日清点，精神药品定期清点，高危药品分类管理。

3. 三级管理

（1）范围：普通药品。

（2）管理办法：账物管理，季度盘点，以存定销，要求账物相符。

（二）ABC 分类管理

ABC 分类法（ABC classification），又称帕雷托分析法，也叫主次因素分析法，是项目管理中常用的一种方法。它是根据事物在技术或经济方面的主要特征，进行分类排队，分清重点和一般，从而有区别地确定管理方式的一种分析方法。在药品经营和库存管理中应用 ABC 分类管理，就是将库存药品按品种和占用资金的多少分为特别重要的库存（A 类）；一般的库存（B 类）；不重要的库存（C 类）三个等级，然后针对不同等级分别进行管理和控制。如以药品年销售额分析进行 ABC 法库存管理通常包括以下几个步骤：①收集各种药品的年销售量，商品单价等数据。②对原始数据进行整理并按要求进行计算，如计算销售额、药品品种数、累计药品品种数、累计药品品种百分数、累计销售额、累计销售额百分数等。③做 ABC 分类表。按药品销售额的大小，由高到低对所有药品种类顺序排列；将必要的原始数据和经过统计汇总的数据，如销售量销售额、销售额百分数填入；计算累计药品品种数、累计药品品种百分数、累计销售额、累计销售额百分数；将累计销售额为 60%～80% 的前若干品目定为 A 类；将销售额为 20%、30% 左右的若干品目定为 B 类；将其余的品目定为 C 类。④以累计药品品种百分数为横坐标，累计销售额百分数为纵坐标，根据 ABC 分析表中的相关数据，绘制 ABC 分析图。⑤根据 ABC 分析的结果，对 ABC 三类药品采取不同的管理策略。

除按药品价值分类外，还可以根据销售难易程度缺货产生的后果（重要性）等因素进行 ABC 分类，或者综合几种因素进行分类。总之要符合仓库管理的目标和仓库本身的具体情况。应当说明的是，应用 ABC 分析法，一般是将药品分 A、B、C 类三类。但也可以根据药品重要性分布的特性和对象的数量的大小分成两类或三类以上。

第三节　医疗机构制剂的管理

一、医疗机构制剂概述

医疗机构制剂,是指医疗机构根据本单位临床需要经过批准而配制、自用的固定处方制剂。医院制剂中一些新剂型、新配方是部分新药开发的前体。医疗机构配制制剂属于药品生产的范畴。我国医疗机构制剂定位于市场供应不足的补充品种。然而,医疗机构制剂存在小批量、多品种、配制环境及设施设备差的问题,与药品生产企业相比,部分医疗机构的质量检验机构不健全,质量管理不严格,由此可能引起制剂的质量问题。因此国内外药品监督管理部门普遍加强了对医疗机构制剂质量的监督管理,并限制配制大输液等生产条件要求相对较高的品种。目前我国医疗机构制剂在整体发展态势上与以往相比呈相对萎缩态势,主要作为药品市场供应不足的补充。

二、医疗机构制剂的法制化管理

为了保证医疗机构制剂的安全性和有效性,1984 年卫生部根据《药品管理法》的规定,对配制医疗机构制剂实行制剂许可证制度,对部分品种规定了审批程序,并组织编写出版了《医院制剂规范》,建立了对医院制剂的法制化管理制度,取得了一定效果。1998 年,国家药品监督管理局成立后,在制药企业全面推进 GMP 制度,药品质量明显提高,品种、规格、数量得到很大丰富。然而,医疗机构的性质和任务与药品生产企业不同,不具备大量投资新建、改建制剂厂房,以达到生产企业药品 GMP 要求。而医疗卫生体制改革对药物治疗、合理用药等各方面提出更高要求,也对医疗机构制剂配制质量及其管理提出更严格的要求。国家药品监督管理部门颁布了《医疗机构制剂质量管理规范》,试图缩小医疗机构制剂与上市药品之间的质量差别。

(一)医疗机构制剂相关法律法规的颁布与实施

根据《药品管理法》的规定,国家药品监督管理部门于 2001 年 3 月 13 日发布了《医疗机构制剂配制质量管理规范》。国家药品监督管理部门于 2005 年先后颁布了《医疗机构制剂配制监督管理办法(试行)》和《医疗机构制剂注册管理办法(试行)》。2019 年修订的《中华人民共和国药品管理法》在第四章中,对医疗机构配制制剂作出明确规定。一是医疗机构配制制剂实行许可证制度,必须经省级药品监督管理部门验收合格,予以批准,方可设立制剂室;二是医疗机构制剂实行注册管理制度,必须报送有关资料和样品,经省级药品监督管理部门批准,方可配制。

(二)实行医疗机构制剂许可证制度

《药品管理法》规定:"医疗机构配制制剂,应当经所在地省、自治区、直辖市人民政府药品监督管理部门批准,取得医疗机构制剂许可证。无医疗机构制剂许可证的,不得配制制剂。医疗机构制剂许可证应当标明有效期,到期重新审查发证"。

(三)医疗机构制剂管理制度

《药品管理法》等相关法律法规规定:①"医疗机构配制的制剂,应当是本单位临床需要而市场上没有供应的品种,并应当经所在地省、自治区、直辖市人民政府药品监督管理部门批准;但是,法律对配制中药制剂另有规定的除外"。②"医疗机构配制制剂,必须按照国务院药品监督管理部门的规定报送有关资料和样品,经所在地省、自治区、直辖市人民政府药品监督管理部门批准,并发给制剂批准文号后,方可配制"。

2005 年 8 月 1 日施行的《医疗机构制剂注册管理办法》对制剂配制范围做了进一步规定。有下列情形之一者，不得作为医疗机构制剂申请注册：①市场上已有供应的品种；②含有未经国家食品药品监督管理局批准的活性成分的品种；③除变态反应原外的生物制品；④中药注射剂；⑤中药、化学药组成的复方制剂；⑥麻醉药品、精神药品、医疗用毒性药品、放射性药品；⑦其他不符合国家有关规定的制剂。同时，允许无制剂许可证的医疗机构申请委托配制中药制剂的注册。

申请医疗机构制剂注册的申请人应当是持有《医疗机构执业许可证》，并取得《医疗机构制剂许可证》的医疗机构。申请时应向省级食品药品监督管理部门提出申请，并报送有关资料和样品。省级食品药品监督管理部门在完成技术审评后，作出是否许可的决定。

准予配制的医疗机构制剂应持有《医疗机构制剂注册批件》及制剂批准文号。医疗机构制剂批准文号的格式为：x 药制字 H(z)+4 位年号 +4 位流水号。其中 x 是省、自治区、直辖市的简称；H 是化学制剂的代号；z 是中药制剂的代号。

（四）医疗机构制剂检验、使用规定

《药品管理法》及相关法律法规规定：①医疗机构配制的制剂必须按照规定进行质量检验；②合格的，凭医师处方在本单位使用；③医疗机构配制的制剂，不得在市场销售或者变相销售，不得发布医疗机构制剂广告；④经国务院或省、自治区、直辖市人民政府的药品监督管理部门批准，医疗机构配制的制剂可以在指定的医疗机构之间调剂使用。

第四节　调剂和处方管理

调剂业务管理是医疗机构药事管理的重要内容。药品调剂工作是药学部最重要的常规业务工作之一，工作量约占整个药学部业务工作的 50%～70%。调剂业务是药学部直接为患者提供临床服务的窗口，同时也是药师与医生、护士联系、沟通的重要途径。调剂工作的质量反映了医院医疗服务的质量。

《医疗机构药事管理规定》对调剂业务和处方管理作出了明确规定：药品调剂工作是药学技术服务的重要组成部分。医疗机构门、急诊药品调剂室应实行大窗口或者柜台式发药。住院（病房）药品调剂室对注射剂按日剂量配发，对口服制剂药品实行单剂量调剂配发。药学专业技术人员应当严格按照《中华人民共和国药品管理法》《处方管理办法》等有关法律、法规、规章制度和技术操作规程，认真审核处方或者用药医嘱，经适宜性审核后调剂配发药品。发出药品时应当告知用法、用量和注意事项，指导患者安全用药。为保障患者用药安全，除药品质量原因外，药品一经发出，不得退换。肠外营养液、危害药品静脉用药应当实行集中调配供应。医疗机构根据临床需要建立静脉用药调配中心（室），实行集中调配供应。

调剂管理可以分为流程管理和质量管理。流程管理涉及维持调剂工作进行的各个环节，包括调剂工作流程的合理化、候药室管理、药品分装、账卡登记、二级药品库存的管理、药品消耗统计、人员调配和调剂室环境质量监控管理等。质量管理主要指从接受处方到向患者交代用药注意事项全过程方面的质量管理，包括药品分装质量、调剂技术和自动发药设备质量、处方核对、用药指导等方面的内容。

一、调剂工作概述

（一）调剂的概念

调剂（dispensing），又称为调配处方，通常称为配药、配方或发药，是指药师接受处方到交付

患者药品的全过程。调剂的过程包括：收方（包括从患者处接收医生的处方，从病房医护人员处接收处方或请领单）；审核处方；调配药剂及取出药品；核对处方与药剂、药品；发给患者（或病房护士）并进行交代和答复询问的全过程。调剂是专业性、技术性、管理性、法律性、事务性、经济性综合一体的活动过程，也是药师、医生、护士、患者（或患者家属）、一般药剂人员、会计协同活动的过程。

医疗机构药学部的调剂工作大体可分为：门诊调剂（包括急诊调剂）、住院部调剂、中药配方三部分。

（二）调剂的流程和步骤

调剂是一个过程，其活动流程如图 11-2 所示。

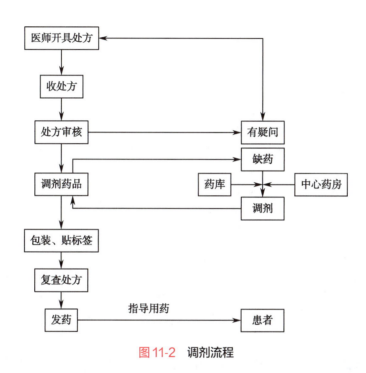

图 11-2　调剂流程

调剂活动可主要分为 7 个步骤：①收处方；②审核处方；③调剂药品；④包装、贴标签；⑤复查处方；⑥发药；⑦指导用药。药房药师在调配处方中应保证处方的正确性以及正确调配和使用药品，具体操作活动应由其他药剂人员完成。

（三）调剂业务管理的目的

1. 提高调剂工作效率　应充分发掘现有调剂的技术潜力，如运用信息技术，高效地分流患者，提高调剂工作的效率，以降低调剂人员的劳动负荷。可根据医院处方量的规模，组织设计或引进自动调剂系统，将药师从繁重的药品调剂操作中解放出来，以便有更多时间为患者提供药学咨询服务，并不断提高调剂业务的专业知识和技术含量。

2. 保证调剂工作质量　首先要严格规范化操作，严守各项调剂规章制度，降低调剂差错率。其次要增强调剂工作流程的科学性和合理性，提高患者满意度。在此基础上，加强对患者的用药指导，如开展用药咨询指导等业务，推动临床合理用药。

3. 推动调剂业务发展　增强调剂工作流程的科学性和合理性，组织设计或引进自动化的调剂系统，将药师从劳动密集型的调剂操作中解放出来，腾出更多的时间向患者提供药学保健服务，提高调剂服务的专业知识和技术含量。

二、调剂业务管理

（一）门（急）诊调剂工作的组织

门诊和急诊调剂工作均面对的是流动的患者。门诊调剂工作特点是：作业量大，具有明显的周期性，如高峰时期门诊大厅人满为患，药师应接不暇，患者取药需要等待很长的时间，而低峰时期，只有少数患者取药，药师显得无所事事。急诊调剂工作特点是：救治紧急性、需要应急作业，工作的重点在于充分做好应付突发事件的应急准备，尤其是保障急救药品的供应。

门（急）诊调剂工作应当根据医院门诊量和调配处方量，选择适宜的配方方法。实行窗口发药的配方方法有三种形式。

1. 独立配方法 即从收方、审方、配方、贴签、核对到发药均由一位药师完成。优点是节省人力、责任清楚。由于由一人独立配方，从程序上不易纠正可能发生的差错，因此对调剂人员的要求比较高。独立配方发药方法一般适合于小药房和急诊药房的调剂工作。

2. 流水作业配方法 即多人协同完成整个收方发药过程，通常由 1 人收方和审查处方，1～2 人调配处方、取药，另设 1 人专门核对和发药。这种方法适用于大医院门诊调剂室以及候药患者比较多的情况。流水作业必须规范配方制度，以确保配方的准确性和高效率。

3. 综合法 独立配方与流水作业结合的方法，每个发药窗口配备 2 名调剂药师，1 人负责收方、审查处方和核对发药，另外 1 人负责配方。这种配方方法效率高、差错少、人员占用数量合适，符合调剂工作规范化的要求，适用于各类医院门诊调剂室。

4. 人机结合法 独立审方发药与机械发药系统调配药品相结合，一套发药系统匹配 2 个以上窗口，每个窗口配备一名审方发药人员，负责处方审核与药品的发放。这种形式占用人员较少，专岗专人，差错率低，调剂准确，处方调剂时间短，效率高。现有的新建医院多采用此模式。

（二）住院部调剂工作的组织

综合性医疗机构通常设有住院药房，负责面向住院患者的药品调剂工作。住院部与门诊调剂有所不同，既要准确无误，而且还要考虑是否有利于提高患者的依从性。目前我国医院大多采用以下方式。

1. 凭处方发药制 医生给住院患者分别开出处方，治疗护士凭处方到住院调剂室取药，调剂室依据处方配发药品。优点是能够使药师直接了解患者的用药情况，便于及时纠正临床不合理用药的现象；缺点是药剂人员和医生的工作量较大。这种发药方式现在多用于麻醉药品、精神药品、医疗用毒性药品等少数临床用药。

2. 病区小药柜制 病区使用药品请领单向住院调剂室领取协商规定数量的常用药品，存放在病区专设的小药柜内。每日医师查房后，治疗护士按医嘱取药发给患者服用。在这种发药制度下，住院患者可以及时用药，并减轻护士的工作量，有利于护理工作的开展；同时也便于住院调剂室有计划地安排发药时间，减少工作中可能出现的混乱现象。缺点是药师没有参与到药品调剂过程中，无法了解患者的用药状况，难以及时纠正不合理用药现象。此外，由于病区和科室分别都保存相当数量的药品，如果护士管理不善，且药师及护士长检查不严，容易造成药品积压、过期失效，甚至遗失和浪费。

3. 住院药房摆药制 根据病区治疗单或医嘱由药剂人员或护士在药房（或病区药房）将药品摆入患者的服药杯（盒）内，病区治疗护士核对后发给患者服用。通常在病区的合适位置设置病区药房即摆药室，亦可在药学部内设立中心摆药室。摆药室的工作人员由药士和护士组成。药品的请领、保管和账目由药师负责。摆药方式分为 3 种：①摆药、查对均由药剂人员负责；②护士摆药，药剂人员核对；③护士摆药并相互核对。

摆药制的优点是便于药品管理，避免药品变质、失效和损失；能保证药剂质量和合理用药，减少差错,提高药疗水平;护士轮流参加摆药,不但能提高护士知识水平,而且还可了解药品供应情况,自觉执行有关规定,使医、药、护的关系更为密切。缺点是摆药室的储存条件如果达不到一定标准,药品有可能被污染,部分药品需要的特殊储存条件无法得到保证;部分药品的特殊用法可能会被忽视。

住院部急救药品多按基数贮备存放在病区专门的急救药柜或急救药推车上。药品消耗后凭处方领取,补足基数。

(三)药品单位剂量调配系统

1. 单位剂量调配系统的概念和特点 药品单位剂量调配系统(the unit dose system of medication distribution)是一种医疗机构药房协调调配和控制药品的方法,又称为单位剂量系统(unit dose system),即基于单位剂量包装的发药制度。20世纪60至20世纪70年代,为了以更方便的剂型和剂量规格满足医疗需要,美国制药业开始关注临床用药的剂型和剂量,试图占领原本属于医院药房调配的领域。另一方面,由于传统的发药方式,容易产生发药错误;患者常因剩余的药品无法安全保管而造成浪费。在这种情况下,单位剂量包装开始出现,美国一些医疗机构药房利用单位剂量包装首创单位剂量发药制度。这种制度一出现,就受到广泛好评,并在全美得到推广。

单位剂量系统的特点包括:①药物按单位剂量包装;②用已包装好的现成包装进行分发;③大部分药物不超过患者1日(24小时)的剂量,可在任何时候分配或使用于病房。

近年来,针对单位剂量系统的研究表明,此种分配系统的优点表现为:①促进患者安全;②有利于医院提高效率,并更为经济;③能更有效地利用专业人员的人力资源。

单位剂量系统本身具有以下优点:①减少药品差错的发生;②降低与药品活动有关的全部费用;③更为有效地保证药学和护理人员有更多的时间去开展患者照护;④促进全面的药品控制和用药监督;⑤患者服用药品更准确;⑥消除药品用量不足的问题或将其减少到最小程度;⑦药师可更好地控制药房工作负荷和药房人员工作时间表;⑧减少在病房贮存药品的规模;⑨更有利于推进计算机化和自动化。

由于单位剂量系统具有其独特的优越性,目前,已被美国、日本、荷兰、西班牙、英国等发达国家广泛采用,目前我国部分三级医院已经开始推行该制度。

2. 药品单位剂量调配系统的实施形式 根据医院具体情况实施单位剂量系统方法,大体上可以分为两种方式,即集中式和分散式。

(1)集中式:以处方在药房准备每位患者每种药品一天(24小时)的剂量为基准,放置于每位患者的小抽屉里,这些抽屉被组合在一个手推车上,可以方便地在病房和药房之间来回穿梭。

(2)分散式:医院按科或几个小科设立病区药房,例如,外科药房、内科药房、妇儿科药房等。各小药房按照处方准备每位患者一天(24小时)内所需药品的各个剂量,然后放在患者的专用抽屉或盒子里。另外,有的医院在总药房进行单位剂量包装,经自动传送装置送到小药房,小药房按患者24小时剂量再次包装,放在药车的小抽屉里,由护士将药车推至各病床发给患者。

单位剂量发药系统有利于发药向自动化方向发展。近年我国很多大医院也配备了自动发药系统,部分城市三级医院已经广泛使用自动发药机械系统,不仅提高了工作效率,也降低了发药差错,保证了临床用药安全。

三、处方管理

(一)处方的概念及组成

1. 处方的概念 2007年5月1日起施行的《处方管理办法》明确规定:处方是指由注册的执业医师和执业助理医师在诊疗活动中为患者开具的,由取得药学专业技术职务任职资格的药学专业技术人员审核、调配、核对,并作为患者用药凭证的医疗文书。处方包括医疗机构病区用药医嘱单。可以说，处方既是医生为预防和治疗疾病而为患者开具的取药凭证，也是药师为患者调配和发放药品的依据，还是患者进行药物治疗和药品流向的原始记录。

处方具有法律上、技术上和经济上的意义。在医疗工作中，处方反映了医、药、护各方在药物治疗活动中的法律权利与义务，并且可以作为追查医疗事故责任的证据，具有法律上的意义。处方记录了医师对患者药物治疗方案的设计和对患者正确用药的指导，而且药剂人员调剂活动自始至终按照处方进行，具有技术上的意义。处方的经济意义表现在它是患者药费支出的详细清单，同时可以作为调剂部门统计特殊管理和贵重药品消耗的单据。

2. 处方的格式 处方由前记、正文和后记三部分组成。

（1）前记：包括医疗机构名称、费别、患者姓名、性别、年龄、门诊或住院病历号、科别或病区和床位号、临床诊断、开具日期等。可添列特殊要求的项目。

麻醉药品和第一类精神药品处方还应当包括患者身份证明编号，代办人姓名、身份证明编号。

（2）正文：以 Rp 或 R 拉丁文［Recipe（请取）的缩写］标示，分列药品名称、剂型、规格、数量、用法、用量。

（3）后记：医师签名或者加盖专用签章，药品金额，审核、调配，核对发药药师签名或者加盖专用签章。

处方由各医疗机构按照规定的格式统一印制。普通处方的印刷用纸为白色；急诊处方印刷用纸为淡黄色，右上角标注"急诊"；儿科处方印刷用纸为淡绿色，右上角标注"儿科"。

（二）处方管理制度

1. 处方权限的规定

（1）经注册的执业医师在执业地点取得相应的处方权。经注册的执业助理医师在医疗机构开具的处方，应当经所在执业地点执业医师签名或加盖专用签章后方有效。

（2）经注册的执业助理医师在乡、民族乡、镇、村的医疗机构独立从事一般的执业活动，可以在注册的执业地点取得相应的处方权。

（3）医师应当在注册的医疗机构签名留样或者专用签章备案后，方可开具处方。

（4）医疗机构应当按照有关规定，对本机构执业医师和药师进行麻醉药品和精神药品使用知识和规范化管理的培训。执业医师经考核合格后取得麻醉药品和第一类精神药品的处方权。医师取得麻醉药品和第一类精神药品处方权后，方可在本机构开具麻醉药品和第一类精神药品处方，但不得为自己开具该类药品处方。

（5）试用期人员开具处方，应当经所在医疗机构有处方权的执业医师审核，并签名或加盖专用签章后方有效。

（6）进修医师由接收进修的医疗机构对其胜任本专业工作的实际情况进行认定后授予相应的处方权。

2. 处方书写规定

（1）患者一般情况、临床诊断应填写清晰、完整，并与病历记载相一致。

（2）每张处方限于一名患者的用药。

（3）字迹清楚，不得涂改；如需修改，应当在修改处签名并注明修改日期。

（4）药品名称应当使用规范的中文名称书写，没有中文名称的可以使用规范的英文名称书写；医疗机构或者医师、药师不得自行编制药品缩写名称或者使用代号，而应当使用经药品监督管理部门批准并公布的药品通用名称、新活性化合物的专利药品名称和复方制剂药品名称。医师开具院内制剂处方时，应当使用经省级卫生行政部门审核、药品监督管理部门批准的名称。医师可以使用由原卫生部公布的药品习惯名称开具处方。

书写药品名称、剂量、规格、用法、用量要准确规范。药品剂量与数量用阿拉伯数字书写。剂量应当使用法定剂量单位：重量以克（g）、毫克（mg）、微克（μg）、纳克（ng）为单位；容量以升（L）、毫升(ml)为单位；国际单位(IU)、单位(U)；中药饮片以克(g)为单位。片剂、丸剂、胶囊剂、颗粒剂分别以片、丸、粒、袋为单位；溶液剂以支、瓶为单位；软膏及乳膏剂以支、盒为单位；注射剂以支、瓶为单位，应当注明含量。药品用法可用规范的中文、英文、拉丁文或者缩写体书写，但不得使用"遵医嘱""自用"等含糊不清的字句。

（5）患者年龄应当填写实足年龄，新生儿、婴幼儿写日、月龄，必要时应注明体重。

（6）西药和中成药可以分别开具处方，也可以开具一张处方，中药饮片应当单独开具处方。

（7）开具西药、中成药处方，每一种药品应当另起一行，每张处方不得超过5种药品。

（8）中药饮片处方的书写，一般应当按照"君、臣、佐、使"的顺序排列；调剂、煎煮的特殊要求注明在药品右上方，并加括号，如布包、先煎、后下等；对饮片的产地、炮制有特殊要求的，应当在药品名称之前写明。

（9）药品用法、用量应当按照药品说明书规定的常规用法、用量使用，特殊情况需要超剂量使用时，应当注明原因并再次签名。

（10）除特殊情况外，应当注明临床诊断。

（11）开具处方后于空白处画一斜线以示处方完毕。

（12）处方医师的签名式样和专用签章应当与院内药学部门留样备查的式样相一致，不得任意改动，否则应当重新登记留样备案。

3．处方限量规定

（1）处方一般不得超过7日用量；急诊处方一般不得超过3日用量；对于某些慢性病、老年病或特殊情况，处方用量可适当延长，但医师应注明理由。医疗用毒性药品、放射性药品的处方用量应当严格按照国家有关规定执行。

（2）为门(急)诊患者开具的麻醉药品注射剂，每张处方为一次常用量；控缓释制剂，每张处方不得超过7日常用量；其他剂型，每张处方不得超过3日常用量。

第一类精神药品注射剂，每张处方为一次常用量；控缓释制剂，每张处方不得超过7日常用量；其他剂型，每张处方不得超过3日常用量。哌甲酯用于治疗儿童多动症时，每张处方不得超过15日常用量。

第二类精神药品一般每张处方不得超过7日常用量；对于慢性病或某些特殊情况的患者，处方用量可以适当延长，医师应当注明理由。

（3）为门(急)诊癌症疼痛患者和中、重度慢性疼痛患者开具的麻醉药品、第一类精神药品注射剂，每张处方不得超过3日常用量；控缓释制剂，每张处方不得超过15日常用量；其他剂型，每张处方不得超过7日常用量。

（4）为住院患者开具的麻醉药品和第一类精神药品处方应当逐日开具，每张处方为1日常用量。

4．处方保管规定

（1）每日处方应按普通药及控制药品分类装订成册，妥善保存，便于查阅。

（2）处方由调剂处方药品的医疗机构妥善保存。普通处方、急诊处方、儿科处方保存期限为1年，医疗用毒性药品、第二类精神药品处方保存期限为2年，麻醉药品和第一类精神药品处方保存期限为3年。

（3）处方保存期满后，经医疗机构主要负责人批准、登记备案，方可销毁。

（三）处方审查

根据处方管理规定，药师收到处方后，应当认真逐项检查处方前记、正文和后记书写是否清晰、完整，并确认处方的合法性。按照《处方管理办法》的规定，药师应当对处方用药适宜性进行审核，审核内容包括：①规定必须做皮试的药品，处方医师是否注明过敏试验及结果的判定；②处方用药与临床诊断的相符性；③剂量、用法的正确性；④选用剂型与给药途径的合理性；⑤是否有重复给药现象;⑥是否有潜在临床意义的药物相互作用和配伍禁忌;⑦其他用药不适宜情况。

药师审核处方后,认为存在用药不适宜时,应当告知处方医师,请其确认或者重新开具处方。药师发现严重不合理用药或者用药错误,应当拒绝调剂,及时告知处方医师,并应当记录,按照有关规定报告。在实际工作中,药师还需对以下内容仔细审查。

1. 药品名称 药品正确是安全、有效给药的前提,一字之差即可铸成大错,为此,要防止不应有的错误发生,如药品外文名近似、中文名类似、缩写词相近或自创药品的缩写等均易引起混淆而张冠李戴,英文药名近似仅差一两个字母者有千余种之多,但药效大不相同,审查中要认真对待。勤查药典或词典等有时是很必要的。

2. 用药剂量 剂量过小不能达到应有的血药浓度以发挥疗效;剂量过大,轻者引起不良反应,重者导致中毒。审查时要依据药典或药物学的常用量,不得超过极量。如因治疗上的需要而超剂量者,必须经过医生再次签字方可调配。特别注意儿童、老年人以及孕妇和哺乳期妇女用药剂量的酌减问题。

3. 用药方法 包括给药途径、间隔时间、注射速度等与药效的关系;并应考虑患者的病情及其肝、肾功能等情况。

4. 药物配伍变化 药物的体外配伍变化是药物在使用前,调制混合而发生的物理性或化学性变化,多半在外观上可以观察出来。

5. 药物相互作用和不良反应 两种以上药物在体内引起治疗上的变化,亦即引起药物动力学和药效学变化而改变药理作用者。审查时要尽可能地预见到这种药物相互作用,因为其可引起药效的增强、协同或拮抗、减弱,甚至发生副作用及毒性。调配时要特别注意,如有疑问应同执业医师商讨解决。如果在不同科室就诊,则应审查同一患者的几张处方笺有无服药禁忌等问题。

目前有关药理学、药物学等参考书较多,另外,采用电子计算机的药物咨询软件也有发展,审查处方时尽量核对,可提高准确性,切不可迷信自己的经验及记忆力。

(四)准确无误地调配处方和发药

1. 配方 审查处方合格后应及时调配,取得药学专业技术职务任职资格的人员才能从事处方调剂工作。调配处方时,必须做到"四查十对",即:查处方,对科别、姓名、年龄;查药品,对药名、剂型、规格、数量;查配伍禁忌,对药品性状、用法用量;查用药合理性,对临床诊断。为保证配方准确无误,还要注意以下几方面。

(1)仔细阅读处方:用法用量是否与瓶签或药袋上书写的一致。

(2)有次序调配,防止杂乱无章:急诊处方随到随配;装置瓶等用后立即放回原处。

(3)严格遵守操作规程,称量准确。

(4)经两人复核无误签字后发出。

2. 发药 发药时呼叫患者姓名,确认无误后方可发出。向患者交付药品时,按照药品说明书或者处方用法,进行用药交代与指导,包括每种药品的用法、用量及注意事项,例如"不得内服""用时摇匀""孕妇禁服"等;有些镇静、安定药及精神药品、抗过敏药等特别要说明服后不得驾驶车辆或机器等,以防危险。由于有些食物可与药物产生相互作用,饮酒(含醇饮料)等亦有影响,必要时要加解释。对患者的询问要耐心解答。

向科室发出的药品经查对无误后,按病区、科、室分别放于固定处的盛药篮中;护士取药时应当面点清并签字;如为新药或有特殊用法,亦应向护士交代清楚。

(五)处方点评

为了提高处方质量,促进合理用药,保障医疗安全,根据《中华人民共和国药品管理法》《中华人民共和国执业医师法》《医疗机构管理条例》《处方管理办法》等有关法律、法规、规章,2010年卫生部制定并印发了《医院处方点评管理规范(试行)》,用以规范医院处方点评工作。

1. 处方点评 处方点评是根据相关法规、技术规范,对处方书写的规范性及药物临床使用的适宜性(用药适应证、药物选择、给药途径、用法用量、药物相互作用、配伍禁忌等)进行评价,发现存在或潜在的问题,制订并实施干预和改进措施,促进临床药物合理应用的过程。医院处方点评工作是在医院药事管理与药物治疗学委员会(组)和医疗质量管理委员会的领导下,由医院医疗管理部门和药学部门共同组织实施的。

2. 处方点评的实施　医院药学部门应当会同医疗管理部门,根据医院诊疗科目、科室设置、技术水平、诊疗量等实际情况,确定具体抽样方法和抽样率,其中门急诊处方的抽样率不应少于总处方量的 1‰,且每月点评处方绝对数不应少于 100 张;病房(区)医嘱单的抽样率(按出院病历数计)不应少于 1%,且每月点评出院病历绝对数不应少于 30 份。医院处方点评小组应当按照确定的处方抽样方法随机抽取处方,并按照《处方点评工作表》对门急诊处方进行点评;病房(区)用药医嘱的点评应当以患者住院病历为依据,实施综合点评,点评表格由医院根据本院实际情况自行制订。三级以上医院应当逐步建立健全专项处方点评制度,对特定的药物或治疗特定疾病的药物(如国家基本药物、血液制品、中药注射剂、肠外营养制剂、抗菌药物、辅助治疗药物、激素等临床使用及超说明书用药、肿瘤患者和围手术期用药等)使用情况进行处方点评。处方点评的结果分为合理处方和不合理处方,不合理处方包括不规范处方、用药不适宜处方及超常处方,并对各种不同结果进行了规定。处方点评结果将作为重要指标纳入医院评审评价和医师定期考核指标体系。医院应将处方点评结果纳入相关科室及其工作人员绩效考核和年度考核指标,建立健全相关的奖惩制度。

3. 处方点评的结果判定　处方点评的结果分为合理处方和不合理处方,不合理处方包括不规范处方、用药不适宜处方及超常处方。

(1)有下列情况之一的,应当判定为不规范处方:

1)处方的前记、正文、后记内容缺项,书写不规范或者字迹难以辨认的;

2)医师签名签章不规范或者与签名、签章的留样不一致的;

3)药师未对处方进行适宜性审核的(处方后记的审核、调配、核对、发药栏目无审核调配药师及校对发药药师签名或者单人值班调剂未执行双签名规定);

4)新生儿、婴幼儿未写明日、月龄的;

5)西药、中成药与中药饮片未分别开具处方的;

6)未使用药品规范名称开具处方的;

7)药品的剂量、规格数量单位等书写不规范或不清楚的;

8)用法、用量使用"遵医嘱""自用"等含糊不清字句的;

9)处方修改未签名并注明修改日期,或药品超剂量使用未注明原因和再次签名的;

10)开具处方未写临床诊断或临床诊断书写不全的;

11)单张门(急)诊处方超过 5 种药品的;

12)无特殊情况下门诊处方超过 7 日用量,急诊处方超过 3 日用量,慢性病、老年病开具麻醉药品、精神药品、医疗用毒性药品、放射性药品等特殊管理药品处方未执行国家有关规定的;

13)医师未按照抗菌药物临床应用管理规定开具抗菌药物处方的;

14)中药饮片处方药物未按照"君、臣、佐、使"的顺序排列,或未按要求标注药物调剂、煎煮等特殊要求的。

(2)有下列情况之一的,应当判定为用药不适宜处方:

1)适应证不适宜的;

2)遴选的药品不适宜的;

3)药品剂型或给药途径不适宜的;

4)无正当理由不首选国家基本药物的;

5)用法、用量不适宜的;

6）联合用药不适宜的；

7）重复给药的；

8）有配伍禁忌或者不良相互作用的；

9）有其他用药不适宜情况的。

（3）有下列情况之一的，应当判定为超常处方：

1）无适应证用药；

2）无正当理由开具高价药的；

3）无正当理由超说明书用药的；

4）无正当理由为同一患者同时开具两种以上药理作用相同药物的。

4．点评结果的应用　医疗机构药学部应当会同医疗管理部门对处方点评小组提交的点评结果进行审核，定期公布处方点评结果，通报不合理处方；根据处方点评结果，对医疗机构在药事管理、处方管理和临床用药方面存在的问题，进行汇总和综合分析评价，提出质量改进建议，并向医疗机构药事管理与药物治疗学委员会（组）和医疗质量管理委员会报告；发现可能造成患者损害的，应当及时采取措施，防止损害发生。

医疗机构药事管理与药物治疗学委员会（组）和医疗质量管理委员会应当根据药学部门会同医疗管理部门提交的质量改进建议，研究制定有针对性的临床用药质量管理和药事管理改进措施，并责成相关部门和科室落实质量改进措施，提高合理用药水平，保证患者用药安全。

各级卫生行政部门和医师定期考核机构，应当将处方点评结果作为重要指标纳入医疗机构评审评价和医师定期考核指标体系。医疗机构应当将处方点评结果纳入相关科室及其工作人员绩效考核和年度考核指标，建立健全相关的奖惩制度。卫生行政部门和医疗机构应当对开具不合理处方的医师，采取教育培训、批评等措施；对于开具超常处方的医师按照《处方管理办法》的规定予以处理；一个考核周期内5次以上开具不合理处方的医师应当认定为医师定期考核不合格，离岗参加培训；对患者造成严重损害的，卫生行政部门应当按照相关法律、法规规章给予相应处罚。药师未按规定审核处方、调剂药品、进行药品交待或未对不合理处方进行有效干预的，医疗机构应当采取教育批评等措施；对患者造成严重损害的，卫生行政部门应当依法给予相应处罚。

四、临床静脉用药集中调配的管理

静脉用药集中调配（pharmacy intravenous admixture services，PIVAS），是指医疗机构药学部门根据医师处方或用药医嘱，经药师进行适宜性审核，由药学专业技术人员按照无菌操作要求，在洁净环境下对静脉用药物进行加药混合调配，使其成为可供临床直接静脉输注使用的成品输液操作过程。静脉用药集中调配是药品调剂的重要组成部分。近年来，我国静脉注射液调配业务迅速发展，目前已普遍为医务人员所接受，大部分城市医疗机构已经开展了静脉药物集中调配。卫生部办公厅于2010年4月颁布了《静脉用药集中调配质量管理规范》和《静脉用药集中调配操作规程》，用以规范和指导各个医疗机构规范静脉药物的调配业务。

（一）静脉药物调配业务的产生

在临床治疗中，两种以上药物同时给药的情况很常见，为了减少注射次数、减轻患者的损伤和疼痛，在用药前，常常将两种以上药物在注射器内或者输液瓶（袋）内调配，然后再给患者注射。临床习惯上，静脉注射药物调配是由护士来完成的。但是临床实践证明，由于注射药物调配涵盖药物的物理、化学、生物和药理等配伍问题，超出了护士的知识技能和实际经验的范围，可能会导致一些严重的不良后果，如药物未经适当稀释或稀释量不准确，造成给药剂量不准。选用稀释剂不当，致使患者感觉疼痛或者造成药物的稳定性降低；在病房加药是在非无菌条件下进行，治疗模式是开放式的，无法使用必要的无菌技术，有可能使药液遭受污染，同时，病房加药难以做到准确贴标签，由此可能造成差错，给患者造成潜在危险；护士在病房加药缺乏对药品正确贮存的知识，可能会因贮存不当而影响药品的稳定性。相反，由药师来实施这项业务，则可避免上述弊端，增加用药的安全性，避免不良事件发生。

早在 20 世纪 60 年代，欧美国家少数医院就开始了注射药物调配业务。到了 20 世纪 70 至 20 世纪 80 年代，注射药物调配业务受到欧美国家的普遍重视，成为医院药学的一个重要发展领域。药品生产质量管理规范和药品经营质量管理规范的实施，使药品在生产和流通环节的质量得到了保证。在药品的使用环节也应制定相应的质量管理规范，以避免临床静脉药物的调配在非洁净环境下进行。同时，随着临床药学的发展，静脉注射液调配业务（intravenous admixtures）也在我国医疗机构普遍开展。

（二）管理体系及发药方式

静脉用药集中调配业务改变了传统的医院药品供应方式，其主要流程包括：医生开具处方，医院信息系统（hospital information system，HIS）传送到输液调配中心，经药师审方后根据处方要求，在无菌层流罩下进行输液加药操作，完成之后立即封口并贴上标签，再由护士或专门的传送装置送到病房供临床使用。这一流程改变了传统的发药方式，进一步将药房与临床治疗紧密结合，不仅对住院药房工作模式提出了挑战，更对医生、药师和护士的工作模式提出了新的要求。

（三）基本条件

静脉注射液调配业务应当按照《静脉用药集中调配质量管理规范》的规定进行。基本条件叙述如下。

1. 人员配备　静脉用药调配中心（室）人员可以由药师、护士和勤杂人员组成，中心负责人应当具有药学专业本科以上学历、本专业中级以上专业技术职务任职资格，有较丰富的实际工作经验，责任心强，有一定的管理能力。负责静脉用药医嘱或处方适宜性审核的人员，应当具有药学专业本科以上学历、5 年以上临床用药或调剂工作经验、药师以上专业技术职务任职资格。负责摆药、加药混合调配、成品输液核对的人员，应当具有药士以上专业技术职务任职资格。从事静脉用药集中调配工作的药学专业技术人员，应当接受岗位专业知识培训并经考核合格，定期接受药学专业继续教育。其中药师负责药品管理，审查用药医嘱或处方的适宜性并打印标签，核对调配好的输液与安瓿。药师或护士负责配制药物，包括贴标签、摆药、核对和调配，并应严格遵守无菌操作技术和查对制度。勤杂人员负责将调配好的输液在规定时间内送到各病区，以及各区域的清洁卫生等。

2. 设备设施　静脉用药调配中心（室）应当设于人员流动少的安静区域，且便于与医护人员沟通和成品的运送。设置地点应远离各种污染源，禁止设置于地下室或半地下室，周围的环境、路面、植被等不会对静脉用药调配过程造成污染。洁净区采风口应当设置在周围 30 米内环境清洁、无污染地区，离地面高度不低于 3 米。内部应包括洁净区、辅助工作区和生活区。洁净区、辅助工作区应当有适宜的空间摆放相应的设施与设备；洁净区应当包括一次更衣、二次更衣及调配操作间；辅助工作区应当包括与之相适应的药品与物料贮存、审方打印、摆药准备、成品核查、包装和普通更衣等功能室。并能保证洁净区、辅助工作区和生活区的划分，不同区域之间的人流和物流出入走向合理，不同洁净级别区域间应当有防止交叉污染的设施。

静脉用药调配中心（室）洁净区应当设有温度、湿度、气压等监测设备和通风换气设施，保持静脉用药调配室温度 18～26℃，相对湿度 40%～65%，保持一定量新风的送入。静脉用药调配中心（室）洁净区的洁净标准应当符合国家相关规定，经法定检测部门检测合格后方可投入使用。

各功能室的洁净级别要求：一次更衣室、洗衣洁具间为十万级；二次更衣室、加药混合调配操作间为万级；层流操作台为百级。其他功能室应当作为控制区域加强管理，禁止非本室人员进出。洁净区应当持续送入新风，并维持正压差；抗生素类、危害药品静脉用药调配的洁净区和二次更衣室之间应当呈 5～10Pa 负压差。

（四）调配程序及操作规程

临床医师开具静脉输液治疗处方或用药医嘱后，应按原卫生部《静脉用药集中调配操作规程》进行，主要有：①调配中心药师通过电脑网络接受静脉注射药物调配医嘱，药师审查调配处方，合格的按用药量领取药物，并记录使用量，打印标签。②药师或护士在核对处方无误后，打印标签，根据标签挑选药品放入塑料篮内（一位患者配一个篮子），并将标签贴在输液袋上。③调配室人员将药品与标签进行核对，准确无误后开始混合调配。由药师对空安瓿、空抗生素瓶与输液标签核对并签名，调配后再核对输液成品。④包装，将灭菌塑料袋套于静脉输液袋外，封口。⑤分发，将封口后的输液按病区分别放置于有病区标识的整理箱内，记录数量，加锁或封条。将整理箱置于专用药车上，由勤杂人员送至各病区交病区药疗护士，并由药疗护士在送达记录本上签收。给患者用药前，护士应当再次与病历用药医嘱核对，然后给患者静脉输注用药（图11-3）。

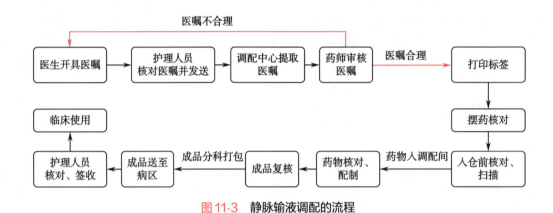

图11-3　静脉输液调配的流程

（五）质量保证

建立输液调配质量管理规范和相关文件，如质量管理文件、人员管理文件、药物领用流程、配药工作流程、设备管理文件、安全和环保措施、质量控制总则等。用一系列的规章制度规范和约束静脉输液调配中心人员的行为，确保调配质量。

医疗机构静脉用药调配中心（室）建设应当符合《静脉用药集中调配质量管理规范》相关规定。由县级和设区的市级卫生行政部门核发《医疗机构执业许可证》的医疗机构，设置静脉用药调配中心（室）应当通过设区的市级卫生行政部门审核、验收、批准，报省级卫生行政部门备案；由省级卫生行政部门核发《医疗机构执业许可证》的医疗机构，设置静脉用药调配中心（室）应当通过省级卫生行政部门审核、验收、批准。

第五节　药品临床应用管理

一、药品临床应用管理概述

临床合理用药管理是指对医疗机构临床诊断、预防和治疗疾病用药全过程实施监督管理。医疗机构应当遵循安全、有效、经济的合理用药原则，尊重患者对药品使用的知情权和隐私权。1966年，Brodie首次将用药管理（medicine use control/medicine use management）作为药房业务工作的主流。他把用药管理定义为一个集知识、理解、判断、操作过程、技能、管理和伦理为一体的系统，目的在于保证药物使用的安全性。药师进行临床用药管理最重要和有效的方法，就是对药品的获得、开处方、给药和使用过程全程进行监测和有效的管理。

合理用药（rational use of drugs，RUD/rational administration）是指将适当的药物，以适当的剂量，在适当的时间，经适当的途径，给适当的患者使用适当的疗程，达到适当的治疗目标。20 世纪 90 年代以来，国际药学界的专家已就合理用药问题达成共识，赋予了合理用药更科学、完整的定义：以当代药物和疾病的系统知识和理论为基础，安全、有效、经济、适当地使用药品。从用药的结果考虑，合理用药应当包括安全、有效、经济三大要素。安全、有效强调以最小的治疗风险获得尽可能大的治疗效益；而经济则强调以尽可能低的治疗成本取得尽可能好的治疗效果，合理使用有限的医疗卫生资源，减轻患者及社会的经济负担。

临床合理用药与国家医疗卫生体制改革息息相关，依赖于国家医药、医疗和医保方针政策的制定和调整，受到与用药有关各方面人员的道德情操、行为动机、心理因素等的影响。当前，临床合理用药管理已经成为医院药事管理研究讨论的重要课题。

二、医疗机构不合理用药

合理用药是各相关专业医务工作者和患者的共同追求，是临床用药的理想境界，然而在临床实践中存在着相当普遍的不合理用药现象。因此，临床用药管理必须正视临床不合理用药的现状，分析产生这种现状的各种因素，然后有针对性地寻求解决的措施和对策。

（一）不合理用药的主要表现

目前临床不合理用药普遍存在的问题包括。

1. 用药不对症　多数情况属于医生选用药物不当，有的则是开错、配错、发错、服错等用药错误造成的。无指征用药或安慰性用药，主要指长期使用以保健为目的的药品以及不必要的预防用药，或者有用药指征而得不到药物治疗，则属于两种极端情况。

2. 使用无确切疗效的药物　受经济利益驱动，给患者使用疗效不确切的药物。

3. 用药不足　首先指剂量偏低，达不到有效治疗剂量；再就是疗程太短，不足以彻底治愈疾病，导致疾病反复发作，耗费更多的医药资源。

4. 过度用药　过度用药分四种情况：一是给药剂量过大；二是疗程过长；三是无指征用药；四是轻症用重药，这里的"重"是指贵重药或指用药分量重，如治疗普通感冒也要主治药、辅助药形成系列，预防药、对症药配套使用。

5. 使用毒副作用过大的药物　无必要地让患者承受较大的治疗风险，容易发生本可以避免的药物不良反应或药源性疾病。

6. 合并用药不适当　合并用药又称联合用药，指在同一位患者身上同时或相继使用两种或两种以上的药物，治疗一种或多种同时存在的疾病。合并用药不适当包括：无必要地合并使用多种药物；不适当地联合用药，用可导致不良的药物相互作用的药物。

7. 给药方案不合理　未在适当的时间、间隔，经适当的途径给药，如未按药动学／药效学的理论确定用药方案。

8. 重复给药　多名医生给同一位患者开具相同的药物，或者提前续开处方。

（二）导致不合理用药的因素

导致临床不合理用药的因素众多，除医师、药师或患者因素外，还涉及诊断、开方、配方发药、给药及服药各个环节，涉及患者及其家属乃至社会各有关人员。

1. 医师因素　具有法定资格的医师拥有处方权，是疾病诊断和治疗的主要责任人，掌握着是否用药和如何用药的决定权。因此，不合理用药现象与医师处方行为有着直接联系，医生个人的医药知识、临床用药经验、药物信息掌握程度、职业道德、工作作风、服务态度，都会影响其药物治疗决策和处方行为，并可能导致不合理用药。

2. 药师因素　药师在整个临床用药过程中起到合理用药监督的作用，尤其是在静脉药物集中配制和口服药物单剂量摆药的制度下,药师调配处方时如果审方不严,对患者的正确用药指导不科学,缺乏与医护人员的密切协作与信息交流等,均有可能导致不合理用药。

3.护士因素 护士负责输液等给药操作,住院患者口服药品由护士发给患者。给药环节如发生问题,也可能导致临床不合理用药。例如,未正确执行医嘱,临床观察、监测和报告不力,给药过程操作不规范等。

4.患者因素 患者遵照医嘱正确服药是保证合理用药的关键因素之一。患者不遵守医生制订的药物治疗方案的行为,称为患者非依从性(noncompliance)。患者产生非依从性的原因很多,如对药物疗效期望过高,理解、记忆偏差,不能耐受药物不良反应,可负担性不足,缺乏必要的用药知识等。

5.药物因素 药物治疗是一把双刃剑,其作用客观存在,本无合理与不合理的问题,关键是药物的一些特性容易造成不合理用药。因药物固有的性质导致的不合理用药往往是错综复杂的,归纳起来主要有两个方面。

(1)药物的作用和使用因人而异:根据国家药品标准规定的用法用量,患者获得的疗效可能各不相同。因基因等遗传因素,严重的药物不良反应往往只发生在极少数患者身上,有些患者对某些药品会产生严重的过敏反应,甚至危及生命。

(2)联合用药增加药物不良相互作用的发生概率:临床上常常会出现一个患者同时合用多种药物的现象。药物相互作用分为体外相互作用(又称药物配伍禁忌)和体内相互作用。前者主要由药物之间的理化反应、药物与赋形剂之间的相互作用造成。后者主要包括药动学方面和药效学方面的相互作用。药动学方面的相互作用,可以影响合并使用的其他药物的吸收、分布、代谢和排泄,使受影响的药物毒性增强或者疗效减弱。药效学方面的相互作用,一方面指生理活性的相互作用,使疗效增强或拮抗;另一方面指药物作用部位的相互作用,如竞争受体或靶位,增敏受体,改变作用部位递质及酶的活力等。

6.社会环境因素 主要是药品营销过程中的促销活动、广告宣传以及经济利益驱动等。

综上所述,造成不合理用药的原因错综复杂,涉及医学、药学、心理学、行为科学、社会伦理学等诸多方面。

(三)不合理用药的后果

不合理用药必然导致不良的结果,归纳起来,主要有以下几方面。

1.影响疾病治疗效果 不合理用药直接影响到药物治疗的有效性,轻者降低疗效,重者使治疗失败或得不到治疗。

2.浪费医药资源 不合理用药可造成药品乃至各种医疗资源(物资、资金和人力)的浪费。

3.发生药物不良反应甚至药源性疾病 药物不良反应和药源性疾病均由药物使用引起,差别在于对患者机体损害的程度。药源性疾病(drug induced diseases,DIDs)指在药物治疗或诊断用药过程中,因药物或者药物相互作用而引起的与治疗目的无关的致使机体某一(几)个器官或某一(几)个局部组织产生功能性或器质性损害而出现各种临床症状。

4.造成药疗事故 因不合理用药导致的医疗事故,称为药疗事故。不合理用药导致药疗事故的情况,通常是指发生了严重的甚至是不可逆的损害,如致残、致死、致畸;或是由人为责任事故引起。药疗事故通常分为三个等级:因用药造成严重毒副作用,给患者增加重度痛苦者为三等药疗事故;因用药造成患者残废者为二等药疗事故;因用药造成患者死亡者为一等药疗事故。

三、药品临床应用管理的实施

(一)执行《医疗机构药事管理规定》的内容制定相关合理用药制度

1.制定药物临床应用管理办法及相关制度 医疗机构应当依据国家基本药物制度,2015年版《抗菌药物临床应用指导原则》《抗菌药物临床应用管理评价指标及要求》和卫医政发〔2008〕71 号文《关于进一步加强中药注射剂生产和临床使用管理的通知》中有关中成药临床应用指导原则等相关规定,制定本机构基本药物临床应用管理办法,建立并落实抗菌药物临床应用分级管理制度;建立临床用药监测、评价和超常预警制度,对药物临床使用安全性、有效性和经济性进行监测、分析、评估,实施处方和用药医嘱点评与干预;建立药品不良反应、用药错误和药品损害事件监测报告制度,临床科室一旦发现上述事件应立即向药学部门报告,并做好观察与记录,积极救治患者。医疗机构应当按照国家有关规定向相关部门报告药品不良反应,用药错误和药品损害事件应当立即向所在地县级卫生行政部门报告。

2. 建立临床治疗多学科团队　医疗机构应当建立由医师、临床药师、微生物专家、临床检验专家和护士等组成的专业化多学科临床治疗团队,开展临床合理用药工作。

3. 对医师处方的适宜性进行审核　医疗机构应当遵循有关药物临床应用指导原则、临床路径、临床诊疗指南和药品说明书等合理使用药物;对医师处方、用药医嘱的适宜性进行审核。

4. 配备临床药师　《医疗机构药事管理规定》中规定三级医疗机构应配 5 名以上,二级医疗机构应配 3 名以上专职临床药师。临床药师应当全职参与临床药物治疗工作,对患者进行用药教育,指导患者安全用药。

(二)临床合理用药管理的具体措施

1. 发挥药事管理与药物治疗学委员会的作用　药事管理与药物治疗学委员会是协调、监督医院内部合理用药,解决不合理用药问题的专业学术管理组织,尤其对综合医药知识,统一医院管理人员与业务人员对合理用药的认识,促进临床科室和药剂科之间的沟通,发挥着重要的作用。

2. 制订和完善医院处方集　围绕国家基本药物目录建立医院自己的处方集,包括医院基本用药目录和处方集以及在本院范围内的执行政策和措施。医院基本用药目录规定了保证本院患者医疗需要的药物品种,处方集比较详细地提出了每种药物的使用原则。

每个医疗机构的处方集或基本药物目录应当具有鲜明的特点。对药物品种、规格、剂型等的选择必须能体现本医疗机构临床对药物的需求,具有适宜性。对药物的评价和用法、用量、注意事项等的表述应能满足临床合理用药对药物信息的需要。处方集必须定期修改,更新陈旧的知识,补充新的内容。医疗机构可通过行政手段,增强医院处方集和基本药物目录的权威性,使之成为医生、药师和护士在药物治疗过程中必须遵守的准则,充分发挥其确保药物使用质量、指导医务人员合理用药、优化药物治疗成本效果的作用。

3. 做好处方和病历用药回顾性分析　处方分析和病历用药回顾分析的目的是及时总结临床用药的经验与教训,把握临床药品使用的规律和发展趋势,发现医生普遍性的不良处方和医嘱行为,以便针对问题,采取针对性措施,不断提高合理用药水平。

处方分析的内容包括处方书写规范化和合理用药两个方面,采用普查或者随机抽样的方式进行。但是,处方所含的用药信息比较简单,最大的不足是缺乏疾病诊断信息,得不到详细的患者背景资料,不容易发现比较深层次的不合理用药问题,无法结合药物治疗结果进行评价。

病历用药回顾性分析可以弥补处方分析的缺陷。回顾性病历用药分析的对象是出院患者的病历。同步性或前瞻性研究的对象是在院患者的病历,优点是发现问题可以通过合理用药干预、及时解决,从而取得更好的治疗结果。病历用药分析的用途比较广泛,可用于评价新、老药物的疗效和毒副作用;揭示本院一定时期的药物利用现状和趋势;了解临床合并用药情况;统计药源性疾病的发生率;反映不合理用药现状等。

为加强医疗机构药物临床应用的管理,建立统一、规范的药物使用管理机制,推进临床合理用药,保障医疗质量和医疗安全,原卫生部、国家中医药管理局和中国人民解放军总后勤部卫生部于 2009 年联合印发了《关于加强全国合理用药监测工作的通知》,建立了全国合理用药监测系统，组织制定了全国合理用药监测方案（技术部分）。方案确定，全国合理用药监测系统包括4个子系统，分别为：药物临床应用监测子系统、处方监测子系统、用药（械）相关医疗损害事件监测子系统、重点单病种监测子系统。其中，药物临床应用监测子系统监测的主要范围为化学药品、生物制品与中成药的购药与库存信息；处方监测子系统监测的主要范围为处方（门、急诊）、病案首页和医嘱；用药（械）相关医疗损害事件监测子系统监测的主要范围为药物不良事件、严重药物不良事件、医疗器械不良事件；重点单病种监测子系统监测的主要范围为发病率较高的常见病、多发病的有关用药信息。按《抗菌药物临床应用监测网》要求及时上报数据。

4.加强医德医风教育 医药知识的继续教育固然重要，但是促进医务人员合理用药的关键在于职业道德教育，促进他们树立良好的医德医风，一切从患者的利益出发。

5.开展临床药学服务工作 建立药学监护或药物治疗管理模式。

四、临床药学服务与药学保健

（一）临床药学服务的概念及其发展历程

1.临床药学服务的背景及定义 区别于传统的药品供应保障、处方调配等医院药学服务，临床药学服务（clinical pharmacy services）是具有药学专业技术优势的药师（pharmacist）参与疾病预防、诊断、治疗或康复的过程，协助医师合理选择使用药品，与医师、护士等形成协作关系直接面对患者提供的专业化服务。Helper 和 Strand 明确其内涵为了获得改善患者生命质量的肯定结果而提供直接的和负责的药物相关的服务。临床药学服务的主要内容为：药师深入临床参与医师查房和会诊、书写药历、审核处方、识别药物相关问题、评估或推荐药物治疗方案、进行血药浓度监测、药物不良反应监测和药物相互作用监测，开展用药教育等活动。临床药学服务的目的在于：通过药师干预消除减少药疗差错，降低药物不良事件发生率、预防和纠正处方错误、提高药物治疗的连续性和依从性、促进抗生素药品合理使用；形成临床用药的干预、制约和监督机制，防止医师不当使用用药决策权；改变以往医师凭经验使用药品的方法，保证医师集中精力进行疾病的诊断和治疗。国内外已开展的大量研究结果表明：医院临床药学服务的开展可帮助患者在短期内达到药物治疗浓度，缩短住院时间，与患者死亡率下降和住院日缩短之间成正相关，它能够提高患者的满意度和治疗效果，并降低治疗成本，提高治疗效率，降低用药错误率。

2.临床药师的职责与作用 临床药师以其丰富的药物治疗知识与医师一起为患者提供和设计最安全、最合理的用药方案，其在促进临床合理用药上起关键作用。目前，我国临床药师的主要职责包括参加查房和会诊，对患者的药物治疗方案提出合理建议；对特殊药物进行治疗药物监测（TDM），确保药物使用的有效和安全；向医护人员和其他药学人员提供药物情报咨询服务；监测和报告药物不良反应和有害的药物相互作用；培训药房在职人员和实习学生等。目前要求有条件的进行基因检测并指导临床合理用药。这些任务始终贯穿于临床用药管理这个主题。

（二）药学保健

药学保健（pharmaceutical care），也译为药学监护或药疗保健。它是一种新型的医院药学工作模式，是药师的工作以保障供应药品为主向临床的延伸、"以药品为中心"向"以患者为中心"的转移。

20世纪90年代开始崭露头角的"药学保健"开创了医院药学的新时代，代表了医院药学工作模式由"以药品为中心"向"以患者为中心"的根本转变。药学保健的基本原则是以患者为中心和面向用药结果。其目标不只是治愈疾病，而是强调通过实现药物治疗的预期结果，改善患者的生存质量。药师向患者提供药学监护的具体任务是发现、防止和解决用药过程中出现的问题。药师不仅应对所提供的药品质量负责，而且还要对药品使用的结果负责，即由传统的管理药品提高到管理药品的使用及其结果。明确规定了用药管理是现代医院药学工作的中心。

1. 定义　早期美国药剂师协会对药学监护的定义是：药学保健是直接、负责地提供与药物治疗相关的服务，其目的是达到获得患者生命质量的确切效果。药师的任务是提供药学监护。这一定义表明，药学监护囊括了药师与患者和其他卫生专业人员协作设计、实施、监测药物治疗计划的过程，从而为患者创造特定的治疗结果。这一过程依次包括三项主要功能：①确认潜在或实际存在的与药物治疗相关的问题；②解决实际存在的与药物治疗相关的问题；③预防潜在的与药物治疗相关的问题。

药学保健是医疗卫生服务的重要组成部分，而且应与其他部分相结合。在药学保健中，药师给患者带来直接的利益，并直接对提供给患者的保健质量承担责任。患者承认提供者（药师）的权威性，药师以其能力承担责任和义务。

2. 药学保健的职能及方法

（1）收集和整理患者的相关信息：建立有关患者信息的数据库，从而有效地发现、防止和解决与药物治疗相关的问题，这是使患者得到最佳药物治疗结果的基础。这些信息应当包括：①患者的人口学资料，如姓名、地址、出生日期、性别、宗教信仰、职业等；②患者管理资料，如医生和处方者、药房、科/床号、知情同意形式、患者识别号等；③医学资料，身高、体重、急性和慢性健康问题、当前体征、生命迹象、各项检测项目的结果、过敏和耐药性、既往病史、诊断和外科手术史等；④药物治疗资料，处方药、非处方药、入院前服用的药物、家庭用药及使用的其他卫生保健产品、药物治疗方案、患者对治疗的依从性、药物过敏和耐药性、患者对治疗的担心和疑问等；⑤患者行为及生活方式资料，饮食、锻炼娱乐、香烟/酒精/咖啡因的使用、有无滥用的其他物质、性格类型、性生活、日常起居活动等；⑥患者社会状况及经济情况。

药师应通过各种途径收集患者当前的全面的信息。其中，与患者进行直接交流，建立起一种直接的联系尤为重要，这可以让药师理解患者的需要和期望。在决定为患者实施治疗方案之前，应充分理解和解释所得的资料，并保证其准确性。在获取患者的健康记录的过程中，药师有责任保护患者的隐私权和信任患者。

（2）确定存在的药物治疗问题：药师应将药物、疾病、实验室检查及具体患者的信息进行综合，进而得出结论。并对患者的资料进行评估，从而找出任何与药物治疗有关的问题，而这些问题的相对重要性则需要在具体患者或药物的基础上进行评估。并应当着重考虑以下问题：无指征用药；有指征而未得到药物治疗；处方开出的药物不适合这一病症；剂量、剂型、用法、给药途径或给药方法不当等；重复用药；开具了易致患者过敏的药物；现有的或潜在的药物不良反应；有临床意义的现有的或潜在的药物与药物、药物与疾病、药物与营养品、药物与实验室检测物质的相互作用；社交性或娱乐性药物使用对医疗的干扰；未能达到药物治疗的全部效果；由于经济条件而产生的影响患者药物治疗的问题；患者对药物治疗缺乏理解；患者没能坚持按药物治疗方案进行治疗。

（3）概括患者的卫生保健需要：在确定与药物治疗相关的保健要素时，应考虑患者总体的需要和期望的结果以及其他卫生人员的评估、目标和治疗计划，以期改善或阻止患者健康的恶化。

（4）明确药物治疗目标：药物治疗目标应是对药物、疾病、实验室检查以及具体患者信息的综合考虑，同时，要考虑到伦理和生命质量。药物治疗目标应切实可行，能得到明确的与药物相关的治疗结果，并能提高患者的生命质量。

（5）设计药物治疗方案：治疗方案应适合前述的药物治疗目标，还应遵循药物经济学原则，遵守卫生系统中的药品政策，如临床保健计划和疾病管理计划等。方案设计还应能从卫生系统和患者的承受能力及财政来源两方面实现最佳的药物使用。

（6）设计药物治疗方案的监测计划：监测计划应能有效地评价患者是否达到药物治疗目标，发现该药物治疗方案实际存在的和潜在的不良反应。对药物治疗方案的每一目标均应确定可测量和可观察的参数，监测计划应给出判断达到药物治疗目标的终点标志。应当注意的是患者的医疗保健需要、药物的特性、其他卫生人员的需要以及政府的卫生保健政策和程序都会影响监测计划的制订。

（7）制订药物治疗方案及相应的监测计划：药师在与患者和其他卫生专业人员的合作之下，不断发展和修正药物治疗方案和监测计划，使其趋向系统化和逻辑化，并应代表患者、处方者、药师的一致意见。治疗方案和监测计划应记录在患者的健康档案中，从而确保所有卫生保健组织的成员都能了解这些信息。

（8）开始实施药物治疗方案：依据药物治疗方案和监测计划，药师可以适时地实施全部或部分药物治疗方案。药师的活动应符合卫生系统的政策和程序（如处方协定），并遵守药物治疗方案和监测计划。有关药物治疗、实验室检查及其他措施的医嘱均应清楚、准确。与药物治疗有关的所有活动都要记录在患者的健康档案中。

（9）监测药物治疗方案的结果：根据监测计划，所收集的数据应充分、可靠和有效，这样才能对药物治疗的结果作出判断。药师应对监测计划中每一参数与预期的终点之间的差距进行评估，并得出药物治疗目标是否实现的结论。在调整药物治疗方案之前，药师应明确未达到药物治疗目标的原因。

（10）修订药物治疗方案和监测计划：药师应根据患者的治疗结果调整治疗方案和监测计划。如果临床条件允许，药师可以一次调整治疗方案的一个方面，并对此重新评估。药师应以一致的态度记录最初的建议和调整后的建议。

本章小结

本章介绍了医疗机构药事管理组织和药学部门（药剂科）的任务、组织和人员配备；药品供应管理；制剂管理；调剂业务与处方管理制度；药物临床应用管理的相关内容。主要内容如下。

1. 医疗机构药事管理是指医疗机构以患者为中心，以临床药学为基础，对临床用药全过程进行有效的组织实施与管理，促进临床科学、合理用药的药学技术服务和相关的药品管理工作。具有专业性、实践性和服务性的特点。

2. 医疗机构药学部门的任务包括药品供应管理、调剂与制剂、药品质量管理、临床药学工作、科研与教学。药剂科根据规模可设置以下部门：调剂部门、制剂部门、药库、药品质检部门、临床药学室、办公室等。

3. 二级以上医院应当设立药事管理与药物治疗学委员会，其他医疗机构应当成立药事管理与药物治疗学组。药事管理与药物治疗学委员会（组）是医疗机构药品管理的监督机构，也是对医疗机构各项重要药事工作作出专门决定的专业技术组织。

4. 医疗机构药品供应管理主要包括药品采购管理、药品保管的管理及药品经营管理。

5. 医疗机构配制的制剂，应当是本单位临床需要而市场上没有供应的品种；必须经所在地省级药品监督管理部门批准，并发给制剂批准文号后，方可配制。

6. 调剂指配药、配方、发药，又被称为调配处方。调剂包括：收方（包括从患者处接收医生的处方，从病房医护人员处接收处方或请领单）；检查处方；调配药剂及取出药品；核对处方与药剂、药品；发给患者（或病房护士）并进行交代和答复询问的全过程。

7. 处方由前记、正文和后记三部分组成。处方管理制度包括对处方权限的规定、处方书写规定、处方限量规定以及处方保管规定。

8. 调配处方时，必须做到"四查十对"：查处方，对科别、性别、年龄；查药品，对药名、剂型、规格、数量；查配伍禁忌，对药品性状、用法用量；查用药合理性，对临床诊断。

9. 临床用药管理的核心是合理用药。导致不合理用药的因素涉及医生、药师、护士、患者及其家属乃至社会各界有关人员等多个方面。必须采取综合措施加强药物临床应用管理，其中重要的一个方面是全面开展临床药学、推行药学保健模式。

思考题

1. 阐明医疗机构药学部门的任务。
2. 简述我国综合性医院药学部组织机构的设置。
3. 画出调剂流程图，说明药师应在哪些环节发挥作用。
4. 国家对医疗机构采购药品有哪些规定和政策？
5. 简述临床药学服务的定义，分析临床药学服务与临床合理用药管理的关系。

（李　歆）

第十二章　药品利用研究与管理

药品利用研究是理解、量化和评价药品处方、调剂和使用过程，以提高药品利用质量的描述性和分析性研究的集合。药品利用研究与管理遵循研究和管理两个部分的理论框架。在药品利用研究与管理分析实践中，主要包括基于个体的药品利用研究与管理分析和基于群体的药品利用研究与管理分析。药品利用研究与管理实践主要集中在心脑血管药品、抗肿瘤药物、抗菌药品和精麻类药品四大方面。本章重点介绍以上四个方面。

第一节　药品利用研究与管理概述

药品使用过程中，有些使用是合理的（根据患者和疾病特征选择），有些是不合理的（由于诱导需求产生）。不合理的药品使用逐渐成为危害公众健康的新兴问题，可导致一系列不良后果。药品不合理使用在全球范围内普遍存在且已经造成了严重经济后果。药品利用研究与管理就是在这样的背景下兴起的。它采用跨学科的方式方法，探究药品在整个社会中的使用现状，旨在促进合理、安全、高效地使用药品，以应对药品费用不断增长的趋势，并遏制微生物耐药等不良后果。

一、药品利用研究与管理概念

药品利用研究（drug utilization research）是"理解、量化和评价药品处方、调剂和使用过程，以提高药品利用质量的描述性和分析性研究的集合"。

药品利用管理（drug utilization management）扎根于药品利用研究之上，遵循循证理念，是以药品利用研究作为决策依据，合理配置人、财、物、信息等管理要素，发挥计划、组织、领导、控制等管理职能，对人群药品利用情况及其原因进行理解、量化、改进，最终实现提高药品利用质量、控制药品不合理使用的管理实践活动。

由于药品利用管理涉及广泛的利益相关者（卫生服务提供者、卫生政策决策者、药品生产企业、医疗保障机构等）和多学科多领域的专业知识（药学、管理学、卫生经济、行为科学、社会学等），药品利用管理要求管理者具备广泛的解决问题的方法论（研究能力）和具有一定广度的专业知识和技能，对管理者提出了较高要求。

早在半个世纪前，药品利用研究就已经作为独立的研究领域。世界卫生组织（World health organization，WHO）最早于 1977 年将药品利用研究定义为："研究药品在社会上营销、流通、处方和使用的实践，尤其关注药品使用的临床、社会和经济结果"。这其中，临床结果指药品治疗方案的风险和益处；社会层面指人群的药品不合理使用行为；经济层面指药品对患者个体和社会整体带来的成本。伴随着药品利用研究和管理实践的丰富，2008 年 WHO 对定义进行了更新，药品利用研究还包括用于提高药品利用行为的评价研究。

为了更深入地理解药品利用研究和药品利用管理，需要对相关概念进行区分。其中药品利用研究与已有的药品和卫生服务相关概念存在部分交叉、重叠或包含关系，需与药物流行病学与临床药理学进行区分。药物流行病学（pharmacoepidemiology）是研究药品在人群中使用情况及其效果的学科,侧重于评估药物治疗在大规模人群中的风险和收益。而药品利用研究更多关注不同国家、地区和区域的药品使用数量和质量,并探究不同利用模式背后的深层次原因(图 12-1)。

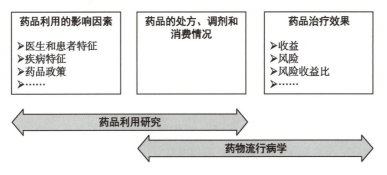

图 12-1　药品利用研究与药物流行病学异同

此外,药物利用研究也需与临床药理学相区分。临床药理学(clinical pharmacology)侧重研究药物代谢动力学(人体对药物的作用)和药物效应动力学(药物对人体的作用),旨在确定药物在临床试验中的收益与风险。临床药理学研究药物在临床试验的理想条件下的效果,而药物利用研究则尝试鉴别并量化药品在真实世界中的效果。这些可能的风险和收益在理想化的临床试验条件中可能无法或难以观察。此外,药物利用研究还包括对药品使用合理性和成本的评估。尽管近年来临床药理学的范围有所扩大,包含了药物警戒、药品不良事件的报告、收集和评估等工作,但仍与药品利用研究的重点有所区别。

二、药品利用研究与管理发展历史

药品利用研究与管理始于 20 世纪 60 年代,最早由药品生产企业利用药品销售数据进行。最初,它是为了监测药品销售业绩,并确定企业未来药物开发和研究领域而进行的。同一时间,为了监测和评估持续增长的药品费用,医疗机构、卫生行政部门和研究机构编撰了两类药品利用统计指标,分别用于支持医疗机构财务和管理决策和用于卫生行政部门政策制定。尽管这些指标早期主要服务于医疗机构和卫生行政部门,但随着药品使用增加,这些指标逐渐被用于研究和评价人群药品利用的质量,并协助识别在社会层面上药品使用可能带来的收益和风险。药品利用研究与管理逐渐变为了机构、地区和国家药品政策制定的重要依据。早期的药品利用研究与管理因国家不同而存在显著差异。起初,药品利用的数据主要是从药品批发商或各地卫生行政部门搜集。1960—2022 年间,随着科学技术的发展,许多国家都建立起了大型的药品利用数据库。

药品利用研究主要关注不同机构、地区、国家间的药品利用现状及差异,并探索影响药品利用的原因。为协助这一目标的实现,1969 年,WHO 在奥斯陆组织了第一届"药品消费"会议,并提出建立一个通用的药品分类体系和用于比较药品利用差异的科学计量单位。基于此,解剖学治疗学及化学分类系统(anatomical therapeutic chemical classification system,ATC)应运而生,用于药品分类,而"限定日剂量"(defined daily dose,DDD)则作为药品比较的科学计量单位。解剖学治疗学及化学分类系统(ATC)和限定日剂量(DDD)的发明使药品利用的跨国、跨地区比较成为可能,进而促使该领域快速发展。

药品利用研究与管理已经成为世界范围内促进人群健康的重要力量,并深度与药物流行病学、临床药理学、卫生服务研究等交叉融合,不断拓展和提高人群药品处方、调剂、使用的知识和技能,促进药品的安全、合理、高效使用。

伴随着相关实践和研究的积累,药品利用研究与管理已不仅仅是提供药品销售数据这么简单。它还拓展包含了药品利用的安全和有效性问题。包括:为什么药品会被"处方"(why);谁来

"处方"药品,药品被"处方"给了哪些人(who);人群是否正确地使用了药品(how);药品利用所带来的益处和风险有哪些(what consequences)等。药品利用研究与管理更多关注药品利用在临床、社会和经济方面的现状及原因,涵盖药品利用的收益、风险和风险收益比(临床方面);人群对于药品和健康的态度、药品滥用和不合理使用、药品可及性和社会公平性、药品管理措施的有效性(社会方面);药品价格和成本、药品成本效益等(经济方面)。

三、我国药品利用研究与管理

药品一直是我国卫生服务中的重要环节。根据国家统计数据显示,1990—2018 年间,我国药品费用从最初的不足 500 亿元,增长至约 20 000 亿元。2018 年占卫生总费用约 1/3,人均药品费用 1 372 元。

我国政府高度重视药品利用问题,先后出台一系列药品利用管理政策和法规,加强药品合理使用,控制药品费用的不合理增长。早在 2009 年,我国正式启动国家基本药物制度,制定国家基本药物目录,旨在规范医疗机构处方行为、促进合理用药、减轻用药负担。国家基本药物目录定期更新,确保公众可以享受到符合基本医疗需求、剂型合适、价格合理、公平可及的优质药品。此后,2019 年出台了《中华人民共和国药品管理法》,首次以法律的形式对我国境内的药品使用环节进行规范。2021 年出台《关于全面加强药品监督能力建设的实施意见》旨在加强药品使用监管,注重药品合理使用,这也为开展药品真实世界使用和管理的相关研究和管理实践提供了政策支持。

伴随着各方对药品利用研究和管理的重视,医疗机构方面的药品合理使用水平显著提高。以抗菌药品为例,21 世纪初,我国二级及以上医疗机构的抗菌药品门诊使用率超过 60%。近年来该指标呈明显下降趋势,部分机构已降至 WHO 推荐的 20% 水平以下。除此之外,随着医疗保障的全覆盖,各级医疗机构的药品可及性显著提高,患者需求得到满足,公众药品负担减轻,看病就医的主观意愿显著提升。不断深化的药品利用研究和管理推动了社会层面的药品合理使用,并产生了积极的健康结果。

第二节 药品利用研究与管理框架

一、药品利用研究与管理框架

药品利用研究与管理理论框架如图 12-2,分为研究和管理两个部分。研究框架部分包括研究视角、研究设计、分析单元、分析方法和结局指标,旨在产生科学、可靠的研究结论用于药品利

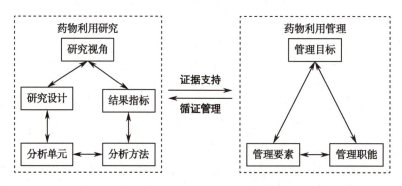

图 12-2　药品利用研究与管理框架

用管理决策。管理框架部分以药品利用研究为基础，关注人、财、物、信息等管理资源的科学分配，实现计划、组织、领导、控制等管理职能，最终实现药品的安全、合理和高效使用。药物利用研究框架为药物利用管理提供证据支持，而药物利用管理是药物利用研究的实践转化，是遵循药物利用研究结果的循证管理。两者相互补充，互相促进。

二、药品利用研究框架

（一）研究视角

药品利用研究视角包含基于群体视角的汇总数据和基于个体视角的药品利用数据。

由于大部分国家、地区往往无法搜集或获取患者层面的处方和药品使用数据，药品利用研究通常会使用基于药品生产、批发、零售数据或使用医院药品的销售数据对药品利用情况进行描述和分析。此类研究并未区分药品使用个体，而是汇总呈现一段时间、一定区域/机构的药品使用情况，是基于群体视角的药品利用研究。

尽管基于群体视角的药品利用研究很重要，但其有明显的局限性。汇总数据无法提供地区/机构内的个体如何使用药品的信息，因而缺乏对于药品变化深层原因的解释能力。例如，如果观察到某年药品总消费量增加，汇总数据很难体现是由于使用者数量变化、药品治疗剂量改变、药品治疗周期变化还是其他原因所导致的。

随着基于个体药品使用情况的大型数据库出现，药品利用研究视角开始转为个体视角，提供比汇总数据更详细的药品使用情况，包括药品是如何在患者个体层面进行使用的以及这种使用行为的动态变化过程。例如，基于个体视角描述高血压、糖尿病等慢性病患者服药中断或间歇性服药行为。

（二）研究设计

尽管药品利用研究设计非常多样，但主要开展形式仍可归为定量研究和定性研究两大类。两类研究设计都有自身优点和局限性，药品利用研究和管理往往需结合所研究的具体问题进行选择。同时，兼顾考虑研究伦理原则和可行性。

定量研究是药品利用研究最常采用的研究设计，用于测量、解释、预测或概括人群药品利用情况。此类研究通常以理论或者假设开始，通过一手或二手数据搜集相关资料，使用不同类型的统计方法对搜集数据进行描述、比较和解释，旨在量化人群的药品使用情况，并比较不同变量间的关联和差异。

定性研究则更多为发现药品利用现象背后的深层原因而进行非量化资料信息的搜集、分析和解释。此类研究往往通过焦点小组讨论、深度访谈法和观察法等方式收集人群（医生、患者、药剂师、卫生决策者等）对于某一药品利用行为或现象的看法、态度和行为深层次原因，对深入了解药品利用的各种现象非常重要。

定性和定量设计并非相互排斥，而是相互补充。结合定性和定量设计的混合式研究可以从收集的材料中产生量化的统计结果，并可以采用定性设计更深入地理解统计结果背后的原因，两者的相互结合往往可以产生更有价值的循证管理证据。

（三）分析单元

不论药品利用研究采用何种视角或设计，标准化的药品分类体系和科学的药品利用比较计量单位对药品利用研究与管理都至关重要，即"解剖学治疗学及化学分类系统"及"限定日剂量"。

1. 解剖学治疗学及化学分类系统（ATC）　解剖学治疗学及化学分类系统（anatomical therapeutic chemical classification system，ATC）最早是由研究人员开发的药品利用研究工具。20世纪80年代初，ATC被WHO推荐成为国际药品利用研究的药品分类标准，并积极推广至全球。在ATC分类系统中，药品根据其活性物质、活性物质作用的器官或系统及其治疗、药理和化学性质被分为不同的组，并给定包含 5 个等级、由 7 位数字和字母组合的药品代码。对于药品化学物质的确定，应选择药品的通用名。

ATC 药品代码的基本结构如下：

（1）ATC 代码第 1 级（字母）：药品的 14 个解剖学 / 药理学分组

（2）ATC 代码第 2 级（数字）：药品的药理或治疗亚组

（3）ATC 代码第 3 & 4 级（字母）：药品的化学、药理学或治疗类分组

（4）ATC 代码第 5 级（数字）：药品的化学物质分组

以二甲双胍为例，其 ATC 代码为 A10BA02，而各级代码结构如下图 12-3 所示。在药品利用研究中，所有单纯二甲双胍药品制剂根据 ATC 系统所分配的代码都是 A10BA02。

A	第1级 解剖学分组：消化道及代谢
A 10	第2级 治疗学分组：糖尿病用药
A 10 B	第3级 药理学分组：非胰岛素类降血糖药
A 10 B A	第4级 化学分组：双胍类
A 10 B A 02	第5级 化学成分：二甲双胍

图 12-3　二甲双胍药品 ATC 编码及其编码结构

在 ATC 分类系统中，每种药品原则上只有一个 ATC 代码。但对于多用途的药物，药品可能存在多个 ATC 代码。而对于本身存在两种或以上活性成分的复方药品，通常根据复方的主要活性成分和药品主要用途进行分类，赋予与含有单一活性成分药品不同的 ATC 代码。因此，对于具有相同主要活性成分的不同复方产品，其往往具有相同的 ATC 代码。

ATC 分类系统作为药品的标准化分类体系，是药品利用研究与管理的通用语言。使用 ATC 系统可以实现药品组的标准化，从而比较不同国家、地区和不同医疗机构间的药品使用情况，并评估药品使用的现状和变化。自 20 世纪 70 年代初，该系统已用于国家和国际药品利用研究和管理。伴随着新药的不断研发，ATC 分类系统也会定期更新，分类原则以及最新的编码系统可以在 WHO 合作中心的网站上获取。

2. 限定日剂量（DDD）　ATC 分类系统给定了药品分类的标准化体系，但各个国家、地区、机构的药品包装、每包装药品数量、药品剂型等存在差异。为比较不同场景的药品利用情况，需要标准化的药品利用计量单位。限定日剂量即是 WHO 推荐的药品利用研究的标准计量单位，是 ATC 分类系统的一个重要组成部分。

根据 WHO 的定义，限定日剂量（defined daily dose，DDD）是指："用于成人主要适应证的药品的假定平均每日维持剂量"。DDD 值是根据世界范围内不同国家对于某一药品推荐使用剂量综合而来的全球平均药品使用剂量，不会因为药品价格、药品包装、药品有效成分含量变化而改变。因此，使用 DDD 作为药品利用计量单位呈现药品利用数据可以大致描述并比较不同国家、地区、机构和人群之间一段时间内药品利用情况以及变化趋势。WHO 药物统计方法合作中心负责各药品 DDD 值的更新和维护。各个药品的 DDD 信息可以通过 WHO 合作中心网站查询。

对于给定 ATC 分类编码和给药方式的药品，有且仅有一个 DDD 的值。DDD 不考虑治疗持续时间，根据药品说明中实际活性成分的含量表示，单位包括克（g）、毫克（mg）、毫摩尔（mmol）等。

对于含有一种活性成分的药品，ATC 代码反映了该药品活性成分的主要适应证，DDD 即是药品在治疗适应证时的平均每日维持剂量。而对于某一药品存在两种及以上适应证，DDD 则选择药品在治疗中的主要适应证平均每日维持剂量。例如，某新药 A 归类于 N06AX，被批准用于重度抑郁症，DDD 推荐剂量为 40mg（40mg，每天一次）。同时新药 A 也被批准用于压力性尿失禁，推荐剂量为 80mg（40mg，每天两次）。因为新药 A 在 ATC 分类体系中被分类为 N06AX，即其他抗抑郁药，对于新药 A 的 DDD 值应根据中度抑郁症的推荐剂量，即 DDD＝40mg。

以二甲双胍为例，DDD 往往与 ATC 编码配合组成 ATC/DDD 索引，表示某一确定给药途径药品的标准分类体系和药品利用剂量单位（如图 12-4）。

ATC代码	药品名称	DDD	单位	给药方式	备注
A10BA02	二甲双胍	2	克	口服	

图 12-4　二甲双胍药品 ATC 编码及限定日剂量（DDD）

对于复方药品，DDD 值通常需要参考复方药品中的主要活性成分的 DDD 设定。对于难以区分活性成分的药品，则直接以复方药品作为计量单位。例如，某复方药推荐日剂量为 1 片，则该复方药的 DDD 为每日 1 剂（1 Unit Dose, 1UD），若复方药推荐日剂量为 2 片，则 DDD 为 2UD。

DDD 系统也存在其自身局限性。首先，由于 DDD 值确定需要足够的药品使用相关信息，并需要相应机构提交申请。世界范围内，仍有许多药品并没有 DDD 标准。其次，部分药品在实际使用中用量往往变化巨大，难以使用限定日剂量进行衡量，包括血清、疫苗、抗肿瘤药、局部用药等。最后，DDD 是基于全球各国推荐药品使用信息的综合结果，药品使用很可能因为国家政策、治疗传统、文化和人口差异而存在不同。临床实践中，药品的使用也会根据患者年龄、疾病类型、严重程度以及药代动力学特征等对患者进行个性化的药品剂量调整。因此，DDD 通常与患者个体的实际治疗剂量不同，并不能反映某一国家、地区或机构的推荐或处方日剂量（Recommended or prescribed daily dose），也不应作为药品治疗合理性的评判标准。在使用 ATC 和 DDD 进行国家、地区和机构的药品利用情况研究和管理时，需要与当地药品市场现状（药品可及性）、临床治疗指南和治疗实践相结合，才能正确理解药品利用情况的现状以及变化原因。

（四）分析方法

药品利用研究为呈现科学、可信的信息，同样需要掌握药品利用研究基本的分析和统计方法。药品利用研究结果是卫生服务提供者和卫生政策决策者的重要信息来源，可以促进患者个体药品治疗方案的合理选择，并最终提高人群合理用药水平。

一般情况下，药品利用研究的分析方法需考虑以下 3 个方面。

1. 研究样本选择　研究使用全样本数据还是抽样数据。全样本数据可以提供对于所研究人群、地区或者机构药品利用情况的准确描述，而抽样数据更为经济、方便、可行，但需要综合考虑抽样方式、抽样偏倚、样本量、置信区间等，以保证抽样样本可以较好地推断总体人群的药品利用情况。

2. 描述性统计方法　一旦样本确定且数据搜集完成，应首先对所搜集数据进行描述性分析。对于连续性变量数据，应描述数据的"集中趋势"（平均值和中位数等）和"离散程度"（标准差和四分位数等）。而对于分类变量，常使用计数、频率、比率进行数据描述。

3. 数据分析和统计方法　在数据整体描述性统计完成的基础上，药品利用研究尝试从以下两个角度分析自身药品利用状况：①比较不同国家、地区、机构或人群组间的差异，尝试回答这些差异背后的合理和不合理原因；②探索药品利用现状和变化与哪些因素有关，采用合适的统计学方法（相关分析、回归分析等）验证假设。

（五）结局指标

合适的结局指标是药品利用研究指导临床实践和政策制定的重要基础。需要注意的是，并非所有药品利用研究搜集的数据都是质量指标。因此，结局指标理想情况下应使用可以用于评判人群药品利用质量并指导药品合理使用的指标。

在医疗服务质量中，质量通常被分为结构质量—过程质量—结果质量三个层次。其中，结构质量是组织机构的结构性因素，这些因素会塑造过程质量并最终影响结果质量，包括医疗服务人员能力、医疗机构设备、医疗机构管理政策和规范等。过程质量则关注医疗服务提供者是如何对患者或公众进行服务，即医疗服务是如何提供给患者和公众的。过程质量同样会影响结果质量，并受到结构质量的制约。而结果质量强调的是医疗服务的结果，包括临床结果、患者生命质量或满意度等。药品利用作为医疗服务的一个部分，同样也可以选择结构质量—过程质量—结果质量作为衡量药品利用质量的结局指标，最终促进药品的合理使用。

三、药品利用管理框架

（一）管理目标

药品利用管理主要有两大目标：①提高个体和社会的药品合理利用水平；②控制药品不合理的费用增长。两个目标相互关联，互相促进。其中，提高个体和社会的药品合理利用水平是基础，药品利用管理需要鉴别个体和社会层面的药品不合理用药现状及原因，制定相应干预和管理政策以促进合理用药。

（二）管理要素

药品利用管理主要通过管理 6 大要素实现药品管理目标，包括：医务人员、患者、诊疗技术、诊疗设备、管理规范和时间。其中，医务人员需要具备足够的专业知识，诊疗能力，能够开具合理的药品供患者使用。患者方面，其往往不具备医疗相关知识，在就诊时可能产生不合理的药品期望，迫使医生开具不合理的药品，阻碍合理的药品使用，因此需分析不同患者药品利用现状及特点。医院同样应该具备可以支持合理用药的足够的诊疗技术和设备，并辅以促进合理用药的管理规范，支持医生合理开具药品，患者合理使用药品。此外，医疗机构的反应性要求药品利用管理应及时提供给患者合适的药品，过长的药品等待时间会严重延误患者治疗，造成医疗安全不良事件。

（三）管理职能

药品利用管理职能主要包括 4 大方面：计划职能（planning），组织职能（organizing），领导职能（leading），控制职能（controlling）。其中，计划职能是对药品利用管理需要实现的目标和应采取的行动方案做出选择并制订实现流程的过程，即预测未来并制订行动方案。组织职能是药品利用管理根据既定目标，对组织中的各种要素及其相互关系进行合理地配置安排的过程，即建立组织的物质结构和社会结构（人、财、物、管理制度等）。领导职能是药品利用管理为实现组织目标而对被管理者施加影响的过程，这既包括对被管理成员的激励，同样包括组织成员间的协调。最后，控制职能是药品利用管理在执行过程中，为保证药品利用管理工作能够按照既定的计划进行，对实际药品使用行为与要求或期望不一致时，采取纠正措施。简言之，控制就是保证组织的一切活动符合预先制订计划的纠偏过程。

第三节 药品利用研究与管理分析

一、基于个体的药品利用研究与管理分析

基于个体视角的药品利用研究与管理分析通常包括：药品使用流行率、药品使用期间流行率、药品使用持续时间及药品使用公平性等。

（一）药品使用流行率

药品使用流行率参考流行病学患病率的计算方法，即给定时间点使用某种药品的人口比例。范围取值为 0~100%。例如，某省调查显示人群中 10.4% 的人在 2018 年 1 月 1 日使用抗糖尿病药品（如二甲双胍），其中 10.4% 即为药品使用流行率，其计算的基本公式为：

$$药品使用流行率 = \frac{人群中使用某种药品人数}{人群总人数} * 100\%$$

由于人群普遍存在药品使用不依从和不规律服药现象，个体可能会在一段时间内忘记或暂停使用药品（尤其是慢性病患者）。因此，药品使用流行率的不足之处在于难以区分个体的药品使用是连续性还是间歇性的。

（二）药品使用发生率

药品使用发生率是对一段时间内某种药品新出现的使用者流行情况的描述，类似于流行病学中的疾病发病率。例如，某研究报告显示，某市 2018 年有 2.3% 的人开始使用质子泵抑制药用于治疗十二指肠溃疡，其中 2.3% 即为药品使用发生率，其计算的基本公式为：

$$药品使用发生率 = \frac{一段时期内新发使用某种药品的人数}{同时期可能新发使用某种药品的总人数} * 100\%$$

需要注意的是，公式中分母总人数的计算，应该移除正在或者过去已经使用某种药品的个体，因为他们已经不再属于新发使用某种药品的人群。另一方面，如果药品在人群中很少被使用，分母也可以使用人口普查等全人口统计数据，忽略人群中存在的现有或者过去的少量药品使用者。

（三）药品使用持续时间

药品使用持续时间是对于人群平均药品使用时间的描述，可以通过药品使用流行率和药品使用发生率进行估算。具体计算公式如下：

$$药品使用持续时间 = \frac{某药品使用流行率}{（1 - 某药品使用流行率） * 某药品使用发生率} * 100\%$$

在药品使用流行率和药品使用发生率已知的情况下，此类药品使用持续时间的计算方法简便易行。有时仅使用某年的数据，就可以估计某种使用时间非常长的药品持续用药时间。但此类估计方法的先决条件需要某药品使用流行率和发生率在较长时间内应保持相对稳定，且此类药品使用持续时间估计的准确性非常依赖药品使用流行率和发生率估计的准确程度。

（四）药品使用公平性

药品使用公平性可以使用洛伦兹曲线（Lorenz curve）和基尼系数（Gini coefficient）进行描述。为构建某一药品的洛伦兹曲线，需要将一段时间内（如一年）某药品所有使用者的药品总使用量（如以 DDD 呈现）进行排序，并以降序的形式画出药品总消费量曲线。其中，洛伦兹曲线的横轴（X 轴）为药品使用者百分位数，纵轴（Y 轴）为药品总消费量的百分位数（如图 12-5）。洛伦兹曲线可以直观地显示人群在药品使用中的偏度。

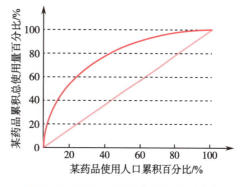

图 12-5　某药品人群使用的洛伦兹曲线

根据洛伦兹曲线图，还可以计算人群药品使用的基尼系数，描述人群药品使用的公平性。基尼系数的取值为 0 到 1，其中 0 代表完全公平，而 1 代表完全不公平。基尼系数的计算公式如下：

$$基尼系数 = \frac{洛伦兹曲线下面积 - 对角线曲线面积}{0.5}$$

以图 12-5 为例，洛伦兹曲线（曲线）与对角线（直线）间面积除以 0.5，即为该药品在人群使用中的基尼系数。

（五）基于个体的药品利用研究与管理分析的优势和局限性

基于个体的药品利用研究与管理分析优势是适用性广泛。在本节中介绍的药品利用流行率、发生率、持续时间和公平性几乎可以适用于所有药品分析，从而得到人群药品利用情况，指导人群药品合理使用。另一方面，基于个体的药品利用研究与管理分析很大程度上借鉴了流行病学患病率、发病率等概念，因而在不同国家、地区、机构场景都可适用并具备一定的结果稳定性。

然而，由于基于个体的药品利用研究与管理分析很大程度上依赖于完善的大规模个体水平药品使用数据。对于部分欠缺此类数据库的地区、机构，数据的不可及会导致此类分析难以进行。

二、基于群体的药品利用研究与管理分析

基于群体视角的药品利用研究与管理分析通常包括：药品每千人每天使用强度、药品每天使用强度、医疗机构药品使用强度等。

（一）药品总使用强度

药品总使用强度是对药品在一段时间内一定人群中总体使用情况的刻画。药品总使用强度采用 ATC 分类系统（详见第二节）对药品进行分类，并以 DDD 作为药品利用的计量单位，描述人群对给定药品的利用情况。药品总使用强度采用每千人每天 DDD 作为单位，表示为"DDDs/ 千人 /d"。具体计算公式如下：

$$药品总使用强度 = \frac{药品总使用量}{药品\ DDD\ 值 * 时间(d) * 人口数量(千人)}$$

其中，人口数量是药品总使用量涵盖的人口，以千人计。时间为药品总使用量数据覆盖的时间，以天计。药品总使用量为药品有效活性成分，而不包含药品中的其他组分。通常情况下，药品总使用量数据来源于销售和采购数据，计算中需考虑药品包装、每包装数量和药品有效成分含量。具体计算公式如下：

$$药品总使用量 = 药品销售或使用包装数 * 每包装药品数量 * 药品有效成分含量$$

例如，某县 2018 年全县人口为 10.3 万人，县域共销售 32 000 盒环丙沙星片剂，每盒包含 50 片环丙沙星片剂，根据药品说明书显示，每片环丙沙星片包含环丙沙星有效成分为 0.25g。则该县 2018 年环丙沙星药品总使用量为：32 000（盒）*50（片 / 盒）*0.25（g/ 片）＝400 000（g）。查询环丙沙星药品 ATC 编码为 J01MA02，口服剂型的限定日剂量为 1。则该县环丙沙星药品总使用强度（每千人口每天 DDDs）为：400 000（g）÷1（g）÷365（d）÷103（千人）≈10.63DDDs/ 千人 /d。

药品总使用强度和药品使用流行率类似，都是对于人群用药总体情况的描述，两者有时可以互相印证。例如，若某个国家的药物 A 使用强度为 50DDDs/ 千人 /d，推断大约 5%（50/1 000）的人每天可能正在使用药品 A（药品使用流行率）。

（二）药品每天使用强度

除药品总使用强度外，药品每天使用强度是对于人群暴露在给定药品水平的刻画。以"DDDs/d"表示。具体计算公式如下：

$$药品每天使用强度 = \frac{药品总使用量}{药品\ DDD\ 值 * 时间(d)}$$

例如，若某种药品计算得到药品每天使用强度为 150 000DDDs/d，则推算认为每天使用该药品的人数为 150 000 人。与药品总使用强度不同，药品每天使用强度可以通过进一步细分使用人群的年龄和性别，深入分析使用药品的人群特点，从而寻找不合理药品使用的关键人群。

（三）医疗机构药品使用强度

医疗机构药品利用和管理分析通常使用多个药品使用强度指标进行刻画，包括：药品每百床日使用强度（DDDs/ 每百床日），药品每千患者日使用强度（DDDs/ 每千患者日），药品每百出院使用强度（DDDs/ 每百出院人数），药品每百入院使用强度（DDDs/ 每百入院人数）。具体计算公式如下：

$$药品每百床日使用强度 = \frac{医院药品总使用量}{药品\,DDD\,值 * \left(\dfrac{医院床日数量}{100}\right)}$$

$$药品每千患者日使用强度 = \frac{医院药品总使用量}{药品\,DDD\,值 * \left(\dfrac{医院患者日数量}{1\,000}\right)}$$

$$药品每百出院使用强度 = \frac{医院药品总使用量}{药品\,DDD\,值 * \left(\dfrac{医院出院患者数量}{100}\right)}$$

$$药品每百入院使用强度 = \frac{医院药品总使用量}{药品\,DDD\,值 * \left(\dfrac{医院入院患者数量}{100}\right)}$$

以上 4 个指标中,医院最常用的药品利用指标为药品每百床日使用强度。它反映了在特定医院中,使用某种药品的患者比例。例如,若某医院计算得到药品每百床日使用强度为 60DDDs/ 每百床日,可以推断医院的 60% 患者会在住院期间使用该药品。

（四）基于群体的药品利用研究与管理分析的优势和局限性

基于群体的药品利用研究与管理分析优势在于不用搜集大量的个体水平药品使用数据即可对人群的药品使用情况进行描述。ATC/DDD 系统的建立也为不同科室、机构、地区、国家的药品利用情况的比较提供了标准化的方法。基于群体的药品利用研究与管理分析需要借助 ATC/DDD 体系,其中的 DDD 是假定的每日药品维持剂量。药品利用研究与管理者可以通过群体利用分析鉴别药品利用的现状,了解发展趋势,并鉴别可能存在不合理药品使用的重点人群、科室、机构、地区,从而制定相应的干预或管理政策,促进人群合理药品使用水平。

但基于群体的药品利用研究与管理分析只能提示不同药品利用情况的差异以及可能的不足,无法对药品利用的合理性进行评判。通常情况下,医疗服务提供者会根据患者适应证、严重程度、合并症和自身特征对药品剂量进行调整,这种情况下,仍然需要基于个体的药品利用数据对深层次的原因进行分析。另一方面,ATC/DDD 是根据一般成年人的药品利用情况进行界定和分配的,因而基于群体的药品利用研究与管理分析无法用于特殊的患者群体,例如:儿童、孕产妇、老年人等。

第四节　药品利用研究与管理实践

一、心脑血管药品利用及管理

心脑血管疾病(cardiovascular disease,CVD)是全球范围内人群死亡和伤残的主要原因,是包括我国在内的世界各国人群健康的主要威胁和负担。心脑血管药品的合理使用是控制疾病发展和不良健康结局出现的重要措施。

在过去的几十年中,心脑血管药品的使用量在全球稳步增加。其中,增长最为明显的是他汀类药物和用于肾素 - 血管紧张素系统的药物。伴随着人口老龄化、心血管疾病患病率升高、人群药品治疗依从性提高、医保报销政策的变化等,心脑血管药品使用人群的用药强度持续增高。

现如今,药品利用研究及管理已经成为评估人群是否合理使用心脑血管药品的重要基础。研究和管理侧重于描述心脑血管药品的利用现状、长期变化趋势以及在世界范围内的差异。同时,还关注公众药品使用的合理性,并评估可能在人群中出现的药品利用不平等现象等。本节重点介绍心脑血管药品中抗高血压药品、降脂药品、抗血栓药品和多用药问题的药品利用研究及管理内容。

（一）抗高血压药品利用与管理

在用于预防和治疗心脑血管疾病的药品中，抗高血压药品使用最为普遍。据估计，2003—2009 年世界范围内有 16% 的成年人使用抗高血压药品，全球范围内各国抗高血压药品的利用流行率差别巨大。根据 2012—2015 年我国高血压流行情况调查显示，高血压患者的疾病知晓率不足一半（46.9%），患者抗高血压药品利用率为 40.7%。

使用抗高血压药品的人群特征分析显示，人群平均开始使用抗高血压药品的时间为 60 岁，而女性比男性使用抗高血压药品的频率更高。在超过 60 岁以上的人群中，超过 50% 的人群使用了抗高血压药品。近年来，随着儿童及青少年肥胖率的快速增长，儿童及青少年群体的高血压药品治疗利用率明显升高。在美国，6～18 岁的儿童及青少年中，每千人就有 1.5 人使用了抗高血压药品（药品使用强度 1.5DDDs/ 千人）。

抗高血压药品在人群中使用广泛，但使用的合理水平仍有待提高，表现在：①相当一部分比例的心脑血管疾病患者并未服药或未遵循医嘱服药，导致高血压的有效控制率偏低；②抗高血压药品的选择不合理，与临床指南推荐的药品不匹配。

据估计，全球范围内有至少 1/3 的重度高血压患者并未使用抗高血压药品，而仅有 1/3 的高血压患者使用药品较好控制了自身的血压水平。我国高血压患者的血压控制率与国际水平相当，根据全国 2012—2015 年高血压流行病学调查显示，超过 1/3 的高血压患者（37.5%）接受治疗后达到血压控制目标。此外，通过对患者诊断和用药信息与临床治疗指南的对比可以评估药品选择的合理性。我国的高血压防治指南 2018 年版对新发高血压的中 / 低危患者推荐单一药品作为起始治疗方案，首选二氢吡啶类钙通道阻滞剂（CCB），血管紧张素转化酶抑制剂（ACEI）或血管紧张素受体拮抗剂（ARB），利尿剂和 β 受体拮抗剂。对新发高血压的中 / 低危患者，如果使用的是这几类单一药品起始治疗，评价认为是合理的。相反，对于没有明显指征起始使用联合用药的中 / 低危高血压患者，药品选择的合理性有待提高。

（二）降脂药品利用与管理

自 20 世纪 80 年代以来，全球范围内降脂药品使用量持续快速增长。降脂类药品的适应证也从预防心肌梗死复发扩大到了预防心脑血管疾病风险人群发病。根据我国公立医疗机构销售数据显示，我国降脂药销售额近年来持续攀升，与世界各国增长趋势一致。在欧洲，他汀类药品利用流行率在 1997—2003 年间以平均每年 35% 的速度增长，而这一现象在澳大利亚、加拿大、美国同样普遍存在。研究显示，降脂药品的利用与临床治疗指南的实施、疾病报销政策等因素相关。

伴随着降脂药品利用的快速增长，患有心脑血管疾病患者对于降脂药品利用不足的情况有了明显改善。世界范围内，降脂药品的平均药品使用率从 20 世纪 90 年代的 32%～37% 增加到 21 世纪初期的 89%～92%。但是，降脂药品的使用结果仍不理想。对于心脑血管疾病患者，仍有许多患者未达到治疗指南推荐的血脂控制目标。我国心脑血管疾病患者的降脂药利用也不理想。2007 年我国 10 个城市 39 家三级医疗机构对糖尿病合并动脉粥样硬化性心血管疾病患者他汀类药品利用调查显示，药品利用率为 44.1%。2006 年全国性调查显示，我国极高危冠心病患者使用他汀类药品率为 57.9%，男性高于女性，而服药后低密度脂蛋白胆固醇达标率仅为 29.8%。

降脂药品中的他汀类药物常被用于心脑血管疾病风险人群的疾病预防中，但存在潜在的药品滥用现象。丹麦的研究显示约 1/3 的他汀类药品的使用者并没有明确的心脑血管疾病风险，因而存在不合理的药品使用行为。在降脂药品在人群中的可及性越来越高、药品利用强度和使用率越来越高的背景下，需要警惕可能存在的药品滥用和过量使用现象。

（三）心脑血管药品多用药与管理

如前所述，心脑血管疾病患者的血压控制率不足。心力衰竭和经历急性心肌梗死之后的患者往往需要使用多种药品，即多用药（通常指同一个患者同时使用了 5 种以上药物的现象）。因此，在心脑血管患者群体中，多用药并不少见。在我国，老年人多用药现象普遍，据估计，超 50% 的老年人同时服用 3 种药物，25% 的老年人服用 4～6 种药品。

多用药的合理性很难去评价，因为该类型的患者病情复杂且缺乏相应的治疗指南。对于多用药患者来说，长期稳定的药品使用（高依从性）更可能较好地控制心脑血管疾病的进展和严重不良事件的发生。然而，多用药对药品依从性有利有弊。一方面，多用药患者往往病情更重，他们的疾病感知风险更高，更重视服药行为，表现出更高的依从性。另一方面，伴随着服用药品数量的增加，同时依从多个药品治疗方案会变得越来越困难。生理功能的退化（记忆力、行动能力等）会使得患有心脑血管疾病的老年人药品依从更加困难。而他们正是多用药和药品不良反应的多发人群，需要药品利用研究者和管理者重点关注。

二、抗肿瘤药物利用研究及管理

全球癌症发病率持续攀高，已成为仅次于心脑血管疾病的威胁全球健康的第二大死因。仅 2012 年，全球估计新发癌症病例在 1 400 万，死亡病例 820 万。我国癌症流行情况同样不容乐观，2020 年估计我国新发癌症患者 457 万人，占全球新发癌症人数的 23.7%。2020 年因癌症死亡人数 300 万人。其中，肺癌、结直肠癌、胃癌、乳腺癌、肝癌分列新发癌症的前 5 名，男性新发癌症人数高于女性。

1923—2022 年间，抗肿瘤药物治疗得到了显著发展，从 20 世纪中叶第一次化学药物治疗（简称：化疗）的使用到近几十年抗肿瘤药品的不断研发使用。许多癌症患者变得有药可医，甚至可以达到临床治愈。如今，抗肿瘤药物已经成为大多数癌症治疗标准方案的一部分，既是辅助癌症治疗的手段，也可参与防止癌症转移的姑息疗法。

由于癌症化疗药旨在抑制癌细胞的快速分裂及复制，治疗过程中不可避免地会影响正常细胞的功能。因此，传统癌症化疗药通常具有严重的副作用。随着副作用相对轻微的靶向药品不断被研发和使用，其与传统癌症化疗药的联合治疗可使得癌症患者的治疗效果更好，获得更佳的生活质量。

自 20 世纪 90 年代，新型抗肿瘤药品是药品研发中最重要的领域。世界范围内，平均每 3 年就有 5 种以上的新型抗癌药物投入市场。但随着癌症药品可及性的升高，各个国家抗肿瘤药品费用不断攀升。由于缺乏抗肿瘤药品利用数据和药品本身复杂的适应证，人群抗肿瘤药品利用现状仍不清楚。本节中我们重点从患者抗肿瘤药品利用依从性和医生抗肿瘤药品处方合理性描述抗肿瘤药品的利用情况。

（一）患者抗肿瘤药品利用依从性

由于抗肿瘤药品大部分是由医院静脉给药，患者对于大部分此类药品的依从性通常不存在问题。但是对于部分口服药品，患者的药品利用不依从可能会影响癌症控制，最终导致不良健康结局。研究显示抗肿瘤药品依从性从 16%～100% 不等。以乳腺癌为例，约 80% 的患者第 1 年口服激素辅助治疗表现出高依从性，但在第 5 年，仅有不足 30% 的患者仍然对口服激素辅助治疗表现出高依从性。而关于我国台湾地区慢性粒细胞白血病患者的药品依从性研究显示，仅有 40% 左右的患者在伊马替尼治疗 18 个月后仍然表现出高依从服药行为，且该数值在 5 年后不足 8%。

导致抗肿瘤药品利用低依从性的重要原因是经济因素。抗肿瘤药品普遍价格高昂，大部分癌症患者难以独自承担高昂的药品治疗费用，从而导致无法按推荐使用抗肿瘤药品。以美国为例，2012 年 FDA 批准了 13 种新型的抗肿瘤药物，其中 12 种的价格在每年 10 万美元以上。即使具备私人医疗保险，患者仍需要支付约 20% 的药品费用，这对癌症患者来说仍是不小的开支。这种情况在全球低收入国家和医疗保障水平较低的国家更为严峻。

2020—2021 年，我国上市多款抗肿瘤药品，包含众多肺癌、乳腺癌、卵巢癌等靶向药物。为保证抗肿瘤药品的可及性，国家医疗保障局积极将抗肿瘤药品纳入国家医保谈判。2021 年国家医保药品目录调整纳入了 18 种抗肿瘤药物，并于 2022 年执行新的医保目录。

（二）医生抗肿瘤药品处方合理性

由于抗肿瘤药品使用的特殊性（医疗机构静脉给药），医生是否按照临床治疗指南选择合理的抗肿瘤药品对于患者的治疗至关重要。理想条件下，为了使患者获得最好的治疗效果，医生应根据相应癌症治疗指南选择合理的抗肿瘤药品。但是医生抗肿瘤药品处方的合理性仍存在不足。以我国台湾地区慢性粒细胞白血病患者为例，临床治疗指南推荐伊马替尼治疗，但 2007 年，仍有 25% 的患者并未遵循指南而选择常规的治疗药品。

我国政府高度重视抗肿瘤药品处方合理性，2021 年国家卫生健康委员会发布《抗肿瘤药物临床合理应用管理指标（2021 年版）》，指导医疗机构科学设定抗肿瘤药品临床应用管理指标，提高抗肿瘤药品临床合理应用水平。文件规定了 6 项合理使用管理指标，并对每一个指标的意义进行了说明，明确了计算方法。包括：限制使用级和普通使用级抗肿瘤药物的使用率、抗肿瘤药物使用金额占比、抗肿瘤药物处方合理率、抗肿瘤药物不良反应报告数量及报告率、使用抗肿瘤药物患者的病理诊断和检测率、住院患者抗肿瘤药物拓展性临床使用比例。

三、抗菌药品利用研究及管理

抗菌药品（ATC 编码 J01 组）与一般药品不同，若不合理使用会产生抗菌药物耐药性问题，带来健康威胁。微生物耐药问题（抗菌药物耐药属于其中一种）已经被联合国、WHO 和世界主要国家定义为全球主要健康威胁。

我国政府高度重视抗菌药品合理使用和微生物耐药管理问题，2016 年出台了《遏制细菌耐药国家行动计划（2016—2020 年）》。随后，2020 年 10 月全国人大常委会审议通过《中华人民共和国生物安全法》，将应对微生物耐药作为生物安全的八大领域之一。微生物耐药工作已经不再是某个行业、某个专业领域的工作，已被提升至国家安全和重大战略高度。2015 年，WHO 倡导设立全球抗微生物耐药和使用监测网络（global antimicrobial resistance and use surveillance system，GLASS）计划，旨在全球鼓励并推广建立抗菌药品使用监测系统。为协助抗菌药品利用研究与管理，我国建立了全国细菌耐药监测网（China antimicrobial resistance surveillance system，CARSS）和全国抗菌药物临床应用监测网（center for antibacterial surveillance），用于监测医疗机构抗菌药品利用情况。

（一）门诊抗菌药品利用

门诊是抗菌药品使用的主要场所，人群的抗菌药品使用常与季节性流感有关。一年内，门诊抗菌药品使用的高峰期往往在冬季，有时根据流感流行的情况，一年中可能有 1~2 个抗菌药品使用高峰。

全球范围内，青霉素类（ATC 代码 J01C 组）是最常用的抗菌药品，但抗菌药品用药强度在国家间差异巨大。根据我国 2014—2018 年覆盖全国 28 个省份的约 1.9 亿张门诊处方分析显示，我国门诊患者的抗菌药品处方率为 10.9%，近年来显著下降。欧盟国家平均抗菌药品门诊用药强度约为 20DDD/d/ 千人，约合 7.3DDD/ 年 / 人。若以 7 天作为抗菌药品的平均治疗时间，相当于每个居民每年使用一次抗菌药品。与欧洲相比，拉丁美洲国家的抗菌药品门诊用药强度略低，介于 7~16DDD/d/ 千人。

过高的抗菌药品用药强度表明医生可能过度使用抗菌药品，而过低的用药强度可能反映抗菌药品的可及性不足。尽管抗菌药品普遍被认为是处方药，但世界范围内存在公众无处方的抗菌药品自我药疗行为。

对于门诊患者,抗菌药品最常用于呼吸道感染和尿路感染。然而,由于大部分的呼吸道感染疾病通常是由病毒引起的,抗菌药品对大部分呼吸道感染患者的治疗和康复作用有限。通常情况下,门诊患者抗菌药品的使用率控制在20%及以下被认为是合理水平。

在人群分布中,儿童和老年人是抗菌药品使用的主要群体。儿童由于免疫系统还不成熟,门诊抗菌药品使用率显著高于成年人,且更易于使用广谱抗菌药品。这些抗菌药品主要用于感冒、鼻炎等呼吸道感染疾病。由于疾病大部分是病毒感染,抗菌药品对大部分儿科患者的治疗针对性有限。老年人由于慢性病和免疫功能下降,对感染性疾病的易感性增加。抗菌药品主要用于老年人尿路感染。此外,还包括呼吸道感染、皮肤和软组织感染和胃肠道感染。

抗菌药品的不合理使用成因复杂,其中包括医患双方的内在因素,还包括卫生政策、社会文化和医药行业等外在因素。由于抗生素大部分只能通过处方获得,医生在抗菌药品合理使用中扮演着重要角色。但医生在实际诊疗中有时会为了满足患者对抗生素的期望和需求,或者害怕不使用抗生素可能导致不良健康结局(疾病进展、漏诊等),从而不合理地开具抗菌药品。患者往往由于缺乏对疾病和抗菌药品使用的正确认识,出现不合理的抗菌药品期望。此外,卫生政策(如基本药物制度及医保报销政策等)、医药行业的营销宣传和社会文化因素都会影响医生抗菌药品处方行为,从而影响人群的抗菌药品合理使用。

(二)住院抗菌药品利用

住院患者的抗菌药品使用占抗菌药品使用总量有限。但医院是严重感染患者的救治地点,对于抗微生物耐药的流行有关键的促进作用。在医院中,抗菌药品最常用于呼吸道感染,皮肤、软组织、骨和关节感染,胃肠道感染和尿路感染。与临床治疗指南进行对比发现,住院患者抗菌药品临床治疗指南的依从性也存在问题。美国约1/3的住院患者在没有临床感染症状情况下即开始抗菌药品治疗。

医院重症监护室是住院抗菌药品使用的重要部门,约半数的重症监护室住院患者会遭遇感染。重症监护室抗菌药品消耗巨大,且消耗量持续增长。而重症监护病房的抗菌药品使用往往存在不合理的经验性药物选择(未依从治疗指南)、无指征药品滥用、药品剂量超标等情况。减少重症监护病房的抗菌药品不合理使用,是促进住院患者药品合理利用的重点。

目前对于医院抗菌药品不合理使用的原因尚不明确。已有研究显示医院缺乏诊断设备、医务人员过高的医疗负荷(患者接诊缺乏时间)、医院文化等与抗菌药品不合理使用间存在关联。

(三)抗菌药品利用管理

抗菌药品的不合理使用涉及广泛的利益相关者,改善抗菌药品的不合理使用同样需要各方的共同参与。多样化的抗菌药品管理计划(antibiotic stewardship program,ASP)是一种有效降低抗菌药品过量使用、提高合理用药水平的管理策略。该策略包括教育医生抗菌药物合理使用知识、培训医生沟通技巧来处理患者的抗菌药品期望,使用快速检验方法帮助医生确定患者疾病诊断(细菌/病毒),对患者宣传疾病和抗菌药品合理使用相关知识,制定抗菌药品监测和管理政策等。

我国政府高度重视抗菌药品利用管理,早在2009—2011年就开展全国性抗菌药品合理使用专项行动,促进抗菌药品的合理使用。2012年,出台《抗菌药物临床应用管理办法》对抗菌药品的分级、分类管理提出了更为系统的要求。近年来,我国抗菌药品不合理使用现象得到了明显遏制。伴随着《遏制细菌耐药国家行动计划(2016—2020年)》和《中华人民共和国生物安全法》的出台,抗菌药品合理使用和微生物耐药问题将会得到进一步改善。

四、精麻类药品利用研究及管理

用于治疗心理疾病、镇痛、麻醉的精麻类药品是全球最常用的药品类别之一。其中,该类别药品的利用研究与管理集中在止痛药和精神安定药两类药品中。

（一）止痛药品利用与管理

疼痛是人群就医的常见症状，包括急性疼痛和慢性疼痛。止痛药是治疗疼痛的常用药品，包括作用于外周系统（如对乙酰氨基酚和非甾体抗炎药）和中枢系统的药品（如阿片类药物和神经阻滞剂）。

止痛药在老年人和女性中的使用更为频繁，前者因为其他健康疾病导致更高的疼痛发生概率（肌肉骨骼疾病、癌症等），后者则与雌激素、疼痛调节相关。对于患有慢性心理疾病的患者，疼痛阈值降低而出现更多的止痛药使用行为。

止痛药在人群中的使用不足和过多使用情形都有发生，超过 50% 的疼痛患者并未严格依从疼痛药处方。止痛药的过度使用和使用不足都会导致严重的健康后果。使用不足使得药品无法起到缓解疼痛的效果，而过度使用可能造成严重的药品不良反应或产生成瘾行为。2008 年，据国际药物滥用警告网络估计，约有 100 万人因精麻类滥用出现紧急就诊行为。世界范围内，精麻类药物滥用多见于老年人、妇女、青少年群体。

我国止痛药品利用管理严格，止痛药滥用情况少见，但可能存在止痛药利用不足问题。2006—2016 年数据显示，我国中到重度疼痛患者的止痛药使用率远低于国际水平。在 2012—2015 年 17 个省份的癌症患者调查显示，61.6% 的癌症患者存在癌症疼痛，但仅有 10.8%～11.8% 的患者得到止痛治疗。对于中到重度疼痛的癌症患者，仍有 1/4 的患者并未进行止痛治疗。

（二）精神安定药：抗抑郁药和精神兴奋剂

抗抑郁药于 20 世纪 50 年代后期推出，直到 1980 年引入选择性 5- 羟色胺再摄取抑制剂（selective serotonin reuptake inhibitors，SSRIs），抗抑郁药才开始用于广泛治疗精神类疾病，包括抑郁症、焦虑症、夜尿症、慢性疼痛、饮食失调和抽动秽语综合征等。由于具有较少的副作用，SSRIs 是最常用的一类抗抑郁药，被用作抑郁症的一线治疗。据估计，男性患重度抑郁症的终生风险为 5%～12%，女性为 10%～25%（发病率最高期间为怀孕期间及分娩后）。

自 20 世纪 80 年代 SSRIs 药品成果开发和应用以来，抗抑郁药品在全球的使用流行率大幅增长。但这种增长究竟是由于抗抑郁药品的滥用，还是因为越来越多的潜在抑郁症患者开始使用药品，现有证据还无法定论。全球范围内，重度抑郁症患者医疗服务不足的情况普遍存在，仅有约半数的重度抑郁症患者会接受医疗服务，相当多的一部分患者在接受医疗服务后未能有效利用抗抑郁症药品。

精神兴奋剂是精神病学中最古老、研究最多和使用最广泛的药物之一。它们于 1937 年首次被用于儿童行为障碍的治疗，并在 20 世纪 60 年代成为治疗此类疾病的主流药品。精神兴奋剂主要用于治疗多动症，还可用于嗜睡症及某些情况下的抑郁和疲劳症状。对于精神兴奋剂药品，过早停药或者不依从药品治疗方案的情况很常见，常常与药品的不良反应、疗效欠佳、人群对于精神病患者的污名化以及患者潜在的其他精神疾病有关。有研究显示，使用精神兴奋剂患者在 5 年后的治疗依从率不足 20%。

随着人群多动症诊断率的增加，精神兴奋剂的药物应用水平在过去 20 年间也有显著增长，同样存在精神兴奋剂过度使用和滥用问题。在美国，部分学生和年轻人团体使用此类药物以提高学习成绩或追求刺激，造成精神兴奋剂滥用，且该问题日趋凸显。

本章小结

药品利用研究是"理解、量化和评价药品处方、调剂和使用过程，以提高药品利用质量的描述性和分析性研究的集合"。药品利用管理扎根于药品利用研究之上，遵循循证理念，是以药品利用研究作为决策依据，合理配置人、财、物、信息等管理要素，发挥计划、组织、领导、控制等管理职能，对人群药品利用情况及其原因进行理解、量化、改进，最终实现提高药品利用质量、控制药品不合理使用的管理实践活动。

药品利用研究与管理遵循研究和管理两个部分的理论框架。研究框架部分包括研究视角、研究设计、分析单元、分析方法和结局指标,旨在产生科学、可靠的研究结论用于药品利用管理决策。管理框架部分以药品利用研究为基础,关注人、财、物、信息等管理资源的科学分配,实现计划、组织、领导、控制等管理职能,最终实现药品的安全、合理和高效使用。药物利用研究框架为药物利用管理提供证据支持,而药物利用管理是药物利用研究的实践转化,是遵循药物利用研究结果的循证管理。两者相互补充,互相促进。

在药品利用研究与管理分析实践中,主要包括基于个体的药品利用研究与管理分析和基于群体的药品利用研究与管理分析。前者包括药品使用流行率、药品使用期间流行率、药品使用持续时间及药品使用公平性等分析指标,而后者包括药品总使用强度、药品每天使用强度、医疗机构药品使用强度等分析指标。

现阶段药品利用研究与管理实践主要集中在心脑血管药品、抗肿瘤药物、抗菌药品和精麻类药品四大方面。

思考题

1. 药品利用研究和药品利用管理是什么? 两者有何联系?
2. 药品利用研究与管理的通用语言是什么? 举例说明,对于常见的高血压药品,应该如何用该通用语言表示?
3. 你会如何评价一个地区的精神类药品使用现状?

(刘晨曦　张新平)

第十三章 中药管理

中药是中华民族的瑰宝，为造福人民健康作出了巨大贡献，彰显了特色优势。本章主要介绍中药管理概述，中药材管理，中药饮片管理，中成药管理。在中药管理上，既要保护好野生药材资源、保障中药的质量安全有效，更要遵循中医药规律，建立起符合中医药特点的管理制度，守正创新，充分发挥中医药在医药卫生事业中的作用。

第一节　中药管理概述

本节主要介绍中药的概念、中医药的地位与独特优势、中药管理相关法规，中医药的发展方向与工作重点。

一、中药的概念与类别

（一）中药的概念

中药（traditional Chinese medicine）是包括汉族和民族药在内的我国各民族药的统称，是在中医药理论指导下使用的药用物质及其制剂。主要包括中药材、中药饮片和中成药。

中药反映了中华民族对生命、健康和疾病的认识，具有悠久历史传统和独特理论及技术方法。判断某种药品是否为中药，取决于对该药物的认识或发现是否以中医药理论为指导。以青蒿素的发现为例，屠呦呦从大量的民间经典方中筛选出具有抗疟作用的药用植物黄花蒿，并受到葛洪《肘后备急方》的启发成功分离提取出有效成分青蒿素，因此青蒿素等现代中药就属于中药的范畴。天然药物虽然也来源于植物，但发现和利用非基于中医药理论，所以不属于中药的范畴。这是中药与天然药物的本质区别。

狭义的中药指汉族使用的药品。广义的中药包括汉族和民族药。民族药系指我国某些地区少数民族经长期医疗实践的积累并用少数民族文字记载的药品，在使用上有一定的地域性。

（二）中药的类别

中药可分为中药材、中药饮片、中成药三大类别。

1. 中药材（Chinese medicinal materials）　指药用植物、动物、矿物的药用部分采收后经产地初加工形成的原料药材，大部分来源于植物。

2. 中药饮片（Chinese herbal pieces）　是指中药材经过炮制后可以直接用于中医临床或制剂生产的处方药品。原意指取中药材切片作煎汤饮用。就广义而言，凡是供中医临床配方用的全部药材统称"饮片"。狭义则指切制成一定形状的药材，如片、块、丝、段等称为饮片。

3. 中成药（Chinese traditional patent medicine）　是指根据疗效确切，应用范围广泛的处方、验方或秘方，以中药饮片为原料，具备一定质量规格，批量生产供应的药物。中成药应由依法取得药品生产许可证的企业生产，质量符合国家药品标准，包装、标签、说明书符合《中华人民共和国药品管理法》的规定。

二、中医药的地位与独特优势

中药是中医防病治病的有力武器,本章主要从中药的视角探讨中医药的地位与独特优势。

(一)中医药是文化

中医药是我国传统文化之一。文化自信是一个国家、一个民族发展中更基本、更深沉、更持久的力量。当前,中医药事业的发展已上升到国家战略的高度,有了前所未有的历史机遇,在建设健康中国、实现中国梦的伟大征程中谱写新的篇章。

1. 中医药文化植根于中华大地,融入了中国人的生产和生活　"天人合一""自强不息""未病先防"等中医养生文化;"药食同源""药补不如食补"的饮食文化;端午节门上挂艾草、菖蒲等节日民俗文化;"焚香""熏香""赠送、佩戴中药香囊"的香文化;中药的汤浴文化;"炮炙虽繁必不敢省人工,品味虽贵必不敢减物力""采办务真,修制务精"的中药企业文化……几千年以来,中医药文化早已融入了中国人的生产和生活。

2. 中医药文化是中华优秀传统文化的精髓和瑰宝　中医药文化内涵丰富,饱含着几千年来中华民族的健康养生理念,经受了实践检验,与儒家、道家、佛家等其他中华优秀传统文化相互交融、共促发展,是中华优秀传统文化的重要组成部分,是其中的精髓和瑰宝,对世界文明进步产生了积极影响,是打开中华文明宝库的钥匙,更是用中国办法和中国方案解决世界医学难题的厚重基石,比如,以《本草纲目》为代表的中药学典籍已入选世界记忆名录。

(二)中医药是资源

中医药作为我国独特的卫生资源、潜力巨大的经济资源、具有原创优势的科技资源、优秀的文化资源和重要的生态资源,关乎经济、社会、科技、文化、健康产业的方方面面,在经济社会发展中发挥着重要作用。

1. 独特的卫生资源　全国5 482个中医类医院均设有中药房,综合性医院通常也开设有中药房,销售中药饮片和中成药的社会药房更是不计其数。在2022年版《国家基本医疗保险、工伤保险和生育保险药品目录(2022年)》中,中成药1 374种,中药饮片892种,中药占医保药品目录总数的79.23%。

2. 潜力巨大的经济资源　中药产业包括中药材种植、中药饮片炮制、中成药生产全链条。中药材种植成为农村产业结构调整、生态环境改善、农民增收、脱贫致富的重要举措。其中,道地中药材是中药材种植业发展的重点。2019年,我国中药生产企业达到3 800余家,中药工业总产值近9 000亿元,中药出口额近40亿美元。自2016年国务院印发《中医药发展战略规划纲要(2016—2030年)》,甘肃、四川、江西、黑龙江、河南、湖北、贵州、天津、广东等省(市)纷纷启动了中医药强省战略。

在国际国内经济双循环背景下,促进经济转型升级,培育新的经济增长动能,迫切需要加大对中药的扶持力度,进一步激发中药原创优势,促进中药产业提质增效。

3. 具有原创优势的科技资源　中医药的发展,传承是基础,创新是关键。《药品管理法》注重遵循中医药发展规律,鼓励以临床价值为导向的药物创新,按照中药创新药、中药改良型新药、古代经典名方中药复方制剂、同名同方药等进行中药注册分类。随着中药创新的持续推动,具有国际重要影响力的中药科技高地、创新性中医药产品转化型科研基地、聚集一流学者和培养科技领军人才的新医药策源地将不断涌现,引领中药智能制造技术发展方向,推动中药制药从"经验制药"迈向"科学制药"。

4. 优秀的文化资源　中医药文化是打开中华优秀传统文化的钥匙,中医药古籍、中医药文学影视作品、中医药知名品牌等都是优秀的文化资源。传承和弘扬中华优秀传统文化,需要进一步加大中医药文化的宣传和普及力度,强化中医药文化与旅游、健康养老、养生的深度融合,实施"走出去"战略,推进"一带一路"建设,推动中医药海外创新发展。

5. 重要的生态资源 中药材主要来源于植物,植物属于绿色的生态资源。植物的光合作用维持了大气中氧气和二氧化碳的平衡;植物的绿色可以保护人的视力;植物吸收有害气体和粉尘可以净化空气;植物还可以起到美化环境、调节小气候、降低噪声等作用。此外,野生药材中不少是国家重点保护的动植物品种,所以应当加强对野生药材的资源保护,维护生态平衡,实现中医药可持续发展。

(三)中医药是国际化的

在现代医学应对疾病挑战进入平台期,中医药学以整体观念为指导,追求人与自然和谐共生,倡导养生保健、个体化诊疗、辨证论治思想,为人类提供了另一种健康思维模式和全新的医学解决方案。随着中医药屡屡在应对重大疾病防治效果的彰显,中医药逐渐获得全球范围内的广泛关注和认同。

1. 中药走出国门的代表 《本草纲目》被翻译成多种文字广为流传,达尔文称之为"中国古代的百科全书"。抗疟药物"青蒿素"的发明,拯救了全球特别是发展中国家数百万人的生命。

2. 中药逐步获得国际认可 2016年,中成药复方丹参滴丸正式完成美国FDA的Ⅲ期临床试验。截至2018年,中药已在俄罗斯、古巴、越南、新加坡和阿联酋等国以药品形式注册,亦在欧盟上市。

近年来,中药在治疗危急重症方面的良好成效,让世界看到了中药的"力量"。美国、英国、日本和韩国等正在积极开展中医药研究,布局中医药研发与生产。在日本、韩国,成立了汉方药专门研究机构。英国、意大利等欧洲国家也有了以中草药为基础,进行中医药治疗肿瘤、糖尿病的研究与尝试。

3. 中药逐步进入国际医药体系 2016年3月,由中国主导的《中药编码系统——第一部分:中药编码规则》由国际标准化组织正式发布,对构建中国乃至世界的中医药标准体系,推动中医药国际化、现代化、标准化、规范化和信息化,发挥着重大作用。

4. 中药海外推广加速 2022年1月,国家中医药管理局、推进"一带一路"建设工作领导小组办公室联合印发《推进中医药高质量融入共建"一带一路"发展规划(2021—2025年)》,旨在全面提升中医药参与共建"一带一路"的质量与水平。

因国家间文化、政治体制等的差异,中药的海外推广一定是机遇与挑战并存,可能会遭遇到法律、语言、技术等方面的困难与挑战。随着"一带一路"倡议的推进,中医药在世界范围的传播与影响力必将日益扩大,成为中国与世界各国开展人文交流、促进东西方文明交流互鉴的重要内容。

(四)中医药在防治疾病中的独特优势

中医药是中华民族在长期与疾病的抗争中不断总结、发展、壮大的,中医药为中华文明的传承作出了重大贡献。中医药的独特优势主要有三个方面。

1. 中医药强调辨证施治,在治未病、重大疾病治疗、疾病康复中有着重要作用。

2. 中医药疗效好,价格相对便宜。

3. 中医药和西医药可以相互补充、协调发展。

三、中药管理相关法规

党和政府高度重视中医药工作,特别是党的十八大以来,以习近平同志为核心的党中央把中医药工作摆在了更加突出的位置,我国中医药事业取得显著成就,为促进人民健康作出了重要贡献。但同时也存在着一些亟待解决的问题:遵循中医药规律的治理体系亟待健全,中医药发展基础和人才建设还比较薄弱,中药材质量良莠不齐,中医药传承不足、创新不够、作用发挥不充分,迫切需要深入实施《中华人民共和国中医药法》,采取有效措施予以解决,切实把中医药这一祖先留给我们的宝贵财富继承好、发展好、利用好。为此,我国制定了一系列法律法规和政策文件。

(一)法律法规与政策文件

中药管理的依据是国家法律法规,法律渊源包含法律、行政法规、部门规章、地方性法规、地方政府规章以及纲领性政策文件等。

1.中药管理法律　在法律层面主要有《中华人民共和国宪法》《中华人民共和国中医药法》和《中华人民共和国药品管理法》(以下简称《药品管理法》)。《中华人民共和国宪法》(2018年修正案)确立了国家发展传统药的方针,强调了传统药与现代药在保护人民健康方面有着同等重要地位。根据《宪法》制定的《中华人民共和国中医药法》(以下简称《中医药法》)和《药品管理法》分别是中药管理和药品管理领域的专门法。《中医药法》作为中医药特别法,明确了"中医药事业是我国医药卫生事业的重要组成部分",强调"发展中医药事业应当遵循中医药发展规律,坚持继承和创新相结合,保持和发挥中医药特色和优势,运用现代科学技术,促进中医药理论和实践的发展"的原则,旨在继承和弘扬中医药,保障和促进中医药事业发展,保护人民健康。中药从属于药品,中药管理也应当符合药品管理的一般要求,同时体现中药管理的特点,为此,《药品管理法》针对中药管理再次明确了"国家发展现代药和传统药"的方针,并增加了"国家保护野生药材资源和中药品种,鼓励培育道地中药材"的方针。并将药品界定为中药、化学药和生物制品三大类别,提出"国家鼓励运用现代科学技术和传统中药研究方法开展中药科学技术研究和药物开发,建立和完善符合中药特点的技术评价体系,促进中药传承创新"的创新研发和药品审评审批原则。为了保护和促进中药事业发展,强调"在中国境内上市的药品,应当经国务院药品监督管理部门批准,取得药品注册证书;但是,未实施审批管理的中药材和中药饮片除外。"同时也将中药生产企业纳入国家统一化的药品管理格局中,如"从事药品生产活动,应当遵守药品生产质量管理规范,建立健全药品生产质量管理体系,保证药品生产全过程持续符合法定要求"及"中药饮片生产企业履行药品上市许可持有人的相关义务,对中药饮片生产、销售实行全过程管理,建立中药饮片追溯体系,保证中药饮片安全、有效、可追溯"。

2.中药管理行政法规　依据法律制定的中药管理行政法规主要有《野生药材资源保护管理条例》《中药品种保护条例》《医疗用毒性药品管理办法》《麻醉药品和精神药品管理条例》《中华人民共和国药品管理法实施条例》等,其中《野生药材资源保护管理条例》明确要对重点野生药材资源实施分级保护,与中药事业产业可持续发展、生态环境保护密切相关。国家制定《中药品种保护条例》目的是提升中药品种的质量,保护中药生产企业的合法权益,促进中药事业的发展,这是一种有别于民事知识产权保护的行政保护途径。《医疗用毒性药品管理办法》《麻醉药品和精神药品管理条例》分别涉及毒性中药管理,麻醉药品和精神药品管理的要求。《中华人民共和国药品管理法实施条例》则是对《药品管理法》规定的配套细化和补充。

3.中药管理部门规章　因中药管理涉及多部门职权,如国家药品监督管理局、国家中医药管理局、国家卫生健康委员会等根据职责分工的不同,制定了一系列部门规章,构建起了中药全生命周期管理的制度体系。如国家药品监督管理局制定的《药品注册管理办法》《药品生产监督管理办法》《中药材生产质量管理规范》《进口药材管理办法》和《药物警戒质量管理规范》以及原国家食品药品监督管理局发布的《处方药与非处方药分类管理办法》《药品经营质量管理规范》《药品经营监督管理办法》,国家卫生健康委员会发布的《医疗机构药事管理规定》《处方管理办法》,国家中医药局和国家卫生健康委员会联合发布的《医院中药饮片管理规范》等,上述部门规章涵盖了中药研制与注册管理、生产经营管理、使用管理、上市后评价管理各个环节,细化了中药全生命周期管理要求。

4.中药管理政策文件　因中药管理涉及国务院诸多行政部门,为强化国家对中药管理工作的统一领导，保持各职能部门间步调一致，国务院制定了一系列纲领性文件，现阶段主要有《关于促进中医药传承创新发展的意见》《中医药发展战略规划纲要（2016—2030年）》和《"十四五"中医药发展规划（2020—2025）》等。这些纲领性文件围绕中药管理工作目标，明确了国务院各相关部门的职责分工和工作任务，强化了各行政部门间的协同配合，是加强中药高质量发展，促进中药事业发展的总行动纲领。

5. 中药管理的地方性法规与地方政府规章　中药管理往往具有鲜明的地域特色，在道地中药材、中药饮片炮制规范、医疗机构中药制剂、重点保护的野生药材资源上各地均有所不同，各省、自治区、直辖市可在国家中药管理相关法律法规、纲领性政策文件的基础上结合本地实际，制定相应的地方性法规与地方政府规章。

除此之外，我国在世界传统医药领域的话语权决定了不仅要参与传统药国际标准的制定，同时也是传统药国际标准的执行者。如由我国主导制定的《中药编码系统——第一部分：中药编码规则》即属于国际标准。

（二）中药管理相关部门

中药产业链长，监管所涉政府部门也较多。中药管理的环节主要有中药立法执法，重点野生药材资源保护，道地中药材保护，中药材生产管理，中药研制与注册，中药生产、经营、使用管理，中药产业政策，中药品种保护，中药科技创新，中药医保政策，对外交流合作，中药国际贸易，中药专业人才培养，中药古籍、文物保护等。国务院与中药管理相关的行政部门及其与中药管理有关的主要部门及职责如下。

1. 国家市场监督管理总局　主要负责承担药品全生命周期管理规章的制定、修订。其中，国家药品监督管理局具体负责指导实施中药饮片、中成药的全生命周期管理，参与制定中药材生产质量管理规范，负责指导中药信息化管理、中药安全监管，会同国家卫生健康委员会负责中药国家标准的制定等。

2. 国家中医药管理局　负责拟订中药事业发展战略规划、政策和相关标准，起草有关法律法规；承担中药临床用药监管责任；组织开展中药资源普查；拟订和组织实施中药科研、技术开发规划，指导中药科研条件和能力建设，管理国家重点中药科研项目，促进中药科技成果的转化、应用和推广；承担保护濒临消亡中药生产加工技术的责任，组织开展对中药古籍的整理研究和中医药文化的继承发展，推动中药知识普及；组织开展中药国际推广、应用和传播，开展中药国际交流合作。

3. 国家卫生健康委员会　承担医疗机构中药药事管理，中药处方专项点评，中药临床合理使用等制度的制定与监督实施，会同国家药监局负责中药国家药品标准的制定等。

4. 国家医疗保障局　承担将中药饮片和中成药纳入医保药品目录、中药饮片中成药国家集采等职责。

5. 国家发展和改革委员会　主要负责制定中药产业发展规划、产业政策。

6. 农业农村部　承担指导中药材标准化生产，道地药材种养殖，麻醉药品精神药品原植物种植计划的下达与生产监管等职责。

7. 公安部　负责对中药犯罪案件的侦查。

8. 教育部　指导中药教育教学改革，参与拟订各级各类中药教育发展规划，指导中药专业人才培养工作。

四、中药管理的根本遵循与工作重点

党中央、国务院高度重视中药事业与产业发展，将中药的传承创新发展定位为新时代中国特色社会主义事业的重要内容。根据《中医药法》《关于促进中医药传承创新发展的意见》《中医药发展战略规划纲要（2016—2030年）》，以下对中药管理的根本遵循、发展目标与工作重点予以简要介绍。

（一）中药管理的根本遵循

中药管理需要遵循中药发展规律，坚持继承创新、突出特色。

在此，需要深刻理解中药继承与创新发展的关系。首先，继承是中药发展的根基，创新是中药发展的动力，发展是继承创新的必然；其次，中药的继承重在守正传承，即去其糟粕、传承精华；再则，继承与创新之间是相辅相成、相互促进的关系，在实践中创新，在保护中继承，才能切实把中药发掘好、发展好，推动中药事业和中药产业高质量发展，为推进健康中国建设和增进人民健康福祉作出新的更大贡献。

（二）中药发展规律

中药有着悠久的历史，具有自身独特的发展规律，主要体现在中药来源于传统经方、验方，经受了临床检验，在临床实践和科技创新中继承创新发展，通过道地药材保障药效，通过师徒相传和生产工艺保障质量。

1. 来源于传统经方、验方 传统经方、验方是中药品种产生和发展的源头，目前临床使用的中药品种其组方多为中医典籍中记载，或世代传承的祖传秘方，或根据现代临床实践在经典方的基础上加减而成。

2. 在临床实践和科技创新中继承创新发展 中药通过临床实践，依据疗效筛选药材、优化处方、改良生产工艺，在传承精华的基础上不断实现创新发展。随着中药现代化的持续推进，中药的有效成分、药理、毒理等得到更加科学的表达，用现代科学解读中药学原理成为趋势，从而催生了现代中药。

3. 通过道地中药材保障药效 中药的药效受中药材质量的直接影响，道地中药材是临床实践中发现的产在特定区域，品质和疗效更好，且质量稳定，具有较高知名度的中药材。由于中药材品种不同、生态环境不同、耕作方式和初加工方法的不同，非道地中药材与道地中药材在药物有效成分上有较大差别，因此道地中药材是中药质量的重要保障。

4. 通过师徒相传和生产工艺保障质量 中药的生产工艺是老药工长期的制药实践积累下来的中药制药技术，并通过师徒相传的方式得以传承至今。为最大限度地保障中药的质量，中药的炮制、粉碎、浓缩、提纯、制剂等过程都需要设计合理的工艺流程及参数，例如中药材经过传统炮制工艺可以提高有效性，降低毒性等作用。

（三）中药工作的发展目标与中药管理工作重点

根据《中医药发展战略规划纲要（2016—2030年）》，中药发展在近阶段的目标是：到2030年，中药治理体系和治理能力现代化水平显著提升；中药科技水平显著提高；中药工业智能化水平迈上新台阶，对经济社会发展的贡献率进一步增强，我国在世界传统药发展中的引领地位更加巩固。实现继承创新发展、统筹协调发展、生态绿色发展、包容开放发展和人民共享发展，为健康中国建设奠定坚实基础。根据上述发展目标和中药管理的根本遵循，中药管理工作的重点主要有以下几个方面。

1. 加强中药法治建设 加强中药监管的理论和实践创新，推动中药监管与时俱进，切实保障中药安全、质量和疗效。适时修订《中医药法》和《药品管理法》，建立和完善与《中医药法》和《药品管理法》相配套并体现中药特点的中药管理法规体系，完善中药品种保护、野生中药资源分级保护管理、道地中药材保护与生产管理、中药安全监管相关制度，推动中药产业高质量发展。在《中华人民共和国传染病防治法》和《突发公共卫生事件应对法》等法律制修订中，研究纳入中西药并用等相关内容，使中药在新发突发传染病防治和公共卫生事件应急处置中发挥更大作用。

2. 建立符合中药特点的评价体系 改革完善中药注册管理，在保持中药传统优势的基础上与现代药品研发有机结合，加大以临床价值为导向的中药创新研制力度。遵循中药研制规律，将

"安全、有效、质量可控"的药品基本要求与中医药继承创新发展独特的理论体系和实践特点有机结合，开辟具有中药特色的注册申报路径。构建起中医药理论、人用经验、临床试验"三结合"的中药注册审评证据体系。

3. 建设高水平中药传承保护与科技创新体系 涉及加强中药传承保护和重点领域攻关、建设高层次科技平台、促进科技成果转化等方面。以加强中药传承保护为例，既要传承保护好中药古籍，同时要加强对老药工的活态传承。

4. 推动中医药文化繁荣发展和国际传播 建立起中药文物设施保护和非物质文化遗产传承制度，加强中医药文化研究和传播、发展中医药博物馆事业、做大中医药文化产业，借助"一带一路"推动中医药文化国际传播。

5. 推动中药海外发展 深化与各国政府和世界卫生组织、国际标准化组织等的交流与合作，积极参与国际规则、标准的研究与制订。加强中药知识产权国际保护，扩大中药对外投资和贸易。扶持中药材海外资源开拓。鼓励中药企业走出去，打造全产业链服务的跨国公司和知名国际品牌。

第二节　中药材管理

中药材是中药饮片、中成药生产的基础原料。为保证中药材质量稳定、可控，国家保护道地中药材，鼓励培育中药材。

一、道地中药材及其保护

（一）道地中药材的概念

道地中药材（又称道地药材），是指经过中医临床长期应用优选出来的，产在特定地域，与其他地区所产同种中药材相比，品质和疗效更好，且质量稳定，具有较高知名度的中药材。如"四大怀药"（地黄、山药、牛膝、菊花）、"浙八味"（麦门冬、杭白芍、杭白芷、白术、延胡索、浙贝母、山茱萸、玄参）等。

生长的自然条件对中药材品质的影响至关重要。首先，我国幅员辽阔，气候地势十分复杂，从北部的黑龙江到南部的海南，从西部的青藏高原到东部的沿海平原大小岛屿，都盛产中药材。其次，中药材品种繁多，尤以植物居多。道地中药材的质量不仅与产地自然条件（气候、土壤、阳光、水分等）密切相关，而且与品种、生长年限、采收季节、栽培技术及产地加工等有着密切的关系。

（二）道地中药材保护

根据《中医药法》，国家通过建立道地中药材评价体系，支持道地中药材品种选育，扶持道地中药材生产基地建设，加强道地中药材生产基地生态环境保护，鼓励采取地理标志产品保护等措施保护道地中药材。

地理标志是反映产品质量和产地来源的一种重要的商业标记，其中蕴藏着巨大的经济和商业价值，属于药品知识产权保护的一种。目前，已有川白芷、文山三七、吉林长白山人参、宁夏枸杞、昭通天麻、怀地黄、怀山药、怀牛膝、略阳天麻、永福罗汉果等道地中药材取得了国家"地理标志"。

二、野生药材资源保护管理

（一）野生药材的概念

指产在自然分布区、自然生长的药材品种。

（二）国家重点保护的野生药材物种及其分级管理

根据《野生药材资源保护管理条例》，国家重点保护的野生药材物种共 76 种，中药材 42 种，按照资源危重情况的不同，分为三级。

1. 一级保护野生药材物种 是指濒临灭绝状态的稀有珍贵野生药材物种。

2. 二级保护野生药材物种 是指分布区域缩小、资源处于衰竭状态的重要野生药材物种。

3. 三级保护野生药材物种 是指资源严重减少的主要常用野生药材物种。

（三）国家重点保护野生药材的保护措施

1. 对一级保护野生药材物种的管理 禁止采猎一级保护野生药材物种。一级保护野生药材物种属于自然淘汰的，药用部分由各级药材公司负责经营，但不得出口。

2. 对二、三级保护野生药材物种的管理 首先，采猎、收购二、三级保护野生药材物种的必须按照批准的计划执行；其次，不得在禁猎区、禁猎期以及使用禁用工具采猎；此外，采猎者必须持有采药证，需要进行采伐或狩猎的，还必须分别向有关部门申请采伐证或狩猎证。同时，二、三级保护野生药材物种属于国家计划管理的品种，由中国药材公司统一经营管理；其余品种由产地县药材公司或其委托单位按照计划收购。二、三级保护野生药材物种的药用部分，除国家另有规定由有关部门确定。

（四）对野生药材资源保护区的管理

《野生药材资源保护管理条例》对野生药材资源保护区的管理主要包括两方面的内容。

1. 建立野生药材资源保护区的要求 建立国家或地方野生药材资源保护区，需经国务院或县级以上地方人民政府批准。在国家或地方自然保护区内建立野生药材资源保护区，必须征得国家或地方自然保护区主管部门的同意。

2. 进入野生药材资源保护区的要求 进入野生药材资源保护区从事科研、教学、旅游等活动的，必须经该保护区部门批准。进入设在国家或地方自然保护区范围内野生药材资源保护区的，还须征得该自然保护区主管部门的同意。

（五）我国的野生药材资源情况及可持续利用

1. 我国的野生药材资源情况 中药资源是我国大众防治疾病的重要物质基础，是祖国医药学宝库的重要组成部分。2011—2020 年，国家中医药管理局组织开展了第四次全国中药资源普查，通过对全国 31 个省近 2 800 个县开展的中药资源调查，获取了 200 多万条调查记录，汇总了 1.3 万多种中药资源的种类和分布等信息，其中有上千种为中国特有种。目前已构建了由 1 个中心平台、28 个省级中药原料质量监测技术服务中心和 66 个县级监测站组成的中药资源动态监测体系，可实时掌握中药材的产量、流通量、价格和质量等信息；建设了 28 个中药材种子种苗繁育基地和 2 个中药材种质资源库，形成了中药资源保护和可持续利用的长效机制。

虽然我国野生药材资源丰富，但是近 20 年来，天然植物药的需求翻了三番，加上经济利益的驱动，肆意采挖野生药材、破坏野生药材资源的情形依然存在，野生药材品种萎缩、资源减少。据有关报道，400 种常用药材中有 20% 以上已经处于短缺状态，这种现象已经引起了有关部门的高度重视。

2. 野生药材资源的可持续利用 为更好地保护野生药用动植物资源，必须坚持合理开发、有效利用的原则，最大限度地提高资源利用率，满足需求。根据《中医药法》，国家保护药用野生动植物资源，具体途径如下。

（1）对药用野生动植物资源实行动态监测和定期普查。

（2）建立药用野生动植物资源种质基因库。

（3）鼓励发展人工种植养殖。

（4）支持依法开展珍贵、濒危药用野生动植物的保护、繁育及其相关研究。

三、中药材生产质量管理规范

《中药材生产质量管理规范》（Good Agriculture Practice for Chinese Crude Medicine，GAP）。2002 年，国家药品监督管理局发布实施《中药材生产质量管理规范（试行）》，以规范中药材生产，促进中药材的标准化、现代化。2022 年 3 月 17 日，修订后的《中药材生产质量管理规范》由国家药品监督管理局等四部委联合发布并施行。

（一）制定的目的、依据

为落实《中共中央 国务院关于促进中医药传承创新发展的意见》，推进中药材规范化生产，保证中药材质量，促进中药高质量发展，依据《中华人民共和国药品管理法》和《中华人民共和国中医药法》，制定《中药材生产质量管理规范》。

（二）适用范围及要求

《中药材生产质量管理规范》是中药材规范化生产和质量管理的基本要求，适用于中药材生产企业采用种植（含生态种植、野生抚育和仿野生栽培）、养殖方式规范生产中药材的全过程管理，野生中药材的采收加工亦可参考。

《中药材生产质量管理规范》涉及的中药材是指来源于药用植物、药用动物等资源，经规范化的种植（含生态种植、野生抚育和仿野生栽培）、养殖、采收和产地加工后，用于生产中药饮片、中药制剂的药用原料。中药材生产企业包括具有企业性质的种植、养殖专业合作社或联合社。

实施规范化生产的企业应当按照本规范要求组织中药材生产，保护野生中药材资源和生态环境，促进中药材资源的可持续发展。

（三）主要内容

2022 版中药材 GAP 内容共十四章 144 条。

在质量控制方面，要求中药材生产企业要做到"六统一"：统一规划生产基地，统一供应种子种苗或其他繁殖材料，统一化肥、农药等投入品管理，统一种植或养殖技术规程，统一采收与产地加工技术规程，统一包装与贮存技术规程。

在加强质量管理方面，要求中药材生产企业明确影响中药材质量关键环节的管理要求，建立有效的生产基地单元监督管理机制，配备与生产基地相适应的人员、设施、设备，明确中药材生产批次，建立中药材生产质量追溯体系，制定主要环节生产技术规程，制定不低于现行标准的中药材质量标准，制定中药材种子种苗或其他繁殖材料标准。

在激励与监管方面，鼓励中药生产企业自建、共建中药材生产基地；鼓励中药生产企业优先使用符合 GAP 要求的中药材，药品批准证明文件等有明确要求的中药生产企业应当使用符合 GAP 要求的中药材；使用符合 GAP 要求的中药材，中药生产企业可以依规定在其药品标签上标示"药材符合 GAP 要求"依法宣传；对标示使用符合 GAP 要求中药材的，省级药监部门可以对相应的中药材生产企业开展延伸检查，发现不符合 GAP 要求的，依法严厉查处。

四、中药材经营使用管理

（一）中药材经营场所

中药材经营场所有 2 个，即：中药材专业市场和城乡集贸市场。

中药材专业市场可以出售中药材。但禁止出售国家规定限制销售的中药材，以及中成药、中药饮片、化学药品和生物制品。

在中药材专业市场国家禁止销售的中药材包括：罂粟壳、27 种毒性中药材品种、国家重点保护的 42 种野生药材品种。

（二）销售中药材的要求

销售中药材要有包装，包装上应标明品名、产地、日期、调出单位，并附有质量合格的标志。

（三）中药材使用管理

根据《中医药法》第二十六条，在村医疗机构执业的中医医师、具备中药材知识和识别能力的乡村医生，按照国家有关规定可以自种、自采地产中药材并在其执业活动中使用。

五、中药材进出口管理

（一）中药材进口管理

为加强进口药材监督管理，保证进口药材质量，2019年5月16日，国家市场监督管理总局令第9号公布了《进口药材管理办法》，自2020年1月1日起施行。

1．监督管理部门　国家药品监督管理局主管全国进口药材监督管理工作。国家药品监督管理局委托省、自治区、直辖市药品监督管理部门（以下简称省级药品监督管理部门）实施首次进口药材审批，并对委托实施首次进口药材审批的行为进行监督指导。

2．药材进口单位　应当是中国境内的中成药上市许可持有人、中药生产企业以及具有中药材或者中药饮片经营范围的药品经营企业。

3．药材进口申请　药材进口申请包括首次进口药材申请和非首次进口药材申请。

首次进口药材应当按照规定取得进口药材批件后，向口岸药品监督管理部门办理备案。

首次进口药材，是指非同一国家（地区）、非同一申请人、非同一药材基原的进口药材。

非首次进口药材，应当直接向口岸药品监督管理部门办理备案。非首次进口药材实行目录管理，具体目录由国家药品监督管理局制定并调整。

4．备案　首次进口药材申请人应当在取得进口药材批件后1年内，从进口药材批件注明的到货口岸组织药材进口。进口单位应当向口岸药品监督管理部门备案。

5．进口药材批件　为一次性有效批件，有效期为1年。进口药材批件编号格式为：（省、自治区、直辖市简称）药材进字＋位年号＋4位顺序号。

（二）中药材出口管理

对国内供应、生产严重不足的品种，应停止或减少出口。对国内供应有剩余的，应争取出口。出口中药材必须到国家商务部办理"出口中药材许可证"后，方可办理中药材出口手续。目前国家对人参、鹿茸、当归、三七、麝香等35种中药材实行出口审批。

六、中药材专业市场管理

中药材专业市场是指经国家中医药管理局、原卫生部和原国家工商行政管理局检查验收批准，并在工商行政管理部门核准登记的专门经营中药材的集贸市场。

目前经批准而开设的有安徽亳州中药材市场、河北安国中药材市场、河南禹州中药材市场、江西樟树中药材市场等17家，其中安徽亳州中药材专业市场、河北安国中药材专业市场、河南禹州中药材专业市场、江西樟树中药材专业市场4家中药材专业市场，因有着悠久的历史，被称为"四大药都"。

第三节　中药饮片管理

中药饮片是指中药材经过炮制后可以直接用于中医临床或制剂生产的处方药品。中药饮片分为取得药品注册证书的中药饮片和未取得药品注册证书中药饮片两大类。按《药品管理法》规定，实施审批管理的中药饮片品种目录由国务院药品监督管理部门会同国务院中医药主管部门制定。2021年，国家药品监督管理局等四部委共同发布了《关于结束中药配方颗粒试点工作的公告》，明确中药配方颗粒的质量监管纳入中药饮片管理范畴。

一、中药饮片生产管理

（一）中药企业的中药饮片生产

1. 中药企业中药饮片生产管理的基本要求　生产中药饮片，必须持有《药品生产许可证》。《药品管理法》规定：中药饮片生产企业履行药品上市许可持有人的相关义务，对中药饮片生产、销售实行全过程管理，建立中药饮片追溯体系，保证中药饮片安全、有效、可追溯。

生产企业应做到：①必须以中药材为起始原料，使用符合药用标准的中药材，并应尽量固定药材产地；②必须严格执行国家药品标准和地方中药饮片炮制规范、工艺规程；③必须在符合药品GMP条件下组织生产，出厂的中药饮片应检验合格，并随货附纸质或电子版的检验报告书。省、自治区、直辖市药品监督管理部门负责对本行政区域内药品上市许可持有人，中药饮片生产企业的监督管理。

2. 中药饮片炮制管理　中药炮制是按照中医药理论，根据药材自身性质以及调剂、制剂和临床应用的需要，所采取的一项独特的制药技术，是中医药理论在临床用药上的具体表现，是我国具有自主知识产权的制药技术，是保证饮片质量的关键。

《药品管理法》中规定：中药饮片应当按照国家药品标准炮制；国家药品标准没有规定的，应当按照省、自治区、直辖市人民政府药品监督管理部门制定的炮制规范炮制。省、自治区、直辖市人民政府药品监督管理部门制定的炮制规范应当报国务院药品监督管理部门备案。不符合国家药品标准或者不按照省、自治区、直辖市人民政府药品监督管理部门制定的炮制规范炮制的，不得出厂、销售。

3. 中药饮片包装及标签　《中华人民共和国药品管理法实施条例》规定：生产中药饮片，应当选用与药品性质相适应的包装材料和容器；包装不符合规定的中药饮片，不得销售。中药饮片包装必须印有或者贴有标签。中药饮片的标签必须注明品名、规格、产地、生产企业、产品批号、生产日期，实施批准文号管理的中药饮片还必须注明药品批准文号。

（二）医疗机构的中药饮片炮制

国家对医疗机构炮制中药饮片实行备案管理。医疗机构炮制中药饮片应向所在地省级药品监督管理部门备案。具体要求：对市场上没有供应的中药饮片，医疗机构可以根据本医疗机构医师处方的需要，在本医疗机构内炮制、使用。医疗机构炮制中药饮片，应当遵守中药饮片炮制的有关规定，对质量负责，保证药品安全。根据临床用药需要，医疗机构可以凭本医疗机构医师的处方对中药饮片进行再加工。

二、中药饮片经营与使用管理

中药饮片属于处方药，应严格凭处方调配。销售时应标明产地。

中药调剂（traditional Chinese medicine dispensing），即中药饮片的调剂，系指按照医师临床处方所开列的药物，准确地配制药剂的操作技术。

（一）中药饮片的经营管理

《药品经营质量管理规范》对药品批发企业、零售企业从事中药饮片相关工作的人员条件、设施与设备、验收、销售等均作出了明确的规定。

1．人员条件　从事中药饮片质量管理、验收、养护、采购人员应当具有中药学中专以上学历或者具有中药学专业初级以上专业技术职称，直接收购地产中药材的，验收人员应当具有中药学中级以上专业技术职称；从事中药饮片调剂的人员应当具有中药学中专以上学历或者具备中药调剂员资格，其中负责审方与调配处方的人员应当是经过资格认定的中药学专业技术人员，即必须是中药师及以上技术人员或执业药师（中药类）。

2．设施与设备　批发企业经营中药饮片的，应当有专用的库房和养护工作场所。零售企业经营中药饮片的，应当有存放饮片和处方调配的设备。医疗机构的中药饮片调剂室应当有与调剂量相适应的面积，要有通风、调温、调湿、防潮、防虫、防鼠、除尘的设施；工作场地、操作台面应当保持清洁卫生。

3．验收　应验明供货单位的资质证明文件、质量检验报告书以及饮片的包装、标签、品名、数量、规格、产地、生产企业、产品批号、生产日期、供货单位、到货数量等，实施批准文号管理的中药饮片还应验明药品批准文号。

4．保管与养护

（1）中药饮片要求专库存放：中药饮片应存放在独立的库房中。库房的一般要求是：干燥通风，避免日光直射，室内温度不超过20℃（阴凉库），相对湿度35%～75%，饮片含水量控制一般在13%以下。

（2）中药饮片应采取适宜的养护方法：应按中药饮片的特性不同采用不同的养护方法，并做好记录。如石灰干燥法、酒精防虫法、化学药品灭虫法、气调法、对抗贮藏法和冷藏法等。所采取的养护方法不得对药品造成污染。

5．陈列　零售企业中药饮片柜斗谱上应当书写正名正字；装斗前应当复核，防止错斗、串斗；应当定期清斗，防止饮片生虫、发霉、变质；不同批号的饮片装斗前应当清斗并记录。

6．销售管理　中药饮片销售记录应当包括品名、规格、批号、产地、生产厂商、购货单位、销售数量、单价、金额、销售日期等内容。销售中药饮片要做到计量准确，并告知煎服方法及注意事项。提供中药饮片代煎服务的，应当符合国家有关规定。

（二）中药调剂工作流程

中药调剂工作流程分为审方、处方调配、复核、发药四个环节。

1．审方与处方调配　调剂人员在调配处方时，应当按照《处方管理办法》和中药饮片调剂规程进行审方和调剂。对存在"十八反""十九畏"、妊娠禁忌、超剂量等可能引起用药安全问题的处方，应由处方医生确认（"双签字"）或重新开具处方后方可调配。

调配含有毒性中药饮片的处方，需凭医生签名的正式处方。每次处方剂量不得超过2日极量。对处方未注明"生用"的，应给付炮制品。如在审方时对处方有疑问，必须经处方医生重新审定后方可调配。处方保存2年备查。

罂粟壳不得单方发药，必须凭有麻醉药处方权的执业医师签名的淡红色处方方可调配，每张处方不得超过3日用量，连续使用不得超过7天，成人一次的常用量为每天3～6g。处方保存三年备查。

中药饮片调配每剂重量误差应当控制在±5%以内。

2．复核与发药　中药饮片调配后，必须经复核后方可发出。二级以上医院应当由主管中药师以上专业技术人员负责调剂复核工作，复核率应当达到100%。医院应当定期对中药饮片调剂质量进行抽查并记录检查结果。完成处方调剂后，调配人员和复核人员应当在处方上签名或者加盖专用签章。

（三）毒性中药饮片定点生产管理及经营管理

为加强毒性中药材的饮片生产管理，保证人民群众用药安全、有效，严禁不具备毒性中药材饮片生产条件的企业进行生产，防止未经依法炮制的毒性饮片进入药品流通领域，危害人民群众的身体健康。国务院药品监督管理部门对毒性中药材的饮片，实行统一规划，合理布局，定点生产。

1. 定点生产原则   国家药品监督管理部门对毒性中药材的饮片，实行统一规划，合理布局，定点生产。毒性中药材的饮片定点生产原则：对于市场需求量大，毒性药材生产较多的地区定点要合理布局，相对集中，按省区确定 2～3 个定点企业；对于一些产地集中的毒性中药材品种如：朱砂、雄黄、附子等要全国集中统一定点生产，供全国使用；毒性中药材的饮片定点生产企业，要符合《医疗用毒性药品管理办法》等要求。

2. 加强对定点生产毒性中药材的饮片企业的管理   建立健全毒性中药材的饮片的生产管理、质量管理、仓储管理、营销管理等各项生产管理制度；强化和规范毒性中药材的饮片生产工艺技术管理，制定切实可行的工艺操作规程，建立批生产记录，保证生产过程的严肃性、规范性；加强毒性中药材的饮片包装管理，严格执行《中药饮片包装管理办法》，包装要有突出、鲜明的毒药标志；建立毒性中药材的饮片生产，技术经济指标统计报告制度；定点生产的毒性中药饮片，应销往具有经营毒性中药饮片的经营单位或直销到医疗单位。

3. 毒性中药饮片生产的 GMP 有关规定   从事药材炮制操作人员应具有中药炮制专业知识和实际操作技能；从事毒性药材等有特殊要求的生产操作人员，应具有相关专业知识和技能，并熟知相关的劳动保护要求；从事对人体有毒、有害操作的人员应按规定着装防护；专用工作服与其他操作人员的工作服应分别洗涤、整理，并避免交叉污染。

毒性药材等有特殊要求的饮片生产应符合国家有关规定，并有专用设备及生产线；生产操作应有防止交叉污染的特殊措施。

毒性药材等有特殊要求的药材应设置专库或专柜。

4. 毒性中药饮片的经营管理   具有经营毒性中药资格的企业采购毒性中药饮片，必须从持有毒性中药材的饮片定点生产证明的中药饮片生产企业和具有经营毒性中药资格的批发企业购进，严禁从非法渠道购进毒性中药饮片。

毒性中药饮片必须按照国家有关规定，实行专人、专柜（库）、专账、专用衡器，双人双锁保管，做到账、货、卡相符。

三、中药配方颗粒管理

中药配方颗粒（traditional Chinese medicine formula granules）是由单味中药饮片经水提、分离、浓缩、干燥、制粒而成的颗粒，在中医药理论指导下，按照中医临床处方调配后，供患者冲服使用。中药配方颗粒的质量监管纳入中药饮片管理范畴。

1993 年，我国开始进行中药配方颗粒的试点工作，2001 年《中药配方颗粒管理暂行规定》颁布，中药配方颗粒纳入中药饮片管理范畴，实行批准文号管理。2021 年 1 月 26 日国家药监局发布并实施《中药配方颗粒质量控制与标准制定技术要求》。同年国家药品监督管理局等四部委共同发布的《关于结束中药配方颗粒试点工作的公告》，明确了中药配方颗粒生产、经营质量管理的要求。2021 年 4 月至 11 月，国家药品监督管理局先后颁布了两批 196 种中药配方颗粒国家药品标准。

（一）中药配方颗粒的生产质量管理

1. 备案管理   中药配方颗粒品种实施备案管理，不实施批准文号管理，在上市前由生产企业报所在地省级药品监督管理部门备案。

2. 生产条件   生产中药配方颗粒的中药生产企业应当取得《药品生产许可证》，并同时具有中药饮片和颗粒剂生产范围；具备中药炮制、提取、分离、浓缩、干燥、制粒等完整的生产能力，具备与其生产、销售的品种数量相应的生产规模。生产企业应当自行炮制用于中药配方颗粒生产的中药饮片。

3. 生产企业主体责任 中药配方颗粒生产企业应当履行药品全生命周期的主体责任和相关义务，实施生产全过程管理，建立追溯体系，逐步实现来源可查、去向可追，加强风险管理。

4. 生产工艺 中药配方颗粒应当按照备案的生产工艺进行生产，并符合国家药品标准。国家药品标准没有规定的，应当符合省级药品监督管理部门制定的标准。

5. 药品标准 国家药典委员会结合试点工作经验组织审定中药配方颗粒的国家药品标准，分批公布。省级药品监督管理部门制定的标准应当符合《中药配方颗粒质量控制与标准制定技术要求》的规定。中药配方颗粒国家药品标准颁布实施后，省级药品监督管理部门制定的相应标准即行废止。

6. 包装与标签 直接接触中药配方颗粒包装的标签至少应当标注备案号、名称、中药饮片执行标准、中药配方颗粒执行标准、规格、生产日期、产品批号、保质期、贮藏、生产企业、生产地址、联系方式等内容。

（二）中药配方颗粒的经营与使用管理

跨省销售使用中药配方颗粒的，生产企业应当报使用地省级药品监督管理部门备案。无国家药品标准的中药配方颗粒跨省使用的，应当符合使用地省级药品监督管理部门制定的标准。

中药配方颗粒调剂设备应当符合中医临床用药习惯，应当有效防止差错、污染及交叉污染，直接接触中药配方颗粒的材料应当符合药用要求。使用的调剂软件应对调剂过程实现可追溯。

中药配方颗粒不得在医疗机构以外销售。中药饮片品种已纳入医保支付范围的。

（三）强化中药配方颗粒的属地监管

省级药品监督管理部门会同省级中医药主管部门应当结合国家及地方产业政策的有关规定以及临床实际需求制定相应的管理细则，坚持中药饮片的主体地位，确保辖区内中药配方颗粒的平稳有序发展及合理规范使用。省级药品监督管理部门承担行政区域内中药配方颗粒的备案、检查、抽检和监测等工作，对中药材规范化种植养殖基地实施延伸检查，对违法违规行为进行处理。

第四节 中成药管理

中成药是指根据疗效确切、应用范围广泛的处方、验方和秘方，以中药材为原料配制加工而成的药品。本节主要介绍与中成药管理相关的中药品种保护、中药注射剂的管理以及医疗机构中药制剂的备案管理。

一、中药品种保护

为促进中成药整体质量提高及临床的广泛应用，保护企业的合法权益，规范生产经营秩序，国务院于 1992 年 10 月颁布了《中药品种保护条例》，并于 1993 年 1 月 1 日起正式实施。2009 年国家食品药品监督管理局为了加强中药品种保护管理工作，制定并印发了《中药品种保护指导原则》。2018 年 9 月 18 日根据《国务院关于修改部分行政法规的决定》《中药品种保护条例》进行了部分条款的修订。

（一）中药品种保护的目的和意义

国家鼓励研制开发临床有效的中药品种，对质量稳定、疗效确切的中药品种实行分级保护制度，目的是为了提高中药品种的质量，保护中药生产企业的合法权益，促进中药事业的发展。

该条例的颁布实施标志着我国中药品种保护制度的建立，我国对中药的研制生产、管理工作走上了法制化轨道；对保护中药名优产品，保护中药研制生产领域的知识权，提高中药质量和信誉，推动中药制药企业的科技进步，开发临床安全有效的新药和促进中药走向国际医药市场均具有重要的意义。

（二）《中药品种保护条例》的适用范围和监督管理部门

1. 适用范围　《中药品种保护条例》效力级别属于行政法规，适用于中国境内生产制造的中药品种，包括中成药、天然药物的提取物及其制剂和中药人工制成品。

申请专利的中药品种，依照专利法的规定办理，不适用本条例。

2. 监督管理部门　国务院药品监督管理部门负责全国中药品种保护的监督管理工作。国家中医药管理部门协同管理全国中药品种的保护工作。

国家药监局负责组织国家中药品种保护审评委员会，委员会成员由国家药监局聘请中医药方面的医疗、科研、检验及经营、管理专家担任。委员会承担中药品种保护注册的受理和技术审评。下设中药品种保护部，承担中药品种保护的技术审评，参与制修订中药品种保护的制度措施，组织制修订相关配套技术文件。

（三）中药保护品种的范围和等级划分

1. 中药保护品种的范围　受保护的中药品种，必须是列入国家药品标准的品种。经国家药监局认定，列为省、自治区、直辖市药品标准的品种，也可以申请保护。

2. 中药保护品种的等级划分　受保护的中药品种分为一、二级。

（1）符合下列条件之一的中药品种，可以申请一级保护。

1）对特定疾病有特殊疗效的。

2）相当于国家一级保护野生药材物种的人工制成品。

3）用于预防和治疗特殊疾病的。

其中，"对特定疾病有特殊疗效"，是指对某一疾病在治疗效果上能取得重大突破性进展。例如，对常见病、多发病等疾病有特殊疗效；对既往无有效治疗方法的疾病能取得明显疗效；或者对改善重大疑难疾病、危急重症或罕见疾病的终点结局（病死率、致残率等）取得重大进展。

"相当于国家一级保护野生药材物种的人工制成品"，是指列为国家一级保护物种药材的人工制成品；或目前虽属于二级保护物种，但其野生资源已处于濒危状态物种药材的人工制成品。

"用于预防和治疗特殊疾病中"的"特殊疾病"，是指严重危害人民群众身体健康和正常社会生活经济秩序的重大疑难疾病、危急重症、烈性传染病和罕见病。如恶性肿瘤、终末期肾病、脑卒中、急性心肌梗死、艾滋病、传染性非典型肺炎、人禽流感、苯酮尿症、地中海贫血等疾病。用于预防和治疗重大疑难疾病、危急重症、烈性传染病的中药品种，疗效应明显优于现有治疗方法。

（2）符合下列条件之一的中药品种，可以申请二级保护。

1）符合本条例第六条规定的品种或者已经解除一级保护的品种。

2）对特定疾病有显著疗效的。

3）从天然药物中提取的有效物质及特殊制剂。

其中，"对特定疾病有显著疗效"，是指能突出中医辨证用药理法特色，具有显著临床应用优势，或对主治的疾病、证候或症状的疗效优于同类品种。

"从天然药物中提取的有效物质及特殊制剂"是指从中药、天然药物中提取的有效成分、有效部位制成的制剂，且具有临床应用优势。

凡存在专利等知识产权纠纷的品种，应解决纠纷以后再办理保护事宜。

（四）申请中药品种保护的程序

申请办理中药品种保护的程序为申请与受理、审评、审批和公告四个阶段。

1. 申请与受理　中药生产企业对其生产的符合《中药品种保护条例》规定的中药品种，可以向所在地省、自治区、直辖市人民政府药监局提出申请，由省、自治区、直辖市人民政府药监局初审签署意见后，报国家药品监督管理局。特殊情况下，中药生产企业也可以直接向国家药监局提出申请。

申请中药品种保护的企业，应当按照国家药品监督管理局的规定，向国家中药品种保护审评委员会提交完整的资料。

2．审评 国家药品监督管理局委托国家中药品种保护审评委员会负责对申请保护的中药品种进行审评。国家中药品种保护审评委员会应当自接到申请报告书之日起六个月内作出审评结论。

3．审批 根据国家中药品种保护审评委员会的审评结论，由国家药品监督管理局决定是否给予保护。批准保护的中药品种，由国家药品监督管理局发给《中药保护品种证书》。

4．公告 对批准保护的中药品种以及保护期满的中药品种，由国家药品监督管理局在指定的专业报刊上予以公告。

（五）中药品种保护的期限与措施

1．中药保护品种的保护期限 中药一级保护品种的保护期限分别为 30 年、20 年、10 年；中药二级保护品种的保护期限为 7 年。

2．中药一级保护品种的保护措施

（1）保密责任：中药一级保护品种的处方组成、工艺制法，在保护期限内由获得《中药保护品种证书》的生产企业和有关的药品监督管理及有关单位和个人负责保密，不得公开。负有保密责任的有关部门、企业和单位应当按照国家有关规定，建立必要的保密制度。

（2）向国外转让：向国外转让中药一级保护品种的处方组成、工艺制法的，应当按照国家有关保密的规定办理。

（3）延长保护：因特殊情况延长保护期限的，由生产企业在该品种保护期满前六个月，依照规定的程序申报。延长的保护期限由国家药品监督管理局根据国家中药品种保护审评委员会的审评结果确定；但是，每次延长的保护期限不得超过第一次批准的保护期限。

3．中药二级保护品种的保护措施 中药二级保护品种在保护期满后可以延长七年。申请延长保护期的中药二级保护品种，应当在保护期满前六个月，由生产企业依照规定程序申报。

4．其他保护措施

（1）保护品种的生产：除临床用药紧缺的中药保护品种另有规定外，被批准保护的中药品种，在保护期内限于由获得《中药保护品种证书》的企业生产。

（2）同一品种其他企业的管理：已批准保护的中药品种如果在批准前是由多家企业生产的，其中未申请《中药保护品种证书》的企业应当自公告发布之日起六个月内向国家药品监督管理局申报，并依照规定提供有关资料，由国家药监局指定药品检验机构对该申报品种进行同品种的质量检验。国家药品监督管理局根据检验结果，可以采取以下措施：对达到国家药品标准的，补发《中药保护品种证书》；对未达到国家药品标准的，依照药品管理的法律、行政法规的规定撤销该中药品种的批准文号。

（3）对临床用药紧缺的中药保护品种的仿制：须经国家药品监督管理局批准并发给批准文号。仿制企业应当付给持有《中药保护品种证书》并转让该中药品种的处方组成、工艺制法的企业合理的使用费，其数额由双方商定；双方不能达成协议的，由国家药品监督管理局裁决。

（4）向国外申请注册：中药保护品种在保护期内向国外申请注册时，须经国家药监局批准。

二、中药注射剂管理

中药注射剂（traditional Chinese medicine injection）是指从中药材中提取的有效成分，经采用现代科学技术和方法制成的可供注入体内，包括肌肉、穴位、静脉注射和静脉滴注使用的无菌溶液、混悬液，或临用前配成液体的无菌粉末等注入人体的制剂。

为保障医疗安全和患者用药安全，2008年国家药品监督管理局等联合相关部门发布了《关于进一步加强中药注射剂生产和临床使用管理的通知》，并制定了《中药注射剂临床使用基本原则》，进一步加强中药注射剂的规范管理。

1. 加强中药注射剂生产管理、不良反应监测和召回工作 药品生产企业应严格按照《药品生产质量管理规范》组织生产，加强中药注射剂生产全过程的质量管理和检验，确保中药注射剂生产质量；建立健全药品不良反应报告、调查、分析、评价和处理的规章制度，指定专门机构或人员负责中药注射剂不良反应报告和监测工作；对药品质量投诉和药品不良反应应详细记录，并按照有关规定及时向当地药品监督管理部门报告；对收集的信息及时进行分析、组织调查，发现存在安全隐患的，主动召回；因质量原因退货和召回的中药注射剂，应按照有关规定销毁，并有记录。

2. 加强中药注射剂临床使用管理 中药注射剂应当在医疗机构内凭医师处方使用，医疗机构应当制定对过敏性休克等紧急情况进行抢救的规程。医疗机构中的药学部门要严格执行药品进货检查验收制度，建立真实完整的购进记录，保证药品来源可追溯，坚决杜绝不合格药品进入临床；要严格按照药品说明书中规定的药品储存条件储存药品；在发放药品时严格按照《药品管理法》和《处方管理办法》进行审核。医疗机构要加强中药注射剂不良反应（事件）的监测和报告工作。各级药监部门要加强对中药注射剂的质量监督检查；加强对中药注射剂不良反应监测工作，对监测信息及时进行研究分析，强化监测系统的应急反应功能，提高药品安全性突发事件的预警和应急处理能力，切实保障患者用药安全。

三、医疗机构中药制剂备案管理

医疗机构中药制剂以临床应用效果良好的中药处方为基础研制而成，具有临床疗效确切、使用方便、费用相对低廉等优势，体现了中医地域特色、医院特色、专科特色和医生的临床经验，是中医临床用药的重要组成部分。

2010年，卫生部、国家中医药管理局和国家药品监督管理局共同组织制定并颁布了《关于加强医疗机构中药制剂管理的意见》。2017年施行的《中医药法》明确，"国家鼓励医疗机构根据本医疗机构临床用药需要配制和使用中药制剂，支持应用传统工艺配制中药制剂，支持以中药制剂为基础研制中药新药。"

医疗机构配制中药制剂，应当依照《药品管理法》的规定取得医疗机构制剂许可证，或者委托取得药品生产许可证的药品生产企业、取得医疗机构制剂许可证的其他医疗机构配制中药制剂。委托配制中药制剂，应当向委托方所在地省、自治区、直辖市人民政府药品监督管理部门备案。

医疗机构对其配制的中药制剂的质量负责；委托配制中药制剂的，委托方和受托方对所配制的中药制剂的质量分别承担相应责任。

医疗机构配制的中药制剂品种，应当依法取得制剂批准文号。

医疗机构应当加强对备案的中药制剂品种的不良反应监测，并按照国家有关规定进行报告。药品监督管理部门应当加强对备案的中药制剂品种配制、使用的监督检查。

本章小结

中药管理是我国药品管理的重要内容之一，本章按照中药材、中药饮片、中成药的分类，介绍了中药的概念，阐述了中药的地位与独特优势，梳理了我国中药管理的主要法律法规，主要包括野生药材资源保护、中药材生产质量管理规范、中药饮片生产经营管理、中药品种保护条例、中药注射剂的管理要求。

思考题

1. 何谓中药？简述中医药的地位与独特优势。
2. 何谓道地中药材？如何保护道地中药材？
3. 简述国家对重点保护野生药材资源实行分级管理的具体内容。
4. 简述我国对毒性中药饮片生产的管理措施。
5. 简述实施中药品种保护的意义，申请一级保护和二级保护的条件。
6. 从中药管理的角度，谈谈中药的继承、创新与发展之间的关系。

（俞双燕　刘　芳）

第十四章　特殊管理的药品的监管

特殊管理的药品可分为麻醉药品、精神药品、医疗用毒性药品、放射性药品、药品类易制毒化学品等,在预防、治疗、诊断疾病等过程中具有重要作用,同时因其具有的药物依赖性、人体毒性或放射性损害等,若管理或使用不当,则会引发多方面严重的社会问题。因此,各国对这些药品都采取了更为严格的管理措施,包括成立专门组织机构,签署一系列国际公约和相关法规,对其研制、生产、流通、使用等全过程及各个环节实行严格的监督管理,防止此类药品滥用。

第一节　特殊管理的药品的监管概述

本节重点介绍特殊管理的药品的特征与分类、监管组织与监管法规、监管特点。

一、特殊管理的药品的特征及分类

(一)特殊管理的药品的特征

特殊管理的药品的特征一是临床上必不可少的,其中有的药品疗效独特,目前尚无可替代的其他药品,这些药品在防治疾病,维护人类健康方面起到了积极作用,具有不可否认的医疗和科学价值。特征二是麻醉药品、精神药品等药品若使用不当,容易产生很强的药物依赖性,一旦流入非法渠道则会成为毒品;药品类易制毒化学品等药品也很有可能被用作制作毒品的原料;医疗用毒性药品、放射性药品等药品若使用不当,会导致人中毒死亡或对人体造成放射性损害。

特殊管理的药品的双重属性决定了对其的管理必须在方便使用单位和个人经由合法途径能够及时获取的同时,又要保证这些药品不出现大规模流弊或者对患者生命健康造成威胁,成为危害民众健康和社会安全的"毒品",即以实现"用得上,管得住"这一双重目标为改革的方向和标尺。

(二)特殊管理的药品的分类

依据 2019 年版《中华人民共和国药品管理法》,特殊管理的药品主要包括麻醉药品、精神药品、医疗用毒性药品、放射性药品、药品类易制毒化学品、兴奋剂、疫苗、麻黄碱类复方制剂等。

1. 麻醉药品(narcotic medicine)　是指具有依赖性潜力,不合理使用或者滥用易产生精神依赖性和生理依赖性,能成瘾的药品、药用原植物或其他物质。

我国规定麻醉药品的品种主要包括阿片类、阿片生物碱类、可卡因类、大麻类、人工合成麻醉药品类及国家药监局规定的其他易成瘾癖的药品、药用原植物及其制剂。其中,罂粟壳只能用于中药饮片、中成药生产及医疗配方使用。

现行《麻醉药品品种目录》是由原国家食品药品监督管理局、公安部、原国家卫生计生委联合修订并公布的,于 2014 年 1 月 1 日起正式使用,品种数目包括其盐和制剂共 121 种,详见附录。

2. 精神药品(psychotropic substances)　是指直接作用于中枢神经系统,使之兴奋或者抑制,连续使用能产生药物依赖性的药品或其他物质。

根据精神药品使人体产生依赖性及危害健康的程度,我国卫生部依据联合国《精神药物公约》(1971年)，于1989年作出决定，将精神药品分为第一类精神药品和第二类精神药品。其中第一类精神药品比第二类精神药品更易产生依赖性，毒性和成瘾性更强，因此对第一类精神药品的管理更加严格。

现行的《精神药品品种目录》是由原国家食品药品监督管理局、公安部、国家卫生计生委联合修订并公布的，于2014年1月1日起正式使用，包括第一类精神药品68种，第二类81种，共149种，详见附录。之后，国家又陆续对目录进行了调整，2015年含可待因复方口服液体制剂列入第二类精神药品管理；2019年含羟考酮复方制剂等品种列入精神药品管理；2020年瑞马唑仑列入第二类精神药品管理。

3. 医疗用毒性药品（poisonous substances）　是指毒性剧烈，治疗剂量与中毒剂量相近，使用不当会致人中毒或死亡的药品，可分为毒性中药和毒性西药。

（1）毒性中药品种：砒石（红砒、白砒）、砒霜、生川乌、生马钱子、生甘遂、生草乌、雄黄、红娘虫、生白附子、生附子、水银、生巴豆、白降丹、生千金子、生半夏、斑蝥、青娘虫、洋金花、生天仙子、生南星、红粉、生藤黄、蟾酥、雪上一枝蒿、生狼毒、轻粉、闹羊花，共27种。以上毒性中药品种均指原药材和饮片，不包含制剂，值得注意的是，毒性中药"红粉""红升丹"系同物异名。

（2）毒性西药品种：去乙酰毛花苷丙、阿托品、洋地黄毒苷、氢溴酸后马托品、三氧化二砷、毛果芸香碱、升汞、水杨酸毒扁豆碱、亚砷酸钾、氢溴酸东莨菪碱、士的宁，共11种。以上毒性西药品种系指原料药，士的宁、阿托品、毛果芸香碱等包括其盐类化合物，此外，亚砷酸注射液、A型肉毒毒素及其制剂也列入毒性药品管理。

4. 放射性药品（radioactive medicine）　是指用于临床诊断或者治疗的放射性核素制剂或其标记药物，包括裂变制品、加速器制品、放射性同位素发生器及其配套药盒、放射免疫药盒等。2020年版药典收载23种放射药品标准，具体如下：

（1）含碘【^{131}I】的放射性药品：邻碘【^{131}I】马尿酸钠注射液；诊断用碘【^{131}I】化钠胶囊；碘【^{131}I】化钠口服溶液。

（2）含磷【^{32}P】的放射性药品：胶体磷【^{32}P】酸铬注射液；磷【^{32}P】酸钠盐注射液及其口服溶液。

（3）含锝【^{99}mTc】的放射性药品：锝【^{99}mTc】植酸盐、高锝【^{99}mTc】酸钠、锝【^{99}mTc】甲氧异腈、锝【^{99}mTc】依替菲宁、锝【^{99}mTc】喷替酸盐、锝【^{99}mTc】焦磷酸盐、锝【^{99}mTc】聚合白蛋、锝【^{99}mTc】双半胱乙酯、锝【^{99}mTc】双半胱氨酸和锝【^{99}mTc】亚甲基二磷酸盐注射液。

（4）其他：碘【^{125}I】密封籽源；氙【^{133}X】、枸橼酸稼【^{67}Ga】、来昔决南钐【^{153}Sm】、氟【^{18}F】脱氧葡糖、铬【^{51}Gr】酸钠和氯化亚铊【^{201}TI】注射液。

5. 药品类易制毒化学品　按照《易制毒化学品管理条例》规定，易制毒化学品是指国家规定管制的可用于制造毒品的前体、原料和化学助剂等物质，分为三类。第一类是可以用于制毒的主要原料，第二类、第三类是可以用于制毒的化学配剂。

药品类易制毒化学品均为第一类，具体如下：①麦角酸；②麦角胺；③麦角新碱；④麻黄素、伪麻黄素、消旋麻黄素、去甲麻黄素、甲基麻黄素、麻黄浸膏、麻黄浸膏粉等麻黄素类物质。需要注意的是：所列物质包括可能存在的盐类、药品类易制毒化学品包括原料药及其单方制剂。

6. 兴奋剂　兴奋剂是指兴奋剂目录所列的禁用物质等。兴奋剂目录由国务院体育主管部门会同国务院药品监督管理部门、国务院卫生主管部门、国务院商务主管部门和海关总署制定、调整并公布。

现行兴奋剂目录为《2022年兴奋剂目录》，其分为两个部分，第一部分为兴奋剂品种，第二部分为对运动员进行兴奋剂检查的有关规定。2022年兴奋剂目录将兴奋剂品种分为七大类，共计367种（比2021年兴奋剂目录增加9个品种），其中：①蛋白同化制剂品种，87个；②肽类激素品种，68个；③麻醉药品品种，14个；④刺激剂（含精神药品）品种，79个；⑤药品类易制毒化学品品种，3个；⑥医疗用毒性药品品种，1个；⑦其他品种，115个。

7. 疫苗（vaccination） 是指为预防、控制疾病的发生、流行，用于人体免疫接种的预防性生物制品，可分为免疫规划疫苗和非免疫规划疫苗。

免疫规划疫苗，是指居民应当按照政府的规定接种的疫苗，包括国家免疫规划确定的疫苗，省、自治区、直辖市人民政府在执行国家免疫规划时增加的疫苗，以及县级以上人民政府或者其卫生健康主管部门组织的应急接种或者群体性预防接种所使用的疫苗。

非免疫规划疫苗，是指由居民自愿接种的其他疫苗。

二、特殊管理的药品的监管组织与法规

（一）监管组织

国际代表性的组织如联合国专门成立了联合国麻醉药品委员会、联合国麻醉药品司、国际麻醉药品管制局等相关部门，共同负责对麻醉药品和精神药品的管制、监督管理工作，以保证既能满足人类社会的正常需求，又能防止药品被非法滥用。早在 1971 年签订了《精神药物公约》。

中国对特殊管理的药品进行日常监管的机构是国家药品监督管理局。国家药品监督管理局药品评价中心还涉及药物滥用监测等相关职能。此外，国家卫生健康委对特殊管理的药品的临床使用具有管辖权，禁毒委员会办公室（简称禁毒办）、公安部等相关部门对麻醉药品、精神药品等涉及毒品的犯罪行为有管辖权，海关总署对特殊管理的药品进出口事项具有管辖权。

（二）监管法规

国际监管法规方面，早在 100 多年前，国际社会就已经以立法的形式对麻醉药品进行管制。1909 年，在我国上海召开了"上海国际禁毒会议"，就限制用于正当目的的鸦片数量、对鸦片的进口实行管制、逐渐取缔吸食鸦片等问题进行了讨论和决议；1931 年，54 个国家在日内瓦缔结《限制麻醉药品制造、运销公约》，规定了麻醉药品的定义、需求量估计、生产限制等；1961 年，中、美、英、苏、法等国家在美国纽约签订了《麻醉药品单一公约》，该公约于 1972 年又重新修订；随着精神药品滥用问题的日益严重，1971 年联合国又签订了《精神药物公约》；1988 年 12 月，世界主流国家又纷纷签署了《联合国禁止非法贩运麻醉药品和精神药品公约》。

以下重点介绍我国的监管法规。

为了惩罚犯罪，保护人民，1979 年全国人民代表大会通过了《中华人民共和国刑法》，在《刑法》（2020 年修订版）中对于生产、销售假药或者劣药、危害公共卫生等犯罪行为作出了处罚规定，之后在 2020 年的《刑法修正案（十一）》中，又增设了妨碍药品管理罪，加强了对于妨害药品管理秩序行为的打击力度。

为了加强药品管理，保证药品质量，保障公众用药安全和合法权益，保护和促进公众健康，1984 年全国人民代表大会常务委员会第七次会议通过了《中华人民共和国药品管理法》，并于2013 年和 2019 年两次修订，现行《药品管理法》（2019 年修订版）对于药品的研制、生产、经营、使用和监督管理作出了全流程的规范和要求，其中，第一百一十二条规定，国务院对麻醉药品、精神药品、医疗用毒性药品、放射性药品、药品类易制毒化学品等有其他特殊管理规定的，依照其规定。

对于麻醉药品和精神药品，中华人民共和国国务院（以下简称国务院）于 2005 年 8 月颁布了《麻醉药品和精神药品管理条例》，并于 2013 年与 2016 年两次修订，现行版为 2016 年修订版，共计九章八十九条，规定了麻醉药品药用植物的种植，麻醉药品和精神药品（简称精麻药品）的实验研究、生产、经营、使用、储存、运输等管理要求。其后，国务院药品监督管理部门会同国务院公安部门和卫生主管部门分别于 2007 年 10 月和 2013 年 11 月 2 次统一发布《麻醉药品和精神药品品种目录》，对精麻药品管制品种进行了具体规定。

对于医疗用毒性药品，国务院于 1988 年 12 月 27 日制定并颁布了《医疗用毒性药品管理办

法》，标志着我国医疗用毒性药品的管理逐步进入法治化管理的轨道。为进一步做好医疗用毒性药品的监督管理工作，防止发生中毒等严重事件，保证公众用药安全有效、维护社会稳定，2002年10月14日国家药品监督管理局（SDA）发布了《关于切实加强医疗用毒性药品监管的通知》。

对于放射性药品，1965年国家药典委员会首次制定两种放射性药品标准，1975年颁布了《中华人民共和国卫生部放射性药品标准》，1985年出台了国家放射性药品标准。1989年1月，国务院颁布了《放射性药品管理办法》，共7章31条，现行版本为2022年3月第三次修订版。2022年1月，为进一步加强放射性药品生产管理，保证放射性药品质量安全有效，国家药品监督管理局发布了《关于进一步加强放射性药品管理有关事宜的通告》。

对于易制毒化学品，2005年8月国务院颁布《易制毒化学品管理条例》，并于2014年、2016年、2018年进行了三次修订，对易制毒化学品的生产、经营、购买、运输和进口、出口行为进行了规定。同时，卫生部为加强药品类易制毒化学品管理，防止流入非法渠道，制定了《药品类易制毒化学品管理办法》，自2010年5月1日起施行。

对于兴奋剂，2004年国务院颁布《反兴奋剂条例》，并于2011年、2014年、2018年进行了三次修订，共6章47条。2014年11月，国家体育总局制定了《反兴奋剂管理办法》（2021年重新颁布）以及《体育运动中兴奋剂管制通则》（2018年5月重新修订）对兴奋剂的检查与调查、结果管理与处罚、处分与奖励等作了细致规定。同时，每年国家体育总局都会更新发布《兴奋剂目录》。

对于疫苗，2019年6月，为了加强疫苗管理，保证疫苗质量和供应，规范预防接种，促进疫苗行业发展，保障公众健康，维护公共卫生安全，全国人民代表大会常务委员会第十一次会议通过了《中华人民共和国疫苗管理法》，共11章100条，对疫苗的研制、生产、流通和预防接种及其监督管理活动作出了相关规定。

对于麻黄碱类复方制剂，虽然国家有关部门尚未出台专门的法律法规，但其他相关法律法规（如《麻醉药品和精神药品管理条例》）中都有关于麻黄碱类复方制剂的规定。

我国特殊管理药品相关的主要法律法规如下（表14-1）。

表14-1　特殊管理的药品相关的主要法律法规

监管对象	名称	时间	颁布部门
药品	中华人民共和国刑法	1979	全国人民代表大会
	中华人民共和国药品管理法	1984	全国人民代表大会
麻醉药品、精神药品	麻醉药品和精神药品管理条例	2016	国务院
	麻醉药品和精神药品品种目录	2007	国家食品药品监督管理局
医疗用毒性药品	医疗用毒性药品管理办法	1988	国务院
	关于切实加强医疗用毒性药品监管的通知	2002	国家食品药品监督管理局
放射性药品	放射性药品管理办法	2022	国务院
	关于进一步加强放射性药品管理有关事宜的通告	2022	国家药品监督管理局
药品类易制毒化学品	易制毒化学品管理条例	2018	国务院
	药品类易制毒化学品管理办法	2010	卫生部
兴奋剂	《反兴奋剂条例》	2004	国务院
疫苗	《中华人民共和国疫苗管理法》	2019	全国人民代表大会

三、特殊管理的药品的管制特点

（一）更加严格的审批措施

对特殊管理的药品一般采用前置性审批的管理方式，即对生产单位、生产计划、经营单位、经营计划、购用、进口、出口等相关环节设置事前审查批准或事前审查发放准许证。如，麻醉药品和精神药品的定点生产企业应按规定取得药品批准文号，未经批准、未取得药品批准文号的企业和个人，一律不得生产麻醉药品和精神药品。

（二）更加严肃的监管措施

对特殊管理的药品的研究与开发、生产、供应、储藏、运输、批发、零售、流通、进口、出口、广告、标识、使用的全过程实行更为严格的日常监管措施。如，除国务院药品监督管理部门（以下简称"国家药监局"）另有规定的外，血液制品、麻醉药品、精神药品、医疗用毒性药品、药品类易制毒化学品不得委托生产；麻醉药品、精神药品、医疗用毒性药品、放射性药品的标签、说明书，应当印有规定的标志；疫苗、血液制品、麻醉药品、精神药品、医疗用毒性药品、放射性药品、药品类易制毒化学品等国家实行特殊管理的药品不得在网络上销售；进口、出口麻醉药品和国家规定范围内的精神药品，应当持有国家药监局颁发的进口准许证、出口准许证。

（三）更加严厉的处罚手段与措施

因特殊管理的药品的特殊性，违反相关管理规定可能带来比一般药品更严重的危害，因此处罚手段和措施更为严厉。如《中华人民共和国药品管理法》第一百三十七条规定，以麻醉药品、精神药品、医疗用毒性药品、放射性药品、药品类易制毒化学品冒充其他药品，或者以其他药品冒充上述药品的，在本法规定的处罚幅度内从重处罚。此外，如果因此触犯《中华人民共和国刑法》中关于毒品犯罪的相关条款，则最高可能会被判处死刑。

以下分两节分别对麻醉药品和精神药品管理、其他特殊管理药品的管理进行介绍。

第二节　麻醉药品和精神药品的管理

根据麻醉药品和精神药品管理相关的法规，本节重点介绍从实验研究管理到使用、储存、运输与邮寄等全过程的具体管理要点。

一、实验研究管理

开展精麻药品实验研究活动必须经国家药监局批准，且具备下列条件：①以医疗、科学研究或者教学为目的；②有保证实验所需精麻药品安全的措施和管理制度；③单位及其工作人员2年内没有违反有关禁毒的法律、行政法规规定的行为。

按照2017年《关于麻醉药品和精神药品实验研究管理规定的通知》，申请人开展精麻药品实验研究应当填写精麻药品实验研究立项申请表，连同相关资料报所在地省药监局。省药监局应当自申请受理之日起15日内组织对申请人实验研究条件进行现场检查，出具审查意见，连同申报资料报送国家药监局全面审查，必要时国家药监局可以要求申请人补充技术资料，并发给精麻药品实验研究立项补充资料通知件。符合规定的，由国家药监局发给立项批件，该立项批件不得转让。

麻醉药品和第一类精神药品的临床试验，不得以健康人为受试对象。

申请人经批准开展精麻药品实验研究的，应当在3年内完成药物临床前研究，向国家药监局申报药品注册。因特殊原因，3年内未完成临床前研究的，应当向国家药监局说明情况。国家药监局根据情况决定是否延长该品种立项批件的有效期。

二、种植与生产管理

（一）药用原植物种植管理

国家药监局和中华人民共和国农业农村部（以下简称国家农业部）共同确定麻醉药品药用原植物种植企业。

国家根据精麻药品的医疗、国家储备和企业生产所需原料范围确定需求总量，对精麻药品的生产及原植物种植实行总量控制。国家药监局根据精麻药品的需求总量制订年度生产计划。国家药监局和国家农业部根据麻醉药品年度生产计划，制订麻醉药品药用原植物年度种植计划。种植企业应当根据年度种植计划，种植麻醉药品药用原植物；并定期向国家药监局和国家农业部报告种植情况。

（二）生产管理

国家对精麻药品实行定点生产制度。根据精麻药品的需求总量，国家药监局确定精麻药品定点生产企业的数量和布局，并根据年度需求总量对数量和布局进行调整、公布。

申请麻醉药品、第一类精神药品和第二类精神药品原料药定点生产的企业，按品种向所在地省药监局提出申请，填写《药品生产企业申报麻醉药品、精神药品定点生产申请表》，并报送相关资料。省药监局在5日内对资料进行审查，决定受理的，在20日内进行审查，必要时组织现场检查，符合要求的出具审查意见，连同企业申报资料上报国家药监局，并通知申请人。省药监局于20日内进行审查，经批准后发给《麻醉药品和精神药品定点生产批件》；不予批准的，给予书面说明理由。

药品生产企业接到《麻醉药品和精神药品定点生产批件》后，向省药监局提出变更生产范围申请。省药监局根据《麻醉药品和精神药品定点生产批件》，在《药品生产许可证》正本上标注类别，副本上在类别后括弧内标注药品名称。

申请第二类精神药品制剂定点生产的企业，向所在地省药监局提出申请，填写《药品生产企业申报麻醉药品、精神药品定点生产申请表》，并报送相关资料。省药监局在5日内对资料进行审查，决定受理的，在40日内进行审查，必要时组织现场检查，经批准后在《药品生产许可证》正本副本上进行标注；不予批准的，给予书面说明理由。

精麻药品生产审批流程见下图（图14-1）。

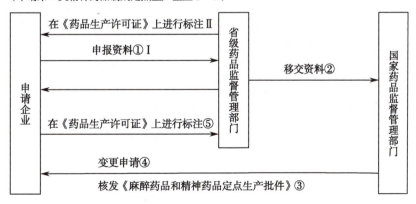

图14-1　精麻药品生产审批流程

　　如发生重大突发事件，定点生产企业无法正常生产或者不能保证供应精麻药品时，国家药监局可以决定由其他药品生产企业代为生产。重大突发事件结束后，国家药监局应当及时决定相应企业停止精麻药品的生产。

　　麻醉药品、第一类精神药品、第二类精神药品的原料药不得委托加工，第二类精神药品制剂可以办理委托加工。

三、经 营 管 理

（一）麻醉药品和第一类精神药品的经营管理

　　1. 定点经营企业的审批　国家药监局将麻醉药品和第一类精神药品经营企业分为全国性批发企业和区域性批发企业。全国性批发企业由国家药监局审查批准；区域性批发企业由所在地省药监局审查批准。

　　2. 经营管理　麻醉药品和第一类精神药品的定点批发企业，应具有保证供应责任区域内医疗机构所需麻醉药品和第一类精神药品的能力及安全经营的管理制度。

　　全国性批发企业须从定点生产企业购进麻醉药品和第一类精神药品；区域性批发企业可以从全国性批发企业购进麻醉药品和第一类精神药品，经批准也可以从定点生产企业购进麻醉药品和第一类精神药品。

　　医疗机构向全国性批发企业、区域性批发企业采购麻醉药品和第一类精神药品时，应持《麻醉药品和第一类精神药品购用印鉴卡》（以下简称《印鉴卡》），填写"麻醉药品和第一类精神药品采购明细"等，办理相关手续。医疗机构不得自行提货。

　　麻醉药品和第一类精神药品的经营渠道见下图所示（图14-2）。

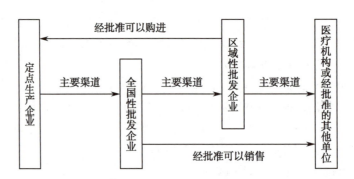

图14-2　麻醉药品和第一类精神药品的经营渠道

　　全国性批发企业向区域性批发企业销售麻醉药品和第一类精神药品时，应建立购买方销售档案，并核实企业或单位资质文件和采购人员身份证明无误后，方可销售。

　　麻醉药品和第一类精神药品不得零售。禁止使用现金进行精麻药品交易，但是个人合法购买精麻药品的除外。

　　药品经营企业不得经营麻醉药品原料和第一类精神药品原料药。但是供医疗、科学研究、教学使用的小包装的上述药品可由国家药监局批准的药品批发企业经营。

（二）第二类精神药品的经营管理

　　1. 定点经营企业的审批　专门从事第二类精神药品批发业务的企业应经所在地省药监局批准；全国性批发企业和区域性批发企业可以从事第二类精神药品批发业务；第二类精神药品的零售连锁企业须经所在地设区的市级药品监督管理部门批准。

　　2. 经营管理　第二类精神药品定点批发企业可向医疗机构、定点批发企业和符合规定的零售连锁企业销售第二类精神药品。

从事第二类精神药品零售的连锁企业,应严格执行统一进货、统一配送和统一管理,由本企业直接配送,不得委托配送。

第二类精神药品零售企业须凭执业医师出具的处方,按规定剂量销售第二类精神药品,并将处方保存2年备查;禁止超剂量或无处方销售第二类精神药品;不得向未成年人销售第二类精神药品。

(三)进出口管理

1.申报出口精麻药品　必须提供以下资料:麻醉(精神)药品出口申请表;购货合同或订单复印件;外销合同或订单复印件;进口国家或地区麻醉(精神)药品管理机构出具的进口准许证正本(如进口国家或地区对出口药品未实行许可证管理,须提供:进口单位合法资质证明文件复印件、公证文本以及认证文本,进口单位出具的合法使用的保证函正本、公证文本以及认证文本);出口药品如为国内药品生产企业经批准生产的品种,须提供相应品种的药品注册证明文件或化学原料药批准通知书复印件;出口药物如为境内企业接受境外企业委托加工的品种,须提供国家药监局核发的同意委托加工的证明文件复印件;出口企业《营业执照》和《对外贸易经营者备案登记表》复印件;申报资料真实性自我保证声明。

2.申报进口供临床使用的精麻药品　必须提供以下资料:麻醉(精神)药品进口申请表;购货合同或订单复印件;药品注册证明文件或化学原料药批准通知书复印件(临床特需进口可不提供);进口单位的《营业执照》《对外贸易经营者备案登记表》复印件;出口单位如为该药品的销售代理公司,还需提供委托代理协议和出口单位合法资质证明文件、公证文本以及认证文本;申报资料真实性自我保证声明。

3.申报进口教学、科研用精麻药品　必须提供以下资料:麻醉(精神)药品进口申请表;购货合同或订单复印件;相应科研项目的批准文件或相应主管部门的批准文件;国内使用单位合法资质的证明文件、药品使用数量的测算依据、使用单位出具的合法使用和管理该药品的保证函;使用单位所在地省级药监局出具的同意购用该药品的证明文件;出口单位如为该药品的销售代理公司,还需提供出口单位合法资质的证明文件、公证文本以及认证文本;接受使用单位委托代理进口的,还需提供委托代理协议复印件和代理进口单位的《营业执照》《对外贸易经营者备案登记表》复印件;申报资料真实性自我保证声明。

四、使 用 管 理

(一)购用管理

1.药品生产企业　需以麻醉药品和第一类精神药品为原料生产普通药品的药品生产企业,应当向所在地省药监局报送年度需求计划,由省药监局汇总报国家药监局批准后向定点生产企业购买;需以第二类精神药品为原料生产普通药品的药品生产企业,须经省药监局批准向定点批发企业或定点生产企业购买。

2.科学研究、教学单位　需使用精麻药品开展实验、教学活动的单位,须经所在地省药监局批准,向定点批发企业或者定点生产企业购买。需使用精麻药品的标准品、对照品的单位,须经所在地省药监局批准,向国家药监局批准的单位购买。

3.食品、食品添加剂、化妆品、油漆等非药品生产企业　如需要使用咖啡因作为原料的非药品生产企业,应当经所在地省药监局批准,向定点批发企业或者定点生产企业购买。

4.医疗机构　需要使用麻醉药品和第一类精神药品的医疗机构,须经所在地设区的市级人民政府卫生主管部门(以下简称市卫生局)批准,取得麻醉药品、第一类精神药品购用印鉴卡。医疗机构应当凭印鉴卡向本省内定点批发企业购买麻醉药品和第一类精神药品。

市卫生局发给医疗机构印鉴卡时,应将取得印鉴卡的医疗机构情况抄送设区的市级药品监督管理部门,并报省、自治区、直辖市人民政府卫生行政部门(以下简称省卫生厅)备案。省卫生厅应将取得印鉴卡的医疗机构名单向本行政区域内的定点批发企业通报。

(二)使用管理

精麻药品只限于医疗、教育和科研使用。

1. 医疗机构对精麻药品的使用管理 具有麻醉药品和第一类精神药品使用权的医疗机构应建立相应的病历,留存患者身份证明复印件,并要求其签署《知情同意书》,病历由医疗机构保管。

麻醉药品注射剂仅限于医疗机构内使用。如患者需要在家中使用,必须由医疗机构派医务人员带注射剂出诊到患者家中使用,并带回空安瓿,交还药剂科。麻醉药品非注射剂和第一类精神药品需带出医疗机构外使用时,患者或其代办人须出示二级以上医疗机构的诊断证明、患者身份证明,并在相应的门诊病历中留存代办人身份证明复印件。

抢救患者急需麻醉药品和第一类精神药品而本医疗机构无法供应时,可从其他医疗机构或定点批发企业紧急借用;抢救工作结束后,应及时向设区的市级药品监督管理部门和卫生主管部门备案。

医疗机构购买的麻醉药品和第一类精神药品只限于在本医疗机构临床使用。

2. 精麻药品的处方权管理 医疗机构应当按照国务院卫生行政部门(以下简称国家卫生健康委)的规定,对执业医师进行有关精麻药品使用知识的培训、考核,经考核合格,授予麻醉药品和第一类精神药品处方资格。执业医师取得处方资格后,方可在本医疗机构开具麻醉药品和第一类精神药品处方,但不得为自己开具该种处方。

3. 精麻药品处方管理 开具精麻药品须使用专用处方。麻醉药品和第一类精神药品处方的印刷用纸为淡红色,处方右上角分别标注"麻""精一";第二类精神药品处方的印刷用纸为白色,处方右上角标注"精二"。

麻醉药品、第一类精神药品注射剂处方为一次用量;其他剂型处方不得超过3日用量;控缓释剂处方不得超过7日用量。第二类精神药品处方一般不得超过7日用量。

癌痛、慢性中重度非癌痛患者使用麻醉药品、第一类精神药品注射剂的处方不得超过3日用量;控缓释制剂,每张处方不得超过15日用量;其他剂型处方不得超过7日用量。为住院患者开具的麻醉药品和第一类精神药品处方应当逐日开具,每张处方为1日用量。

处方由调剂处方药品的医疗机构妥善保存,麻醉药品和第一类精神药品处方保存期限为3年,第二类精神药品处方保存期限为2年。

4. 精麻药品制剂配制管理 临床需要而市场无供应的精麻药品,医疗机构持《医疗机构制剂许可证》和《印鉴卡》自行配制制剂时,须经所在地省药监局批准。医疗机构配制的精麻药品制剂只能在本医疗机构内使用,不得对外销售。

五、储存、运输与邮寄

(一)储存管理

1. 麻醉药品药用原植物种植企业、定点生产企业、全国性批发企业、区域性批发企业及国家设立的麻醉药品储存单位,应设专库(柜)储存麻醉药品和第一类精神药品。专库应当设有防火、防盗设备并安装报警装置,报警装置与公安机关报警系统联网;专柜应当使用保险柜。专库和专柜应当实行双人双锁管理,配备专人负责,建立专用账册,实行入库双人验收,出库双人复核,做到账物相符。专用账册保存至药品有效期满后5年。

2. 第二类精神药品经营企业应在药品库房中设立独立的专库或专柜储存第二类精神药品,建立专用账册,实行专人管理。专用账册保存至药品有效期满后5年。

（二）运输管理

托运、承运和自行运输精麻药品的，应当采取安全保障措施，防止精麻药品在运输过程中被盗、被抢和丢失。

1. 麻醉药品和第一类精神药品的运输方式　通过铁路运输麻醉药品和第一类精神药品时，应当使用集装箱或铁路行李车运输；没有铁路需通过公路或水路运输麻醉药品和第一类精神药品时，应由专人负责押运。

2. 麻醉药品和第一类精神药品的运输手续　应向所在地省药监局申请领取运输证明，运输证明有效期为1年。托运人办理麻醉药品和第一类精神药品运输手续，应当将运输证明副本交付承运人，承运人应当查验、收存运输证明副本，并检查货物包装。没有运输证明或者货物包装不符合规定的，承运人不得承运。承运人在运输过程中应当携带运输证明副本，以备查验。运输证明应由专人保管，不得涂改、转让、转借。

（三）邮寄管理

邮寄精麻药品的寄件人须提交所在地省药监局出具准予邮寄的证明，经指定的邮政营业机构查验无误方可邮寄。无准予邮寄证明的，不得收寄。

六、其他监管事项

（一）精麻药品监督管理部门及职责

国家药监局负责全国精麻药品的监督管理工作，并会同国家农业部对麻醉药品药用原植物实施监督管理。国务院公安部门负责对造成麻醉药品药用原植物、精麻药品流入非法渠道的行为进行查处。国务院其他有关主管部门在各自的职责范围内负责与精麻药品有关的管理工作。

省药监局负责本行政区域内精麻药品的监督管理工作。县级以上地方公安机关负责对本行政区域内造成精麻药品流入非法渠道的行为进行查处。县级以上地方人民政府其他有关主管部门在各自的职责范围内负责与精麻药品有关的管理工作。

（二）建立特殊管理的药品监控信息网络

特殊管理的药品监控信息网络系统具有计划管理、流向查询、预警管理、库存查询、运输监控、统计报表、信息管理的功能。

国家药监局监控全国范围内的特殊管理的药品生产、经营信息。全国麻醉药品和第一类精神药品的生产企业实现网上实时报送生产和销售数据；定点经营麻醉药品和第一类精神药品的全国性批发企业全部入网并通过网络实时报送数据。

（三）其他管理措施

对已经发生滥用，造成严重社会危害的精麻药品品种，国家药监局应当采取在一定期限内中止生产、流通、使用或者限定其使用范围和用途等措施。对不再作为药品使用的精麻药品，国家药监局应当撤销其药品批准文号和药品标准，并予以公布；对管理上存在安全隐患的，应责令立即排除或限期排除；对有证据证明可能流入非法渠道的，应及时采取查封、扣押的行政强制措施，在7日内作出行政处理决定，并通报同级公安机关。

各单位对过期、损坏的精麻药品应当登记造册，并向所在地县级药品监督管理部门申请销毁。对存放在医疗机构过期、损坏的精麻药品应向卫生主管部门提出申请，并由卫生主管部门负责监督销毁。依法收缴的精麻药品，除经批准用于科学研究外，应当依照国家有关规定予以销毁。

发生精麻药品被盗、被抢、丢失或者其他流入非法渠道的情形时，案发单位应立即采取必要的控制措施，同时报告所在地县级公安机关和药品监督管理部门。医疗机构发生上述情形时，还应当报告其主管部门。

第三节　其他特殊管理药品的管理

由于医疗用毒性药品、放射性药品、药品类易制毒化学品、兴奋剂、疫苗和麻黄碱类复方制剂六类特殊管理的药品的特征不同，国家对其分别采取了不同的监管措施。根据相关的法规，本节重点介绍相关药品实验、生产、经营、使用、进出口等全过程的具体管理要点，各类药品介绍要点如下（表14-2）。

表14-2　医疗用毒性药品、放射性药品、药品类易制毒化学品的特殊管理要求

类别	实验	生产	经营	使用	安全	进出口	监管机构
医疗用毒性药品		√	√	√			
放射性药品	√	√	√	√		√	√
药品类易制毒化学品		√	√		√		
兴奋剂		√	√	√		√	
疫苗	√	√	√	√			
麻黄碱类复方制剂			√				

一、实验研究的审批管理

（一）放射性药品的实验研究的审批管理

放射性新药的研制内容，包括工艺路线、质量标准、临床前药理及临床研究。研制单位在制订新药工艺路线的同时，必须研究该药的理化性能、纯度（包括核素纯度）及检验方法、药理、毒理、动物药代动力学、放射性比活度、剂量、剂型、稳定性等。研制单位对放射免疫分析药盒必须进行可测限度、范围、特异性、准确度、精密度、稳定性等方法学的研究。

研制单位研制的放射性新药，在进行临床试验或者验证前，应当向国家药监局提出申请，按规定报送资料及样品，经审批同意后，在指定的药物临床试验机构进行临床研究。研制单位在放射性新药临床研究结束后，向国家药监局提出申请，经审核批准，发给新药证书。国家药监局在审核批准时，应当征求国务院国防科技工业主管部门的意见。放射性新药投入生产，需由生产单位或者取得放射性药品生产许可证的研制单位，向国家药监局提出生产该药的申请，并提供样品，由其审核发给批准文号。

（二）疫苗的实验研究的审批管理

开展疫苗临床试验，应当经国务院药品监督管理部门依法批准。

疫苗临床试验应当由符合国务院药品监督管理部门和国务院卫生健康主管部门规定条件的三级医疗机构或者省级以上疾病预防控制机构实施或者组织实施。

疫苗临床试验申办者应当制订临床试验方案，建立临床试验安全监测与评价制度，审慎选择受试者，合理设置受试者群体和年龄组，并根据风险程度采取有效措施，保护受试者合法权益。

开展疫苗临床试验，应当取得受试者的书面知情同意；受试者为无民事行为能力人的，应当取得其监护人的书面知情同意；受试者为限制民事行为能力人的，应当取得本人及其监护人的书面知情同意。

在中国境内上市的疫苗应当经国务院药品监督管理部门批准，取得药品注册证书；申请疫苗注册，应当提供真实、充分、可靠的数据、资料和样品。

对疾病预防、控制急需的疫苗和创新疫苗，国务院药品监督管理部门应当予以优先审评审批。

应对重大突发公共卫生事件急需的疫苗或者国务院卫生健康主管部门认定急需的其他疫苗，经评估获益大于风险的，国务院药品监督管理部门可以附条件批准疫苗注册申请。

出现特别重大突发公共卫生事件或者其他严重威胁公众健康的紧急事件，国务院卫生健康主管部门根据传染病预防、控制需要提出紧急使用疫苗的建议，经国务院药品监督管理部门组织论证同意后可以在一定范围和期限内紧急使用。

国务院药品监督管理部门在批准疫苗注册申请时，对疫苗的生产工艺、质量控制标准和说明书、标签予以核准。

国务院药品监督管理部门应当在其网站上及时公布疫苗说明书、标签内容。

二、生 产 管 理

（一）医疗用毒性药品的生产

医疗用毒性药品年度生产、收购、供应和配制计划，由所在地省药监局根据医疗需要制订，下达给指定的医疗用毒性药品生产、收购、供应企业，并抄报国家药监局。生产企业不得擅自改变生产计划，自行销售。

药品生产企业必须由医药专业人员负责生产、配制和质量检验，并建立严格的质量管理制度，严防与其他药品混杂。每次配料，必须经 2 人以上复核无误，并详细记录每次生产所用原材料和成品数，经手人签字备查。所用工具、容器要处理干净，防止污染其他药品。标示量要准确无误，包装容器要有毒药标志。

凡加工炮制医疗用毒性药品，须按《中国药典》(Ch.P.) 或省药监局制定的炮制规范进行。经检验符合药用要求，方可用于供应、配方和中成药生产。

生产医疗用毒性药品及其制剂，必须严格执行生产工艺标准操作规程，在本企业药品检验人员的监督下准确投料。建立完整的生产记录，生产记录保存 5 年备查。医疗用毒性药品生产过程中产生的废弃物，必须妥善处理，不得污染环境。

（二）放射性药品的生产

国家对放射性药品的生产企业实行合理布局。开办放射性药品生产、经营企业必须具备《药品管理法》规定的生产、经营条件，符合国家有关放射性同位素安全和防护的规定与标准，履行环境影响报告的审批手续，并取得《放射性药品生产企业许可证》《放射性药品企业经营许可证》，其有效期均为 5 年。

放射性药品上市许可持有人、放射性药品生产企业以及制备正电子类放射性药品的医疗机构应当配备具有放射性药品相应专业知识的质量控制和检验人员，相关人员须接受与岗位要求相适应的培训并考核合格方可上岗。放射性药品生产、经营企业，必须具有安全防护和废气、废物、废水处理等设施，并建立严格的质量管理制度；具有完整的生产体系和产品质量保证体系。

放射性药品年度生产、经营计划须报送核工业主管部门。生产已有国家标准的放射性药品，须经国家药监局征求核工业主管部门意见后审批下达，并发给批准文号。

放射性药品生产、经营企业，必须建立质量检验机构，严格实行生产过程的质量控制和检验。经检验符合国家药品标准的产品方可出厂，不符合标准的产品一律不准出厂。

含有短半衰期放射性核素的药品，可以边检验边出厂。但发现质量不符合国家药品标准时，药品上市许可持有人和药品生产企业应当立即停止生产、销售，通知使用单位停止使用，并采取相应的风险管控措施。

放射性药品的标准由国家药监局药典委员会制定，放射性药品的检验由国家药监局公布的药品检验机构承担。

（三）药品类易制毒化学品的生产

药品生产企业申请生产药品类易制毒化学品，应当向所在地省药监局提出申请，并符合以下条件：属依法登记的化工产品生产企业或者药品生产企业；有符合国家标准的生产设备、仓储设施和污染物处理设施；有严格的安全生产管理制度和环境突发事件应急预案；企业法定代表人和技术、管理人员具有安全生产和易制毒化学品的有关知识，无毒品犯罪记录；在仓储场所等重点区域设置电视监控设施以及与公安机关联网的报警装置；法律、法规、规章规定的其他条件。

省药监局应当在收到申请之日起5日内，对申报资料进行形式审查，决定是否受理。受理的，在30日内完成现场检查，将检查结果连同企业申报资料报送国家药监局。国家药监局应当在30日内完成实质性审查，对符合规定的，发给《药品类易制毒化学品生产许可批件》，注明许可生产的药品类易制毒化学品名称；不予许可的，应当书面说明理由。

药品类易制毒化学品以及含有药品类易制毒化学品的制剂不得委托生产。特殊情况需要委托加工的，须经国家药监局批准。

相关企业不再生产药品类易制毒化学品的，应当在停止生产经营后3个月内办理注销相关许可手续。药品类易制毒化学品生产企业连续1年未生产的，应当书面报告所在地省药监局；需要恢复生产的，应当经所在地省药监局对企业的生产条件和安全管理情况进行现场检查。

（四）兴奋剂的生产

生产兴奋剂目录所列蛋白同化制剂、肽类激素（以下简称蛋白同化制剂、肽类激素），应当依照《中华人民共和国药品管理法》（以下简称药品管理法）的规定取得《药品生产许可证》、药品批准文号。

生产企业应当记录蛋白同化制剂、肽类激素的生产、销售和库存情况，并保存记录至超过蛋白同化制剂、肽类激素有效期2年。

境内企业接受境外企业委托生产蛋白同化制剂、肽类激素，应当签订书面委托生产合同，并将委托生产合同报省、自治区、直辖市人民政府药品监督管理部门备案。委托生产合同应当载明委托企业的国籍、委托生产的蛋白同化制剂或者肽类激素的品种、数量、生产日期等内容。

药品、食品中含有兴奋剂目录所列禁用物质的，生产企业应当在包装标识或者产品说明书上用中文注明"运动员慎用"字样。

（五）疫苗的生产国家对疫苗生产实行严格准入制度

从事疫苗生产活动，应当经省级以上人民政府药品监督管理部门批准，取得药品生产许可证。

从事疫苗生产活动，除符合《中华人民共和国药品管理法》规定的从事药品生产活动的条件外，还应当具备下列条件：①具备适度规模和足够的产能储备；②具有保证生物安全的制度和设施、设备；③符合疾病预防、控制需要。

疫苗上市许可持有人应当具备疫苗生产能力；超出疫苗生产能力确需委托生产的，应当经国务院药品监督管理部门批准。接受委托生产的，应当遵守本法规定和国家有关规定，保证疫苗质量。

三、经 营 管 理

（一）医疗用毒性药品的经营

医疗用毒性药品的收购、经营由各级药品监督管理部门指定的药品经营企业负责；配方由医疗机构或国有药店负责。未经批准的企业或个人不得从事该类药品的收购、经营和配方业务。

收购、经营、加工、使用医疗用毒性药品的单位必须建立健全保管、验收、领发、核对等制度；严防收假、收错，严禁与其他药品混杂，做到划定仓间、仓位，专柜加锁，并由专人保管。

医疗用毒性药品的包装容器上必须印有毒药标志,运输的过程中应采取有效措施,防止事故发生。

(二)放射性药品的经营

放射性药品生产、经营企业凭省药监局发给的《放射性药品生产企业许可证》《放射性药品经营企业许可证》,医疗机构凭省药监局和公安、环保部门联合发给的《放射性药品使用许可证》申请办理订货。

放射性药品的包装必须安全实用,符合放射性药品包装质量要求,并具有与放射性剂量相适应的防护装置。

包装必须分外包装和内包装两部分,外包装必须贴有商标、标签、说明书和放射性药品标志;内包装必须贴有标签。标签必须注明药品品种、放射性比活度、装量。说明书除注明标签必须注明的内容外,还须注明生产单位、批准文号、批号、主要成分、出厂日期、放射性核素半衰期、适应证、用法用量、禁忌证、有效期和注意事项等。

任何单位和个人不得乘坐公共交通运输工具携带放射性药品。

(三)药品类易制毒化学品的经营

1. 经营许可　药品类易制毒化学品的经营许可,由省药监局办理。药品类易制毒化学品单方制剂和小包装麻黄素,纳入麻醉药品销售渠道经营,仅能由麻醉药品全国性批发企业和区域性批发企业经销,不得零售。未实行药品批准文号管理的品种,纳入药品类易制毒化学品原料药渠道经营。

药品经营企业申请经营药品类易制毒化学品原料药,应当向所在地省药监局提出申请,并符合以下条件:属依法登记的化工产品经营企业或者药品经营企业;有符合国家规定的经营场所,需要储存、保管易制毒化学品的,还应当有符合国家技术标准的仓储设施;有易制毒化学品的经营管理制度和健全的销售网络;企业法定代表人和销售、管理人员具有易制毒化学品的有关知识,无毒品犯罪记录;法律、法规、规章规定的其他条件。省药监局应当在收到申请之日起5日内,对申报资料进行形式审查,决定是否受理。受理的,在30日内完成现场检查和实质性审查,对符合规定的,在《药品经营许可证》经营范围中标注"药品类易制毒化学品",并报国家药监局备案;不予许可的,应当书面说明理由。

2. 购买许可制度　购买药品类易制毒化学品的,应当办理《药品类易制毒化学品购用证明》(以下简称《购用证明》),但符合以下情形之一的,豁免办理《购用证明》:①医疗机构凭麻醉药品、第一类精神药品购用印鉴卡购买药品类易制毒化学品单方制剂和小包装麻黄素的;②麻醉药品全国性批发企业、区域性批发企业持麻醉药品调拨单购买小包装麻黄素以及单次购买麻黄素片剂6万片以下、注射剂1.5万支以下的;③按规定购买药品类易制毒化学品标准品、对照品的;④药品类易制毒化学品生产企业凭药品类易制毒化学品出口许可自营出口药品类易制毒化学品的。

《购用证明》由国家药监局统一印制,有效期为3个月。《购用证明》只能在有效期内一次使用。《购用证明》不得转借、转让。购买药品类易制毒化学品时必须使用《购用证明》原件,不得使用复印件、传真件。

购买药品类易制毒化学品应当提交单位证照和合法使用需要证明,向所在地省药监局或者省药监局确定并公布的设区的市级药品监督管理部门提出申请,填报购买药品类易制毒化学品申请表。

设区的市级药品监督管理部门应当在收到申请之日起5日内,对申报资料进行形式审查,决定是否受理。受理的,必要时组织现场检查,5日内将检查结果连同企业申报资料报送省药监局。省药监局应当在5日内完成审查,对符合规定的,发给《购用证明》;不予许可的,应当书面说明理由。

省药监局直接受理的,应当在收到申请之日起10日内完成审查和必要的现场检查,对符合规定的,发给《购用证明》;不予许可的,应当书面说明理由。省药监局在批准发给《购用证明》之前,应当请公安机关协助核查相关内容;公安机关核查所用的时间不计算在上述期限之内。

(四)兴奋剂的经营

依照药品管理法的规定取得《药品经营许可证》的药品批发企业,具备下列条件,并经省、自治区、直辖市人民政府药品监督管理部门批准,方可经营蛋白同化制剂、肽类激素:①有专门的管理人员;②有专储仓库或者专储药柜;③有专门的验收、检查、保管、销售和出入库登记制度;法律、行政法规规定的其他条件。

蛋白同化制剂、肽类激素的生产企业只能向医疗机构、符合本条例第九条规定的药品批发企业和其他同类生产企业供应蛋白同化制剂、肽类激素。

蛋白同化制剂、肽类激素的批发企业只能向医疗机构、蛋白同化制剂、肽类激素的生产企业和其他同类批发企业供应蛋白同化制剂、肽类激素。

蛋白同化制剂、肽类激素的进口单位只能向蛋白同化制剂、肽类激素的生产企业、医疗机构和符合上述四条要求的药品批发企业供应蛋白同化制剂、肽类激素。

肽类激素中的胰岛素除依照上述规定供应外,还可以向药品零售企业供应。

蛋白同化制剂、肽类激素的验收、检查、保管、销售和出入库登记记录应当保存至超过蛋白同化制剂、肽类激素有效期2年。

除胰岛素外,药品零售企业不得经营蛋白同化制剂或者其他肽类激素。

境内企业接受境外企业委托生产的蛋白同化制剂、肽类激素不得在境内销售。

(五)疫苗的经营

1. 批签发制度 国家实行疫苗批签发制度。

每批疫苗销售前或者进口时,应当经国务院药品监督管理部门指定的批签发机构按照相关技术要求进行审核、检验。符合要求的,发给批签发证明;不符合要求的,发给不予批签发通知书。

不予批签发的疫苗不得销售,并应当由省、自治区、直辖市人民政府药品监督管理部门监督销毁;不予批签发的进口疫苗应当由口岸所在地药品监督管理部门监督销毁或者依法进行其他处理。

国务院药品监督管理部门、批签发机构应当及时公布上市疫苗批签发结果,供公众查询。

申请疫苗批签发应当按照规定向批签发机构提供批生产及检验记录摘要等资料和同批号产品等样品。进口疫苗还应当提供原产地证明、批签发证明;在原产地免予批签发的,应当提供免予批签发证明。

预防、控制传染病疫情或者应对突发事件急需的疫苗,经国务院药品监督管理部门批准,免予批签发。

疫苗批签发应当逐批进行资料审核和抽样检验。疫苗批签发检验项目和检验频次应当根据疫苗质量风险评估情况进行动态调整。

对疫苗批签发申请资料或者样品的真实性有疑问,或者存在其他需要进一步核实的情况的,批签发机构应当予以核实,必要时应当采用现场抽样检验等方式组织开展现场核实。

批签发机构在批签发过程中发现疫苗存在重大质量风险的,应当及时向国务院药品监督管理部门和省、自治区、直辖市人民政府药品监督管理部门报告。

2. 流通 国家免疫规划疫苗由国务院卫生健康主管部门会同国务院财政部门等组织集中招标或者统一谈判,形成并公布中标价格或者成交价格,各省、自治区、直辖市实行统一采购。

国家免疫规划疫苗以外的其他免疫规划疫苗、非免疫规划疫苗由各省、自治区、直辖市通过省级公共资源交易平台组织采购。

疫苗的价格由疫苗上市许可持有人依法自主合理制定。疫苗的价格水平、差价率、利润率应当保持在合理幅度。

省级疾病预防控制机构应当根据国家免疫规划和本行政区域疾病预防、控制需要,制订本行政区域免疫规划疫苗使用计划,并按照国家有关规定向组织采购疫苗的部门报告,同时报省、自治区、直辖市人民政府卫生健康主管部门备案。

疾病预防控制机构应当按照规定向接种单位供应疫苗。

疾病预防控制机构以外的单位和个人不得向接种单位供应疫苗,接种单位不得接收该疫苗。

疫苗上市许可持有人应当按照采购合同约定,向疾病预防控制机构或者疾病预防控制机构指定的接种单位配送疫苗。

疫苗在储存、运输全过程中应当处于规定的温度环境,冷链储存、运输应当符合要求,并定时监测、记录温度。

疫苗上市许可持有人在销售疫苗时,应当提供加盖其印章的批签发证明复印件或者电子文件;销售进口疫苗的,还应当提供加盖其印章的进口药品通关单复印件或者电子文件。

疾病预防控制机构、接种单位在接收或者购进疫苗时,应当索取前款规定的证明文件,并保存至疫苗有效期满后不少于五年备查。

疫苗上市许可持有人应当按照规定,建立真实、准确、完整的销售记录,并保存至疫苗有效期满后不少于五年备查。

疾病预防控制机构、接种单位、疫苗配送单位应当按照规定,建立真实、准确、完整的接收、购进、储存、配送、供应记录,并保存至疫苗有效期满后不少于五年备查。

疾病预防控制机构、接种单位接收或者购进疫苗时,应当索取本次运输、储存全过程温度监测记录,并保存至疫苗有效期满后不少于五年备查;对不能提供本次运输、储存全过程温度监测记录或者温度控制不符合要求的,不得接收或者购进,并应当立即向县级以上地方人民政府药品监督管理部门、卫生健康主管部门报告。

（六）麻黄碱类复方制剂的经营

具有蛋白同化制剂、肽类激素的定点批发资质的药品经营企业,方可从事含麻黄碱类复方制剂的批发业务。

药零售企业销售含麻黄碱类复方制剂,应当查验购买者身份证,并对其姓名和身份证号码予以登记,登记内容包括药品名称、规格、销售数量、生产企业、生产批号、购买人姓名、身份证号码。

药品零售企业不得开架销售含麻黄碱类复方制剂,应当设置专柜由专人管理、专册登记。

将单剂量麻黄碱类药物含量大于30mg(不含30mg)的含麻黄碱类复方制剂,必须凭处方销售的处方药管理;每个最小包装口服固体制剂不得超过720mg,口服液体制剂不得超过800mg;一次销售不得超过2个最小包装,处方药按处方剂量销售除外。

药品零售企业发现超过正常医疗需求,大量、多次购买含麻黄碱类复方制剂的,应当立即向"当地药监部门和公安机关"报告。

含麻黄碱类复方制剂(含非处方药品种)一律不得通过互联网向个人消费者销售。

四、使 用 管 理

（一）医疗用毒性药品的临床使用

医疗机构供应和调配毒性药品须凭执业医师签名的正式处方。药品经营企业供应和调配医疗用毒性药品,凭盖有执业医师所在的医疗机构公章的正式处方。每次处方剂量不得超过2日极量。调配处方时必须认真负责,计量准确,按医嘱注明要求,并由配方人员及具有药师以上技术职称的复核人员复核,复核无误,签名盖章后方可发出。对处方未注明"生用"的医疗用毒性中药,应付炮制品。如发现处方有疑问时,需经原处方医师重新审定后再行调配。处方一次有效,保存2年备查。

　　医疗用毒性药品在入库验收时,应先检查包装是否严密,有无损坏,重量是否相符,并根据药品不同的理化性质,采用适宜的方法加以贮存。在贮存过程中,须定期或不定期的进行检查,如发现质量问题(变质、受潮、霉变、虫蛀等)应及时加以处理。

　　科研和教学单位所需的毒性药品,需经所在地县级以上药品监督管理部门批准后,供应部门方能发售。社会公众自配民间单、秘、验方需用医疗用毒性中药,购买时须持有本单位或城市街道办事处、乡(镇)人民政府的证明信,供应部门方可发售。每次购用量不能超过2日极量。

(二)放射性药品的临床使用

　　医疗单位设置核医学科、室(同位素室),必须配备与其医疗任务相适应的并经核医学技术培训的技术人员。医疗单位使用放射性药品,必须符合国家有关放射性同位素安全和防护的规定。所在地的省药监局,应当根据医疗单位核医疗技术人员的水平、设备条件,核发相应等级的《放射性药品使用许可证》。许可证有效期为5年,期满前6个月,医疗单位应当向省药监局重新提出申请,经审核批准后,换发新证。

　　持有《放射性药品使用许可证》的医疗单位,必须负责对使用的放射性药品进行临床质量检验,收集药品不良反应等项工作,并定期向所在地药品监督管理、卫生行政部门报告。由省药监局、省卫生厅汇总后分别报国家药监局、国家卫生健康委。

　　放射性药品使用后的废物(包括患者排出物),必须按国家有关规定妥善处置。

(三)兴奋剂的临床使用

　　医疗机构只能凭依法享有处方权的执业医师开具的处方向患者提供蛋白同化制剂、肽类激素。处方应当保存2年。

　　蛋白同化制剂、肽类激素和前款规定以外的兴奋剂目录所列其他禁用物质,实行处方药管理。

(四)疫苗的临床使用

　　接种单位应当具备下列条件:①取得医疗机构执业许可证;②具有经过县级人民政府卫生健康主管部门组织的预防接种专业培训并考核合格的医师、护士或者乡村医生;③具有符合疫苗储存、运输管理规范的冷藏设施、设备和冷藏保管制度。

　　县级以上地方人民政府卫生健康主管部门指定符合条件的医疗机构承担责任区域内免疫规划疫苗接种工作。符合条件的医疗机构可以承担非免疫规划疫苗接种工作,并应当报颁发其医疗机构执业许可证的卫生健康主管部门备案。

　　接种单位应当加强内部管理,开展预防接种工作应当遵守预防接种工作规范、免疫程序、疫苗使用指导原则和接种方案。

　　各级疾病预防控制机构应当加强对接种单位预防接种工作的技术指导和疫苗使用的管理。

　　医疗卫生人员应当对符合接种条件的受种者实施接种。受种者在现场留观期间出现不良反应的,医疗卫生人员应当按照预防接种工作规范的要求,及时采取救治等措施。

　　医疗卫生人员应当按照国务院卫生健康主管部门的规定,真实、准确、完整记录疫苗的品种、上市许可持有人、最小包装单位的识别信息、有效期、接种时间、实施接种的医疗卫生人员、受种者等接种信息,确保接种信息可追溯、可查询。接种记录应当保存至疫苗有效期满后不少于五年备查。

五、安 全 管 理

　　药品类易制毒化学品生产企业、经营企业、使用药品类易制毒化学品的药品生产企业和教学科研单位,应当配备保障药品类易制毒化学品安全管理的设施,建立层层落实责任制的药品类易制毒化学品管理制度。

　　药品类易制毒化学品生产企业、经营企业和使用药品类易制毒化学品的药品生产企业,应当设置专库或者在药品仓库中设立独立的专库（柜）储存药品类易制毒化学品。麻醉药品全国性批发企业、区域性批发企业可在其麻醉药品和第一类精神药品专库中设专区存放药品类易制毒化学品。教学科研单位应当设立专柜储存药品类易制毒化学品。专库应当设有防盗设施，专柜应当使用保险柜；专库和专柜应当实行双人双锁管理。药品类易制毒化学品生产企业、经营企业和使用药品类易制毒化学品的药品生产企业，其关键生产岗位、储存场所应当设置电视监控设施，安装报警装置并与公安机关联网。

药品类易制毒化学品生产企业、经营企业和使用药品类易制毒化学品的药品生产企业，应当建立药品类易制毒化学品专用账册。专用账册保存期限应当自药品类易制毒化学品有效期期满之日起不少于 2 年。药品类易制毒化学品生产企业自营出口药品类易制毒化学品的，必须在专用账册中载明，并留存出口许可及相应证明材料备查。

六、进出口管理

（一）放射性药品的进出口

进出口放射性药品，应当按照 2019 年修订的《放射性同位素与射线装置安全和防护条例》的规定，办理进出口手续。进口的放射性药品品种，必须符合我国的药品标准或者其他药用要求，并依照《药品管理法》的规定取得进口药品注册证书，同时经国家药监局指定的药品检验机构抽样检验合格后方准进口。

（二）兴奋剂的进出口

进口蛋白同化制剂、肽类激素，除依照药品管理法及其实施条例的规定取得国务院药品监督管理部门发给的进口药品注册证书外，还应当取得省、自治区、直辖市人民政府药品监督管理部门颁发的进口准许证。

申请进口蛋白同化制剂、肽类激素，应当说明其用途。省、自治区、直辖市人民政府药品监督管理部门应当自收到申请之日起 15 个工作日内作出决定；对用途合法的，应当予以批准，发给进口准许证。海关凭进口准许证放行。

申请出口蛋白同化制剂、肽类激素，应当说明供应对象并提交进口国政府主管部门的相关证明文件等资料。省、自治区、直辖市人民政府药品监督管理部门应当自收到申请之日起 15 个工作日内作出决定；提交进口国政府主管部门的相关证明文件等资料的，应当予以批准，发给出口准许证。海关凭出口准许证放行。

七、其他监管事项

（一）放射性药品的其他相关监管部门

对于放射性药品，除国家药监局以外，国务院国防科技工业主管部门依据职责负责与放射性药品有关的管理工作，国务院环境保护主管部门负责与放射性药品有关的辐射安全与防护的监督管理工作。

（二）药品类易制毒化学品的其他特殊监管工作

县级以上地方药品监督管理部门负责本行政区域内药品类易制毒化学品生产企业、经营企业、使用药品类易制毒化学品的药品生产企业和教学科研单位的监督检查。

药品监督管理部门应当建立对本行政区域内相关企业的监督检查制度和监督检查档案。监督检查至少应当包括药品类易制毒化学品的安全管理状况、销售流向、使用情况等内容；对企业的监督检查档案应当全面详实，应当有现场检查等情况的记录。每次检查后应当将检查结果以书面形式告知被检查单位；需要整改的应当提出整改内容及整改期限，并实施跟踪检查。

药品类易制毒化学品生产企业、经营企业应当于每月10日前，向所在地县级药品监督管理部门、公安机关及中国麻醉药品协会报送上月药品类易制毒化学品生产、经营和库存情况；每年3月31日前向所在地县级药品监督管理部门、公安机关及中国麻醉药品协会报送上年度药品类易制毒化学品生产、经营和库存情况。药品监督管理部门应当将汇总情况及时报告上一级药品监督管理部门。

药品类易制毒化学品生产企业、经营企业、使用药品类易制毒化学品的药品生产企业和教学科研单位，对过期、损坏的药品类易制毒化学品应当登记造册，并向所在地县级以上地方药品监督管理部门申请销毁。药品监督管理部门应当自接到申请之日起5日内到现场监督销毁。

本章小结

现将本章内容总结如下：

1. 特殊管理的药品通常具有双重属性即治疗属性及药物依赖性。主要包括麻醉药品、精神药品、医疗用毒性药品、放射性药品、药品类易制毒化学品、兴奋剂、疫苗、麻黄碱类复方制剂等。

2. 特殊管理药品的监管组织主要是国家药品监督管理局，还包括国家卫生健康委、禁毒办、公安部、海关总署等；法规主要包括《麻醉药品和精神药品管理条例》《医疗用毒性药品管理办法》《放射性药品管理办法》《易制毒化学品管理条例》等；管制特点主要表现在更加严格的审批措施、更加严肃的监管措施、更加严厉的处罚手段与措施。

3. 麻醉药品指具有依赖性潜力，不合理使用或者滥用易产生精神依赖性和生理依赖性，能成瘾的药品、药用原植物或其他物质。我国规定麻醉药品的品种主要包括阿片类、阿片生物碱类、可卡因类、大麻类、人工合成麻醉药品类及国家药监局规定的其他易成瘾癖的药品、药用原植物及其制剂。

4. 精神药品指直接作用于中枢神经系统，使之兴奋或者抑制，连续使用能产生药物依赖性的药品或其他物质。我国将其分为两类，第一类精神药品比第二类更易产生依赖性、毒性和成瘾性，因此管理更加严格。

5. 医疗用毒性药品指毒性剧烈，治疗剂量与中毒剂量相近，使用不当会致人中毒或死亡的药品，可分为毒性中药和毒性西药。

6. 放射性药品指用于临床诊断或者治疗的放射性核素制剂或其标记药物，包括裂变制品、加速器制品、放射性同位素发生器及其配套药盒、放射免疫药盒。

7. 易制毒化学品指国家规定管制的可用于制造毒品的前体、原料和化学助剂等物质。

思考题

1. 为什么需要对包括麻醉药品在内的某些药品进行特殊管理？
2. 申报出口精麻药品，必须提供哪些资料？
3. 放射性药品的生产应具备哪些条件？
4. 药品类易制毒化学品如何办理经营许可？

（柳鹏程）

第十五章 药物警戒管理

本章主要介绍药物警戒、药品不良反应及相关概念,药物警戒目的、内容、范围、信号及在我国的实践,药品不良反应监测管理的职责、监测方法,药品不良反应报告的途径、原则、时限要求,药品个例、群体不良事件、集聚性事件及境外发生的药品不良反应报告与处置,定期安全性更新报告及处置,药品不良反应重点监测的概念、内容,药品不良反应报告评价与控制管理、信息管理、法律责任,药品上市后评价的必要性、内容及实施。通过本章的学习,了解和掌握我国药物警戒及药品不良反应的法规制度及工作内容,为从事药物警戒及药品不良反应监测管理工作奠定基础。

第一节 药物警戒概述

在 20 世纪 60 年代沙利度胺(反应停)严重不良反应事件之后,欧美各国相继开展了药物不良反应监测,并陆续建立了不良反应监测系统和药物警戒体系。其中"药物警戒"(pharmacovigilance,PV)概念赋予药品安全监测管理新的内涵和更广的范围。本节重点介绍 PV 概念、目的、范围、内容、信号及我国的实践。

一、药物警戒与药品不良反应

(一)药物警戒及相关概念

1. 药物警戒 世界卫生组织(World Health Organization,WHO)的定义:PV 是与发现、评价、理解和预防不良反应或其他任何可能与药物有关问题的科学研究与活动。

2. 药物警戒活动 国家药品监督管理局于 2021 年 5 月发布的《药物警戒质量管理规范》第二条:PV 活动是指对药品不良反应及其他与用药有关的有害反应进行监测、识别、评估和控制的活动。

(二)药品不良反应及相关概念

1. 药品不良反应 WHO 国际药物监测合作中心规定:药品不良反应(adverse drug reaction,ADR)是指一种有害的和非预期的反应,这种反应是在人类预防、诊断或治疗疾病,或为了改变生理功能而使用正常剂量时发生的。

我国现行的《药品不良反应报告和监测管理办法》规定,ADR 指合格药品在正常用法用量下出现的与用药目的无关的有害反应。构成 ADR 的四个前提包括:①必须是合格药品;②必须在正常用法用量下出现;③必须与用药目的无关的反应;④必须是有害的反应。

2. 严重药品不良反应 指因使用药品引起以下损害情形之一的不良反应:①导致死亡;②危及生命(指发生药品不良反应的患者存在死亡风险,而非药品不良反应进一步恶化才可能出现死亡);③导致住院或住院时间延长;④导致永久或显著的残疾或功能丧失;⑤导致先天性异常或出生缺陷;⑥导致其他重要医学事件,若不进行治疗可能出现上述所列情况。

3. 新的药品不良反应 指药品说明书中未载明的不良反应。说明书中已有描述,但不良反应发生的性质、程度、后果或者频率与说明书描述不一致或者更严重的,都应按照新的 ADR 处理。

4. 药品不良事件（adverse drug event，ADE） 根据 ICE 相关技术指导原则，ADE 指患者使用药品出现的任何不利的医学事件，且不一定与药品治疗间存在因果关系。ADE 可以是：与使用药品有时间关联的；任何不利的且与用药目的无关的体征（如异常实验室结果）、症状或疾病，无论其是否与该药品有因果关系。

5. 药品群体不良事件 指同一药品在使用过程中，在相对集中的时间、区域内，对一定数量人群的身体健康或者生命安全造成损害或者威胁，需要予以紧急处置的事件。这里的同一药品是指同一生产企业生产的同一药品名称、同一剂型、同一规格的药品。

6. ADR 聚集性事件 指同一批号（或相邻批号）的同一药品在短期内集中出现多例临床表现相似的疑似不良反应，呈现聚集性特点，且怀疑与质量相关或可能存在其他安全风险的事件。

7. ADR 报告和监测 指 ADR 的发现、报告、评价和控制的过程。

8. 用药差错 指在药物治疗过程中，医疗专业人员、患者或消费者不适当地使用药物，造成患者损伤的可预防事件。此类事件的发生可能与专业医疗行为、健康医疗产品、工作流程等有关，包括处方的开具、医嘱的建立和沟通，产品的标识、包装与命名，药品的调剂、分送与给药，患者的安全教育与药疗监测等。

9. 药品损害 《医疗机构药事管理规定》（卫医政发〔2011〕11 号）第 43 条：药品损害指由于药品质量不符合国家药品标准而对患者造成的损害。

10. 药品滥用 指用药者长期自行使用与公认的医疗卫生需要无关的药物。这种滥用具有普遍性，即在人群中有蔓延或蔓延趋势，往往构成公共卫生问题。

（三）药物警戒与药品不良反应的区别

PV 与 ADR 监测除具有很多的相似之处外，二者还存在差异性。

1. 从监测对象上看 ADR 监测的对象是合格药品在正常用法用量下出现的与用药目的无关的有害反应。PV 监测的对象除了 ADR，还涉及与药品相关的其他安全性问题，如伪劣药品的使用、用药错误、缺乏药物疗效、无科学依据地扩大药品的适应证、药物的急慢性中毒试验，药品相关死亡率的评估、药物滥用或误用以及药品与其他药品、食品间的相互作用等与药品相关的所有问题。

2. 从监测范围上看 PV 贯穿于药品上市前研究、上市后安全性监测及评价、直至最后的撤市或淘汰的整个药品生命周期，而 ADR 监测一般在药品上市后。

3. 从工作主动性上看 ADR 监测工作集中在对药物不良信息的收集、分析与监测等方面，是一种相对被动的手段。PV 则是积极主动的开展药品安全性相关的各项评价工作。

4. 从研究方法上看 ADR 监测一般采用自发报告、集中监测、处方事件监测、数据库链接等方法进行监测，PV 除了采用这些方法外，还使用比较性的观察研究、定向临床调查和描述性研究等方法。

二、药物警戒的目的、范围、内容

（一）药物警戒的目的

PV 的目的主要包括：①评估药物的效益、危害、有效及风险，以促进其安全、合理及有效地应用；②防范与用药相关的安全问题，提高患者在用药、治疗及辅助医疗方面的安全性；③教育、告知患者药物相关的安全问题，增进涉及用药的公众健康与安全。

PV 的最终目的是通过对药品安全性的监测，综合评价药物的风险效益，及时反馈相关信息，提高临床合理用药的水平，保障公众用药安全有效。

（二）药物警戒的范围

根据 WHO 的指南性文件，PV 涉及的范围已经扩展到传统药物和辅助用药、血液制品、生物制品、医疗器械、疫苗等产品和诸多领域。如不合格药品、药物治疗错误、缺乏有效性的报告、对没有充分科学根据而不被认可的适应证的用药、急慢性中毒的病例报告、与药物相关的病死率的评价、药物的滥用与错用、化学药物与其他药物和食品的不良相互作用等。

（三）药物警戒的主要工作内容

依据《中华人民共和国药品管理法》《药物警戒质量管理规范》等相关法律法规，PV 的工作主要包括以下方面。

1. 建立 PV 管理体系　建立包括与 PV 活动相关的机构、人员、制度、资源等要素构成的，并与持有人的类型、规模、持有品种的数量及安全性特征等相适应的 PV 体系。定期开展内部审核，保证体系有效运行，加强对委托生产者开展 PV 工作的管理。

2. 开展药品风险监测　收集和上报与药品有关的安全信息，对疑似 ADR 信息开展信号检测，早期发现未知 ADR 信息，及时发现新的药品安全风险。建立并不断完善信息收集途径，主动、全面、有效地收集药品临床试验和使用过程中的疑似 ADR 信息。

3. 开展药品风险识别　对监测中收集的药品安全信号信息分析利用，分析识别风险影响因素，判定风险类型，发现已知 ADR 的增长趋势和药品可能危害公众健康的危险程度，为准确进行风险评估提供依据。

4. 开展药品风险评估　确认药品与信号之间的关联性并对风险程度进行判断，分析可能引起药品安全风险、增加风险发生频率或严重程度的原因或影响因素。对药品与疑似不良反应信号之间的关联性进行科学、客观的评价。对 ADR 的预期性和严重性进行评价。

5. 开展药品风险控制　对于已识别的安全风险，采取适宜的风险控制措施。对风险控制措施的执行情况和实施效果进行评估，并根据评估结论决定是否采取进一步行动。

6. 提交报告与发布信息　向国家 ADR 监测系统提交 ADR 报告和研发期间安全性更新报告，根据信息发布的权限，发布相关信息等，促进药品监督管理和指导临床用药。

三、药物警戒信号

药物警戒贯穿于药品发展的整个生命周期。在药品上市前阶段，主要是通过开展临床试验发现药品的安全问题；在上市后监测阶段，PV 的主要工作则在于收集、分析药品的观察性数据，得出具有较强说服力的结论，即信号（signal）的产生、检测评价及警戒信息发布，实现药品安全预警信号早发现、早预警、早控制的目标。

（一）信号的概念

WHO 将信号定义为："未知的或是目前尚未完全证明的药物与不良事件之间可能的因果关系。"它是形成假说的一组数据，供进一步研究，并使 ADR 得到早期警告。《药物警戒质量管理规范》界定信号是指来自一个或多个来源的，提示药品与事件之间可能存在新的关联性，或已知关联性出现变化且有必要开展进一步评估的信息。

（二）信号的来源

信号的来源主要有：①个例观察：可以发现 ADR 质的信号，通过自发呈报系统获得 PV 信号，多来自临床医师的个案报告、专业文献杂志、媒体的病例报道等；②群体观察：可以发现 ADR 量的信号，主要通过不良反应报告监测系统和专业机构等统计的发病率、与药物相联系的大型数据库、病例对照研究、病例随访、医院集中监测和处方事件监测中获得 ADR 的 PV 信号；③实验发现：从各种临床实验、动物实验、体外实验之中发现。

（三）信号的检测方法与检测频率

1. 信号的检测主要方法

（1）传统的信号检测方法（人工检测）：主要指由有资质的专业人员，从个例 ADR 报告审阅、病例系列评价、病例报告汇总分析等中发现、评估、判断"可疑报告"的人工检测方法。

（2）数据挖掘的检测方法（计算机辅助）：这种方法结合计算机数据库挖掘技术与统计技术，实现自动化的信号检测。比值失衡测量法是目前主要用于检测 ADR 信号的数据挖掘技术，也是我国 ADR 监测系统信号检测所常用的方法。

2. 信号的检测频率　信号检测频率应根据药品上市时间、药品特点、风险特征等相关因素合理确定。对于新上市的创新药、改良型新药、省级及以上药品监督管理部门或 ADR 监测机构要求关注的其他品种等，应当增加检测频率。

（四）信号检测关注重点与优先级判定因素

《药物警戒质量管理规范》对信号检测关注重点及优先级判定的因素做了规定。

1. 信号关注的重点　持有人在开展信号检测时，应当重点关注以下信号：

（1）药品说明书中未提及的 ADR，特别是严重的 ADR；

（2）药品说明书中已提及的 ADR，但发生频率、严重程度等明显增加的；

（3）疑似新的药品与药品、药品与器械、药品与食品间相互作用导致的 ADR；

（4）疑似新的特殊人群用药或已知特殊人群用药的变化；

（5）疑似不良反应呈现聚集性特点，不能排除与药品质量存在相关性的。

2. 优先级判定因素　持有人应当对信号进行优先级判定，尤其是对于其中可能会影响产品的获益 - 风险平衡，或对公众健康产生影响的信号予以优先评价。信号优先级判定可考虑以下因素：

（1）ADR 的严重性、严重程度、转归、可逆性及可预防性；

（2）患者暴露情况及 ADR 的预期发生频率；

（3）高风险人群及不同用药模式人群中的患者暴露情况；

（4）中断治疗对患者的影响，以及其他治疗方案的可及性；

（5）预期可能采取的风险控制措施；

（6）适用于其他同类药品的信号。

（五）信号的评价

对从各渠道取得的 PV 信号，要经过详细检测、分析与评价后，才能作出是否确定为 ADR 的结论并发布 PV 信息公告。持有人应当综合汇总相关信息，对检测出的信号开展评价，综合判断信号是否已构成新的药品安全风险。

四、药物警戒在我国的实践与发展

药物警戒在发现和预防药品安全风险等方面的作用至关重要。我国建立了覆盖全国的 ADR 监测网络，相关法律法规体系建设不断完善，报告质量稳步提升，ADR 监测评价工作逐步向 PV 拓展，风险控制手段更加成熟，国际交流合作不断加强。

（一）机构建立与工作开展

我国的 ADR 监测工作始于 20 世纪 80 年代，到 2022 年，其相关机构的建立、变更、加入相关国际组织以及 ADR 开展的主要工作概况见表 15-1。

表 15-1　我国药物警戒机构建立与工作开展简表

时间	相关机构与加入的组织	开展的重要工作
1988 年	卫生部药政局	卫生部药政局领导下在京沪两市的 10 所医院进行了 ADR 监测报告试点工作；1990 年，进行了第二期扩大试点工作，由京沪两市扩大至广东、湖北、黑龙江及解放军系统的共 14 所医院

续表

时间	相关机构与加入的组织	开展的重要工作
1989 年	药品不良反应监察中心	卫生部 ADR 监察中心成立,标志着我国 ADR 报告和监测专业机构的诞生
1998 年	国家药品不良反应监测中心	国家药监局组建后,成立了国家 ADR 监测中心
1998 年	加入 WHO 国际药物监测合作计划(UMC)	成为该计划的成员国,参与国际合作
2004 年	《中国药物警戒》杂志	为广大 PV 管理实际工作者和专家学者的业务学习、经验交流、案例分析、学术研究等提供了平台,截止到 2021 年 12 月,仅发表 ADR 方面研究论文及案例分析 719 篇;PV 方面的文章 435 篇
2005 年	国家食品药品监督管理局	开始发布《药物警戒快讯》。至 2021 年 11 月已发布 223 期,对我国减少和避免药害的发生发展发挥了重要作用
2007 年底	省级监测机构	建立了 34 个省级监测机构。包括全国 31 个省(自治区、直辖市)、解放军和新疆生产建设兵团、国家计生委的计生药具不良反应监测中心。地市级的 ADR 监测机构 200 余个,有些地方还建立了县级的 ADR 监测机构
2011 年	ADR 监测信息网络系统	开始运行:网络在线直报,提升了报告的实效性。1999 年至 2021 年,全国药品不良反应监测网络累计收到《药品不良反应 / 事件报告表》1 883 万份。2020 年已在全国 366 家三级医疗机构建立药品不良反应检测哨点
2015 年	国家食品药品监督管理总局	组织开展国际 PV 法律制度的比较研究,分析我国建立 PV 制度的可行性
2017 年	加入国际人用药品注册技术协调会(ICH)	国家食品药品监督管理总局正式确认加入国际人用药品注册技术协调会(ICH),成为了其第 8 个监管机构成员,与国际接轨
2007—2021 年	中国药物警戒大会	2007 年至 2021 年已成功举办八届中国 PV 大会,有力地推进了我国 PV 管理研究与实际工作的深入开展

(二)法规制度的建立与逐步完善

国家及 ADR 主管部门相继制定与实施了一系列相关法律法规、办法意见、工作通知等,为 ADR 监测管理及药物警戒等实际工作的开展,提供了法律依据和工作指导规范。相关法规的建设情况见表 15-2。

表 15-2　药品不良反应及药物警戒相关法律法规简表

时间	部门	法规名称及要点
2001 年 12 月	全国人大常委会	《中华人民共和国药品管理法(修订)》第 71 条明确规定"国家实行 ADR 报告制度"
2004 年 3 月	卫生部、国家食品药品监督管理局	《药品不良反应报告和监测管理办法》,进一步规范我国药品不良反应监测管理工作
2011 年 5 月	卫生部	新修订《药品不良反应报告和监测管理办法》,重点对职责、报告与处理、药品重点监测、评价与控制、信息管理等修订与增补完善。有力地推动了我国药品不良反应监测工作向纵深发展
2017 年 10 月	中共中央办公厅、国务院办公厅	《关于深化审评审批制度改革　鼓励药品医疗器械创新的意见》(厅字〔2017〕42 号)。明确建立上市许可持有人直接报告不良反应和不良事件制度等

续表

时间	部门	法规名称及要点
2018年9月	国家药品监督管理局	《关于药品上市许可持有人直接报告不良反应事宜的公告》(2018年第66号)进一步落实药品上市许可持有人不良反应报告主体责任和直接报告不良反应有关事宜
2019年6月	全国人大常委会	《中华人民共和国疫苗管理法》督促上市许可持有人按要求开展疑似预防接种异常反应监测,制订并实施上市后风险管理计划,开展疫苗上市后研究和评价
2019年8月	全国人大常委会	《中华人民共和国药品管理法》(修正案),明确国家建立药物警戒制度,对药品不良反应及其他与用药有关的有害反应进行监测、识别、评估和控制
2021年4月	国务院办公厅办	《国务院办公厅关于全面加强药品监管能力建设的实施意见》,在重点任务中提出:建设国家药物警戒体系
2021年5月	国家药品监督管理局	《药物警戒质量管理规范》,这是我国第一部关于PV管理的规范,适用于药品上市许可持有人和获准开展药物临床试验的药品注册申请人开展的PV活动

第二节　药品不良反应监测管理

ADR监测是一个关系全社会用药安全的系统工程,国家及各级政府部门应设立和完善ADR监测管理机构,明确ADR报告单位的职责及ADR监测运行方法,保证ADR监测与报告工作有序高质量的开展。

一、药品不良反应监测管理机构职责

我国各级药品监督管理机构、卫生健康行政管理部门、ADR监测机构是负责ADR报告和监测管理与技术支持机构,在ADR报告和监测工作中分别承担相应职责,见表15-3。

表15-3　药品不良反应监测管理机构职责一览表

部门	机构名称	主要职责
各级药品监督管理机构	国家药品监督管理局	主管全国ADR报告和监测工作。 (1)与国家卫生健康委共同制定ADR报告和监测的管理规定和政策,并监督实施; (2)与国家卫生健康委联合组织开展全国范围内影响较大并造成严重后果的药品群体不良事件的调查和处理,并发布相关信息; (3)对已确认发生严重ADR或者药品群体不良事件的药品依法采取紧急控制措施,作出行政处理决定,并向社会公布; (4)通报全国ADR报告和监测情况; (5)组织检查药品生产、经营企业的ADR报告和监测工作的开展情况,并与国家卫生健康委联合组织检查医疗机构的ADR报告和监测工作的开展情况
	省、自治区、直辖市药品监督管理局	负责本行政区域内ADR报告和监测的管理工作。 (1)与同级卫生健康行政部门共同制定本行政区域内ADR报告和监测的管理规定,并监督实施; (2)与同级卫生健康行政部门联合组织开展本行政区域内发生的影响较大的药品群体不良事件的调查和处理,并发布相关信息;

续表

部门	机构名称	主要职责
		（3）对已确认发生严重 ADR 或者药品群体不良事件的药品依法采取紧急控制措施，作出行政处理决定，并向社会公布； （4）通报本行政区域内 ADR 报告和监测情况； （5）组织检查本行政区域内药品生产、经营企业的 ADR 报告和监测工作的开展情况，并与同级卫生健康行政部门联合组织检查本行政区域内医疗机构的 ADR 报告和监测工作的开展情况； （6）组织开展本行政区域内 ADR 报告和监测的宣传、培训工作
	市级（指设区的市、下同）、县级市场监督管理局	负责本行政区域内 ADR 报告和监测的管理工作。与同级卫生健康行政部门联合组织开展本行政区域内发生的药品群体不良事件的调查，并采取必要控制措施；组织开展本行政区域内 ADR 报告和监测的宣传、培训工作
各级卫生健康行政管理部门	国家卫生健康委员会	（1）与国家药品监督管理局共同制定 ADR 报告和监测的管理规定和政策，并监督实施； （2）与国家药品监督管理局联合组织开展全国范围内影响较大并造成严重后果的药品群体不良事件的调查和处理； （3）与国家药品监督管理局联合组织检查医疗机构的 ADR 报告和监测工作的开展情况
	省级（自治区、直辖市）卫生健康行政部门	（1）与同级药品监督管理部门共同制定本行政区域内 ADR 报告和监测的管理规定，并监督实施； （2）与同级药品监督管理部门联合组织开展本行政区域内发生的影响较大的药品群体不良事件的调查和处理； （3）与同级药品监督管理部门联合组织检查本行政区域内医疗机构的 ADR 报告和监测工作的开展情况； （4）负责本行政区域内医疗机构与实施 ADR 报告制度有关的管理工作
	市级、县级卫生健康行政部门	（1）负责本行政区域内医疗机构与实施 ADR 报告制度有关的管理工作。 （2）加强对医疗机构临床用药的监督管理，在职责范围内依法对已确认的严重 ADR 或者药品群体不良事件采取相关的紧急控制措施
药品不良反应监测机构	国家 ADR 监测中心	负责全国 ADR 报告和监测的技术工作，并履行以下主要职责。 （1）承担国家 ADR 报告和监测资料的收集、评价、反馈和上报以及全国 ADR 监测信息网络的建设和维护； （2）制定 ADR 报告和监测的技术标准和规范，对地方各级 ADR 监测机构进行技术指导； （3）组织开展严重 ADR 的调查和评价，协助有关部门开展药品群体不良事件的调查； （4）发布 ADR 警示信息； （5）承担 ADR 报告和监测的宣传、培训、研究和国际交流工作
	省级（自治区、直辖市）ADR 监测中心	负责本行政区域内的 ADR 报告和监测的技术工作，并履行以下主要职责。 （1）承担本行政区域内 ADR 报告和监测资料的收集、评价、反馈和上报，以及 ADR 监测信息网络的维护和管理； （2）对设区的市级、县级 ADR 监测机构进行技术指导； （3）组织开展本行政区域内严重 ADR 的调查和评价，协助有关部门开展药品群体不良事件的调查； （4）组织开展本行政区域内 ADR 报告和监测的宣传、培训工作
	市、县级 ADR 监测机构	负责本行政区域内 ADR 报告和监测资料的收集、核实、评价、反馈和上报；开展本行政区域内严重 ADR 的调查和评价；协助有关部门开展药品群体不良事件的调查；承担 ADR 报告和监测的宣传、培训等工作

二、药品不良反应监测报告单位的职责

（一）药品不良反应监测报告单位主要职责

根据《中华人民共和国药品管理法》《药物警戒质量管理办法》及《药品不良反应报告和监测管理办法》等法律法规，ADR 监测报告单位的主要职责规定如表 15-4 所示。

表15-4　药品不良反应监测报告单位主要职责一览表

监测报告单位	主要职责
药品上市许可持有人（简称持有人）	（1）持有人是药品安全责任的主体。持有人应当建立 PV 体系，通过体系的有效运行和维护，监测、识别、评估和控制 ADR 及其他与用药有关的有害反应； （2）持有人对药品的非临床研究、临床试验、生产经营、上市后研究、不良反应监测及报告与处理等承担责任。药品上市许可持有人的法定代表人、主要负责人对药品质量全面负责； （3）持有人应当主动开展药品上市后监测，建立并不断完善信息收集途径，主动、全面、有效地收集药品使用过程中的疑似 ADR 信息； （4）持有人发起或资助的上市后相关研究或其他有组织的数据收集项目，持有人应当确保相关合作方知晓并履行 ADR 报告责任； （5）对于创新药、改良型新药、省级及以上药品监督管理部门或 ADR 监测机构要求关注的品种，持有人应当根据品种安全性特征加强药品上市后监测； （6）持有人在首次获知疑似 ADR 信息时，应当尽可能全面收集患者、报告者、怀疑药品以及不良反应发生情况等。收集过程与内容应当有记录，原始记录应当真实、准确、客观； （7）持有人应当对收集到信息的真实性和准确性进行评估，对 ADR 的预期性进行评价，持有人应当对 ADR 的严重性进行评价； （8）持有人应当按照国家 ADR 监测机构发布的 ADR 关联性分级评价标准，对药品与疑似不良反应之间的关联性进行科学、客观的评价； （9）持有人应当主动采取有效的的风险控制措施等
获准开展药物临床试验的药品注册申请人（以下简称"申办者"）	（1）申办者应当建立 PV 体系，申办者应当积极与临床试验机构等相关方合作，严格落实安全风险管理的主体责任； （2）申办者应当指定专职人员负责临床试验期间的安全信息监测和严重不良事件报告管理；应当制订临床试验安全信息监测与严重不良事件报告操作规程，并对相关人员进行培训；应当掌握临床试验过程中最新安全性信息，及时进行安全风险评估，向试验相关方通报有关信息，并负责对可疑且非预期严重不良反应和其他潜在的严重安全性风险信息进行快速报告； （3）对临床试验过程中的安全信息报告、风险评估和风险管理及相关处理，应当严格遵守受试者保护原则； （4）临床试验期间，申办者应当在规定时限内及时向国家药品审评机构提交可疑且非预期严重不良反应个例报告
药品生产企业（包括进口药品的境外制药厂商）	（1）建立 ADR 报告和监测管理制度； （2）设立专门部门、配备专职人员承担本企业 ADR 报告和监测工作； （3）主动收集药品安全性信息，发现 ADR，应及时通过 ADR 监测信息网络报告； （4）对严重 ADR 或者药品群体不良事件进行调查，必要时对药品采取紧急控制措施，同时积极配合有关部门的调查，提供调查所需的资料； （5）开展 ADR 报告与药品质量的关联性分析，开展药品重点监测工作； （6）按规定撰写和提交药品定期安全性更新报告； （7）建立并保存 ADR 报告和监测档案

监测报告单位	主要职责
药品经营企业	药品经营企业负责本企业经营药品的不良反应报告和监测工作，药品零售连锁总部负责所属零售连锁门店的 ADR 报告和监测的管理工作。 （1）建立 ADR 报告和监测管理制度； （2）设立或指定部门，配备专门人员承担 ADR 报告和监测工作，主动报告； （3）配合有关部门对 ADR 或者药品群体不良事件进行调查，并提供调查所需的资料；同时对产生严重 ADR 或者药品群体不良事件的相关药品采取紧急控制措施； （4）建立并保存 ADR 报告和监测档案
医疗机构职责	负责本单位使用药品（包括医疗机构制剂）的不良反应报告和监测工作。 （1）建立 ADR 报告和监测管理制度； （2）设立或者指定机构并配备专（兼）职人员，承担 ADR 报告和监测工作； （3）主动收集药品安全性信息，发现与本单位有关的 ADR，应及时通过 ADR 监测信息网络报告，并对药品使用等诊治情况进行调查、分析和妥善处置； （4）积极开展 ADE 与药品质量、合理用药、用药错误的关联性评价，组织开展严重 ADR 病例的讨论； （5）配合有关部门对 ADR 或者药品群体不良事件进行的调查，并提供调查所需的资料；对严重 ADR 或者药品群体不良事件采取相关的紧急抢救或控制措施； （6）开展 ADR 报告和监测的宣传，为患者提供用药咨询和指导； （7）建立并保存 ADR 报告和监测档案
公民、法人和其他组织	国家鼓励公民、法人和其他组织报告 ADR。个人发现新的或者严重的 ADR，可以向经治医师报告，也可以向药品生产、经营企业或者当地的 ADR 监测机构报告，必要时提供相关的病历资料

（二）药品不良反应报告与监测人员素质要求

ADR 报告与监测，是一项专业性、技术性较强的工作。PV 部门、ADR 报告单位和各级 ADR 监测机构中，应当配备足够数量并具备适当资质的专职人员。从事 ADR 报告和监测的专职人员应当具有医学、药学、流行病学或者统计学等相关专业知识，具备计算机专业技能、软件使用、数据库分析等科学分析评价 ADR 的能力，接受过与 PV 相关的培训，熟悉我国 PV 相关法律法规和技术指导原则，具备开展 PV 活动所需知识和技能等。

三、药品不良反应监测方法

（一）自发呈报系统

自发呈报系统（spontaneous reporting system，SRS）是医务人员将在临床实践过程中发现的可疑 ADR 报告给药品生产、经营企业、ADR 监测专业机构、药品监督管理部门。目前，WHO 国际药物监测合作中心的成员国大多采用这种方法。如英国的黄卡系统、澳大利亚的蓝卡系统等。

SRS 的优点：该系统监测的范围广泛，包括上市后的所有药品；参与人员多，不受时间、空间的限制，是 ADR 的主要信息源；可以及早发现潜在的 ADR 信号，使 ADR 得以早期预警。同时，目前公认该系统是药品上市后 ADR 监测的最简单、最常用的方式，也是最经济的方式。

SRS 的缺陷：该系统最大的缺陷是漏报，不能准确计算出某种 ADR 的发生率。另外由于报告本身的随意性，报告信息不够完善，易导致报告结论出现偏差，从而影响因果关系的确定，主要表现为高估或低估药品与不良反应之间的关联性。

（二）处方事件监测

处方事件监测（prescription-event monitoring, PEM）是在反应停事件后，最初由英国统计学家 D.J.Finney 首先提出并在英国实施的。其方法是在选定一种研究药品后，通过处方计价局识别出开过此药的处方，由药物安全研究小组（drug surveillance research unit, DSRU）把这些处方资料贮存起来，如果在 ADR 报告方面发现某种药品问题值得深入调查时，就向开过该药处方的医生发出调查表（绿卡），询问暴露于该药后患者的结果。PEM 法的主要优点有：费用较低（相对于前瞻性队列研究）；不影响医生处方习惯和处方药品，偏倚性小；对所发生的 ADR 高度敏感；可以监测潜伏期较长的 ADR 等。主要缺点是该研究的可信度取决于医生"绿卡"的回收率。PEM 是英国黄卡制度的有益补充，是对新药进行上市后安全性监测的有效方法之一。

（三）医院集中监测系统

医院集中监测是指在一定的时间、一定范围内对某一医院或某一地区所发生的 ADR 及药品利用情况进行详细记录，来探讨 ADR 的发生规律。这种监测既可以针对患有某种疾病的患者，也可以针对某种药品。医院集中监测的优点是资料详尽，数据准确可靠，能够计算出 ADR 的相对发生率，并探讨其危险因素。缺点是由于监测是在一定时间、一定范围内进行的，因此得出的数据代表性差、缺乏连续性，且费用较高，其应用受到一定的限制。

除以上常用的监测方法外，各国也利用流行病学的原理和方法，对一些可疑的 ADR 进行深入的调查研究，从而明确药品与不良反应间的因果关系，并计算发生率，为政府管理部门的决策提供科学依据。

第三节　药品不良反应报告处置与评价管理

对于发生的 ADR，报告单位应及时上报，各级政府主管部门和业务技术主管部门对收到的各类 ADR 报告，要按规定及时处置与评价，发布 ADR 信息与药物警戒信号，为药品管理决策和合理用药提供依据。本节内容在现行《药品不良反应报告和监测管理办法》基础上，主要以 2018 年以来国家药监部门发布的有关 PV、ADR 方面的公告、通告等为依据，突出上市许可持有人承担 ADR 报告主体责任这一监管理念。

一、药品不良反应报告的基本要求

（一）药品不良反应报告途径

实行网络在线直报。各 ADR 报告的主体，获知或者发现可能与用药有关的不良反应，应当通过国家 ADR 监测信息网络报告；对于不具备在线报告条件的，应当通过纸质报表报所在地 ADR 监测机构，由所在地 ADR 监测机构代为在线报告。

（二）药品不良反应报告要求

报告的内容应当真实、完整、准确。真实性是对报告最基本、最核心的要求，严禁虚假报告。报告项目尽量填写完整，所提报的不良反应信息尽量准确，对报告当时无法获取全部信息的，可以在首次报告后，以跟踪报告的形式报送随访信息，进一步提高报告准确性和信息可利用性，更有利于各级评价人员给出正确的评价意见。

持有人向国家 ADR 监测系统提交的个例 ADR 报告，应当至少包含可识别的患者、可识别的报告者、怀疑药品和 ADR 的相关信息。

（三）药品不良反应报告原则

采取可疑即报的原则。报告单位发现可能与用药有关的不良反应，即使当时无法确定药品与不良反应的关联性,均应直接通过国家 ADR 监测系统报告。

（四）药品不良反应报告评价部门

各级 ADR 监测机构作为 ADR 报告的评价部门,应当对本行政区域内的 ADR 报告和监测资料进行评价和管理。

二、药品不良反应报告及处置

（一）个例药品不良反应报告及处置

1. 个例药品不良反应信息的收集渠道　个例 ADR 的收集和报告是 ADR 监测工作的基础,也是持有人应履行的基本法律责任。其收集渠道主要有:

（1）医疗机构:持有人可采用日常拜访、电子邮件、电话、传真等方式,定期向医务人员收集临床发生的 ADR 信息,并进行详细记录,建立和保存 ADR 信息档案。

（2）药品经营企业:持有人通过药品经销商收集个例不良反应信息,双方应在委托协议中约定经销商的职责,明确信息收集和传递的要求。药品经营企业应直接向持有人报告不良反应信息,持有人应建立报告信息的畅通渠道。

（3）患者或个人:持有人应当通过药品说明书、包装标签、门户网站公布的联系电话或邮箱等途径收集患者和其他个人报告的疑似 ADR 信息,保证收集途径畅通。

（4）文献检索:学术文献是高质量的 ADR 信息来源之一,持有人应当定期对学术文献进行检索,制订合理的检索策略,根据品种安全性特征等确定检索频率,检索的时间范围应当具有连续性。

（5）上市后研究和项目:由持有人发起或资助的上市后相关研究或其他有组织的数据收集项目中发现的个例不良反应均应按要求报告,持有人应当确保相关合作方知晓并履行 ADR 报告责任。

（6）监管部门:境内监管部门向持有人反馈的 ADR 报告,主要用于持有人对产品进行安全性分析和评价。境外监管部门向持有人反馈的 ADR 报告,符合境外报告要求的,应按境外报告处理流程向我国监管部门提交。

（7）互联网及相关途径:持有人应定期浏览其发起或管理的网站,收集可能的不良反应病例,由持有人发起或管理的平面媒体、数字媒体、社交媒体/平台也是个例 ADR 的来源之一。

2. 报告范围

（1）患者使用药品出现的怀疑与药品存在相关性的有害反应,其中包括可能因药品质量问题引起的或可能与超适应证用药、超剂量用药等相关的有害反应。

（2）药物过量信息,并在定期安全性报告中进行分析,其中导致不良反应的药物过量应按个例 ADR 进行报告。

（3）持有人应当对国家 ADR 监测系统反馈的 ADR 信息进行分析评价,并按个例不良反应的报告程序和时限上报。

（4）出口至境外的药品（含港、澳、台）以及进口药品在境外发生的严重不良反应,无论患者的人种,持有人应当按照个例 ADR 报告的要求提交。

（5）对于药品上市后相关研究或有组织的数据收集项目中的疑似不良反应,持有人应当进行关联性评价。对可能存在关联性的,应当按照个例 ADR 报告提交。

（6）文献报道的药品不良反应,可疑药品为本持有人产品的,应当按个例 ADR 报告。文献报告的不良反应,可疑药品如确定为本持有人产品,无论持有人是否认为存在因果关系,均应报告。

3. 报告时限　个例 ADR 报告应当按规定时限要求提交。境内严重不良反应尽快报告,不迟于获知信息后的 15 日,其中死亡病例须立即报告;其它不良反应不迟于获知信息后的 30 日。

境外发生的严重不良反应，自持有人发现或获知严重不良反应之日起 15 日内报告。跟踪报告按照个例 ADR 报告的时限提交。报告时限的起始日期为持有人首次获知该个例 ADR 且符合最低报告要求的日期。

因 ADR 原因被境外药品监督管理部门要求暂停销售、使用或撤市的，持有人应当在获知相关信息后 24 小时内报告国家药品监督管理部门和 ADR 监测机构。

申办者对于致死或危及生命的可疑且非预期严重不良反应，应当在首次获知后尽快报告，但不得超过 7 日，并应在首次报告后的 8 日内提交信息尽可能完善的随访报告；对于死亡或危及生命之外的其他可疑且非预期严重不良反应，申办者应当在首次获知后尽快报告，但不得超过 15 日。提交报告后，应当继续跟踪严重不良反应，以随访报告的形式及时报送有关新信息或对前次报告的更改信息等，报告时限为获得新信息起 15 日内。

4. 报告的处置

（1）市级（指设区的市，下同）、县级 ADR 监测机构应当对收到的 ADR 报告的真实性、完整性和准确性进行审核。严重 ADR 报告的审核和评价应当自收到报告之日起 3 个工作日内完成，其他报告的审核和评价应当在 15 个工作日内完成。

（2）省级 ADR 监测机构，应当在收到下一级 ADR 监测机构提交的严重 ADR 评价意见之日起，7 个工作日内完成评价工作。

5. 对死亡病例的调查与处置　死亡是 ADR 结果中最严重的一种，死亡报告是 ADR 监测工作关注的重点，各相关单位对死亡病例调查应负有相应的责任和义务。

（1）持有人、药品生产企业应当对获知的死亡病例进行调查，详细了解死亡病例的基本信息、药品使用情况、不良反应发生及诊治情况等，并在 15 日内完成调查报告，报药品生产企业所在地的省级 ADR 监测机构。

（2）市级、县级 ADR 监测机构应当对死亡病例进行调查，详细了解死亡病例的基本信息、药品使用情况、不良反应发生及诊治情况等，自收到报告之日起 15 个工作日内完成调查报告，报同级市场监督管理部门和卫生健康行政部门以及上一级 ADR 监测机构。

（3）对死亡病例，事件发生地和药品生产企业所在地的省级 ADR 监测机构均应当及时根据调查报告进行分析、评价，必要时进行现场调查，并将评价结果报省级药品监督管理部门和卫生健康行政部门，以及国家 ADR 监测中心。

（4）国家 ADR 监测中心应当及时对死亡病例进行分析、评价，并将评价结果报国家药品监督管理局和国家卫生健康委。

6. ADR 报告表的填报

（1）药品上市许可持有人，根据《关于药品上市许可持有人直接报告不良反应事宜的公告》（国家药品监督管理局公告 2018 年第 66 号），药品上市许可持有人履行不良反应报告主体责任和直报要求，填报《上市许可持有人 ADR 报告表（试行）》。格式及填报要求参考数字教材内容。

（2）药品生产、经营企业和医疗机构应当主动收集 ADR，获知或者发现 ADR 后应当详细记录、分析和处理，填写《药品不良反应/事件报告表》并报告，报告表具体格式见本章数字教材。

（二）药品群体不良事件报告及处置

1. 报告方式与程序　药品持有人、药品生产、药品经营企业和医疗机构以及相关部门获知或者发现药品群体不良事件后，应当立即通过电话或传真等方式以最快速、最有效的方式向所在地的县级市场监督管理部门、卫生健康行政部门和 ADR 监测机构报告。

药品群体不良事件原则上应逐级报告，但根据事件紧急程度和性质的严重程度，必要时可以越级报告。

不管采取何种报告方式与程序，都应同时填写《药品群体不良事件基本信息表》，格式见本章数字教材。对每一病例还应当及时填写《ADR/事件报告表》，通过国家 ADR 监测信息网络报告。

2. 药品群体不良事件的调查

（1）持有人、生产企业获知药品群体不良事件后应当立即开展调查，详细了解药品群体不良事件的发生、药品使用、患者诊治以及药品生产、储存、流通、既往类似不良事件等情况，在 7 日内完成调查报告，报所在地省级药品监督管理部门和 ADR 监测机构。

（2）市级、县级市场监督管理部门获知药品群体不良事件后，应当立即与同级卫生健康行政部门联合组织开展现场调查，并及时将调查结果逐级报至省级药品监督管理部门和卫生健康行政部门。

（3）省级药品监督管理部门与同级卫生健康行政部门联合对设区的市级、县级的调查进行督促、指导，对药品群体不良事件进行分析、评价，对本行政区域内发生的影响较大的药品群体不良事件，还应当组织现场调查，评价和调查结果应当及时报国家药品监督管理局和国家卫生健康委员会。

（4）对全国范围内影响较大并造成严重后果的药品群体不良事件，国家药品监督管理局应当与国家卫生健康委联合开展相关调查工作。

3. 药品群体不良事件的处置

（1）持有人、药品生产企业将完成的药品群体不良事件调查报告，报所在地省级药品监督管理部门和 ADR 监测机构。同时开展自查，分析事件发生的原因，必要时应当暂停生产、销售、使用或者召回药品，并报所在地省级药品监督管理部门。

（2）药品经营企业发现药品群体不良事件应当立即告知持有人、药品生产企业，同时对本单位药品进货渠道、储存情况等迅速开展自查，必要时应当暂停药品的销售，并协助药品生产企业采取相关控制措施。

（3）医疗机构发现药品群体不良事件后应当积极救治患者，同时当立即告知持有人、药品生产企业，迅速开展临床调查，分析事件发生的原因，必要时可采取暂停药品的使用等紧急措施。

（4）药品监督管理部门可以采取暂停生产、销售、使用或者召回药品等控制措施。

（三）药品不良反应聚集性事件的处置

持有人发现或获知 ADR 聚集性事件的，应当立即组织开展调查和处置，必要时应当采取有效的风险控制措施，并将相关情况向所在地省级药品监督管理部门报告。有重要进展应当跟踪报告，采取暂停生产、销售及召回产品等风险控制措施的应当立即报告。委托生产的，持有人应当同时向生产企业所在地省级药品监督管理部门报告。

（四）境外发生的严重药品不良反应报告及处置

1. 报告处置　境外发生的药品严重不良反应，自持有人发现或获知严重不良反应之日起 15 日内报告。国家 ADR 监测中心应当对收到的 ADR 报告进行分析、评价，每半年向国家药品监督管理局和国家卫生健康委报告，发现提示药品可能存在安全隐患的信息应当及时报告。

2.《境外发生的 ADR/ 事件报告表》的填报　该表具体格式及有关项目的填报的具体要求，见本章数字教材。

（五）定期安全性更新报告及处置

定期安全性更新报告应当以持有人在报告期内开展的工作为基础进行撰写，对收集到的安全性信息进行全面深入的回顾、汇总、分析及风险和效益评估，撰写定期安全性更新报告。格式和内容应当符合药品定期安全性更新报告撰写规范的要求。

1. 定期安全性更新报告的基本要求

（1）报告期限：创新药和改良型新药应当自取得批准证明文件之日起每满 1 年提交一次定期安全性更新报告，直至首次再注册，之后每 5 年报告一次。其他类别的药品，一般应当自取得批准证明文件之日起每 5 年报告一次。药品监督管理部门或 ADR 监测机构另有要求的，应当按照要求提交。

首次进口的药品，自取得进口药品批准证明文件之日起每满一年提交一次定期安全性更新报告，直至首次再注册，之后每5年报告一次。

定期安全性更新报告的数据汇总时间以首次取得药品批准证明文件的日期为起点计，也可以该药物全球首个获得上市批准日期（即国际诞生日）为起点计。上报日期应当在汇总数据截止日期后60日内。

（2）提交报告：定期安全性更新报告应当由PV负责人批准同意后，通过国家ADR监测系统提交。国产药品的定期安全性更新报告向药品生产企业所在地省级ADR监测机构提交。进口药品（包括进口分包装药品）的定期安全性更新报告向国家ADR监测中心提交。定期安全性更新报告数据覆盖期应当保持完整性和连续性。

（3）报告评价与处置：省级ADR监测机构应当对收到的定期安全性更新报告进行汇总、分析和评价，于每年4月1日前将上一年度定期安全性更新报告统计情况和分析评价结果报省级药品监督管理部门和国家ADR监测中心。国家ADR监测中心对收到的定期安全性更新报告进行汇总、分析和评价，于每年7月1日前将上一年度国产药品和进口药品的定期安全性更新报告统计情况和分析评价结果报国家药品监督管理局和国家卫生健康委员会。

2. 报告的格式　《定期安全性更新报告》包含封面、目录和正文三部分内容。封面包括产品名称、报告类别（定期安全性更新报告），报告次数、报告期，获取药品批准证明文件时间，药品生产企业名称、地址、邮编及传真，负责药品安全的部门、负责人及联系方式（包括手机、固定电话、电子邮箱等），报告提交时间以及隐私保护等相关信息。目录应尽可能详细，一般包含三级目录。

3. 报告主要内容　《定期安全性更新报告》的主要内容包括：药品基本信息、国内外上市情况、因药品安全性原因而采取措施的情况、药品安全性信息的变更情况、用药人数估算资料、ADR报告信息、安全性相关的研究信息、其他信息、药品安全性分析评价结果、结论、附件。

三、药品不良反应重点监测管理

（一）药品重点监测的概念

药品重点监测（intensive medicine monitoring），指为进一步了解药品的临床使用和不良反应发生情况，研究不良反应的发生特征、严重程度、发生率等，开展的药品安全性监测活动。

现有的不良反应报告系统在及时发现不良反应信号、药品预警方面发挥巨大作用，但同时也存在漏报、低报、无法统计发生率等缺陷，很难利用其对药品进行更加科学、有效的评价。药品重点监测可以有效弥补自发报告系统存在的不足，全面科学地评价药品的安全性。

（二）药品重点监测内容与发起模式

1. 药品生产企业　应当经常考察本企业生产药品的安全性，对新药监测期内的药品和首次进口5年内的药品，应当开展重点监测，并按要求对监测数据进行汇总、分析、评价和报告；对本企业生产的其他药品，应当根据安全性情况主动开展重点监测。

2. 省级以上药品监督管理部门　根据药品临床使用和不良反应监测情况，可以要求药品生产企业对特定药品进行重点监测；必要时，也可以直接组织ADR监测机构、医疗机构和科研单位开展药品重点监测。

（三）药品重点监测的相关部门

省级以上ADR监测机构负责对药品生产企业开展的重点监测进行监督、检查，并对监测报告进行技术评价。省级以上药品监督管理部门可以联合同级卫生健康行政部门指定医疗机构作为监测点，承担药品重点监测工作。

四、药品不良反应报告的评价与控制管理

重点介绍 ADR 报告的评价与控制管理及其相关的方法、信息基础。

（一）药品不良反应报告的评价及控制

1. 报告单位的评价与控制

（1）持有人、生产企业：对收集到的 ADR 报告和监测资料信息进行分析、评价，并对其真实性和准确性进行评估，对严重 ADR 报告、非预期不良反应报告中缺失的信息进行随访。对 ADR 的预期性和严重性进行评价，按照国家 ADR 监测机构发布的 ADR 关联性分级评价标准，对药品与疑似不良反应之间的关联性进行科学、客观的评价。对 ADR 监测机构反馈的疑似不良反应报告进行分析评价，并按要求上报。

对已确认发生严重不良反应的药品，应当通过各种有效途径将 ADR、合理用药信息及时告知医务人员、患者和公众；采取修改标签和说明书，暂停生产、销售、使用和召回等措施，减少和防止 ADR 的重复发生。对不良反应大的药品，应当主动申请注销其批准证明文件。

药品生产企业应当将药品安全性信息及采取的措施报所在地省级药品监督管理部门和国家药品监督管理部门。

（2）药品经营企业和医疗机构：应当对收集到的 ADR 报告和监测资料进行分析和评价，并采取有效措施减少和防止 ADR 的重复发生。

2. 省级 ADR 监测中心及管理部门的评价与控制
省级 ADR 监测机构应当每季度对收到的 ADR 报告进行综合分析，提取需要关注的安全性信息，并进行评价，提出风险管理建议，及时报省级药品监督管理部门、卫生健康行政部门和国家 ADR 监测中心。

省级药品监督管理部门根据分析评价结果，可以采取暂停生产、销售、使用和召回药品等控制措施，并监督检查，同时将采取的措施通报同级卫生健康行政部门。

3. 国家 ADR 监测中心及管理部门的评价与控制
国家 ADR 监测中心应当每季度对收到的严重 ADR 报告进行综合分析，提取需要关注的安全性信息，并进行评价，提出风险管理建议，及时报国家药品监督管理局和国家卫生健康委员会。

国家药品监督管理局根据药品分析评价结果，可以要求企业开展药品安全性、有效性相关研究。必要时，应当采取责令修改药品说明书，暂停生产、销售、使用和召回药品等措施，对不良反应大的药品，应当撤销药品批准证明文件，并将有关措施及时通报国家卫生健康委员会。

（二）药品不良反应报告关联性评价方法

国际上对 ADR 关联性评价（因果性评价）有多种方法，我国现在采用世界卫生组织乌普沙拉监测中心建议使用的关联性评价方法，评价怀疑药品与患者发生的不良反应/事件之间的相关性。根据世界卫生组织（WHO）相关指导原则，关联性评价分为肯定、很可能、可能、可能无关、待评价、无法评价 6 级，参考标准如下。

肯定：用药与不良反应的发生存在合理的时间关系；停药后反应消失或迅速减轻及好转（即去激发阳性）；再次用药不良反应再次出现（即再激发阳性），并可能明显加重；同时有说明书或文献资料佐证；并已排除原患疾病等其他混杂因素影响。

很可能：无重复用药史，余同"肯定"，或虽然有合并用药，但基本可排除合并用药导致不良反应发生的可能性。

可能：用药与反应发生时间关系密切，同时有文献资料佐证；但引发不良反应的药品不止一种，或不能排除原患疾病病情进展因素。

可能无关：不良反应与用药时间相关性不密切，临床表现与该药已知的不良反应不相吻合，原患疾病发展同样可能有类似的临床表现。

待评价：报表内容填写不齐全，等待补充后再评价，或因果关系难以定论，缺乏文献资料佐证。

无法评价：报表缺项太多，因果关系难以定论，资料又无法获得。

以上 6 级评价可通过表 15-5 表示。

表 15-5　关联性评价所用的标准与评价标准的关系

关联性评价	时间相关性	是否已知	去激发	再激发	其他解释
肯定	＋	＋	＋	＋	－
很可能	＋	＋	＋	？	－
可能	＋	±	±？	？	±？
可能无关	－	－	±？	？	±？
待评价	需要补充材料才能评价				
无法评价	评价的必须资料无法获得				

注：(1) ＋表示肯定或阳性；－表示否定或阴性；±表示难以判断；？表示不明。

(2) 时间相关性：用药与不良反应的出现有无合理的时间关系。

(3) 是否已知：不良反应是否符合该药已知的不良反应类型。

(4) 去激发：停药或减量后，不良反应是否消失或减轻。

(5) 再激发：再次使用可疑药品是否再次出现同样的不良反应。

(6) 其他解释：不良反应是否可用并用药品的作用、患者病情的进展、其他治疗的影响来解释。

（三）药品不良反应的信息管理

1. 信息发布　各级 ADR 监测机构应当对收到的 ADR 报告和监测资料进行统计和分析，有义务将分析结果等相关信息反馈给报告单位，或以信息通报等形式将不良反应监测信息向企业、医疗机构、公众等社会发布。

国家 ADR 监测中心应当根据对 ADR 报告和监测资料的综合分析和评价结果，及时发布 ADR 警示信息。省级以上药品监督管理部门应当定期发布 ADR 报告和监测情况。

对于下列信息：①影响较大并造成严重后果的药品群体不良事件；②其他重要的 ADR 信息和认为需要统一发布的信息，须由国家药品监督管理局和国家卫生健康委统一发布，也可以授权省级药品监督管理部门和卫生健康行政部门发布。

2. 信息的利用

（1）信息共享：药品生产企业、药品经营企业、医疗机构分别处于药品生产、流通和使用的不同环节，在 ADR 信息采集方面各有优势。生产企业应将药品安全性评价和警示信息及时告知医疗机构和经营企业，使药品的使用更加合理、安全，从而保护患者利益；医疗机构和经营企业也应将不良反应信息和使用中发现的安全性问题及时反馈给生产企业，以便企业能够更准确的评估产品，采取有效的风险管理措施。鼓励医疗机构、药品生产企业、药品经营企业之间共享 ADR 信息。

（2）信息使用：ADR 报告的内容和统计资料是加强药品监督管理、指导合理用药的依据。不可作为医疗事故、医疗诉讼和处理药品质量事故的认证依据，也不可用于不正当的商业竞争。

3. 信息保密管理　在 ADR 报告和监测过程中获取的商业秘密、个人隐私、患者和报告者信息，各相关部门应当予以保密，以维护患者和报告者的个人权益。

五、药品不良反应报告与监测的法律责任

根据《中华人民共和国药品管理法》第一百三十四条和第一百四十九条以及《药品不良反应报告与监测管理办法》第七章的相关规定，ADR 报告与监测工作责任主体承担的法律责任如下表 15-6。

表15-6 药品不良反应报告与监测责任主体的法律责任

责任主体 法律法规	《中华人民共和国药品管理法》（2019年新修订）	《药品不良反应报告与监测管理办法》2011年（卫生部令81号）
药品上市许可持有人	未按照规定开展ADR监测或者报告疑似ADR的，责令限期改正，给予警告；逾期不改正的，责令停产停业整顿，并处十万元以上一百万元以下的罚款	药品生产企业有下列情形之一的，由所在地药品监督管理部门给予警告，责令限期改正，并处罚款（相关资金处罚额度，应按新的《药品管理法》规定执行。下同）。①未按照规定建立ADR报告和监测管理制度，或者无专门机构、专职人员负责本单位ADR报告和监测工作的；②未建立和保存ADR监测档案的；③未按照要求开展ADR或者群体不良事件报告、调查、评价和处理的；④未按照要求提交定期安全性更新报告的；⑤未按照要求开展重点监测的；⑥不配合严重ADR或者群体不良事件相关调查工作的；⑦其他违反本办法规定的
药品经营企业	未按照规定报告疑似ADR的，责令限期改正，给予警告；逾期不改正的，责令停产停业整顿，并处五万元以上五十万元以下的罚款	有下列情形之一的，由所在地药品监督管理部门给予警告，责令限期改正；逾期不改的，并处以罚款：①无专职或者兼职人员负责本单位ADR监测工作的；②未按照要求开展ADR或者群体不良事件报告、调查、评价和处理的；③不配合严重ADR或者群体不良事件相关调查工作的
医疗机构	未按照规定报告疑似ADR的，责令限期改正，给予警告；逾期不改正的，处五万元以上五十万元以下的罚款	有下列情形之一的，由所在地卫生健康行政部门给予警告，责令限期改正；逾期不改的，处以罚款。情节严重并造成严重后果的，由所在地卫生健康行政部门对相关责任人给予行政处分：①无专职或者兼职人员负责本单位ADR监测工作的；②未按照要求开展ADR或者群体不良事件报告、调查、评价和处理的；③不配合严重ADR和群体不良事件相关调查工作的
药品监督管理等部门	违反本法规定，药品监督管理等部门有下列行为之一的，对直接负责的主管人员和其他直接责任人员给予记过或者记大过处分；情节较重的，给予降级或者撤职处分；情节严重的，给予开除处分：①瞒报、谎报、缓报、漏报药品安全事件；②对发现的药品安全违法行为未及时查处；③未及时发现药品安全系统性风险，或者未及时消除监督管理区域内药品安全隐患，造成严重影响；④其他不履行药品监督管理职责，造成严重不良影响或者重大损失	各级药品监督管理部门、卫生健康行政部门和ADR监测机构及其有关工作人员在ADR报告和监测管理工作中违反本办法，造成严重后果的，依照有关规定给予行政处分

第四节　药品上市后评价

药品上市后评价，是药品全生命周期管理的重要组成部分，持有人及制药企业是上市后评价的责任主体，应主动对其产品进行持续监测，主动进行必要的上市后研究，开展药品上市后再评价。

一、药品上市后评价的概念

药品上市后评价是相对于药品上市前评价（药品审批）而言的，也可称为药品再评价。广义角度定义，是根据医药学的最新学术水平，从药理学、药学、临床医学、药物流行病学、药物经济学及药物政策等主要方面，对已批准上市的药品在社会人群中的疗效、不良反应、用药方案、稳定性及费用等是否符合药品的安全性、有效性、经济性、合理性原则做出科学的评估和判断，并依据评价结论采取风险控制措施的过程。

本节根据《药品管理法》第八十三条："药品上市许可持有人应当对已上市药品的安全性、有效性和质量可控性定期开展上市后评价。"这一法律规定对药品上市后评价进行介绍。

二、药品上市后评价的必要性

1. 上市后的药品仍然存在安全性问题　药品研发者在药品上市前收集到的药品不良事件相关信息，因受各种因素的影响是不完整的，会导致药品缺陷难以在上市前被发现。

2. 上市后药品可能在用药合理性、有效性等方面存在问题　在实际临床用药过程中，存在用药不对症、大处方、重复用药、用药不足、给药途径不适宜、违反禁忌证、合并用药过多等临床不合理用药现象。

3. 药品上市后评价工作是对上市前评价的延续、补充和完善　对药品上市前潜在的、没有被人们发现的不良反应、特殊人群的用药评价和药品远期疗效评价及药品终生评价，都必须通过药品上市后评价来完成。只有通过持续的上市后再评价才能完成对一个药品的全面评价。

4. 药品上市后评价，为药品监督管理部门加强药品市场监管及相应药品管理政策制定提供依据，为新药研究开发提供选题依据和研究方向。

药品上市后评价是一个复杂的系统工程，涵盖了上市后的各个方面，是药品监督管理工作中非常重要的一环，是促进临床合理用药、保障人体健康的基石。目前，国际上许多国家已将药品上市前的审批和上市后的评价同等重视起来。

三、药品上市后评价的主要内容

（一）药品安全性评价

药品安全性评价是一个从实验室到临床，再从临床到实验室的多次往复过程。主要在广大人群中考察经长期应用药品发生的不良反应以及停药后发生的不良反应，同时研究导致不良反应发生的因素。可采取回顾性或前瞻性方法对药品的不良反应病例进行分析，必要时采取流行病学方法进行研究，以便得出准确的评价结果，然后根据评价结果采取必要措施。

（二）药品有效性评价

鉴于上市前研究的局限性，药品上市后在广大人群中应用的有效性、新的适应证以及临床中存在的可影响药品疗效的各种因素（治疗方案、患者年龄生理状况、合并用药、食物等）的研究是上市后评价的重要内容。药品的有效性评价可借助于药效学、药代动力学、药剂学等方法及临床疗效给予评价。

（三）药品质量可控性评价

药品质量评价，通过不断提高药品的控制标准和检测方法的准确性与精确性，为药品上市后安全有效、合理地使用药物提供保障。

四、药品上市后评价的实施

（一）开展药品上市后安全性研究

药品上市后开展的以识别、定性或定量描述药品安全风险,研究药品安全性特征以及评估风险控制措施实施效果为目的的研究均属于药品上市后安全性研究。

药品上市后安全性研究的基本要求:①持有人应当根据药品风险情况主动开展或按照省级及以上药品监督管理部门的要求开展;②持有人开展药品上市后安全性研究应当制订书面的研究方案,方案中应当规定研究开展期间疑似 ADR 信息的收集、评估和报告程序,并在研究报告中进行总结;③当研究中发现可能严重危害患者的生命安全或公众健康的药品安全问题时,持有人应当立即采取暂停生产、销售及召回产品等风险控制措施,并向所在地省级药品监督管理部门报告。

药品上市后安全性研究的目的包括,但不限于:①量化并分析潜在的或已识别的风险及其影响因素(例如描述发生率、严重程度、风险因素等);②评估药品在安全信息有限或缺失人群中使用的安全性(例如孕妇、特定年龄段、肾功能不全、肝功能不全等人群);③评估长期用药的安全性;④评估风险控制措施的有效性;⑤提供药品不存在相关风险的证据;⑥评估药物使用模式(例如超适应证使用、超剂量使用、合并用药或用药错误);⑦评估可能与药品使用有关的其他安全性问题。

（二）药品上市后评价发起人及结果的处理

1. 药品上市后评价的发起人

（1）药品上市许可持有人:药品上市许可持有人定期开展药品上市后评价。

（2）国务院药品监督管理部门:必要时,国务院药品监督管理部门可以责令药品上市许可持有人开展上市后评价或者直接组织开展上市后评价。

2. 药品上市后评价结果的处理
药品存在质量问题或其他安全隐患的,药品上市许可持有人应当立即停止销售,告知相关药品经营企业和医疗机构停止销售和使用,召回已销售的药品,及时公开召回信息,必要时应当立即停止生产,并将药品召回和处理情况向省、自治区、直辖市人民政府药品监督管理部门和卫生健康主管部门报告。

药品监督管理部门处理办法主要有:①可以采取重点监测,发出临床治疗警告;②责令修改药品说明书,对新的警告信息用黑框标明警示;③对存在较严重安全性隐患,但临床急需或没有更好的替代治疗的药品,采取限制使用措施,限制其使用范围;④发布临床用药指南,特别标明严重的用药风险和告知患者应采取的避免措施;⑤将非处方药转换为处方药;⑥采取召回、暂停生产、销售和使用以及淘汰等措施进行处理;⑦经评价,对疗效不确切、不良反应大或者因其他原因危害人体健康的药品,应当注销药品注册证书。

本章小结

PV 活动是指对 ADR 及其他与用药有关的有害反应进行监测、识别、评估和控制的活动。PV 范围已经扩展到传统药物和辅助用药、血液制品、生物制品、医疗器械、疫苗等产品和诸多领域。PV 的最终目的是通过对药品安全性的监测,综合评价药物的风险效益,及时反馈相关信息,提高临床合理用药的水平,保障公众用药安全有效。

PV 信号是指来自一个或多个来源的,提示药品与事件之间可能存在新的关联性或已知关联性出现变化,且有必要开展进一步评估的信息。对于获取的 PV 信号,要经过详细检测、分析与评价后,才能做出是否确定为 ADR 的结论并发布 PV 信息公告。

ADR 指合格药品在正常用法用量下出现的与用药目的无关的有害反应。构成 ADR 的四个前提是必须是合格药品、必须在正常用法用量下出现、必须与用药目的无关的反应、必须是有害的反应。尤其应该关注严重 ADR、新的 ADR、ADE、药品群体不良事件、ADR 聚集性事件等。

ADR 监测管理与专业分析评价机构和报告单位，应依法依规履行相应的管理、评价、监测与报告职责和义务。

ADR 监测方法包括自发呈报系统监测、处方事件监测、医院集中监测。

ADR 报告处置与评价包括对个例 ADR、药品群体不良事件、ADR 应聚集性事件、境外发生的严重 ADR、定期安全性更新报告等药 ADR 信息的收集、报告、分析与评价以及进行干预控制的过程。ADR 报告途径是实行网络在线直报。采取可疑即报的原则。按规定时限要求提交报告，内容应当真实、完整、准确。

药品重点监测指为进一步了解药品的临床使用和不良反应发生情况，研究不良反应的发生特征、严重程度、发生率等，开展的药品安全性监测活动。

药品上市后评价是药品全生命周期管理的重要组成部分，持有人应主动开展上市后评价，对其产品的有效性、安全性、质量可靠性等进行持续监测，主动进行必要的上市后研究。

思考题

1. 药物警戒与药品不良反应的含义及二者的区别。
2. 药物警戒的目的与主要工作内容。
3. 简述药品上市许可持有人对药品不良反应报告的职责。
4. 药品不良反应报告的途径及原则是什么？
5. 个例药品不良反应报告时限有何规定？
6. 开展药品上市后评价有何必要性？
7. 认真研读《药物警戒管理质量规范》原文。结合本章内容讨论：①规范主要在哪些方面对持有人开展药物警戒活动提出质量要求？②对持有人药品不良反应信号检测与风险评估有何要求？

（安祥林）

推 荐 阅 读

[1] 郝模. 卫生政策学. 2版. 北京：人民卫生出版社，2013.

[2] 陈庆云. 公共政策分析. 北京：北京大学出版社，2011.

[3] 杨廉平. 用药信息透明的医生觉察压力与行为机制. 北京：中国社会科学出版社，2020.

[4] 杨世民. 药事管理学. 北京：人民卫生出版社，2016.

[5] 李传军. 公共组织学. 北京：中国人民大学出版社，2015.

[6] 国家药品监督管理局执业药师资格认证中心. 国家执业药师考试指南——药事管理与法规. 8版. 北京：中国医药科技出版社，2022.

[7] 吴德庆，王保林，马月才. 管理经济学. 7版. 北京：中国人民大学出版社，2018.

[8] 汤少梁. 药品市场营销学. 2版. 北京：人民卫生出版社，2018.

[9] 孙利华. 药物经济学. 3版. 北京：中国医药科技出版社，2015.

[10] 刘兰茹. 药事管理学. 2版. 北京：人民卫生出版社，2013.

[11] 杨世民. 药事管理与法规. 3版. 北京：高等教育出版社，2021.

[12] 柯平，高洁. 信息管理概论. 2版. 北京：科学出版社，2007.

[13] 李兴国. 信息管理学. 3版. 北京：高等教育出版社，2011.

[14] 杜栋. 信息管理学教程. 4版. 北京：清华大学出版社，2014.

[15] 邵蓉. 中国药事法理论与实务. 3版. 北京：中国医药科技出版社，2020.

[16] 杨世民. 药事管理与法规. 3版. 北京：高等教育出版社，2021.

[17] 顾海. 医药市场营销学. 北京：人民卫生出版社，2006.

[18] 翟铁伟，宋航. 药品生产质量管理（案例版）. 北京：科学出版社，2021.

[19] 邢永恒，赵玉才，白凤英. 药品GMP教程. 北京：化学工业出版社，2015.

[20] 张志清. 医院药事管理. 北京：人民卫生出版社，2018.

[21] 张鹭鹭，王羽. 医院管理学. 2版. 北京：人民卫生出版社，2014.

[22] 李歆. 临床药学服务质量评价与管理策略. 北京：人民卫生出版社，2018.

[23] 邵蓉. 中国药事法理论与实务. 3版. 北京：中国医药科技出版社，2020.

[24] 杜晓曦. 药品不良反应报告和监测管理办法. 北京：中国医药科技出版社，2012.

[25] 杨泽民，邓剑雄. 药品不良反应学. 北京：中国中医药出版社，2011.

[26] 汤贞姬，李楠. 含特殊药品复方制剂经营管理问题探讨. 中国食品药品监管，2020（07）：82-91.

[27] 李凌斌，胡娇英，徐桂月. 麻醉科特殊药品新管理模式的实施与成效. 中医药管理杂志，2019，27（22）：86-87.

[28] Farris K B，Kirking D M. Assessing the quality of pharmaceutical care II: Application of concepts of quality assessment from medical care. Annals of Pharmacotherapy，1993，27（2）：215-223.

[29] Hepler C D，Strand L M. Opportunities and responsibilities in pharmaceutical care. Am J Hosp Pharm，1990，47（3）：533-543.

中英文名词对照索引

52检